JN409639

의료정보개론

정유선 · 이동희 · 송기현 · 박지애 공저

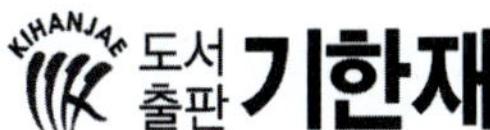

이 책은 의료정보관리사 취득의 기본서, 보건의료정보 전문가에게 필요한 이론과 지식에 대해 아래와 같이 총 10개의 주제로 기술하였습니다.

제1장 보건의료정보학의 기초적인 개념을 중심으로 의료정보학의 개념 및 역사에 대해 기술
제2장 의료환경의 표준화에 필요한 용어 및 질병 분류에 대해 기술
제3장 임상의 불확실성에 대한 진료의사결정과 의사결정 지원에 대해 기술
제4장 보건의료산업이 발전하면서 발생하는 표준화의 필요성과 보건의료정보 표준화에 대해 기술
제5장 정보와 관리적, 기술적 방법과 정보보안에 대해 기술
제6장 실질적인 의료정보화를 운영하는 병원정보시스템에 대해 기술
제7장 의학적 의사결정정보의 집합체인 전자의무기록에 대해 기술
제8장 의료영상전송, 원격의료, 의료기기에 대한 기본적 의료정보시스템에 대해 기술
제9장 보건의료분야의 모든 의사결정에서 중심적 역할을 수행하는 데이터베이스에 대해 기술
제10장 의료정보관리사에 취득에 어려워하는 의료전산일반, 운영체제, 시스템 분석 및 설계, 병원네트워크에 대해 기술하였습니다.

본서는 의료정보학 분야를 처음 배우려는 보건 및 의료관련 분야의 종사자 및 관련 학과 학생들이 보건의료분야의 학습 목표 범위에서 그 중심이 된 의료정보학에 대한 공통되는 기본적인 개념을 체계적으로 쉽게 이해하는데 그 목적이 있고, 의료정보관리사 취득을 목표로 하는 학생들에게 보건정보학의 기본 개론서로 출간하게 되었습니다.

마지막으로 본서를 출판하는데 있어서 대학에서 다년간의 강의 경험과 참고자료를 비롯하여 국내외의 선배 저자들의 고귀한 서적자료를 참고하여 집필에 심혈을 기울였으나, 그래도 부족한 점이 많으리라 생각되어 기쁨보다는 용기를 내어 완성할 수 있었으며, 앞으로 미흡한 부분은 더욱 연구하여 수정, 보완할 것을 약속드립니다.

의료정보학을 이해하는데 좋은 길잡이가 되기를 바라며, 출간되기까지 성원해주신 동료 교수님 및 의료정보교육협회 관련 교수님들과 어려운 여건에서도 출판을 맡아 수고해 주신 기한재 대표님을 비롯한 관계자 여러분들께도 깊이 감사드립니다.

제5장 정보보안

제6장 병원정보시스템

제7장 전자의무기록시스템

제8장 의료정보시스템

제9장 데이터베이스

제10장 의료전산일반

[제1장]

의료정보학

1.1 의료정보학의 개요

1.1.1 정보사회의 정의

[1] 정보사회의 정의

현대사회를 '정보사회', '정보화 시대'로 칭한다. 정보사회는 정보가 인간 생활 전반에 영향을 미치고, 가치창조의 중요 요소가 되는 사회이다. 현 시대의 컴퓨터는 정보사회의 구성에 컴퓨터는 가장 기본적인 매개체로 기업경영, 과학기술, 정치, 교육, 예술 및 사회전반에 필수 매개체이기도 하다.

- 컴퓨터와 정보통신망을 이용하여 정보 창출의 대형화가 이루어진다.
- 정보를 이용한 가치 생산이 사회를 움직이는 원동력이 된다.
- 사회 모든 구성원들이 1인 1기능이 아닌 1인 다기능을 가진다.
- 정보의 양이 폭발적으로 증가하고, 그것이 엄청난 힘으로 사회에 파급된다.
- 정보과학, 정보기술이 급속하게 진보하여 사회 다방면에 영향을 끼치게 된다.
- 정보산업에 투자와 산출 및 정보산업의 조직 등이 다른 산업의 경우보다 지배적인 위치에 있게 된다.
- 생산 및 관리의 특성들이 탈 규격화, 다양화, 분권화 된다.
- 질, 에너지 중심인 사회로부터 정보의 생산과 유통 중심 사회

[2] 정보사회의 특징

- 정보의 양이 폭발적 증가하고 엄청난 힘으로 사회에 파급
- 정보과학, 정보기술이 급속하게 진보하여 사회 다방면에 영향 끼침
- 정보산업에 투자, 산출 및 정보산업 조직 등이 다른 산업보다 지배적
- 생산 및 관리의 특성들이 탈 규격화, 다양화 및 분권화
- 사회활동에서 고도의 정보통신 기술이 활용되어 자동화 촉진
- 물질적 풍요로 하급욕구들 감소
- 지적, 창조적 활동을 통한 자아실현 욕구 등 부각

Maslow 욕구:5단계설

생리적 욕구(하위욕구) ⇨ 안전 욕구 ⇨ 애정 욕구 ⇨ 존경 욕구 ⇨ 자아실현(상위욕구)

[3] 조직의 환경 변화

정보화 사회의 출현으로 정보사회에 있어서 조직도 변화되었다. 이 영향을 받는 환경과 그에 따른

목적, 동원되는 기술 등을 이전 사회와 비교하면 다음 [표 1-1]과 같다.

【표 1-1】 정보화사회의 조직의 환경변화

조직변수	정보사회 이전	정보사회
환　경	안정적/예측적	가변적/불확실성
목　표	분명/지속적	다양함/가변적
기　술	단순/정태적	복잡/동태적
업　무	일상화/생산성 중시	비일상화/창의성 중시
의사결정	정형적/반복적	비정형적/창의적

[4] 의료 환경의 변화

현 시대가 정보화 시대로 바뀌면서 사회 전반적 구조가 인간 생활 전반에 영향을 미치고, 의료 환경에서의 질병 구조와 의료 환경 및 의료 서비스 형태가 바뀌면서 예방 중심의 의료 환경으로 변화하고 있다.

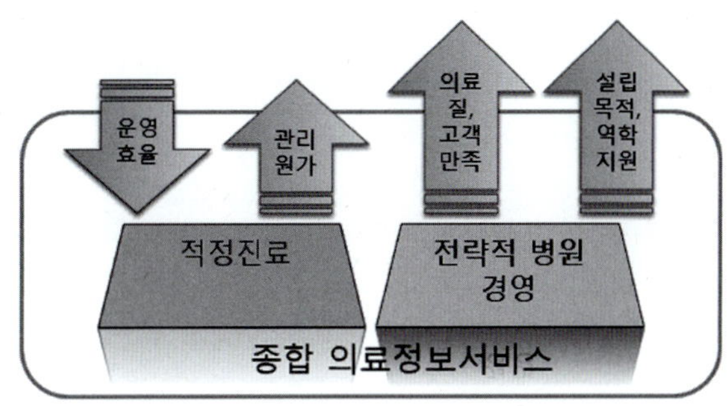

[그림 1-1] 의료정보화의 기본목표(고품질의 보건의료서비스의 향상)

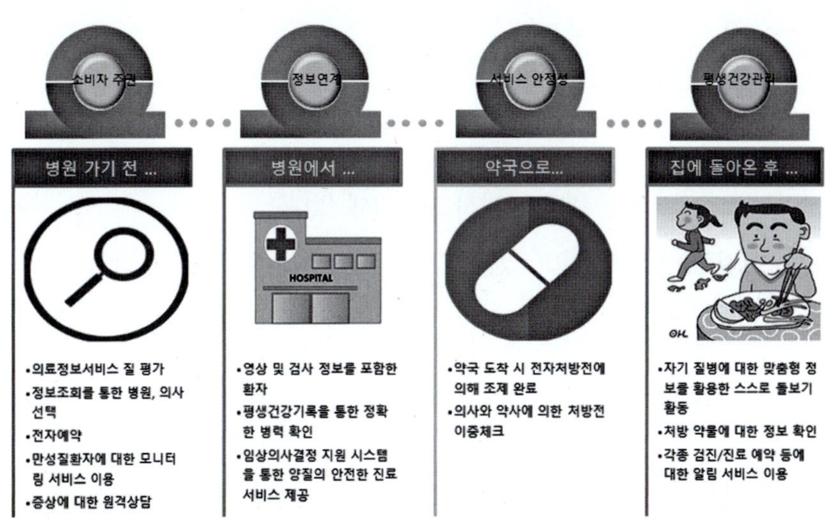

[그림 1-2] 의료정보화의 필요성(정보화를 통한 보건의료서비스의 혁신)

(1) 질병구조의 변화

- 과거(감염성 질환 : 천연두/홍역 등) ⇨ 현대(만성 퇴행성 질환 : 암/당뇨 등)

(2) 의료서비스 형태의 변화

- 입원 ⇨ 외래 치료
- 치료 ⇨ 예방

(3) 예방진료 강조

- 병원중심 ⇨ 지역사회중심
- 개별환자중심 치료사업 ⇨ 특정집단중심 보건교육
- 기술적 의료 위주 ⇨ 인간 중심 의료
- 보건사업의 상시 실행

(4) 의료기관의 병상 수 감소

- 원격진료 발달, 예방진료확대, 통원수술 확대
- 의료제도의 변화

【표 1-2】 병원업무 전산화의 필요성 및 효과

병원업무의 전산화의 필요성	의무기록 전산화 효과
의료수요의 증가	비용절감의 효과
병원규모의 대형화	의사 연구 수준의 향상
의료정보 양적 증가	데이터의 접근성서 향상
관리의 복잡성	병원 QA 활동의 활성화

[5] 정보화가 의료에 미치는 영향

의료의 본질은 질병과 인간의 관계가 아니라 인간과 인간의 관계이다(이부영, 1994). 따라서 의료에서는 많은 정보가 발생되고 분석된다. 의료행위의 대부분이 정보의 발생과 분석행위이고 의료의 질은 정보의 정확성과 이들 정보의 분석능력에 의해 결정된다. 따라서 컴퓨터 등 정보통신 기술의 혁명적인 변화는 의료에도 근본적인 변화를 가져올 수밖에 없다.

'정보시대'란 현재 개발했거나 개발하고 있는 정보통신 기술이 사회에서 일반적으로 사용하고 있는 시대라고 한다면 현재는 정보화되어 가고 있는 시점이고 인구의 약 20%가 정보망을 현재의 전화처럼 사용하게 되는 2005년경은 '정보화사회'의 시작일 것이다.

이런 가정 하에 2005년경부터 보건의료 환경과 의료 자체가 어떻게 변할 것인가를 추정하고 이를 위한 대비와 바람직한 방향으로 발전하도록 노력하는 일은 의료인뿐만 아니라 국민 건강에 관심있는 모든 사람들의 과제이다.

정보화사회가 가져올 보건의료의 변화로는 첫째, 의료의 인프라가 변한다. 지역이나 한 국가 내 나아가서 국가 간의 의료기관들이 정보통신 기술로 연계되어 정보를 교환하고 공유하게 된다. 그러면 의료기관의 구분, 의료기관의 기구, 인적 구성과 행정, 의료관련 물류시스템 등이 현재와 달라진다. 의료기관 관리 인력의 대폭적인 감소, 행정의 간소화, 물류시스템의 자동화와 CALS 도입, 1차 진료 의원급 의료기관의 감소와 1차 진료의사의 역할 감소, 전문 과목 중 컴퓨터 기능으로 대치될 분야의 전문인력 소요 감소, 정보 창출과 가공 인력의 소요 증가 및 의료관련 단순노동 인력의 감소 등이다. 미국 같이 국가가 주도하여 HPCC(High Performance Computing and Communications)을 설치하여 국가정보시스템의 구조를 바꿔가는 나라일수록 더욱 빨리 변한다.

둘째, 의사와 환자와의 접촉이 시공을 초월하여 이루어진다는 점이다. 공간적으로 원격진료가 일반화되어 1차 진료의 경우에 재택진료가 성행할 것이고 시간적으로 현존의 근무시간의 개념이 퇴색할 것이다. 정보통 신기술을 활용하여 환자는 의사와 실시간으로 원격 대면하거나 의사의 개인 정보저장 컴퓨터를 통해 자세한 메시지를 전하고 의사도 환자의 개인 정보저장 컴퓨터를 통해 정보를 전달하는 시공을 초월한 진료가 가능하게 된다.

셋째, 가상병원을 활용하게 된다는 점이다. 가상병원은 환자뿐 아니라 의료기관도 이용자이다. 즉 환자도 의료기관에 가기 전에 가상병원을 먼저 찾게 되고 의료기관의 진료가 끝난 다음에도 이를 확인하는 일에도 가상병원을 활용한다. 환자는 의료기관에 가기 전에 가상병원에서 자기 증상이나 병에 관해 충분한 양의 정보를 취득할 수 있게 되고 의료기관에서 진료 받는 상황에 대해서도 상당한 사전 정보를 갖게 된다. 의료기관도 가상병원을 활용하여 환자 예약을 받을 수 있고 환자 진료와 관계된 여러 상황들을 점검하여 경영 기획에 활용하게 된다.

이에 따른 예상되는 의료의 변화는 의원급 의료기관에 대한 영향이다. 1차 진료의사의 역할이 축소될 가능성이 많다. 의원급이라 해도 특화되도록 사회가 요구할 것이다. 넷째, 의료행위가 정보화되어 그 내용이 환자와 동료 의사들에게 공개되고 평가된다는 점이다. 환자들은 진료 정보를 각자가 관리하고 싶어 하고 의사들은 이를 도와주어야 한다. 또한 의학 정보가 쉽게 가공되고 필요한 사람에게 전달되어 의학 발전이 가속화되고 의료의 전체적인 질이 크게 향상될 것이다.

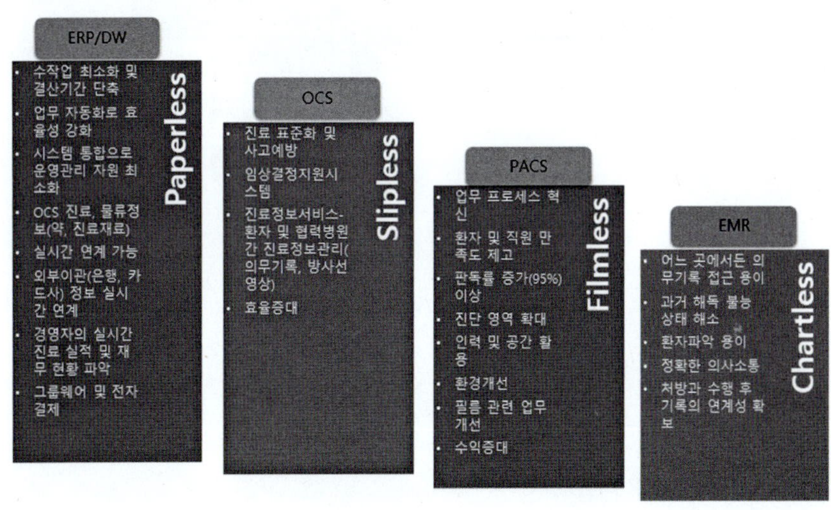

[그림 1-3] 의료정보화를 통한 4-Less

1.1.2 의료정보학의 정의

'의료정보학'이란 환자의 진료, 의학교육, 의학연구 및 의료경영에 필요한 각종의 '정보'를 효율적으로 체계화하여 관리하는 학문으로 정의한다. 따라서 인지과학, 교육심리학, 의사결정이론, 정보과학 및 컴퓨터과학 등이 망라된 복합적인 학문분야이다. 의료정보학의 응용은 컴퓨터와 통신기술을 실제 임상에 어떻게 적용하느냐로 귀결 지을 수 있다. 환자진료, 의학교육, 의학연구, 의료경영, 보건복지 등에 필요한 각종 정보를 효율적으로 체계화하여 관리하는 학문으로 정보과학, 컴퓨터공학, 의공학, 기초의학, 인지과학, 교육심리학 등이 망라된 복합적 학문 분야이다.

미국의료정보협회(AMIA : American Medical Informatics Association)는 전략적 계획과정(Strategic Planning Process)기법을 이용하여 1993년에 의료정보학이 미래의 의료행위에 영향을 줄 수 있는 잠재력에 대해서 개괄 적인 목표를 설정하였다. 그 목표는 의료 관리에 있어서 발생 될 수 있는 여러 가지 형태의 문제점들을 의료정보학의 관점에서 파악하고 분석하여 그 문제점을 해결할 수 있는 능력을 키우는 데 두고 있다고 하였다. 그간의 여러 연구 결과에 따르면 의료인들은 이러한 정보를 관리 하고 접하는데 여러 가지 어려움이 있었다. 그 문제점들은 살펴보면 ① 임상 정보의 수집, ② 임상적 추론에 있어서의 확률 적용, ③ 다른 임상의와의 정보교환방법 ④ 새로운 의학 지식의 유지·보수, ⑤ 의료시술시에 접하게 되는 여러 가지 의문에 대한 해답, ⑥ 예측하지 못한 상황에 접했을 때 대처하는 방안 등이다. 이러한 문제점들은 일상의 의료행위나 의료연구 시 항상 직면하게 된다. 이러한 실제 임상 상황에 대해 컴퓨터와 통신기술을 어떻게 적용하는 복합적인 분야이다.

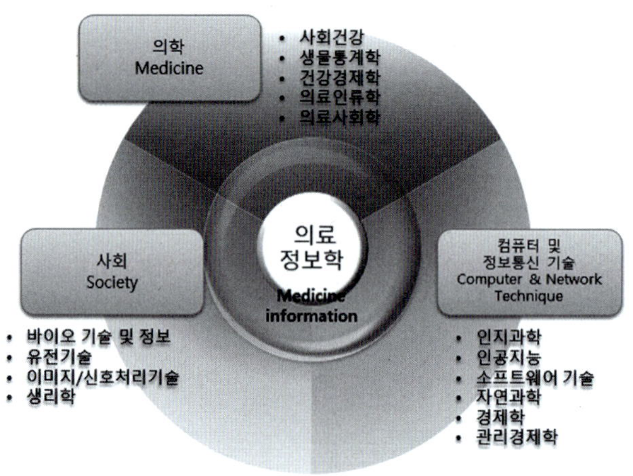

[그림 1-4] 의료정보학의 범위

[1] 의료정보의 특성

- 외적 환경에 민감
- 업무가 다양하므로 융통성이 있어야 함
- 정보의 전달이 신속·정확해야 함
- Batch 처리 보다 On-line 처리 방식이 적합

[2] 양질의 의료정보 기준

- 신속 · 정확
- 계량화 가능해야 함
- 정보획득이 용이
- 목적에 부합 : 의료정보체계의 DSS(Decision Support System)
- 병원의 경영 합리화나 의료의 질적 향상에 기여할 수 있는 지원체계

[3] 의료정보처리의 요건

- 정확성 : 모든 의료정보에 해당, 데이터의 무결성
- 신속성 : 검사결과, 환자서비스에 기여
- 간편성 : 입 · 출력, 검색 등
- 보안성 : 전산, 통신 등에 의한 정보의 대량 유출 방지

[4] 의료정보처리 방법론

- 전달방법 : 언제, 누구, 어떻게(정확 · 신속성 고려)
- 보존방법 : 어디서, 어떤 형태, 기간(법률 · 비용 · 연구 등 고려)
- 검색방법 : 효율적 검색(Acting · Hot Data)
- 편집방법 : 가치있는 정보 재창출(Data Mining)

[5] 의료정보화 범위

현재의 의료정보는 진료중심 정보시스템에서 진료 및 경영 중심의 정보 시스템의 형태로 구축되어 가고 있다.

- 임상 정보 : 의무기록, 병리검사(혈액검사, 조직검사, 가검물검사 등)결과, 생체신호(심전도(ECG), 뇌전도(EEG), 근전도(EMG) 등), 의학영상(X-ray, CT, MRI, 초음파 등)
- 보건 · 의료통계 : 출생률, 사망률, 전염병 발생률, 건강보험, 질병통계, 의약품/의료기 DB, 임상실험 관리 DB
- 컴퓨터 보조교육 : 컴퓨터 보조학습(CAL : Computer Assisted Learning)
- 보건의료망 : 원격의료, Medi-Net, Medline 등
- 병원관리 : 병원경영정보, 의약품관리, 의료기기관리, 고객관계관리, 진료정보관리, 진료행정관리 업무, 통합정보시스템

[6] 의료정보화 대상 업무

의료정보화 대상 업무는 [그림 1-5]에서와 같이 정보화를 통한 보건의료 서비스가 주를 이루고 있고, 세분화하여 정리하면 아래와 같다.

- 병원업무 정보화 : 병원정보, 검사정보, 전자의무기록(EMR), 의학영상
- 건강보험 청구업무 전산화(EDI), 원격의료 및 교육 : 응급의료, 감염병 정보, 의료인 평생교육, 국민 건강교육
- 진료정보 공유화, 환자관리와 의사결정에 필요한 전문가 시스템
- 유전체 연구 및 활용에 필요한 생명 정보학
- 의료전자상거래(B2B) 및 물류 관리
- 전자의무기록(EMR) : 의료정보화를 위해 가장 기본적인 것→의무기록 전산화
- 경영 운영 관리 : 원무, 외래, 진료, 입원 응급 일반관리 등

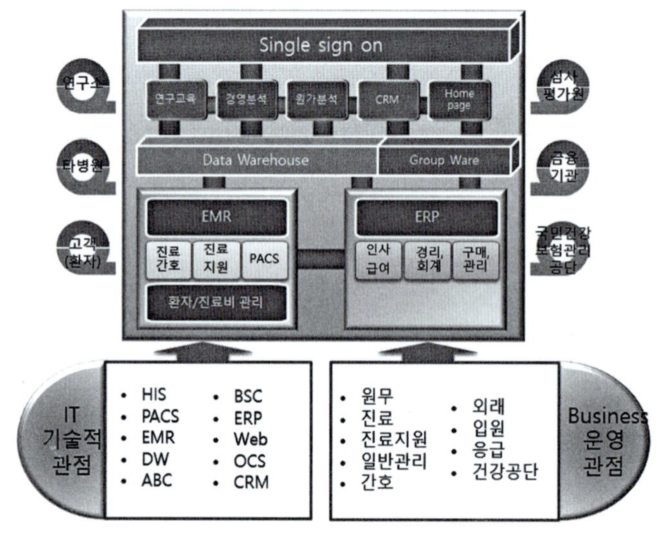

[그림 1-5] 정보화를 통한 보건의료서비스

1.2 의료정보학의 목표(AMIA 권고)

미국의료정보협회(AMIA : American Medical Informatics Association)는 전략적 계획과정 기법을 이용하여 1993년에 의료정보학이 의료행위에 영향을 줄 수 있는 잠재력에 대하여 최소한의 7개 분야가 목표에 포함되어야 한다고 권고하였다.

의료정보학은 비교적 새로운 학문 분야로써 아직 다뤄져야 할 분야나 범위 등이 정착되어 있지 않으나 [표 1-3]에 보인바와 같이 최소한 7개 분야가 포함되어야 한다고 AMIA는 권고하였다.

【표 1-3】 의료정보학의 목표

분야	내용
1. 컴퓨터 조작 방법	일반 개인용 컴퓨터의 조작 방법 및 각종 소프트웨어 사용법, 활용법의 습득
2. 통신망의 이용방법	다른 유관 기관 혹은 정보원을 접근하기 위한 전자 통신망의 이용방법 습득
3. 정보의 검색과 관리	전산화된 정보 데이터베이스로부터 정보를 검색하고 관리할 수 있는 능력 배양
4. 컴퓨터 보조 학습(CAL)	평생교육을 위한 컴퓨터 보조 학습장치를 선택하고 활용하는 방안 제시
5. 환자관리와 의사결정	환자관리를 위하여 데이터베이스와 통계 프로그램을 사용하는 방법을 습득하고 의사결정에 도움을 줄 수 있도록 함
6. 의료사무관리	병원 사무관리에 컴퓨터를 활용하는 방안 강구
7. 병원정보시스템(HIS)	병원 업무의 전산화에 대한 이해와 환자 진료에 정보 시스템의 활용 방안 제시

[1] 컴퓨터 조작 방법의 습득

많은 임상의들은 여러 가지 형태로 전산화된 미래의 의료 활동을 꿈꾸어 왔다. 예를 들면 보고서를 워드프로세서로 작성하고 모든 임상 기록을 스프레드시트나 데이터베이스를 통해서 저장하며 또한 분석을 하고 학회발표에 컴퓨터 그래픽을 이용하는 것 등이다. 따라서 임상의들은 컴퓨터를 반드시 다룰 줄 알아야 하며 그에 따른 자료의 입력 및 저장된 자료를 관리할 수 있는 능력을 키워야 한다.

[2] 통신망의 이용방법

현대는 정보와 통신의 시대이다. 수많은 자료와 정보가 대학이나 병원, 회사, 산업계 혹은 정부관련 기관의 컴퓨터에 입력되어 있고, 그 컴퓨터들 간에 통신망을 통하여 그 자료와 정보를 상호 교환하고 있다. 이러한 상황에서 자료나 정보의 교환 및 검색 능력은 개인 임상의에게도 새로운 영역에의 능력 확장이라 하겠다. 따라서 임상의는 어떻게 다른 곳에 위치하고 있는 컴퓨터로부터 정보를 얻어내며, 어떻게 여러 다른 기관들과 자료를 교환하며 어떻게 다른 동료들과 전자통신을 이용한 정보교환을 할 수 있는가의 방법을 터득해야만 한다.

[3] 정보의 검색과 관리

현대 의학은 나날이 발전하고 있다. 의료과학의 새로운 발견 및 새로운 치료법의 개발은 즉시 임상에 적용되고 있다. 따라서 임상의들은 이러한 급격한 변화에 신속히 적응하여 매일같이 홍수같이 쏟아지는 논문이나 보고서를 검색하여 그 지식을 흡수하는 기술의 습득이 필요하게 된다.

[4] 컴퓨터 보조학습(CAL)

컴퓨터 보조학습(CAL : Computer Aided Learning)은 컴퓨터와 컴퓨터에 저장된 여러 가지 학습자료를 이용하여 상호작용하에서 의학교육을 실시하는 것을 말한다. CAL은 학습자 위주의 학습장의 수준에 맞게끔 학습자의 통제 하에 행하여질 수 있으므로 향후 개인적인 개인학습에 많은 가능성을 제시한다.

CAL은 학습자로 하여금 보다 현실성 있는 과학적인 교육 방법으로써 교육의 효용과 능률을 높일 수 있다. 이는 컴퓨터가 실제 상황을 재현할 수 있고 더 나아가서 실제 상황에서는 불가능한 가상의 현실까지 실현할 수 있는 능력이 있기 때문이다. 또한 CAL은 학습자가 목표로 한 학습을 습득할 때까지 빠른 시간 내에 반복적으로 학습이 가능하며 학습자가 원하는 시간에 원하는 장소에서 행할 수 있으므로 가장 바람직한 자가 학습의 한 방편으로 삼을 수 있다.

[5] 환자관리와 의사결정

의학이 발전함에 따라 각 질환에 대한 검사방법 및 치료방법도 달라진다. 따라서 임상의들은 새로운 검사방법이나 치료방법을 도입할 때마다 나타나는 결과적 현상을 세심히 관찰하고 또한 수집하여야 한다. 얻어진 결과 자료는 그 후 반드시 분석을 해야 하며 새로운 방법에 대한 초기의 가정들과 일치하는가를 검증해야 한다. 그 외에도 임상의들은 임상의학 논문이나 연구보고서 등에 나타난 결과를 이해하거나 자신의 임상 자료를 분석하는데 통계학적인 분석 방법을 주지하여야 한다.

[6] 의료사무관리

현재 컴퓨터는 학술, 산업 목적 외에도 기업체의 사무처리용으로 많이 쓰이고 있다. 대학병원이나 종합병원은 물론 특히 개인병원의 임상의들은 환자 진료의 질을 높이기 위해서 그들의 병원에 컴퓨터를 도입하고 있다. 컴퓨터는 보험청구를 위시하여 좀 더 발전시킨다면 환자의 챠트를 데이터베이스화하여 치료의 효과를 사후에 관찰하며 정기 검진 등을 통하여 질환을 예방하는데도 사용된다. 한 연구결과에 따르면 이러한 컴퓨터에 의한 환자관리는 불필요한 진료를 제거함으로써 궁극적으로는 의료비의 절감효과를 가져온다고 보고하였다.

① 병원 사무관리에 컴퓨터 활용하는 방안 : 원무시스템, 인사시스템, 병원경영지원 등

② 대형병원, 종합병원 및 개인병원 임상의들은 환자 진료의 질 향상 : 병원에 컴퓨터를 도입하고 있음

③ 컴퓨터는 보험청구를 위시하여 환자의 차트를 데이터베이스화 : 치료 효과를 사후에 관찰하며 정기 검진 등을 통해 질환 예방 사용

[7] 병원정보시스템(HIS : Hospital Information System)

이제 병원도 정보화 시대에 접어들고 있다. 현재 선진국의 일부 대형 종합병원에서는 컴퓨터화된 병원정보시스템을 통하여 임상의와 임상검사실, 약국, 기타 치료실을 연결시켜 신속한 진료를 위하여 각종 자료를 주고받는 사례가 생겨나고 있다. 현재 많은 외국의 다른 병원과 우리나라에서도 이러한 전산화된 병원정보시스템을 도입하려고 계획하는 병원이 많다. 하지만 성공적인 결과를 얻어내기 위해서는 그러한 시스템의 진행 과정과 한계를 반드시 사전에 이해하여야만 한다.

최근 한 보고서에 따르면 임상검사실의 검사결과를 컴퓨터 전산망을 통하여 각 담당의에게 전송한 결과 인력의 절감과 신속한 진료에 많은 도움을 주었다고 보고하였다. 최근 미국 의료정보학 협회(AMIA : American Medical Informatics Association)는 효율적인 전산화된 환자 기록을 위하여 의료인식 코드의 표준화 작업을 실시하고 있다. 병원은 환자의 입퇴원 및 예약, 초진, 재진 등을 관할하는 원무행정 외에 임상검사실, 약국, 방사선 검사실 및 각 외래와 병동으로 이루어져 있다. [표 1-4]는 병원에서 컴퓨터가 많이 쓰이고 있는 분야를 나열하고 있다.

【표 1-4】 병원업무에 컴퓨터가 가장 많이 쓰이는 분야

업무	분야
병원 재무 관리 환자 예약 관리 인사 관리 환자 기록 관리 물품 수급 관리	방사선과 임상 검사과 약국 병동

1.3 의료정보학의 역사

1.3.1 국외 의료정보학의 역사

의료정보학(Medical Informatics)이란 용어는 1960년대 말에 유럽에서 사용되기 시작하여 미국 및 기타 지역으로 전파되었다. 의료정보학의 초기의 발전을 미국에서 그 근원을 찾을 수 있으므로 미국을 중심으로 역사를 살펴보고자 한다. 국외의 의료정보학의 발전 과정을 요약 정리하면 [표 1-5]와 같다.

【표 1-5】 국외 의료정보학

연대	특징
1950년대	인구통계조사에 펀치카드시스템 이용, 초보적인 생체신호처리, 의료의사결정시스템 등장
1960년대	의료정보학의 황금기, 유럽에서 처음 의료정보학이라는 용어 등장, 미국에서 본격적으로 의료 환경에 컴퓨터를 도입, 시분할방식 컴퓨터 시스템 개발, 전 병원 전산시스템 개발, 국제의료정보학회의 전신인 IMIA기술위원회 탄생
1970년대	H/W, N/W의 발달, HL7모임 시작, 병원정보시스템의 성숙기
1980년대	PC, DB, 4GL 언어, C/S 기술을 이용한 병원정보시스템의 등장
1990년대	H/W, S/W, Internet의 폭발적인 발전, 사용자 중심 시스템(GUI사용), 영상정보시스템 추가
21세기	인터넷을 이용한 원격/재택진료, 멀티미디어 환경을 이용한 전자의무기록(EMR) 개발

[1] 1950년대의 발전사

의료정보의 처리에 처음 사용한 기술은 이미 1890년 Herman Hollerith가 매 10년마다 시행하는 미국 인구통계 조사시 사용하였던 Punch-card Data Processing System이었다. 컴퓨터는 상당히 고가이었으므로 몇 개 대학연구소에서만 기초의학 연구자료처리 기술에 관한 연구에 이용하였다.

생체신호처리 및 의사결정시스템 등장 예를 들면 ECG, EEG 및 EMG의 자료를 디지털 자료로 전환하여 컴퓨터로 이들을 분석 보관하는 연구가 시작되었다. 또한 병원 검사실 장비의 자동화에 힘입어 검사정보관리 자료정리 및 보관에 관한 연구도 시작되었다.

사회적으로는 미국에서 의료보험 제도를 실시하여 의료보험 수가 지급이 원활히 진행되기 시작하였으며 병원 진료 수가 청구에 컴퓨터의 사용에 관한 연구도 시작되었다. 이때 진단 방사선 및 심전도의 진단 오류가 약 50%에 이르렀으므로 이를 과학적으로 교정할 개념이 개발되기 시작하였다.

[그림 1-6]에서의 2세대 컴퓨터인 EDVAC과 UNIVAC을 사용해서 Lusted(Radiologist)와 Ledley (Dentist)가 'Reasoning Foundations of Medical Diagnosis'란 논문을 1959년에 Science에 발표하였다. 이 논문은 그 후 의료의사결정(Medical Decision Making)을 개발하는 기초를 마련하였다.

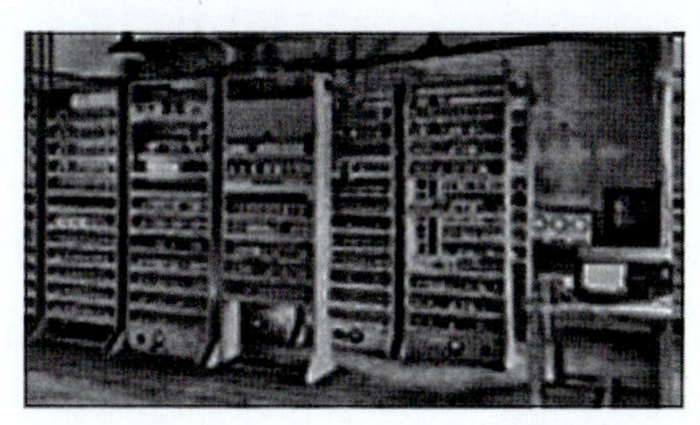 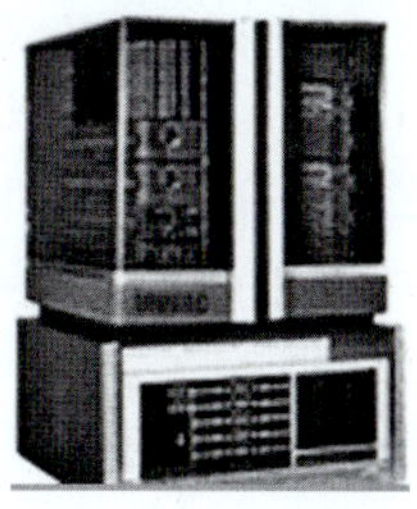

[그림 1-6] 1950년대의 EDVAC, UNIVAC

[2] 1960년대의 발전사

1960년대는 의료정보학 발달의 황금기로 볼 수 있다. **본격적으로 의료 환경에 컴퓨터의 도입**으로 미국 National Institute of Health(NIH)의 당시 Director인 JA Shannon의 배려로 상당한 연구비가 컴퓨터를 의학연구에 이용하는 연구과제에 할당되었으며 또한 이의 정책 자문을 위한 Advisory Committee on Computers in Research를 1960년대에 창설하였다. 이 위원회의 의장인 BD Waxman은 약 6천만불의 연구비를 의료정보학 발전에 투여하는데 획기적인 기여를 하였다. 이 시기에 남긴 업적들은 아직도 사용하고 있거나 모방하고 있는 것으로서 자료처리 부문에서는 이 시기에 실용 프로그램들이 완성되었고 정보처리의 연구가 시작되었다.

유럽 처음 의료정보학이라는 용어가 등장하였고, 여러 대학병원들과 컴퓨터 개발 회사들이 원무 및 진료비 청구수납시스템들 개발 시작하였다.

Massachusetts General Hospital(Harvard 의대 부속병원)에서는 O.Barrett가 1962년에 Laboratory of Computer Science를 NIH와 미국병원협회 연구비로 창설하여 Bolt, Baranek and Newmann (BBN) 회사와 공동으로 시분할방식(Time-Sharing) 컴퓨터 시스템을 개발하여 외래환자 의무기록에 적용하였다. 이 시스템은 원거리 접속(Remote Access)을 통해 실시간(Real Time)에 온라인(On-Line)으로 데이터베이스를 사용할 수 있게 하였으며 사용자는 컴퓨터와 대화 형식으로 상호작용(Interactive)할 수 있게 개발하였다.

이 개념은 오늘날까지 사용되어 지고 있다. 이들은 컴퓨터의 오류검사, On-line help, 키보드를 통한 자료입력, 데이터베이스의 감시(Monitor), 규칙과 조건에 따른 온라인 시스템 정도관리 및 Standing Order등의 새로운 개념을 연구하였다. 1965년에는 뇌파를 디지털 정보로 전환하는 기술을 개발하였다. 그리고 이들은 1970년경에는 지능적인 주변기기 개발에 성공하였다. 이 연구의 결과로 오늘날 컴퓨터에 의한 뇌파, 심전도 등의 자동해석 시스템 개발이 가능하게 되었다. 그리고 역시 1961년에 MF Collen이 Kaiser-Permanente에 발탁 기용되어 NIH의 연구비로 병원정보시스템 개발에 착수하여 외래환자 의무기록, 임상병리 및 병리검사정보와 약제과 정보를 전산화하였다. 이 시스템은 후에 HCIS(Hospital Computerized Information System)으로 명명되었으며 1970년대 초반까지 기타 임상정보 및 환자관리 및 진료비 청구체계까지 개발되어 오늘날까지 사용하게 이르렀다.

[3] 1970년대의 발전사

이 시기에도 컴퓨터 하드웨어, 네트워크 및 컴퓨터언어의 발전이 더욱 가속화 되었으며 의료정보 분야의 응

용 또한 활발히 진행되었다. IBM(International Business Machine)과 DEC(Digital Equipment Corporation)은 경쟁적으로 Minicomputer의 성장을 이룩하였다. 이들 Minicomputer는 128~256Kbyte 주기억장치(CPU)와 30~60Mbyte의 디스크 저장 용량을 가지고 있었다. 컴퓨터의 운영시스템은 각 컴퓨터 개발회사에서 개선하였다. 컴퓨터 언어는 COBOL과 FORTRAN이 주종을 이루고 있었으나 BASIC과 같은 자연언어와 유사한 언어도 개발되었다. MUMPS는 계속 의료정보시스템의 주요 언어로 그 위치를 확고히 하였다. 네트워크 시스템은 1970년대 후반에 Ethernet과 같은 시스템들이 개발되었다.

1960년대와 같은 활발한 움직임이 1975년까지 계속되었으나 NIH의 연구비의 고갈로 의료정보의 연구가 1975년 이후부터 둔화되었다. 그러나 컴퓨터 개발회사들의 하드웨어 및 응용 프로그램의 개발은 더욱 활발히 진행된다. 이 시기부터 유럽과 일본에서의 의료정보관리시스템의 응용 프로그램의 개발 역시 활발해지기 시작하였다. JD Myers는 피츠버그 대학교 의과대학의 내과 주임교수 자리에서 은퇴하면서 1971년부터 의료정보결정시스템에 대한 연구에 몰두하게 된다. G. Werner와 H. Pople과 함께 지식관리 기술에 근거를 둔 인공지능 기법을 사용하여 Myers는 자기의 내과 진단 방법을 전산화하였다. 이 프로그램은 INTERNIST-I으로 명명하였는데 처음에는 INTERNIST라고 불렀으나 미국 내과 학회의 반대로 끝에 I을 첨가하게 되었다. 이는 의학교육의 한 도구로 개발되었으나 현재는 상용화되어 일반질환 감별 진단용으로도 사용되고 있다. 이의 개발에 사용한 언어는 LISP이었으며 PDP-10 컴퓨터를 사용하였다.

의료정보시스템 개발과 때를 같이하여 정보통신 표준화의 필요성이 대두되었다. 이는 D Simborg (미국 전화회사 Bell Co.의 연구소 의학부장)가 제창하였고 곧 Health Level 7(HL7)이라는 의료정보통신의 표준화 모임이 시작되었다. 이와는 별도로 American Society of Testing and Materials (ASTM)에서도 전자자료 전송(Transmission)의 표준화를 하고 있다. 이 두 표준은 최근에 통합 작업을 하고 있다. 모델링과 시뮬레이션 기법이 개발됨에 따라 기초의학 연구에서 사용되기 시작하였다.

[4] 1980년대의 발전사

이 시기는 하드웨어, 네트워크 및 데이터베이스 관리시스템 발전이 눈부시게 일어난 때이고, 이는 거의 대부분의 개발회사들이 이룩한 것이다. 1970년대 말에 시작된 PC의 발전은 가격 면이나 기술적인 면에서 정보혁명을 가능하게 한 시기이다. Apple Macintosh, IBM PC(Inter), SUN Space Workstation 및 기타 PC들은 20-30 Million Instructions per Second(MIPS), 4~8 메가바이트의 주기억 장치와 500~1,000 메가바이트의 디스크 저장용량을 가지며 16비트 처리시스템으로 이들의 파격적인 저렴한 가격과 빠른 처리속도는 눈부신 것이었다. 다양한 데이터베이스 관리시스템이 개발되어 사용자들의 요구에 부합하게 되었다.

자연언어와 가까운 4세대언어(4 GL)등이 사용되었다. GUI(Graphic User Interface) 및 2 Tier 구조를 사용한 Client/Server 방식도 이때에 출현하였다. 네트워크는 FDDI망에 TCP/IP 프로토콜을 사용할 수 있게 되었고, PC를 연결하는 근거리 통신망(LAN)과 원거리 통신망(WAN) 기법이 사용되었다.

이상의 기술 발전으로 PC를 사용한 개방형 분산식 Client/Server 방식도 이때에 출현하였다. 네트워크는 FDDI망에 TCP/IP 프로토콜을 사용할 수 있게 되었고, PC를 연결하는 근거리 통신망(LAN)과 원거리 통신망(WAN) 기법이 개발되었다. 이러한 기술로 PC를 사용한 개방형 분산식 Client/Server 방식의 대형병원 정보관리시스템을 구축할 수 있었으므로 시스템 개발 구축비의 감축을 가져왔다. **병원 정보시스템이 등장**하였고, 병원 정보관리시스템은 사용자들의 시스템에 대한 인지도가 높고 상품화된 시스템들이 상당히 진보되고 안정되어 있으므로 Turn-Key 시스템 도입을 선호하게 되었다. 그러므로 시스템 개발회사들이 소형화되며 다양하여 시장 경쟁이 심각하였다. 영상정보 관리시스템은 미국, 유럽 및 일본에서 개발되어 시험되고 있었고, 1970년대부터 활발히 연구되어 오던 원격 진료시스템은 시험 가동을 하였다. 1980년대에 의료정보시스템의 광범위한 사용으로 정보 보완이 중요한 사안으로 대두되었으며 여러 가지 보안시스템이 시험되기 시작하였다.

1980년대 말에 와서 유럽에서 의과대학에서 의료정보학과를 신설하고 의과대학생들에게 컴퓨터 사용법과 의료정보학에 대한 강좌를 설치하기에 이르렀다. 이 시스템은 1990년대에 미국으로 전파되기 시작하였다. 일본에서는 의료정보학과 및 연구소가 설치되기 시작하였으나 이들 학과의 기능은 병원 정보시스템 개발, 연구 및 관리에 머물고 있는 실정이다. 그러나 의료정보학이 점차 새로운 의학의 분과로 인정받게 되었다. 컴퓨터 시스템을 통한 의료정보 및 문헌 검색이 이 시기에 보편화되기 시작하였고 병원정보시스템은 이를 수용하기 시작하였다. 임상의학 연구용 환자 데이터베이스도 병원 정보시스템의 필수요건으로 대두되었다.

[5] 1990년대의 발전사

1980년대에 계속하여 신기술과 의학을 접속하는 신생의학의 분과로서 의료정보학은 그 위치가 점차 견실하게 되었고, 구미의 유수한 의과대학에서 그 존재의 필요성을 느껴 의료정보학과를 의과대학에 설치하고 있으며 의과대학생 및 대학원생과 연구강사 지도를 위한 교과목을 설치하고 있다. 하드웨어는 현재 Pentium이 개발되어 Multi-media 시스템을 수용하고 있으며 자료 및 정보처리 속도가 현저히 증가되었다. 이는 CD-ROM까지 판독할 수 있으며 음성, 영상 및 자료처리가 가능하다. 데이터베이스 관리는 Object Oriented(OO) 방식을 사용한 Post relational 데이터베이스(Intersystems 사의 Cache)가 출현하였다. **PC의 운영체계는 Windows NT 등의 출현**으로 전에는 볼 수 없는 Character User Interface(CUI) 및 GUI를 모두 사용할 수 있어서 사용자의 편의를 향상시켰다. 이 시스템의 데이터베이스 관리는 DTM이었으나 현재 Cache로 전환하는 과정에 있다. **Internet과 Intranet, HL7표준 그리고 범세계적인 초고속 통신망 구축 및 ATM(Asynchronous Transfer Mode) 등의 출현으로 현재 의료정보 시스템 활용에 새로운 전기를 맞고 있다.** 현재 병원정보시스템은 거의 완숙기에 접어들어 사용자에게 큰 불편을 주지 않게 되었다. 병원정보처리 기술들은 통합이 이루어지고 있으며 이로 인하여 이의 사용자들의 편의는 전례 없이 호전되었고, 의료정보시스템에 상당한 발전이 이루어졌다.

① ASTM : 1898년 미국에서 조직된 표준화 기구

② HL7 : ASTM의 한 부분으로 의료정보 교환 표준안

③ 국제적인 데이터 전송 표준안 : HL7, DICOM

[6] 현재의 의료정보학 및 의료정보관리

인터넷 등 1990년대의 기술 발달에 힘입어 2000년대에는 의료 각 분야의 정보화뿐만 아니라 의학연구, 의학교육 등에 의료정보학 기법 들이 급속히 고입되고 있다. 단순한 환자 관리를 위한 정보화 관리는 우리나라를 포함한 대부분의 선진 국가에서 성공적으로 정착되어 활용되고 있다. 이제부터의 관심은 의무기록 분야의 정보화이다. 의료정보의 근간은 환자 진료정보이지만 환자 진료 자체를 정보화시키는 데는 기술적인 문제가 많이 존재한다. 이를 극복하면서 환자 진료정보를 정보화시키기 위한 전자의무기록(EMR : Electronic Medical Recoding)의 개발 도입이 활발히 시도되고 있다.

인터넷 등 기술 발달로 의료 각 분야의 정보뿐 아니라 의학연구, 의학교육 등 의료정보학 기법 급속히 도입되고, **인터넷을 이용한 의료기관 사이에 원격자문 및 환자와 의사와의 원격진료도 가능**하게 되었다.

환자 진료정보를 정보화하기 위한 전자의무기록 개발 도입 시도되고, 재택진료를 포함한 원격진료 확대 등 중요 발전 방향으로 **멀티미디어 환경 이용 전자의무기록(EMR)이 가속화**되고 있다.

정보화로 축적된 의료 정보를 필요한 사람과 기관들이 공유할 수 있도록 하는 공유화 사업, 이에 따른 환자 정보의 보안 시스템의 개발, 재택진료를 포함한 원격진료의 확대, 의학교육에서의 IT 기술의 활용, 유전 의학 연구의 동반자로 발전한 생명정보학 및 IC 카드의 활용 등도 중요한 발전 분야이다.

1.3.2 국내 의료정보학의 역사

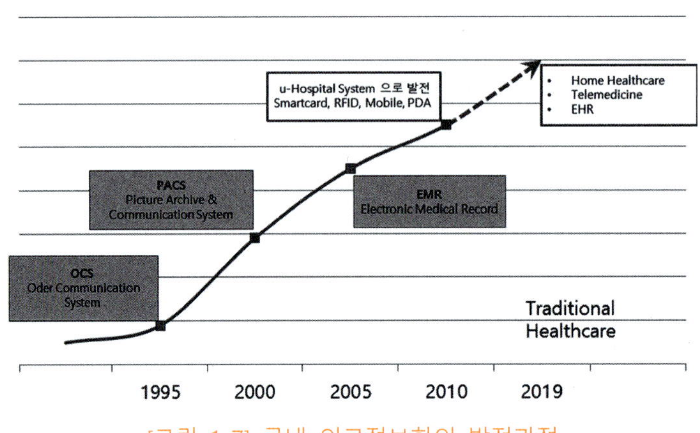

[그림 1-7] 국내 의료정보화의 발전과정

[1] 1980년대의 발전사

건강보험 청구를 위한 건강보험 수가 시스템 도입으로 보험청구 및 미수금 관리 전산화율이 95%에 달했고, 1989년도에는 전 국민건강보험 시작하였으나, 초기 사무자동화 수준의 전산화가 시작하였다.

[2] 1990년대의 발전사

1990년대 초 건강보험 수가 시스템 도입되면서, 개인 병원급까지 건강보험 수가 시스템 도입하여 원무, 보험청구, 외래 및 병실 OCS, 임상병리검사, 약무 등의 업무도 가능하게 되었다. 일부 대학병원에서는 외래업무와 병실업무로 나누어 처방전달시스템 시도하였다.

1990년대 중반에는 대형병원급에서는 OCS가 일반화되고, 영상을 직접 컴퓨터에 저장하고 이를 의사들에게 전달하는 PACS는 삼성의료원 시초로 의료영상저장전송시스템(PACS) 연구는 활발하게 되고, 일반화되면서 X-선 결과 의료기관들 공유 가능하고, 환자가 병원을 옮길 경우 중복 촬영 상당히 감소하게 되었다. 국내의 의료정보학의 발전 과정을 요약 정리하면 [표 1-6]과 같다.

【표 1-6】 국내 의료정보학

연대	특징
1980년대	의료보험 청구를 위한 의료보험수가시스템
1990년대 초	일부 대학병원에서 처방전달시스템(OCS) 시도, 개인 병원급 의료보험 수가시스템 도입 붐(전 국민 의료보험)
1990년대 중반	PACS 연구 활발(삼성의료원이 시초), 대형병원 OCS 일반화
1997 ~ 1999	IMF로 인한 전산 투자 위축
2000년대	의약분업 실시(2000), 전자의무기록(EMR)도입, 의약품 처방조제 지원시스템 시행(2008)

1.3.3 우리나라 의료정보화의 현황

의료정보화의 대상 업무는 병원업무 정보화(병원정보 검사정보 전자 의무기록, 의학영상), 의료보험 청구 업무 전산화(EDI), 원격 의료 및 교육(응급의료, 감염병 정보, 의료인 평생교육, 국민건강교육), 그리고 진료정보 공유화, 환자관리와 의사결정에 필요한 전문가 시스템, 유전체 연구 및 활용에 필요한 생명 정보학, 의료전자상거래(B2B) 및 물류관리 등이다. 의료정보화의 대상 업무는 다음과 같다.

① 임상정보 : 의무기록(차트, 슬립), 각종 병리검사(Lab) 결과(혈액검사, 조직검사, 가검물 검사 등), 생체신호(ECG, EEG, EMG 등), 의학영상(X-ray, MRI, CT, 초음파, PET 등), ② 병원관리 : 병원경영정보, 의약품관리, 의료기기관리, ③ 보건복지 및 의료통계 : 출생률, 사망률, 전염병 발생률, 의료보험, 질병통제, 의약품/의료기 DB, 임상실험 관리 DB, ④ 보건의료망 : Telemedicine, Medi-Net, Medline, ⑤ 컴퓨터 보조교육(CAL, CBT)

그리고, 우리나라의 의료정보화의 정보화의 방향은 의료기관 내 정보화, 의료기관간 정보화가 이루어지고 있다. [그림 1-8]은 우리나라의 의료기관내 정보화 방향과 의료기관 정보 구축 모델을 보여주고 있다.

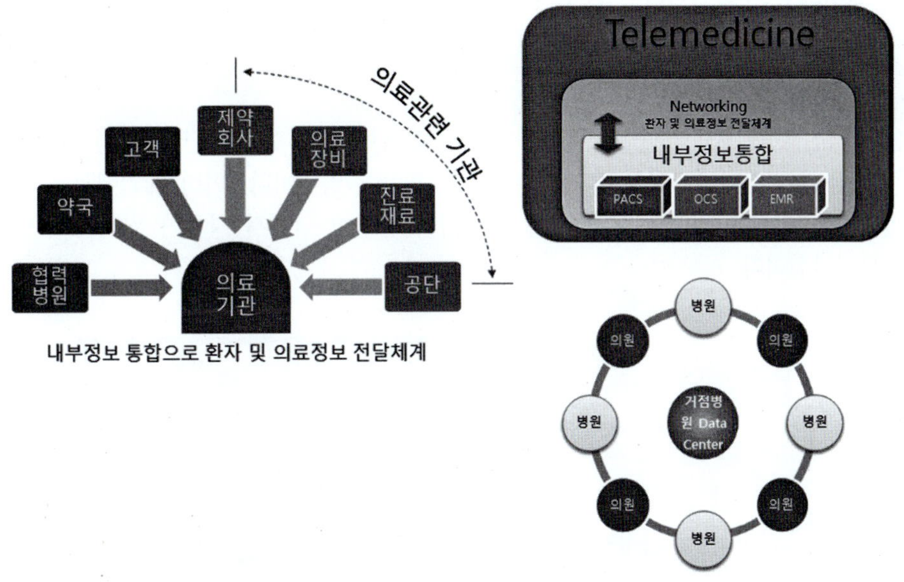

[그림 1-8] 의료기관 정보 구축 모델

[1] 병원정보시스템

원무, 보험청구, 외래 및 병실 OCS, 임상병리검사, 약무 등 업무에 대한 각급 의료기관(의원, 병원, 종합병원, 요양기관)의 전산화 분야는 원무, 보험청구, 외래 OCS, 병실 OCS, 임상병리검사, 약무 등이다.

[2] 영상전달시스템

X-선 촬영에 필름을 사용하지 않고 디지털화하여 영상을 직접 컴퓨터에 저장하고 이를 의사들에게 전달하는PACS는 최근 각 의료기관에서 활발하게 도입하고 있다. 이를 도입하는데 초기의 투자 비용이 크기 때문에 현재는 도입률이 낮으나 급속도로 확대되고 있다.

현재 PACS활용이 일반화 되면 X-선 결과를 의료기관들이 공유할 수도 있어 환자가 병원을 옮길 때 중복하여 촬영하는 일이 상당히 감소할 것이다.

또한 방사선 영상을 어느 곳에도 보낼 수 있어 특정 질환에 경험이 많은 외국의 의사에게 자문을 쉽게 구할 수 있다. 미국이나 유럽 등에서는 X-선이나 병리 표본의 영상을 보내 다른 의사의 의견을 묻는 시스템이 상용화되어 활발히 활용되고 있다.

[3] 원격의료

원격의료에서 가장 역점을 두어 추진할 수 있는 것은 재택 진료이다. 집에 있는 환자를 병원에 있는 의사가 진찰하고 처방을 내주는 것이다. 이는 고혈압이나 당뇨병 등 만성질환이 확진된 환자가 병원을 찾는 횟수를 감소시킬 수 있다. 의사에게 오기 힘든 섬이나 오지, 전쟁터 등에서 원격 진료하는 것은 기술적으로나 명분이나 모두 완벽하나 그 활용 빈도 때문에 아직 활발히 도입되지 못하고 있다.

한국은 한때 서울대학교병원 원격치매진료 센터가 일시적으로 운영되었으나 2019년 상반기 현재 의사-환자 간 원격의료는 불법이다. 의료계는 의료의 질 하락, 환자정보 유출문제, 낮은 수가로 인한 병의원 도산, 대학병원으로 환자 쏠림현상 등의 문제로 인해 의료계는 원격진료에 대한 문제점을 이슈화하고 있는 실정이다.

원격의료는 원격진료를 '포함'하는 개념으로, 화상진료, 전화진료, 2차 소견, 데이터 판독이 원격진료라면 원격의료는 원격환자모니터링과 원격수술까지 포함한 영역이다. 이미 해외에서는 원격의료 회사의 규모가 점점 커지고 있으며, 통신기술과 기기의 발전이 더해져 다양한 원격진료 형태로 이를 이용하고 있는 실정이다.

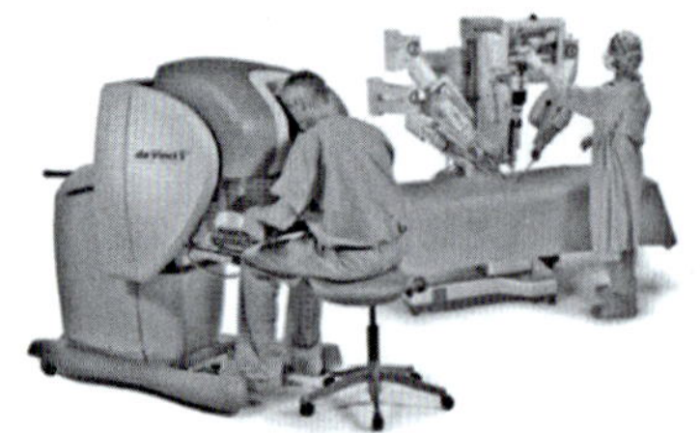
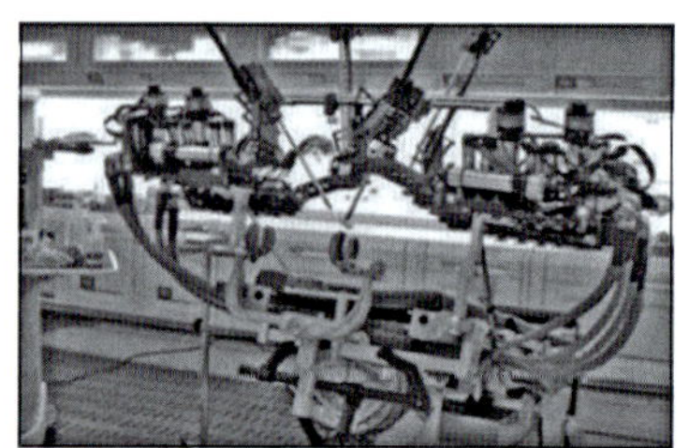

5G 기술 활용한 원격진료(KT)

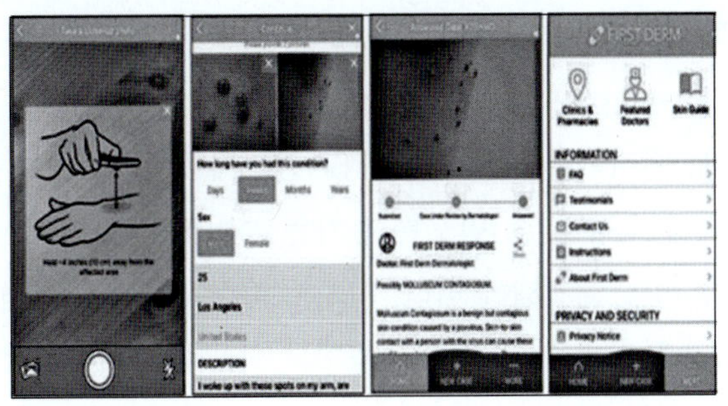

피부과 원격진료 퍼스트덤(FristDerm-미국)

[그림 1-9] 원격 의료와 통신기술

[4] 인터넷 건강 정보 사이트

건강의료정보를 제공하는 인터넷 사이트는 수천 개로 추정되고 있으나 대부분 그 내용의 신뢰성이 낮다. 상업적인 목적으로 건강 정보를 제공하는 곳이 대다수이다. 국민의 입장에서는 어느 것이 옳은 정보인지 알 수 없는 경우가 대부분이다. 그래서 국민들이 믿을 수 있는 사이트를 고르는데 참고가 되도록 인증하는 사업을 의사협회 등 몇몇 단체가 시작하고 있다.

[5] 의료정보의 공유

의료정보를 의사들이 공유하고자 하는 것은 환자가 의료기관을 옮겨도 과거 진료한 기록을 볼 수 있도록 하자는 것이다. 중복 검사 등을 줄여 의료비의 상승을 억제하고 의료의 질을 높일 수 있는 일이어서 정부 등 여러 회사들이 관심을 갖고 추진하고 있다. 한 예로 서울중앙병원, 삼성병원, 충남대병원 등이 병원 주위에서 개원하는 의사들과 환자의 검사결과 등을 공유하는 시스템을 활용하고 있다. 이는 종합병원이나 의원 그리고 환자 모두에게 도움이 되기 때문에 많은 병원들이 이 일을 시작할 것이다.

[6] 전자의무기록

의료정보화를 위해서 가장 기본적인 것이 의무기록의 전자화이다. 즉 환자진료기록을 컴퓨터로 작성하여 보관하는 것이다. 이것이 되어야 의료정보화가 완성될 수 있다. 그러나 이는 아주 어려운 사업이다. 2015년 기준으로 환자 관리 및 수납 시스템의 경우 85.7%, 처방전달시스템은 79.2%, 전자의무기록 보급률은 71.3% 비율로 나타나고 있다. 이 중 전자의무기록의 경우 상급종합병원에서는 100%, 종합병원에서는 90.6%, 병원은 75.9%, 의원의 경우 61.4%가 도입된 것으로 조사되고 있으며, 이 수치는 미국, 일본 등과 비교했을 때 높은 것으로 분석되고 있다. 우리나라는 수치로 나타나는 양적인 보급률뿐 아니라 질적으로도 우수한 것으로 나타나고 있다.

[7] 의료정보화를 위해 필요한 환경

디지털 의료정보화는 의료의 질 향상에 기여할 뿐 아니라 우리나라 보건의료 발전에 큰 영향력을 미치게 된다. 2010년까지는 전국 대부분의 의료기관이 어느 수준의 디지털 정보화를 이룰 것이다. 의료정보화를 위해 해결해야 할 점은 다음과 같다.

- 첫째, 법적인 뒷받침이다. 개인의료정보 보호, 의무기록의 전자서명제도 도입, 전자처방전인정, 원격진료의 범위, 책임한계, 전자의무기록의 보관 및 관리에 관한 규정이 마련되어야 한다.
- 둘째, 의료기관이 정보화에 투자할 수 있도록 동기를 부여하는 것이다.
- 셋째, 환자정보의 보안 문제를 해결해야 한다. 환자정보의 사용제한 범위를 규정하여야 하고 의료정보기관은 환자의 사생활 보호를 위한 환자 의료정보 사용의 명백한 보안절차를 수립하여야 한다.
- 넷째, 표준화이다. 국가차원의 의료데이터 활용을 위한 가장 중요한 인프라가 표준화이다.
- 다섯째, 정보화 교육이다. 의료에 관여하는 수많은 인력들을 정보시스템 활용 능력을 높여야 한다.
- 여섯째, 우리나라 환경에 알맞은 정보화를 연구, 개발할 수 있는 고급 연구 인력을 양성해야 한다.

1.4 인터넷의 의료정보

의료정보는 전통적인 의미에서는 의료인을 위한 의학정보로 인체의 해부학적 구조와 기능, 질병의 원인, 경과, 치료에 관한 지식, 수술이나 약물에 관한 지식 등이 의학정보를 구성하였다. 현대에 와서 소비자 주권이 존중됨에 따라 의료 영역에서도 정보의 일방적인 소유를 지양하고 의료 소비자의 알 권리가 중요해졌다. 현대의 의료정보란 의료서비스의 공급자뿐만 아니라 소비자도 이용의 주체가 되는 의료 이용 전반에 관한 정보를 말한다.

1995년 이후부터 인터넷의 급속한 발전은 모든 학문의 흐름까지도 변화시키어 책으로 정보를 얻던 세상에서 인터넷을 이용한 정보 이용으로 변화되어, 의료에서도 소비자 입장에서 접근하기 어려웠던 정보들을 보다 쉽게 찾고 얻을 수 있게 해주었다. 네트워크의 발달은 새로운 내용과 형태의 의료정보를 인터넷을 이용한 정보 및 자료 검색으로 의료정보의 불평등성을 해소하고 있지만, 인터넷을 통해 의료정보 확산이 가지는 딜레마는 인터넷이 정보의 수집과 배분에는 매우 우수한 매체이지만, 정보의 인증 및 질 관리와 같은 측면에서는 다른 매체에 비해서 효율성이 떨어진다는 것이다.

- 의료정보의 전통적 의미 : 의료인을 위한 의학정보
- 의료정보의 현대적 의미 : 의료서비스의 공급자뿐만 아니라 소비자도 이용의 주체가 되는 의료이용 전반에 관한 정보

[1] 인터넷 정보서비스

- 전자우편(E-mail) : 세계 어느 곳에서든지 음성, 화상, 프로그램 등 정보 교환
- 파일전송(FTP) : 인터넷을 통해 파일을 주고받는 기본 프로토콜
- 원격접속(Telnet) : 원격 컴퓨터에 접속을 가능하게 해주는 인터넷 프로토콜
- 인터넷뉴스(Usenet, Newsnet) : News 서버를 통하여 전 세계의 정치, 경제, 문화 등의 다양한 분야에 걸친 모든 분야를 다루는 뉴스모임에 참여하고 그 뉴스를 활용
- 메일링 리스트(Mailing List) : 전자우편으로 List Server에 정보 구독신청

[2] WWW(World Wide Web)

WWW는 간단히 W3 또는 웹(Web)이라고 부르는데 웹이란 웹 브라우저를 통해 접근할 수 있는 각종 정보들의 집합체라 볼 수 있다. HTML로 작성된 홈페이지의 데이터는 인터넷에서 상호 링크하여 복잡한 컴퓨터 네트워크를 형성하고 있다.

- Hypermedia : 문서에 대한 다른 미디어(Image, Sounds, Movie)를 포함
- HTML(Hyper Text Markup Language) : 웹상의 문서들을 연결하기에 사용되는 문서의 형식
- HTTP(Hyper Text Transfer Protocol) : 하이퍼텍스트 전송 규약
- URL(Uniform Resource Locator) : 정보나 서비스에 대한 접근 방법, 존재하는 위치, 자료 파일

의 이름 등의 요소를 표시(Web상의 주소)

- Web server(H/W, S/W), Browser(Netscape, Internet Explorer, Mosaic, 등)

[3] 의학 문헌 검색

(1) 의학문헌검색의 필요성

① 정보의 홍수(5,000여종의 의학전문잡지) 속에서 필요한 정보를 신속하게 검색

② 오늘날 문헌검색은 환자의 진료에 있어 가장 중요한 진단 기술

③ 현대에는 실력의 척도가 지식의 양(Know-How)이 아닌 검색능력(Know-Where)

④ 다양한 의학문헌정보의 가치 평가(근거중심의학)

(2) 문헌자료의 종류

문헌은 자료의 형태에 따라 일차자료와 이차자료로 구분할 수 있다.

① 1차 자료 : 단행본(Books), 연속간행물(Serials), 참고도서(Reference Books), 연구 보고서(Research Reports), 회의자료(Conference Proceedings), 논문(Theses) 등

② 2차 자료 : 색인(index), 초록(abstract), 개요(synopsis) 등

(3) 의학문헌의 종류

① 증례보고(Case Report) : 의학 연구의 시초가 되는 경우 자신의 경험을 논문 형식으로 정보를 제공

② 원저(Original Report) : 독창적인 자신의 연구 자료나 실험 등으로 연구된 논문

③ 종설(Review Article) : 특정 과제에 관하여 문헌상의 정보를 기초로 하여 정리하는 의미를 갖는 논문

④ 기타 : 짧은 증례보고, 짧은 노트, 기법노트, 연구단보, 편집인에게 편지 등

(4) 문헌정보의 검색키

① 저자명, 서명, 청구번호, 주제명, 등록번호, 출판사, 발행연도 등

② 국제 표준 도서번호(ISBN), 국제표준 연속간행물 번호(ISSN)

③ 최근 원문서비스와 함께 Full Text 검색도 가능

(5) 근거중심의학(Evidence Based Medicine)

① 개별 임상 경험과 연구에서 얻어진 임상의 근거 중에서 최선의 것을 통합하여 개개인의 환자에 적용하는 것

② 임상에서의 의문점을 질문으로 형태화 해답이 될 수 있는 문헌 검색 타당성 및 유용성 평가 임상에 적용 진료행위 평가

[4] 국외 의료정보 검색

정보 검색을 위한 국내외 검색 엔진 정도는 이 책을 접하기 이전부터라도 다른 분야와 웹사이트 내

에서 다루고 있기 때문에 이곳에서 검색엔진의 사용법과 확장 검색 방법을 논할 필요는 없을 것으로 보인다. 단지 야후나 알타비스타 등의 검색 엔진 이외에도 메타 검색 엔진이 있다. 메타 검색엔진은 사용자가 보낸 질의를 다시 여러 개의 검색 엔진으로 보내어 검색 결과를 중요한 순서대로 정리해서 보여주기 때문에 아주 효과적이다. 주소는 아래와 같다.

- Metacrawler(www.metacrawler.com)
- Savvy Search(www.search.com)

① 메드라인(MEDLINE) : MEDLARS(Medical Literature Analysis and Retrieval System) on the Line 약자로, 전 세계적으로 가장 우수한 의학 관련 서지 데이터베이스이며 세계 70개국 3,800여 종의 잡지의 논문을 분류, 의과학색인목록(Index Medicus), 온라인, CD-ROM의 형태로 서비스

② PubMed : 미국국립의학도서관(NLM)에서 개발된 Medline의 무료검색을 위한 검색도구

③ Excerpta Medica

④ Biological Abstract

⑤ Dissertation Abstracts International

⑥ Chemical Abstracts

⑦ Current Contents

⑧ Science Citation Index 등

[5] 국내 의료정보 검색

의학 문헌 검색이 가능한 웹사이트들은 의학도서관 홈페이지에 대부분 링크를 걸어 놓고 있기 때문에 이런 곳을 방문하면 쉽게 국내 의학회지를 홈페이지에 전산화시키고 있는 주소를 얻을 수 있다. 다음의 웹 주소들은 링크가 아닌 실제 자신의 홈페이지에 여러 종류의 의학 · 보건학 관련 학회지들의 제목과 초록 및 전문까지지도 구축하고 있는 곳이다.

(1) 국가지정 의과학연구정보센터(http://www.medric.or.kr)

과학기술부 한국과학재단이 추진하고 있는 전문연구정보센터사업(Specialized Research Information Center, SRIC)의 일환으로 국내 유일의 의학 분야 전문 연구정보센터로 지정되어 설립된 곳으로 현재 많은 의학 연구 문헌을 DB화 하고 있다.

(2) KoreaMed(http://www.koreamed.org)

미국에서 제공하는 퍼브메드(PUBMED)와 같은 기능을 구현하고 내용은 우리나라에서 출판하는 1997년 이후 논문부터 77개의 학회지의 영문 서지 사항과 영문 초록을 싣고 있다.

(3) 한국보건사회연구원(https://www.kihasa.re.kr/)

한국의 사회보장정책의 국가 비전 선도와 국가 정책에 대한 기여도 제고를 위하여 보건의료, 생활습관, 보건의료정책, 식품의약품정책, 사회정신건강 등의 연구과제를 시행하여 연구 문헌을 DB화 하고 있다.

(4) 한국학술데이타베이스검색(http://search.koreanstudies.net)

한국학술정보(주)에서는 850여 기관의 학회지. 40여 대학교의 신학 석·박사학위논문 원문을 제공, 원문 조회는 해당 학술지를 구입한 기관에서만 볼 수 있으며, 일반 사용자는 목록만 검색 가능하다.

(5) 국회도서관(http://www.nanet.go.kr)

학술적 가치가 있거나 입법정보의 가치가 있는 자료를 다양한 방법으로 수집하여 국내·외 자료를 소장. 또한 전신망을 통한 정보수집과 서비스를 실시하고 있다.

(6) 국립중앙도서관(http://www.nl.go.kr)

국립중앙도서관은 394만 여 책에 달하는 방대한 자료를 소장하고 있는 국가 대표 도서관이다.

(7) 학술연구정보서비스(http://www.kric.ac.kr)

학회 학술지 126종, 대학부설연구소 논문집 533종, 대학 연구논총 80종의 학술논문 및 한국학술진흥재단 연구논문 13만편의 목록 및 원문에 대한 검색. XML 및 PDF 형태의 원문 200여개 대학 도서관 목록 통합검색. 20여개 대학 학위논문 원문, 해외취득박사논문 원문, 108개 대학 간 원문복사서비스 이용 가능하다.

(8) Journal of Korean Medical Science(http://jkms.kams.or.kr)

국내에서 발행되는 영문의학회지로 PubMed에 원문을 제공하고 있다. 그 외에 의학석·박사 학위논문 등을 인터넷으로 검색하려면 각 대학 도서관 홈페이지마다 원문 전체를 서비스하는 곳이 있으니 이런 곳 역시 일일이 찾아다니며 검색해야 한다. 언젠가 이 모든 국내 웹사이트를 메타 검색할 수 있는 사이트가 나오길 바란다.

【표 1-7】 기타 인터넷 의료정보망 사이트

사이트명	인터넷 주소	의미
감염병포털	http://www.cdc.go.kr/npt/biz/npp/nppMain.do	모든 사람에게 전염병 관련 정보가 제공되는 열린 공간
예방접종 도우미	https://nip.cdc.go.kr/irgd/index.html	국가예방접종 지원사업 및 전문위원회 구성
국립검역소	http://nqs.cdc.go.kr/nqs/quarantine/national/main/main.jsp	전국 검역소 및 국내외 감염병 유입/확산 방지
결핵제로	http://tbzero.cdc.go.kr/tbzero/main.do	결핵 정보 제공되는 열린 공간 및 캠페인사업
국가건강정보 포털	http://health.cdc.go.kr/health/Main.do	질병 없는 사회구현 위한 신뢰성 있는 정보 제공
희귀질환헬프라인	http://helpline.nih.go.kr/cdchelp/index.jsp	희귀질환 정보 및 거점 병원 정보와 지원사업 제공
국민건강영양조사	https://knhanes.cdc.go.kr/knhanes/main.do	삶의 질 향상을 위한 생활습관 정보 제공
지역사회건강조사	https://chs.cdc.go.kr/chs/bsnsIntrcn/grtMain.do	지역사회 통계를 생산하여 사업계획 평가

청소년건강행태조사	https://www.cdc.go.kr/yhs/	대한민국 청소년의 건강행태 현황파악 및 보건지표 산출
장기이식관리센터	https://www.konos.go.kr/konosis/index.jsp	장기이식 기증과 자료 제공
국립의과학지식센터	http://library.nih.go.kr/ncmiklib/index/index.do	의과학에 대한 모든 전자 DB 제공
임상연구정보서비스	https://cris.nih.go.kr/cris/index.jsp	국내에서 진행되는 임상시험 및 임상연구에 대한 온라인 등록 시스템
한국인돌연베이데이터베이스	https://kmd.nih.go.kr/kmd/kmd?type=main	한국인의 유전질환 돌연변이 데이터베이스 제공
보건의료정보표준	https://www.hins.or.kr/cmm/main/mainPage.do	분과별 의료용어표준 검색 제공

[6] 의료정보의 질 평가 기준

(1) HON CODE

① 1995년에 창립되어 스위스에 본부를 두고 있는 국제기구

② 목적 : 유용하고 신뢰성 있는 의료 정보를 제공하는 것

③ 인증 기준 : 권위성, 상호보완성, 개인의료기밀, 정보출처, 정보정당성, 저자의 투명성, 후원의 투명성, 광고의 정직성 및 편집규정

(2) HITI

① 목적 : 소비자와 정보제공자 등에게 기준을 제시하여 스스로 정보를 평가하도록 하는 것

② 인증 기준 : 신뢰도, 내용, 목적, 링크, 디자인, 상호성, 경고

(3) DISCERN instrument

① 목적 : 원래 방송, 신문 같은 매체에서 의료정보를 평가하기 위해 개발되었으며, 건강정보 이용자가 치료방법에 대한 정보의 질을 평가할 수 있도록 개발된 것

② 근거의 과학적 질이나 정확도를 측정하는 것이 아니고 정보의 신뢰도를 측정하는 것을 목적으로 함

(4) MedCERTAIN

① 유럽연합에서 지원하는 프로젝트

② 목적 : 저자와 민간단체가 정보에 메타언어를 이용하여 정보를 제공하도록 하는 것

[제2장]

용어 및 질병 분류

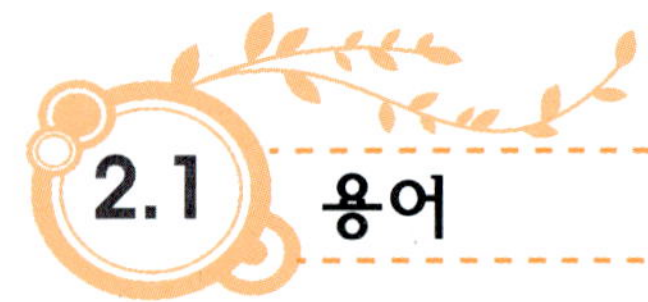

2.1 용어

2.1.1 용어 표준화

[1] 용어 표준화의 필요성

의료 환경이 발전되면서 원활한 의사소통과, 환자의 병력 재구성의 어려움 해소를 위하여 용어의 표준화가 필요하게 되었다. 병력 재구성이 어려운 원인은 의학용어를 쓰는 사람의 주관에 따라 부정확하게 사용하고, 병력에 따른 개념을 모호(의료표준용어는 충수염, 맹장염 등)하게 표현하기 때문에 진료와 의학 연구에 컴퓨터 도입을 원활히 하기 위해 용어 표준화가 필요하다.

- 의료인 사이의 원활한 의사소통에 도움이 됨
- 수기 의료기록의 환자 병력 재구성의 어려움 해소
- 진료와 의학 연구에 컴퓨터 도입을 위해서 요구됨

[2] 병력 재구성이 어려운 원인

의학용어를 쓰는 사람의 주관에 따라 부정확하게 사용하고, 개념을 모호하게 표현하는 경우가 있으므로, 진료와 의학 연구에 컴퓨터 도입을 위해서 요구된다.

[3] 용어분류체계 도입의 기대효과

- 데이터 양의 감소
- 용어의 표준화
- 의학통계 및 연구에 용이
- 의사결정지원시스템(전문가 시스템)과의 연계성 향상

[4] 환자기록 전산화의 목적

- 질병의 예방, 진단, 치료, 재활 등의 환자관리에 있어서 효율성 증대
- 의료의 질적 관리 도모 : 동일한 치료결과 기대, 타 병원과의 자료 비교분석, 원활한 의사소통 촉진, 통찰력 증대 등
- 역학조사를 포함한 의학 연구에 기초 자료로 활용 증대
- 병원 계획수립 및 자료에 근거한 경영에 기초 자료로 활용 증대

2.1.2 의학용어 분류 및 코딩의 필요성

의학용어는 의료정보에서 자료를 표현하는데 가장 기본적인 요소이다. 의료정보 분야에서 문서 표현에서 컴퓨터를 사용하여 자료를 표현하는 것은 가능하지만, 컴퓨터에서 일반적인 용어를 사용하는

것에 대해 어려움이 있으므로, 의료분야에 대해 정해진 수식과 기호로 표현하게 되었다.

[1] 환자기록 진료목적 사용

- 일반적으로 환자기록은 진료목적으로만 사용
- 몇몇 수치 데이터를 제외하면 대부분 Free Text 형태

[2] 의학용어 정의의 애매성

- 많은 의학용어의 정의가 애매하고 부정확
- 이로 인해 각 의사들의 손으로 작성된 환자기록으로부터 정보
- 추출하는 것은 매우 어려워 전산처리 불가능

[3] 정보 명확한 인식 및 전달

- 정보를 발송인과 수신인의 전달체계(예 : 코드라는 도구)를 명확히 인식
- 이를 통해 정확한 정보전달을 하기 위함

[4] 어휘 표준화, 분류 및 코딩시스템 필요

역학, 공중보건, 임상연구, 문헌정리, 의학적 의사결정 등 필요한 정보를 모으기 위해 어휘를 표준화하고 분류 및 코딩시스템이 필요하고 도입 불가피하다.

【표 2-1】 어휘 표준화 및 어휘록

어휘 표준화	어휘록
- 의료인 사이의 원활한 의사소통 - 진료와 의학연구에 컴퓨터 도입 - 환자 병력 재구성의 어려움 해소	- 특정한 분야에 쓰이는 용어 및 개념 : 모든 목록 - 특정한 분야(도메인)의 완벽을 기하기 위한 목적으로 마련 - 실용적 목적으로 동의어 포함 : 진단 용어/임상병리 검사 용어 목록 등

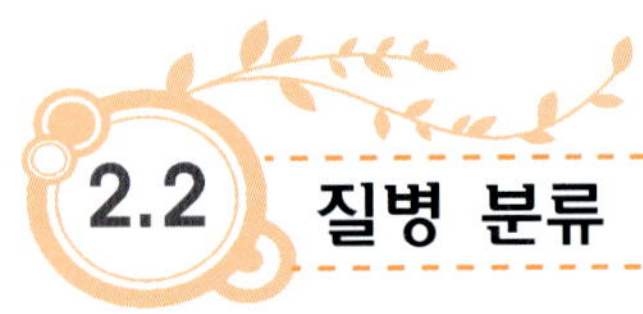

2.2 질병 분류

2.2.1 분류의 의미

복잡한 집합적 대상을 구분하는 것으로 분류란 개념의 순차적인 체계로서 함축적이고 명백한 원리를 적용하고, 분류는 기존 지식에 근거하고 있으며, 지식의 확장에 중요한 역할을 하며, 논리학에서 유래되었다. 분류되어 있는 개념의 용어들의 표기에 이용하고, 대상을 코딩하거나 표현하는 것이다.

- 복합적 집합적 대상을 구분하는 방법
- 분류란 개념의 순차적인 체계를 함축적이고 명백한 원리 적용
- 분류는 사전의 지식에 근거하고 있으며 지식의 확장에 중요한 역할

2.2.2 어휘록과 명명법

[1] 어휘록(Thesaurus)

의학이나 음악 등 특정한 분야에서 사용되는 특수용어 및 개념을 모은 목록으로 진단 용어 목록, 임상병리검사용어 목록 등에 사용되고, 전 분야를 완벽하게 포함하는 것을 원칙으로 한고, 실용적 목적으로 그 분야에서 이미 사용되고 있는 동의어를 포함하기도 한다.

[2] 명명법(Nomenclature)

명명법은 라틴어의 "Nomem"과 "Clature"에서 유래하였으며, 영어의 "Name"와 "Call"의 뜻으로 예술이나 과학에서 사용되는 이름의 체계이다. 의학 명명법은 질병 및 상태와 수술, 처치 등을 나타내는 체계적인 의학용어이며, 의료정보 관리와 질병 및 수술 분류에 필수적인 도구이다. 예술이나 과학에서 사용되는 이름의 체계로 의학개념에 따라 코드를 할당되어 사용하고, 의학개념은 특정 규칙에 따라 결합되어 더욱 복잡한 개념을 형성하기도 한다.

- 분류에 따라 사용자가 자유롭게 코드가 미리 정해져 있음
- DB에서 명명법에 의존한 자료 추출
- 여러 가지 코딩방법의 가능성 때문에 어려움에 있어서 데이터베이스 시스템을 이용해서 분류코드에 맞는 자료 추출은 용이하다.

【표 2-2】 분류와 명명법

분류(Classifications)	명명법(Nomenclature)
- 사용 가능한 코드가 미리 정해져 있어 새로운 양상 표현이 어려움 - DB에서 분류코드에 맞는 자료추출이 용이함 - 전문용어를 일정한 체계 하에 비슷한 종류끼리 무리를 짓는 것 - 복잡한 집합적 대상을 구분하는 방법 - 분류란 개념의 순차적인 체계 - 지식 확장에 중요한 역할 - 분류에서 가능한 코드 미리 정해짐	- 사용자가 자유롭게 코드 조합하여 새로운 양상 표현 가능 - DB에서 명명법에 의존한 자료추출이 어려움 - 과학이나 예술 분야에서 사용하고, 체계적으로 명명된 의학용어 - 의학개념에 따라 코드가 할당

2.2.3 코드화

코드화는 개별적인 대상에서 항목별로 숫자나 문자 또는 이들의 조합을 부여하는 것으로 의학 자료를 코딩함으로써 장점은 데이터의 양적인 감소, 어휘의 표준화, 의학통계 및 연구가 용이하고 의사결정지원시스템과의 연계가 용이하게 되었다.

[1] 코드화의 필요성 및 목적

의료분야에서 코드화는 대량의 자료를 구별, 분류하고, 순번에 따라 나열하며, 특정 자료를 선별, 추출을 용이하게 하는데 필요하다. 코드화의 근본적 이유는 특정 기준에 의해 식별 및 분류하고, 순서적으로 배열하는 것으로 의료분야에서 코드화는 질병분류 체계에 따른 질병명에 대표값을 부여한 것으로 분류에서는 일반적으로 코드에 따라 의미상의 계층구조로 지정하지만 코드의 설계 시 특성 및 유의 사항은 [표 2-3]과 같다.

【표 2-3】 코드의 설시 유의 사항

특성	유의사항
- 고유성 : 의미와 1:1 대응 - 편리성 : 분류 기분 및 갱신이 용이 - 표의성 : 이해의 용이 - 용이성 : 자료 처리 시 통계에 용이 - 확장성 : 코드 추가시 확장이 용이 - 함축성 : 적은 자리수로 많은 내용 표시 - 독립성 : 코드의 중복성 배제	- 처리의 적합성 - 사용의 편리성 - 코드의 공통성 - 코드의 체계성 - 코드의 확장성

코드화의 목적은 진단명 또는 수술명 별 정보의 색인 및 검색과 질병 및 수술에 관한 통계 자료의 산출과 이용, 현재 치료비 지불제도에서 DRG 시스템 적용 등 진단 및 의료행위에 관한 대규모 분류를 살펴보기 위해서는 의료 경제적 목적에 따라 환자의 상태 등을 코드화하는데 있다.

[2] 코드의 유형

개별적인 대상에게 항목별로 숫자나 문자 또는 이들의 조합을 부여하는 것으로 숫자, 문자 조합 등으로 표현하는 목적에 의한 분류와 기능에 의한 분류로 나누어 볼 수 있다. 기능에 의한 분류 코드는 숫자나 알파벳 문자 또는 이 두 가지 조합으로 이루어지는데 대표적 코드의 유형으로는 다음과 같다.

(1) 숫자 코드(Number codes)

숫자 코드는 순차적으로 새로운 코드의 생성이 용이하다.

예) 731201-1622011, 19910227, 507-20

(2) 연상기호 코드

연상기호 코드는 문자나 숫자를 사용해서 기억하기 쉽게 만든 코드이다.

예) 이비인후과 E.N.T(Ear, Nose & Throat)]

(3) 계층구조 코드(Hierarchical Codes)

계층구조 코드는 이미 나와 있는 간단한 코드에 하나 이상의 문자를 더하여 새로운 좀 더 자세한 코드를 만드는 것이다.

(4) 조합코드(Combination Codes)

조합코드는 치료과정 행위, 기구, 목적 그리고 해부학적 위치를 순서로 배열하여 이용하는 방식으로 성격이 다른 코드들을 조합하여 사용함으로써 많은 경우의 수를 만들어 낼 수 있고, 의학자료를 코딩함으로써 다음과 같은 장점이 있다.

- 데이터의 양적 감소
- 어휘의 표준화함으로 의학통계 및 연구에 용이
- 의사결정지원시스템(전문가 시스템)과의 연계가 용이

2.2.4 질병분류

[1] 질병분류의 의미

질병분류(Classifications)에서 질병을 체계적으로 분류한다는 것은 각각의 질병들을 어떤 체계 하에 무리 지어진 일정한 수의 집합 중 하나로 구분하는 것이다.

【표 2-4】 질병분류의 예

1차 분류 : 장기체계		2차 분류 : 요소	
코드	장기체계	코드	요소
A	전신성 및 상세불명	1~29	증상
B	혈액	30~49	진단과 예방
C	소화기	50~59	치료와 투약
D	눈	60~70	검사결과
E	귀	71~79	기타
F	순환기		
G	근골격		
H	신경		
I	정신		
J	호흡기		
K	피부		
L	내분비		
M	비뇨기		
N	여성기		
O	남성기		

[2] 질병분류의 목적

- 각각의 질병, 상태 및 수술에 대한 통계 자료, 의학 연구, 교육 및 의료의 질 평가 등에 사용
- 국가 보건 정책 및 의료기관 행정에 필요한 자료에 사용

- 각 의료기관의 질병, 상태 및 수술에 대한 양상이나 구조를 파악 병원간 국가 간에 자료를 비교 연구에 사용

[3] 국제 질병분류(Classifications)의 역사

의료분야에서 가장 많이 사용되고 있는 분류 중의 하나는 ICD(International Classification of Diseases)이다.

(1) 1629년

- 런던 사망률 조사에서 사인 분류 시도
- 통계적 관점의 최초시도

(2) 1893년

- 미국에서 Jacques Bertillon이 International List of Death Causes 출판

(3) 1900년

- ICD 초판 발행
- 질병분류 통계 시작

(4) 1933년

- 미국에서 SNDO(Standard Nomenclature of Disease & Operation) 초판 발행
- SNDO : 부위와 원인에 의해 정렬된 진단 용어 분류체계
- ICD-A가 출간되기 전까지 미국 병원들 사용

(5) 1948년

- 1946년 Bertillon의 사인분류안 개정 작업 수행하여 ICD라 부르게 됨(ICD-6차)
- 제1권 질병 사인 일람표
- 제2권은 제1권의 색인책으로 두 권 출간

(6) 1959년

- 미국에서 ICD 수정하여 ICD-A출간(ICD에 없는 수술 분류 추가)
- 1962년, 1968년 개정판 냄

(7) 1965년

- 제네바에서 ICD-8 개정안 결정
- 미국병리학회에서 SNOP(Systematized Nomenclature of Pathology) 출판→SNOMED의 근간이 됨

(8) 1979년

- 제네바에서 ICD-9 개정안 결정 : 임상용 수정판(ICD-9-CM(Clinical Modification)) 포함

(9) 1989년

- 제네바에서 ICD-10 개정안 결정 → 1992년에 출판

(10) 2011년

- ICD-11 개정안 결정
- 2012년 ICD-11 오픈 베타 브라우저 발표
- 2015년 ICD-11 World Health Assembly개최

세계보건기구(WHO)는 2018년 6월 18일, 개정된 11차판을 공포했다. 신규 공포에서는 게임 중독 현상이 게임 장애(Gaming Disorder)로서 분류에 추가됐다. 이번 공포된 기준은 2022년부터 효력을 발휘한다.

[4] 질병분류의 체계

분류체계는 진단 코딩에 대한 분류법뿐만 아니라 의료 사건에 대한 분류법도 중복된 사례가 많다. 질병분류는 질병이나 부상은 증상이나 검사 소견, 병변의 부위, 치료 방법, 경과 등 다양하다.

질병분류는 의무기록 자료를 근거로 하고, 사망 원인 분류는 사망진단서에 근거하여 질병 이환 및 사망원인을 그 성질의 유사성에 따라 체계적으로 그룹화 한 것이라고 할 수 있다.

질병분류는 증상 경과 등의 유사성에 따라 질병이나 부상을 분류해서 예방이나 치료에 대해서 검토할 수 있어야 한다. 여러 가지 분류 방법이 있는데 국제적 통계나 국가의 통계에서 자주 사용되고 있는 것은 WHO의 국제질병분류(ICD)이다.

(1) ICD

- 국제 질병분류, 질병의 특정한 징후보다는 병인에 근거로 둔 질병분류에 초점 둠
- 환자기록의 개념을 위한 원형적인 코드 체계
- 1990년 초판 발행, 약 10년마다 새로운 개정안 발간, WHO에서 관리
- ICD는 3자리 코드를 근간으로 함
- ICD0-9에서 추가된 선택적인 4~5번째 자리는 세부 수준을 나타내는 사용
- ICD-9-CM : 임상용 수정판
- ICD-10 : 1989년 제네바에서 결정된 10번째 개정판
- 국제 질병분류(ICD-11)의 제11차 개정은 2022년 1월 1일부터 시행되며, 2019년 5월 25일 세계보건기구 회원국의 승인 받음

(2) SNDO(Standard Classified Nomenclature of Disease)

- 1933년 미국에서 표준질병분류 명명법 초판 출판
- 부위와 병인에 의해 정렬된 진단 용어 시스템
- 5판과 마지막 판은 1961년 미국의학협회에서 출판

- 수술처리 분류용으로 3번째 축이 마련
- 미국 병원들은 ICD의 미국수정판 ICD-A가 나오기 전까지 이 시스템 사용

(3) SNOP(Systematic Nomenclature of Pathology)
- 1965년 미국병리학회는 병리학의 체계적 명명법 출간
- 국소학(Topography), 형태학(Morphology), 병인(Etiology), 기능(Function)의 4가지 축
- SNOMED의 기초

【표 2-5】 SNDO와 SNOP의 비교

SNDO	SNOP
- 신체부위와 원인에 의해 분류 : 진단 용어 체계 - ICD의 미국 수정판 ICD-A 출간되기 전까지 미국 병원들 SNDO 사용	- 국소학/형태학/병인/기능의 4축 : 병리학의 명명법 - 미국병리학회에서 출간 : 병리학의 체계적 명명법

(4) SNOMED(Systematized Nomenclature of Human and Veterinary Medicine)

① SNOMED의 특징
- 하나의 질병을 질병 이름으로도 코딩할 수 있으며 환자의 상태를 묘사하는 방식으로도 코딩 가능
- 1975년 처음 출판
- SNOMED Ⅱ : 1979년 개정판, 7가지의 축
- SNOMED International(SNOMED Ⅲ) : 1993년 개정판, 11가지의 축
- SNOMED의 진단은 4가지 코드(T, M, L, F)를 가질 수 있다. 만약 앞의 4가지 코드를 사용하여 정확하게 정의된 코드가 있다면 이를 위하여 새로운 코드를 만든다.
- ICD-9-CM 진단 용어의 대부분이 SNOMED International의 질병/진단 모듈에 나타남(D-codes)
- SNOMED 용어를 합쳐서 좀 더 복잡한 개체나 개념을 만드는 표준 규격이 SNOMED CT(Clinical Terms)에서 Post-Coordination 가능하도록 보완됨
- 조합코드 등을 사용해서 더욱 복잡한 개념 형성 가능
- 2017년 SNOMED CT를 제외한 모든 SNOMED 버전이 IHTSDO에 의해 공식적으로 사용되지 않음

② SNOMED 3의 11가지의 축
- T(Topography) 국소해부학 : 몸의 일부, 장기, 부위를 설명하는 국소해부학
- M(Morphology) 형태학 : 세포, 조직, 기관의 변화를 나타내는 형태학과 해부학, 세포, 장기의 선천성 또는 후천성 변형 의미
- F(Function) 기능 : 징후 및 증상과 정상 및 이상 상태와 생체 기능의 용어
- L(Living organisms) 살아있는 유기체 : 인간 병인으로 작용하는 살아있는 유기체(박테리아, 바이러스)로 동·식물 중 인간의 질병 유발, 질병의 병인으로 작용 분류
- C(Chemicals, drugs) 화학물질 : 화학물질, 약물, 생물학적 산물들로 식물 추출물도 포함

- A(Physical Agents, Forces, Activities) 물리적 요인, 외상, 활동 : 물리적 요인, 질병 또는 외상과 연관된 활동과 기구들과 관련
- J(Occupation) 직업 : ILO(International Labour Office 국제노동기구)개발된 직업 활동 분류
- S(Social context) 사회적 상황 : 의학적 관점에서 흥미있는 사회적 상황
- D(Disease) 질병 : 질병명과 증상 및 징후를 결합
- P(Procedure) 처치 : 질병을 치료하거나 예방하기 위한 행정, 진단, 치료 활동
- G(General linkage/Modifier) 일반적인 연계/수정자 : 서로 다른 모듈에 속한 용어들 연관 짓고 특정 나타내는데 필요한 목록

③ SNOMED 진단 코드의 예

- SNOMED 진단의 4가지 코드
- T(Topography), M(Morphology), L(Living organisms), F(Function)

  예) 결핵(D-14800)의 조합 = Lung(T-28000) + Granuloma(M-44000) + Mycobacterium Tuberculosis(L-21801) + Fever(F-03003)

④ SNOMED CT

- SNOMED CT는 현재 전 세계적으로 가장 많이 사용되고 있는 포괄적인 임상용어
- 1965년 미국병리학회(College of American Pathologists)에서 SNOMED의 병리학적 초점에서 출발
- 1999년 영국의 National Health service가 기존의 SNOMED RT와 Clinical Term Version3을 결합하여 만든 표준화된 광범위한 의학용어체계
- 기본 요소(table) : 개념(concept), 기술(Description), 관계(relationships)
- 개념과 용어(term)을 분리하고, 하나의 개념을 여러 용어로 기술을 허용

(5) CPT(Current Procedural Terminology)

- 치료비에 의거한 진단과 치료과정을 정의하는 코드로 미국 의료보험과 관련하여 많이 사용

(6) ICPM(International Classification for Procedures in Medicine)

- 1976년 WHO가 출판
- 진단, 검사, 예방, 수술, 기타 치료 및 보조 과정에 대한 내용
- ICD-9-CM의 의료과정 부분의 근간
- 독일, 네덜란드에서는 ICPM의 확장 코드가 병원의 의료보험 청구나 관리하는데 필요한 요소가 됨

【표 2-6】 중요 분류의 내용

ICD/ICD-9-CM	ICPM/CPT
- ICD : ICD는 WHO가 관리, 3가지 코드 근간 - 병인에 근거한 질병을 분류에 초점 둠 - ICD-9-CM : ICD-9의 임상용 수정판 의미	- ICPM : 진단/검사/예방/수술/기타 치료, 보조과정을 내용으로 함 - CPT : 치료비에 의거한 진단과 치료과정, 정의하는 코드

(7) RCC(Read Clinical Classification)

- 1980년 James Read에 의해 처음 개발되어 1990년 British NHS(National Health Services)에서 채택
- 전자의무기록을 위하여 만들어짐
- 환자기록을 표현하기 위한 거의 모든 용어 포함(모든 개념들은 계층구조적으로 정리)
- 거의 모든 표준분류와 교차확인 가능

(8) ATC(Anatomic Therapeutic Chemical Code)

- 목적 : 약제의 체계적이고 계층 구조적인 분류
- 활용성 : 대체 약제를 선택 가능(의사결정지원시스템을 통하여 약제 반응과 이중처방, 용량 조절 등에 활용)

【표 2-7】 ATC의 장 · 단점

장점	단점
- 제조물질, 투여방법, 용량 등 포함 약품 확인 - 치료학적 특성은 물론 화학적 특성 제시 - 계층 구조적이므로 논리적 구분 유리 - 약제 이용 연구를 위한 WHO 표준	- 복합 제제나 피부 연고(포함할 수 없음)

【표 2-8】 RCC와 ATC의 비교

RCC	ATC
- 전자의무기록을 위해 개발 - 각 코드에 임상개념 및 관련된 표준 용어를 나타냄 - 환자기록에서 사용되는 모든 용어들을 포함하려고 함 - 거의 모든 표준 분류(ICD-9/ICD-9-CM/CPT-4/DRG)	- 분류하기 위해 만든 것 - 약제의 제조물질, 투여방법, 용량 등 포함 - 약제 이용 연구를 위한 WHO 표준 - 약제를 체계적이고 계층 구조적으로 분류하기 위해 만든 것

(9) MeSH(Medical Subject Headings)

- 목적 : 국제적인 의학 문헌 색인
- 미국의 NLM(National Library of Medicine) 제안
- UMLS(Unified Medical Language System)의 근본

(10) UMLS(Unified Medical Language System)

① UMLS의 개념

- 미국 국립의학도서관(NLM : National Library of Medicine)의 장기 프로젝트로 개발됨
- 보건의료분야 문헌자료, 임상기록, 데이터은행, 지식기반시스템, 인명부, 기관명부가 포함됨
- 서로 다른 광범위한 생의학 정보원에서 지능형 정보검색

② UMLS의 구성

- 메타용어집(Metathesaurus)
- 의미론적 네트워크(Semantic Network)
- 전문가 용어집(Specialist Lexicon)
- 정보원 지도(Information Source Map)

(11) ICPC(International Classification of Primary Care)

ICPC는 외래 방문, 입원, 수술 등의 임상적 상황 코드화한 분류이고, WONCA에서 제공, ICHPPC-2-Defined 및 IC-Process-PC와 호환된다.

- 구조화된 방문 상담 결과를 코딩 하는데 사용
- 발병에서 해결까지 질병 부위 등록 관리에 사용 가능
- 세부 사항이 ICD-9 보다 떨어지지만 진단, 검사, 치료 등의 코드화에 이용

[5] 질병분류의 표준화

(1) 외국의 표준 용어 선택

임상시스템 위한 표준 용어의 선택

① 영국 : 전자의무기록에 Read Codes 사용

② 네덜란드 : 의사의 진료시스템을 국가적으로 표준화로 진단과 외래 방문 사유 기록에 ICPC 사용

③ 미국 : 자체 개발 용어 사용하고, 사용 가능한 표준이 여러 분야를 취급하지 못하고, 환자 진료를 지원하기 위한 임상정보를 자세히 표현하지 못하기 때문에 표준 채택 실패했다.

(2) 표준용어 현황 및 과제

- 검사실, 약국, 방사선과 등의 보조시스템에서 모아진 자료를 중앙에서 집중
- 중앙시스템 개발자는 SNOMED 같은 표준 채택을 원하지만 보조시스템의 자료를 표준화된 양식으로 변환하는 적절한 방법이 없으므로 스스로 변환 과정을 택하거나 중앙시스템에 정보를 표현할 때에 자신의 방법으로 개발된 보조적인 용어를 채택하여야 한다.
- 많은 시스템 개발자들이 SNOMED International 채택을 고려하고 있는 추세이다. 기존의 시스템과 새로운 시스템 사이의 연계성과 연속성이 가장 큰 문제점이다.

① 전문가 시스템의 용어집
의료관련 개념들과 실제 환자의 자료를 시스템으로 표현하는 용어 사이의 연결이 매우 어려움이 있고, 시스템으로 반영하기에 적당한 표준 용어집이 없다. 따라서 전문가 시스템이 직접 병원정보시스템으로 통합하는 체제로 가기 위해서는 보조시스템에서 만들어진 자체 개발된 용어집을 사용하여야 한다.

② 분류체계의 채택에서 있어서 필수적인 신중한 선택
가장 널리 쓰이고 보편적이며 신뢰할 만한 국제적 기관에 의해 정기적으로 정보가 갱신되는 시스템을 선택하는 것이 가장 좋은 전략이다.

[제3장]

진료의사결정과 의사결정지원

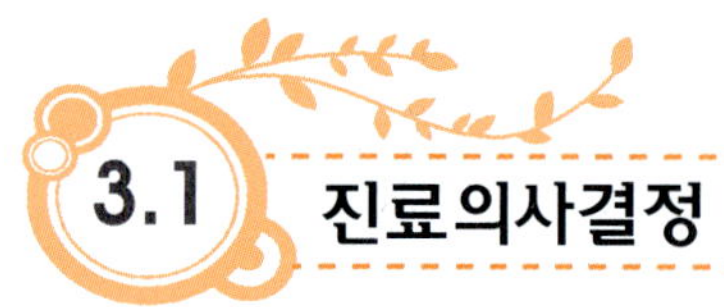

3.1 진료의사결정

3.1.1 진료의사결정의 개요

임상자료의 불완전성(Imperfection)과 치료결과에 대한 불확실성(Uncertainty)으로 인하여 의사들은 진료에 관련된 선택과 결정에 많은 어려움을 겪어 왔다. 응급환자의 경우는 최소의 검사결과 조차 없이 진료를 수행하여야 하는 경우가 대부분이다. 즉시성이 요구되는 임상진료에서는 불충분한 시간으로 유발되는 의료정보의 불확실성이 필연적으로 발생하게 되어 진료의사결정에 많은 곤란을 겪어왔다. Operating Research, 경제학 및 경영학의 도움으로 의사결정을 조직적이고 합리적으로 수행할 수 있는 새로운 기법들이 개발되고 있다.

- 임상에서 검사는 정확한 진단을 위한 확률의 개선 방안이다.
- 확률적 진료판단이란 검사로 획득된 추가정보를 이용하여 합리적이고 최선의 진료에 대한 의사결정을 위하여 확률적인 방법을 사용하는 것이다.
- 임상자료의 불안정성과 치료결과에 대한 불확실성으로 인하여 임상의사들은 진료 선택과 결정에 많은 어려움이 있다.

3.1.2 임상검사와 정보

(1) 의학자료(Medical Data)

환자의 주관적 증상과 객관적 증후에 대해 검사를 위한 혈액 검사결과, 심전도 등과 같은 생체신호 등을 의료 자료라 할 수 있다.

(2) 의학정보(Medical Information)

의료인이 의료행위를 위해 모은 여러 데이터를 체계화하여 필요한 절차를 통해 상황에 맞게 판단, 해석된 데이터이다.

(3) 의학지식(Medical Knowledge)

개별적 정보가 아니라 목적과 관련성을 가지고 체계화된 안정된 정보로 의학지식은 동종의 정보가 집적되어 일반화된 형태로 정리된 일반화된 정보이다.

진료에서 요구하는 임상검사는 정확한 진단과 치료를 위한 정보의 획득이며, 검사비용과 시간은 필요한 정보의 구입비용이다. 모든 진단과 치료에 검사가 필요한 것은 아니지만, 진료 상황 하에서 보다 정확한 정보의 구입에는 의료 정보학적 고려가 필수적이다.

정보학적 관점에서 취급하는 자료, 정보, 지식의 기본 개념을 보건의료 분야에서는 의학자료, 의학정보, 의학지식으로 대비하여 나타낸다.

임상검사는 정확한 진단을 위한 확률의 개선방안이다. 확률적 진료판단이란 검사로 획득된 추가정보를 이용하여 합리적이고 최선의 진료의사결정을 위하여 확률적인 방법을 사용하자는 것이다.

임상진료의 불확실성을 극복하기 위하여 개발하고 있으며, 의사결정지원시스템의 기본이 되는 중요한 연구 분야의 하나로 컴퓨터를 이용하는 의료판단학(Computerized Medical Decision-Making) 이론을 사용하고 있다.

3.2 진료의 의학적 의사결정

3.2.1 불확실한 상황의 의사결정

[1] 불확실성의 개념

불확실성이란 불규칙적인 변화로 인해 미래에 전개될 상황을 예측할 수 없는 상태로 행정학에서의 불확실성이란 의사결정의 행동노선에 영향을 미치는 요인이 가변적이거나 과거 · 현재 · 미래에 대한 확실한 지식이 부족한 상태를 말한다. 오늘날 불확실성의 문제는 자연과학은 물론 모든 사회과학에서 관심의 대상이 되고 있으며, 특히 미래를 설계하고 적은 비용으로 큰 성과를 추구하는 행정학에서는 불확실성을 제거하는 문제가 중요한 과제로 되어 있다.

우리의 실생활의 많은 문제들은 다양한 불확실성을 많이 내포하고 있다. 우리가 경험하는 많은 경우에 있어서 양자 선택을 강요하게 되는데, 임상진료의 불확실성은 "내일 비가 올 확률이 70%"라는 것보다 훨씬 복잡하며 이런 불확실성내에서 합리적인 의사결정을 하기 위하여 여러 가지 방법이 제시되어 왔다. 그 중 확률적 유추 방법 중 가장 보편적으로 사용되는 방법은 베이즈(Bayes) 방법론이다.

(1) 최소이익의 극대화 방안(Maximize The Minimum Profit)

- 최악의 상황 최선의 결과를 보장받는 행동으로 결정

(2) 최대이익의 극대화 방법(Maximize The Maximum Profit)

- 최선의 상황 가정시 그 중 최선의 결과를 초래하는 행동으로 결정

(3) 최대후회의 극소화 방안(Minimize The Maximum Regret)

- 각 행동의 결과로 발생되는 최대 후회들 중 최소 후회가 되도록 결정

(4) 확률적 유추(Probabilistic Reasoning)

- 각각의 선택에서 성공 또는 실패할 확률을 유추하고, 생존의 기댓값을 비교하여 결정
- 임상검사는 정확한 진단을 위한 확률의 개선방안
- 임상검사로 획득한 추가 정보 이용
- 합리적이고 최선의 진료의사결정을 하여 확률적인 방법 사용

3.2.2 베이즈 정리

[1] 베이즈 정리 개념

베이즈 정리는 조건부확률의 자연적인 귀결이며 사전정보(Prior Information)와 추가정보를 토대로 하여 알려져 있지 않은 사후확률(Posterior Probability)을 구하려는 이론이다. 베이즈 정리의 기본

가정인 사전 확률의 독립성은 현실적으로 불가능하므로 비판을 받기도 하였지만, 통계적 강건성으로 인해 상당히 지지를 받았다.

베이즈(Thomas Bayes)의 정리는 가설 선행지식 a에 대한 추가 증거 e가 더해짐에 따른 가설 h의 확률을 표현한다. 베이즈 정리에 따르면 e와 a에 의한 확률 h는, a에 대한 h의 확률을 h와 a에 대한 확률 e를 곱하고, a에 대한 확률 e로 나누어서 얻는다. 다른 말로 하면 사후확률(Posterior Probability)은 가설에 대한 사전확률(Prior Probability) 혹은 선행확률(Antecedent Probability)에 따라서 직접 변하고, 그리고 확증의 발생과 유사하게 가설과 지식의 선행체가 모두가 진실이라면, 확증의 선행확률이 역으로 되기 때문에, 어떤 식으로든 기대할 수 있는 확증이란 특정가설에 따른 신용이 거의 희박하다는 것이다.

베이즈 정리는 확률에 대한 곱의 법칙의 단순한 결과이다. 그러나 경우의 종류를 정의하는 것은 단순치가 않으며, 그 이유는 사전확률에 대한 판단이 자주 흐려지기 때문이다. 철학자와 통계학자들 중 개인주의학파(Personalist School)는 베이즈 정리에 주목할 만하게 의존하는 경향이 있는데, 왜냐하면 처음에는 확률판단이 발산적으로 흐르는 경우에 확증을 수렴시키는 쪽으로 사용이 되기 때문이다.

- 관찰된 표본 자료로부터 자료가 속한 모집단을 어떻게 추론할 것인가 연구
- 관찰된 효과에 의거한 원인의 확률을 역순으로 계산해 내는 방법 발견
- 베이즈 정리는 조건부확률의 자연적인 귀결
- 사전정보와 추가정보를 토대
- 알려져 있지 않은 사후확률을 구하려는 이론
- 의사결정의 기본 개념으로 널리 활용
- 보다 합리적인 의사결정의 지원가능성을 베이즈 정리는 제시
- 베이즈 정리의 기본 가정인 사전 확률의 독립성은 현실적으로 불가능
- 비판을 받기도 하지만 통계적 강건성으로 상당히 지지 받음

[2] 베이즈 정리의 유래

영국의 베이즈 목사는 관찰된 표본 자료로부터 자료가 속한 모집단을 어떻게 추론할 것인가를 연구하였는데, 그 연구의 목적은 관찰 결과로부터 가설에 대한 결론을 내리는 방법을 찾는 것이었다.

[3] 베이즈 이론의 의학적 판단

베이즈 정리와 의료판단학은 임상진단의 본질적인 특성으로 과학적 방법에는 설명할 수 없는 불확실성이 상당히 내재되어 있다.

(1) 주관적 확률취득

① 의사가 진찰시 진단의 확률적 근거를 과거의 경험사례에 의거하는 방법으로 "지금껏 내가 진찰한 환자 중 이런 증상을 보인 환자가 ○○○ 질병인 경우는 대략 80% 정도"라고 추정하는 방식이다.

② 휴리스틱(Heuristic, Rule Of Thumb)이라는 이름으로 인지과학에서 많은 연구가 진행 중이다.

(2) 객관적 확률 취득

① 모집단에 대한 빈도수 조사 등과 같은 객관적인 조사

② 발병률이란 모집단에서 발생한 질병의 빈도수를 지칭하며 객관적 확률을 정하는 방법이 일반적으로 이용되고 있다.

③ 예를 들어, 50대 남자의 전립선암의 발병률을 알고 싶을 때, 50대 남자 총인구 중 발생한 발병 빈도를 우선 참조하여 증상 및 조건에 따라 확률을 가감 조정한다.

증상	베이즈 정리를 이용한 분석
• A병원 응급실에 급성 흉부통증을 호소하는 환자 - 응급실 사례로 보아 70%의 흉통환자는 심근경색 밝혀져 있음 - 산소 결핍으로 인한 흉통이 계속될 경우 심근 괴사 유발 - 심장마비 또는 사망까지도 가능 - 80%의 정확도를 가진 테스트 결과 : 양성 판명 - 얼마만큼의 확신을 가지고 심근경색임을 진단하여 처치할 것인가? • SGOT : Serum Level of Glutamic Oxaloacetic Transaminase	• 흉통환자가 심근경색일 경우 B, SGOT 테스트 결과 - 양석인 사건을 T라 하면 문제에서 주어진 값은 P(B)=0.7, P(T｜B)=0.8 - 확신 정도는 결과가 양성일 경우 - 진짜 심근경색일 확률 P(B｜T)에 의해 구함 ☞ P(B｜T)=P(B∩T)/P(T) - 테스트결과가 양성일 확률 P(T) - 심근경색을 정확히 양성을 판단한 경우와 심근경색이 아닌 것을 양성 - 오판한 경우의 확률의 합으로 구할 수 있음

【표 3-1】 베이즈 정리와 휴리스틱

베이즈 정리	휴리스틱
- 사전정보와 추가정보 토대 - 알려져 있지 않은 사후확률 구하려는 이론 - 기본 가정인 사전확률의 독립성 - 현실적으로 불가능하므로 비판 받음 - 합리적인 의사결정의 지원 가능성 제시	- 과거의 경험사례에 의거 - 확률 취득 방법

3.2.3 확률을 이용한 의사결정

[1] 확률의 정의

확률이란 우리 일상생활에서 가능성이나 확실성과 동일한 개념으로 사용하고 있다. "오늘 비가 올 확률은 80%" 등 생활주변에서 사용하고 있는 확률적인 문장은 불확실성을 내포하고 있다.

확률이란 어떤 사건이 발생할 확실성의 계량단위이다. 한 예로 확률이 0.9(90%)이면 발생할 확률이 높고, 확률이 0.3(30%)이면 발생 가능성이 낮다. 확률이 0인 사건은 절대로 일어나지 않으며, 확률이 1.0(100%)이면 반드시 일어난다. A라는 사건이 발생할 경우가 m개이고, A가 일어나지 않을 경우가 n개 일 때, A가 일어날 확률 P(A)는

$$\frac{(A\text{가 일어날 경우의 수})}{(\text{모든 경우의 수})} = \frac{m}{m+n}$$

로 정의할 수 있다.

- 일반적인 사건의 집합인 표본공간에서 A가 일어날 확률 p(A)는 $0 \le P(A) \le 1$이며, A가 일어나지 않을 확률 P(-A) = 1-P(A)이다.
- A가 일어날 확률을 P(A), B가 일어날 확률을 P(B)라 할 때 p(A or B)는 사건 A나 B가 적어도 하나가 일어날 확률을 나타내며 덧셈법칙이 성립한다.

$$P(A \text{ or } B) = P(A) + P(B) - P(A \text{ and } B)$$

- P(A and B)는 사건 A와 B가 동시에 일어날 결합확률(Joint Probability)이다.

① 상호배타적 사건

② 조건부 확률

③ 독립사건

○ 사건 A 확률 발생 P(A), 사건 B 발생 확률 P(B)일 경우

- 사건 A가 일어나지 않을 확률 : 1-P(A)
- $0 \le P(A) \le 1$
- 사건 A와 B가 상호 배타적일 경우 : $P(A \cap B)=0$ $P(A \cup B)=P(A)+P(B)$
- $P(A \mid B)$: 사건 B가 발생한 조건하에 사건 A 발생 확률
- 두 사건 A, B가 독립일 경우 : $P(A \mid B) = P(A)$ or $P(B \mid A) = P(B)$

○ 독립인 두 사건 A, B

- $P(A \cap B)=P(A)P(B)$
- $P(A \cap B)=P(B)P(A \mid B)$
- $P(A \cup B)=P(A)+P(B)-P(A \cap B)$

[2] 주관적 확률 취득

휴리스틱 : 의사가 진찰시 진단의 확률적 근거를 과거의 경험사례에 의거

예) 지금껏 내가 진찰한 환자 중 이런 증상을 보인 환자가 ○○○ 질병인 경우 대략 80% 정도라고 추정

[3] 객관적 확률 취득

모집단에 대한 빈도수 조사 등과 같은 객관적인 조사

예) 50대 여성의 breast cancer 발병률은 50대 여성 총 인구 중 발생한 발병 빈도를 우선 참조하여 증상 및 조건에 따라 확률을 가감 조정

3.2.4 컴퓨터를 이용한 의사결정

- 임상진료의 불확실성을 극복하기 위해 개발
- 의사결정지원시스템(DSS)
- DSS와 전문가 시스템의 기본이 되는 중요 연구분야

3.3 임상의료와 의료정보의 판단

3.3.1 임상의료 판단

진료란 고도의 정보처리(High Sophisticated Information Processing) 활동이므로 컴퓨터가 개발된 이래 의료정보를 임상에 적용하려는 노력이 계속되어 왔다. 임상진료의 불확실성을 극복하기 위하여 컴퓨터를 이용하는 의료판단학(Computerized Medical Decision-Making) 이론이 개발되었고 이후 의사결정지원시스템 및 전문가 시스템의 기본이 되는 중요한 분야로 인식되어 지속적으로 연구되고 있다.

의료인이 환자를 다루는 의료 과정은 잘 정의된 하나의 정보과정(Information Process)이라고 볼 수 있다. 의사나 간호사가 다루는 환자의 주관적인 증상(Symptom), 객관적인 증후(Sign), 혹은 임상병리 검사실에서 나오는 혈액 소견이나 방사선과에서 나오는 X-선 사진, 또는 해부병리에서 보고하는 병리조직학적 소견들은 모두 의학에서 다루는 자료(Data)들이다. 의료인은 이러한 자료를 모으고(Collect), 체계화하여(Systematization), 필요한 정보(Information)를 생성하고, 구체적인 어떤 판단(Decision)을 내리게 된다. 여기서 판단은 진단, 치료, 예후의 전 과정을 포함하는 의미이다.

[1] 정보의 개념

정보는 수신자에게 의미 있는 형태로 처리된 자료로서 현재 또는 미래의 행동이나 의사결정에 실체적 혹은 지각된 가치를 갖는다(Davis and Olson). 또한 정보는 인간이 결정을 내리거나 행위가 가능하도록 해주는 실체의 구조에 관한 진술이다(Kroenko).

[2] 임상검사와 정보

진료에서 요구하는 임상검사는 정확한 진단과 치료를 위한 정보의 획득이며, 검사비용과 시간은 필요한 정보의 구입비용이다. 모든 진단과 치료에 검사가 필요한 것은 아니지만, 진료 상황 하에서 보다 정확한 정보의 구입에는 의료정보학적 고려가 필수적이다.

임상검사는 정확한 진단을 위한 확률의 개선방안이다. 확률적 진료판단이란 검사로 획득된 추가정보를 이용하여 합리적이고 최선의 진료의사결정을 위하여 확률적인 방법을 사용하자는 것이다.

[3] 컴퓨터를 이용하는 의료판단학(Computerized medical decision-making) 이론

임상진료의 불확실성을 극복하기 위하여 개발하고 있으며, 의사결정지원시스템의 기본이 되는 중요한 연구 분야이다.

3.3.2 임상검사결과의 판단과 의미

임상검사는 다양한 임상학적 요구를 충족하기 위한 필수적인 사항으로 인지되고 있지만, 이를 위한 교육이나 수련 과정 없어 암기 위주의 기계적 학습(Rote Learning)으로 검사를 의뢰하고 판독하는 과정에서 수많은 오류가 발생하고 있다.

임상 결과의 판독은 실제로는 복잡한 분야이어서 단순한 자료 분석으로는 진료의사결정에 크게 도움이 되지는 못한다. 임상에서 검사결과는 ① Diagnosis, ② Screening, ③ Monitoring에 주로 이용되며, 이외에도 Confirmation Of Clinical Opinion, Medicolegal Reasons, Documentation, Medical Certificate, Prognosis, Research 등 다양한 분야에 사용되고 있다. 임상검사의 판독결과는 병원정보화와 연계되어 진료의사결정, 임상진단분석의 도입 및 적용에 적극 활용되고 있다.

[1] 임상검사의 판독방법

양성/음성의 진위 여부에 따라 다음과 같은 4-분법을 사용하고 있다.

(1) 진양성(TP : True Positive)

환자의 질병/보균상태와 검사의 양성판정이 일치한 경우(검사결과가 정확하게 환자의 질병/보균상태를 파악한 경우)

(2) 진음성(TN : True Negative)

환자의 무병/무균상태와 검사의 음성판정이 일치한 경우(검사결과가 정확하게 환자의 무병/무균상태를 파악한 경우)

(3) 위양성(FP : False Positive)

환자가 무병/무균상태임에도 불구하고 검사는 양성결과로 판독된 경우(검사결과가 부정확하게 환자가 질병/보균상태로 판독한 경우)

(4) 위음성(FN : False Negative)

환자가 질병/보균상태임에도 불구하고 검사는 음성결과로 판독된 경우(검사결과가 부정확하게 환자가 무병/무균상태인 것으로 판독한 경우)

[2] 임상검사결과의 판정

임상검사의 결과는 [그림 3-1]과 같이 표준 정규분포를 나타내며, 판정기준의 위치에 따라 양성 및 음성반응을 결정하게 된다.

판정기준을 우측으로 이동하면 위양성(FP)은 줄일 수 있으나 위음성(FN)을 증가시키게 되며, 판정기준을 좌측으로 이동하면 그 반대의 현상이 나타난다.

판정기준의 선택은 질병과 검사의 성격에 따라 달라질 수 있는데, 예를 들어 치명적인 질병의 경우 위음성을 최소화하여야 한다. 또한 질병의 심각성 보다는 치료의 위험성이 높은 경우 위양성을 최소로 하여야 위험한 치료로 인한 부작용의 피해를 줄일 수 있다.

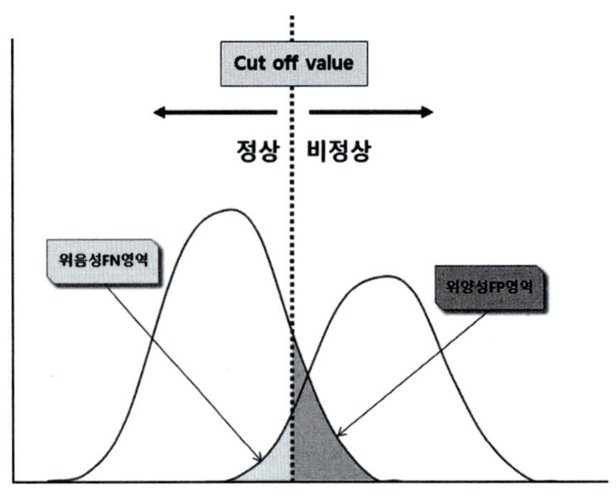

[그림 3-1] 표준 정규분포로 표시된 임상검사결과

[3] 임상검사결과의 정확도

임상검사결과의 정확도는 임상검사 판독방법의 4-분법에 따라 정리하면 다음과 같다.

【표 3-2】 4-분법에 따른 임상검사 판독방법

	질병보균자(D : Diseased)	정상(-D : Healthy)	
Positive(+)	TP	FP	TP + FP
Negative(-)	FN	TN	FN + TN
	TP + FN	FP + TN	TP+FP+FN+TN

임상검사의 정확도는 TP, TN, FP, FN을 사용하여 검사의 정확도를 민감도와 특이도로 나누어 사용한다.

(1) 민감도

- 질병/보균자(D : Diseased)를 검사하여 양성판정을 받은 비율
- 민감도[Sensitivity, P(+|D), P(Positive|Disease), True-Positive Rate]

$$P(+|D) = \frac{TP}{(TP+FN)}$$

(2) 특이도

- 무병상태(-D : Healthy)에서 음성판정을 받은 비율
- 특이도[Specificity, P(-|-D), P(Negative|No Disease), True-Negative Rate]

$$P(-|-D) = \frac{TN}{(TN+FP)}$$

임상검사도 검사결과가 양성으로 나왔을 때 진짜 질병을 보유하고 있을 확률을 구하려고 하는 것이며, 민감도와 특이도가 임상검사 자체의 특성은 아니다. 즉, 판정기준을 좌우로 이동한다고 하여서 검사자체가 변하는 것이 아니라 비정상 상태를 식별하는 기준만이 변하는 것이다.

(3) 유병율

검사 결과와 상관없이 실제 병에 걸린 확률

$$\frac{TP+FP}{(TP+FP+FN+TN)}$$

(4) 오분류율

실제 질병유무와 달리 검사 결과가 잘못 나올 확률

$$\frac{FP+FN}{(TP+FP+FN+TN)}$$

[4] ROC(Receiver Operating Characteristic) 곡선

임상검사를 특정 짓는 것은 넓은 범위에 걸쳐 민감도와 특이도가 기준에 따라 어떻게 변하는가를 관찰한 후 결정하여야 하는데, 이를 위하여 개발된 것이 ROC 곡선이다.

예를 들어, 수련의가 폐렴진단을 목적으로 100장의 사진을 판독한 오독률을 조사한 후 특이도와 민감도를 계산하여 (1-specificity)와 sensitivity를 그림과 같이 각각 X, Y 좌표에 기록한다.

동일한 100장의 사진판독을 반복 시행하여 계산된 (1-specificity)와 sensitivity를 연속적으로 기록하면 ROC 곡선이 된다.

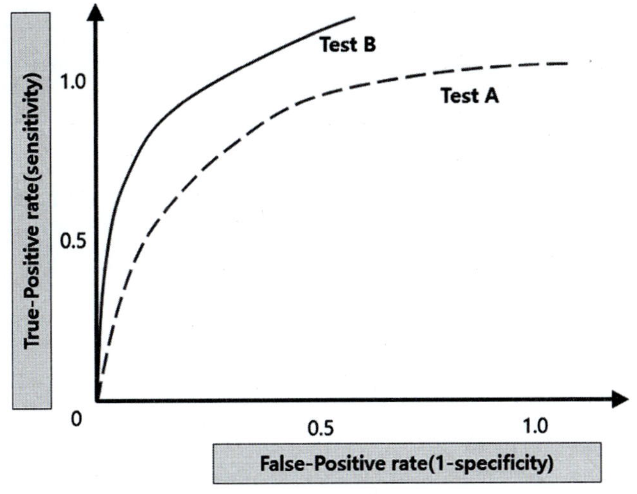

[그림 3-2] 두 가지 검사법(Test A, Test B)의 판별력 비교를 위한 ROC 곡선

[그림 3-2]의 ROC 곡선에서 Test-A, Test-B를 비교할 때 Test-B의 판별력이 높다고 할 수 있다. 그 이유는 민감도를 나타내는 Y-좌표에서 볼 때 Test-B의 위양성률(1- specificity)이 Test-A보다 낮으며, X-좌표(1-specificity)에서 볼 때 Test-B의 진양성률(=1-specificity)이 Test-A보다 높기 때문이다.

이와 같이 ROC 곡선의 특성은 검사의 선택이나 자료의 해석을 위한 중요한 지표로 이용되고 있으며 반드시 확진 결과가 필요하다. 민감도나 특이도가 검사의 판별력을 결정하지만 판별력만으로 검사가 선택되는 것은 아니며, 검사수가, 위험도, 처리속도 등의 조건이 비슷하다면 높은 민감도와 특이도를 보장하는 검사를 선택하는 것이 좋다. ROC 곡선은 판정 기준 값에 의해서 결정되는 것이 아니라, 특징 분포에 의해서 결정된다.

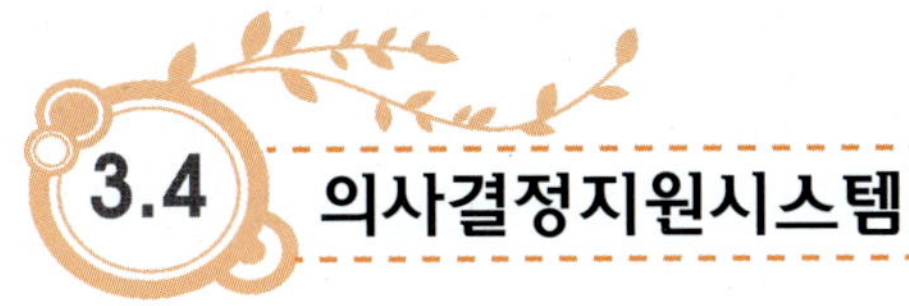

3.4 의사결정지원시스템

3.4.1 의학적 의사결정지원시스템

[1] 의사결정지원시스템(DSS : Decision Support System)의 개념

DSS의 개념은 모튼(Morton. M. S)에 의해서 1971년 MDS(Management Decision System)로서 정리되고, 그 후 의사결정에 중점이 두어져 DSS가 되었다.

- Decision : 구체적인 의사결정이나 혹은 의사결정 과정(정보수집, 설계, 탐색)을 의미
- Support : 경영자의 의사결정 능력을 지원해 주고 향상시켜 주는 것을 의미
- System : 사용자와 컴퓨터 사이의 쌍방향 대화관계를 포함

- 지식경영시스템의 지식 가공/제공 형태 중에서 문제분석에 중점
- 관련 정보와 모델을 이용하여 문제해결에 필요한 상세한 분석결과 제공

[2] 의학적 의사결정지원시스템(CDSS : Clinical Decision Support System)의 개념

환자진료에 필요한 의사결정과정을 직접적으로 지원하는 것을 주목적으로 하며, 이를 위하여 주어진 환자의 특정문제에 대한 의학지식을 적용하여 최상의 해결방안을 만들어 내고 이를 사용자에게 편리한 형태로 제공한다. 진단, 치료 및 처방의 범위에서 의사 결정을 보조하며, 최근에는 과거 병력이나 의료 정보를 인공지능의 딥러닝 기술을 이용해 패턴을 학습하는 비지식기반 시스템이 주요한 연구 주제 중 하나로 다뤄지고 있다.

환자 진료시에 의사는 진단과 치료에 관한 수많은 의사결정을 내려야 한다. 이러한 의사결정 과정에 컴퓨터가 직접/간접적으로 지원을 할 수 있는데, 이러한 컴퓨터시스템을 의학적 의사결정지원시스템이라 한다.

병원의 처방전달시스템(OCS) 이 처방전달이라는 업무를 주로 다루는 업무처리시스템(TPS) 인 데 비해 CDSS는 환자진료에 필요한 의사결정 과정을 직접적으로 지원하는 것을 주목적으로 하는 시스템이다.

이를 위해 CDSS는 주어진 환자의 특정문제에 대한 의학지식을 적용해 최상의 해결방안을 도출하고 이를 사용자에게 편리한 형태로 제공한다. 특히 지식습득 방법으로 주로 인공지능기술을 이용해 문제의 해를 제공함으로써 의사결정을 보다 직접적으로 지원한다.

즉, CDSS는 진단지원, 치료방법 결정지원, 처방 결정 지원, 정보검색, 의료영상 분석, 위험 알림 등과 같은 방법으로 의료진의 의사결정을 지원할 수 있다.

그동안 국제적으로 알려진 CDSS는 난청 진단시스템, 알레르기성비염 진단시스템, 기관지천식 진단시스템, 백혈병 진단시스템, 고혈압 관리시스템 등 약 1만개로 추정되는데 실제 임상에 적용돼 사용되고 있는 예는 많지 않다. 그 이유는 여러 가지가 있지만 주원인으로 부적절한 대상 질병의 선정,

지식습득 방법상의 문제, 사용자의 거부반응, 법적인 문제 등이 있다. 현재 국내 의료법상 병원간 의료정보 공유가 불가능하며, 의료정보 표준화나 공유에 대한 구체적인 가이드라인이 없어서 기술이 있어도 실제 현장에 쉽게 도입할 수 없는 상황이다. 국내 CDSS는 분당 서울대병원, 세브란스 병원, 삼성서울병원, 아산병원 등에서 개발 및 실제 적용하여 사용하고 있다.

【표 3-3】 DSS와 CDSS의 비교

의사결정지원시스템(DSS)	의학적 의사결정지원시스템(CDSS)
- 지식경영시스템의 지식 가공/제공 형태 - 문제분석에 중점 - 관련 정보와 모델을 이용 - 문제해결에 필요한 상세한 분석결과 제공	- 환자진료에서 임상 진단 의사결정과정 - 컴퓨터가 직·간접 지원하는 시스템

[3] 의료 의사결정과정의 정보순환

의사결정과 관련된 행위는 관찰-추론-행동의 일반적인 세 단계로 구분된다. 이 단계는 의료분야 뿐 아니라, 여러 영역에서 관찰될 수 있는데 이를 과학영역, 컴퓨터 처리과정, 공중보건사업 등 몇 가지 예를 들어서 정리한 것이 [그림 3-3]이다.

컴퓨터를 이용하여 자료를 처리하는 과정에서 보면 자료입력→자료 분석→결과산출의 주기를 이 세 단계에서 맞출 수 있고 일반적인 과학영역에서의 연구도 역시 측정→이론화→실험의 단계가 위에서 일반화 시킨 세 단계에 해당된다는 것을 알 수 있다.

의료에서는 환자에게서 수집한 여러 가지 의학자료가 관찰, 이를 가지고 추론하는 것이 진단, 치료하는 것을 행동단계로 볼 수 있으며, 마찬가지로 공중보건 분야에서 지역사회 보건사업을 하는 것도 지역사회 조사(Survey)가 관찰단계에 해당되며, 여기서 나온 자료를 분석하여 지역사회진단을 내리는 것이 추론단계, 그리고 이에 따른 구체적 보건사업(Intervention)을 실시하는 것이 행동단계에 해당된다는 것을 알 수 있다.

이러한 과정은 다시 정보순환과정을 거쳐서 1단계로 환원되는 과정을 거친다. 통상 한번의 관찰과 추론만으로 구체적인 행동을 내리기 어려우며 특히 의학의 경우는 환자에 대한 치료과정 후 몇 번의 관찰과 추론의 과정을 더 거치는 것이 일반적이다. 가장 전형적인 경우는 중환자실에서 집중 모니터링을 받고 있는 환자의 경우로 이 경우는 지속적인 관찰, 진단, 치료, 관찰의 정보순환 과정에 있는 것으로 볼 수 있다.

공중보건활동의 경우도 반드시 어떤 보건사업 후에는 그 보건사업의 평가과정을 거쳐서 다시 정보를 환류하도록 되어 있다. 예를 들어서 세균성 이질이 집단적으로 발생하여 역학조사를 하는 과정에서도 자료를 수집하여 유행원인을 제공한 것에 대하여 구체적 음식이나 식수 등으로 가설을 세우며, 이에 대한 방역조치(Intervention에 해당)를 하면서 지속적으로 다시 관찰하여 가설을 세우고, 조치를 취하는 것을 반복하는 것이다. 즉, 의학이나 공중보건에서 이러한 과정은 지속적으로 정보가 순환하고 진화하는 과정으로 파악하는 것이 중요하다. 이러한 세 과정 모두에서 컴퓨터는 중요한 역할을 수행한다.

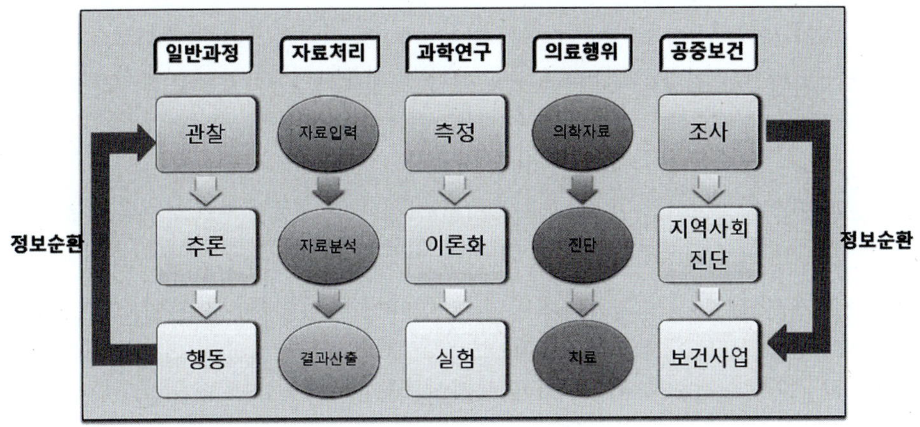

[그림 3-3] 의사결정과 관련된 행위의 3단계에서 나타난 정보 순환 과정

(1) 관찰

의료에서 관찰단계에서 얻는 것은 환자와 관련된 여러 자료이다(정보가 아니라는 점에 주목하자). 이러한 자료들을 판단의 불확실성을 줄이고 진단이나 치료 목적에 맞는 유용한 정보로 바꾸는 것은 의료인이다. 구체적으로 이러한 자료에는 환자의 병력(History), 신체적 검사(Physical Examination) 소견, 혈액이나 소변에서 측정한 각종 임상병리 자료, 심전도나 뇌파검사와 같은 생체신호 자료, 컴퓨터단층촬영(CT)나 자기공명영상(MRI)와 같은 영상자료, 운동기능측정 자료 등 여러 가지가 포함된다.

자료수집 과정에서부터 컴퓨터는 중요한 역할을 수행할 수 있다. CT와 같이 컴퓨터의 기술이 없으면 측정하지 못하는 자료들도 있고, 혈액분석기기와 같이 컴퓨터로 자동화되어야 하는 기계들을 이용하는 자료들도 있다. 또한 각종 자료를 저장하고 검색하는데 컴퓨터의 기술은 더욱 필수적이 되어가고 있다.

(2) 진단

의사가 환자를 진단하는 사고 과정(혹은 간호사와 같은 의료인이 환자를 사정하는 과정)은 매우 복잡하여 한 마디로 정리하기 어렵다. 의사는 환자로부터 얻은 자료로부터 불확실성을 줄이는 정보를 이끌어 내고, 이를 기존의 지식과 함께 활용하여 귀납적인 과정[일부는 연역적인 과정 또는 상정논법적 추론과정(Abduction)포함]을 통하여 환자를 진단해 낸다. 이러한 과정은 자료가 정보가 되는 정보과정(Information Process)을 함의하며, 이 과정이 정보과정이라는 것은 컴퓨터가 이 과정에 깊게 관여할 수 있다는 의미이다.

예를 들어서 의료의사결정지원시스템은 진단 및 치료 등 의사결정과정에서 컴퓨터가 직접 도움을 주는 예이다. 현재까지는 비교적 구조적이고 객관화시킬 수 있는 지식에 한정되어 있지만 컴퓨터 기반의 판단은 상대적으로 주관적인 의사의 판단에 보완적으로 매우 큰 도움을 줄 수 있다. 의료뿐만 아니라 공중보건활동에 필요한 지역사회진단의 경우도 일부 전문가 시스템과 같은 컴퓨터 응용프로그램이 도움을 주고 있다.

(3) 치료

치료는 진단과정과는 약간 다른 사고체계를 거친다. 일반적으로 한가지 질병에 대해서도 많은 치료방법이 있고, 치료방법마다 장단점이 다 다르다. 또 의학의 대상인 인간은 같은 질병에 대해서도 증상이나 치료에 대한 반응이 모두 다르다. 따라서 어떤 치료가 최선의 치료가 될 것인가를 결정하는 과정은 의사들로서는 매우 곤혹스러운 결정과정이 된다. 전에는 전적으로 경험이 많은 의사의 의견에 따라서 치료방법이 결정되었다. 그러나 컴퓨터는 가능한 의사결정분석 과정을 통하여 각각의 치료방법에 따른 환자의 예후를 객관적으로 비교 가능하게 해준다.

최근에 근거중심의학(EBM : Evidence based medicine)에서 치료방법을 선택할 때 이러한 환자의 가치관을 반영하는 방법을 사용하는 것이 이러한 예이다. 근거중심의학은 의학지식베이스와 네트워크 분야의 의료정보학이 발달하면서 중요하게 대두된 의학 방법론이다.

[4] 의료 정보과정

정의상 자료는 아직 '특정 목적에 대해서 평가되어 있지 않은 단순한 여러 가지 사실 그 자체(Fact Itself)'를 말하며, 특정 문제에 대해서 개인 또는 집단이 의사결정을 내리기 위하여 자료를 평가 또는 활용할 때, 그 자료는 정보로 변한다. 이러한 정보가 직접적으로 사용되어 가장 탁월한 의사결정을 내릴 수 있도록 일반화 된 것을 지식이라고 하고 이러한 자료, 정보, 지식의 진화 과정을 정보과정이라고 할 수 있다.

위에서 살펴본 의사결정행위의 3단계와 정보순환은 바로 이러한 정보과정을 나타낸 것이고, 이것을 일반적인 의료의 과정에서 개괄하면 다음의 [그림 3-4]와 같다. 그림에서 보는 것처럼 의사는 환자와의 상호작용(Interaction)을 통하여 의학자료(Medical Data)를 생성하고 수집한다. 이러한 자료는 한 환자에서만 오는 것이 아니라 여러 환자들에게서 또 여러 의사들로부터 수집되어 의학을 구성하는 하나의 재료가 된다.

이러한 의학자료들은 해석(Interpretation)과정을 거쳐서 의학정보(Medical Information)가 되고 이것은 의사에게 환류되어 환자를 진단하고 치료하는 과정에 다시 사용된다. 즉, 정보의 환류가 일어나는 것이다.

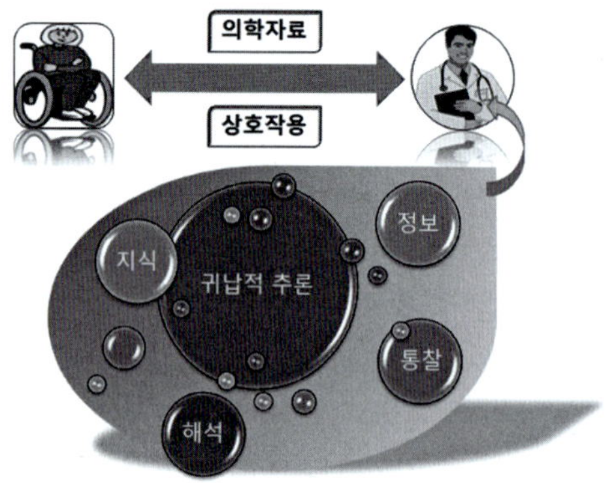

[그림 3-4] 의료의 정보과정 단계 모델

[5] 의료분야의 컴퓨터 활용의 체계적 분류

관찰이나 실험을 통해 획득되거나 발생, 혹은 알려진 가공되지 않은 사실 그 자체인 자료와, 특정 상황에 맞게 평가되거나 해석된 자료, 혹은 어떤 유용한 행동을 위해서 자료로부터 추출된 의미 있는 것인 정보, 어떤 의도나 목적과 관련성을 가지고 있으면서 체계화되고 일반화되어 안정된 정보를 지식이라 한다.

자료, 정보, 지식으로 업무의 복잡성을 분류한 보건의료에서의 컴퓨터 벰멜(Bemmel)과 무젠(Musen)이 제시한 활용한 6가지 단계이다. 보건의료 분야에 컴퓨터가 활용되는 부분은 매우 다양하다. 자료수집에서 새로운 의학지식의 창출까지 거의 모든 분야에서 컴퓨터의 역할은 점점 더 중요해 지고 있다. 이러한 컴퓨터의 활용을 체계적으로 정리하는 것은 쉽지 않은데, 다행이 벰멜과 무젠, 이 부분을 6단계로 정리한 것이 있어서 이를 중심으로 소개하고자 한다.

이러한 분류는 절대적인 것은 아니지만 보건의료영역에서 체계적으로 컴퓨터의 활용을 이해하는데 중요하며, 실질적으로 의료정보학에서 다루는 거의 모든 부분을 포괄하는 것이다. 벰멜과 무젠은 보건의료에서의 컴퓨터 활용단계를 다음과 같은 6단계로 나누었다. 이러한 분류의 기준은 '업무의 복잡성'이다.

즉 단계 1인 '의사소통과 원격통신'에서 단계 6인 '연구와 개발'로 갈수록 점점 업무의 복잡성이 증가하여, 컴퓨터로 업무를 처리할 수 있는 부분은 점차 줄어들고, 인간의 고유한 활동에 의존하는 부분이 증가하게 된다.

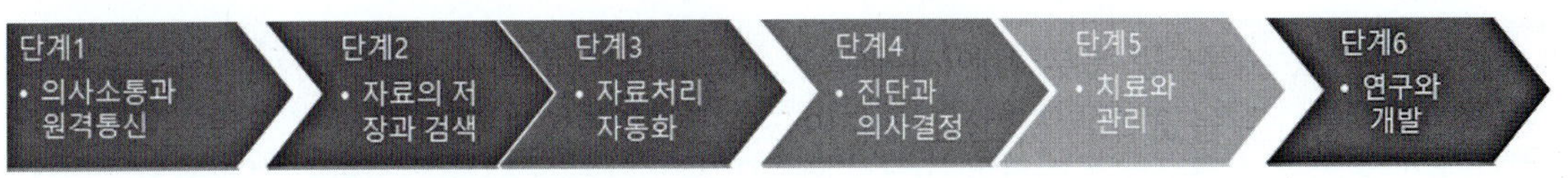

[그림 3-5] 벰멜과 무젠은 보건의료에서의 컴퓨터 활용 6단계

3.4.2 의학적 의사결정지원시스템의 발전 방향

【표 3-4】 임상의사결정 및 임상적용의 어려움

임상의사결정의 어려움	CDSS의 임상적용 어려움
- 치료결과에 대한 불확실성 존재 - 불확실한 상황에서도 진료의사결정 실시 - 응급환자 시 최소한 검사결과 없이 진료 수행해야 하는 경우가 대부분	- 부적절한 대상 질병의 선정 - 지식습득 방법상의 문제 - 사용자(특히 의사)의 거부반응 - 법적 문제

[1] 지식습득방법의 선택

연구대상 및 적용분야에 따라 적절한 지식습득방법을 선택하는 것은 매우 중요하다. CDSS의 개발에는 연구대상에 적합한 지식습득방법을 선택하는 것이 매우 중요하다. 종전에 가장 널리 쓰인 규칙에 의한 방법은 객관적이지 못하고 규칙이 너무 복잡하게 얽힐 수 있다는 위험이 있다. 따라서 최근에는 임

상자료로부터 직접 지식을 추출해 내는 방법이 많이 연구되고 있는데 이 중에서 가장 대표적인 방법에 신경회로망 · 사례기반추론(CBR) · 통계적 방법 그리고 최근에 각광을 받고 있는 데이터마이닝 등이 있다. 지식습득 모형의 예측력을 높이기 위해선 우선적으로 질병의 특성을 대표할 수 있는 대상자의 선정과 이들의 최적의 특성을 선별해 이에 맞는 지식습득모형을 개발해야 한다.

[2] 시스템의 통합 및 타당성 검정

병원의 경우 병원정보시스템과 CDSS의 통합이 필요하고 EMR(전자의무기록)이 발달하게 되면 더욱 효과적으로 의무기록정보를 습득할 수 있다. CDSS는 지식습득과 표현이 주목적이어서 데이터베이스의 관리나 사용자 인터페이스 부문은 취약하기 때문에 이를 보완하기 위해 다른 시스템과의 통합이 필요하다. 병원의 경우 병원정보시스템과 CDSS와의 통합을 들 수 있는데 이 두 시스템이 통합될 경우 방대하고 풍부한 환자정보와 임상지식을 병원정보시스템으로부터 직접 도출해 냄으로써 규칙기반과 같은 종전의 주관적인 지식습득방법의 제한점을 극복할 수 있다.

이 방법은 향후 전자의무기록(EMR)이 발달하게 되면 더욱 효과적으로 의무기록정보를 습득할 수 있으므로 앞으로 계속 연구해야 할 분야다. 또한 병원에 있는 임상병리자동분석기 · MRI · PACS 등 의료장비들과 CDSS를 연계할 경우 지식습득과정의 효율성을 높일 수 있다. **CDSS를 운영하기 전 산출되는 정보와 정확성에 대한 정밀한 검정과정을 거쳐야 한다. 그렇지 않으면 의사가 부정확한 정보에 의해서 오진을 할 수 있고 인체에 해를 끼칠 수 있다.**

[3] 사용자의 거부 반응

CDSS의 주사용자인 의사들이 컴퓨터가 진단하는 것에 대한 거부감이 있을 수 있다. 그간 의료분야에서 개발된 시스템들은 기업에 비해 실제로 업무에 활용되는 사례가 매우 적다. 그 이유는 방법적으로도 질병의 특성상 불확실성이 많아 정확한 진단의 예측이 어렵다는 문제가 있지만 그보다는 CDSS의 주사용자인 의사들이 컴퓨터가 진단하는 것에 대한 거부감을 느낄 가능성이 있다. CDSS는 진단이나 치료방침 등 종전에 의사들이 독자적으로 의사결정을 해오던 분야에 직접적으로 영향을 미쳐 의사들로부터의 반발이 있을 수 있기 때문에 CDSS에 대해 이해시키면서 이들과 함께 연구하는 노력이 필요하다.

[4] 법적인 문제

시스템의 오동작으로 인한 의료사고시 법적인 문제를 명확히 하는 것이 중요하다. 외국의 경우를 보면 의료분야에 CDSS가 적용되는 사례가 증가할수록 이로 인해 발생한 의료사고의 수도 증가하고 있다. 따라서 CDSS와 관련된 법적인 이슈도 이 분야의 발전을 위해선 중요하게 다루어져야 할 과제다. 의료분야 CDSS와 관련된 법적인 문제는 제조물책임(PL)과 의사의 과오나 부주의 책임으로 구분할 수 있다.

만일 시스템을 제조물로 보는 경우 시스템이 진단명을 잘못 예측해 의료사고가 발생했다고 보기 때문에 시스템의 개발자가 모든 책임을 지게 된다. 반면에 시스템을 의료서비스의 일부라고 보는 경우에는 이를 사용한 의사나 간호사의 부주의로 인한 사고로 보고 사용자에게 손해배상이 돌아가게 된다.

3.4.3 의학적 의사결정지원시스템의 종류

[1] 인공지능시스템(Artificial Intelligence System, AI)

인공지능이란 인간의 지능에 대응하는 기능을 컴퓨터로 실행하게 하는 기법으로 인공지능의 목표는 인간 같이 생각하고 스스로 학습하여 인간과 같은 지식을 갖는 컴퓨터 시스템을 만드는 것이다.

지식 데이터베이스 시스템과 추론 시스템의 두 부분으로 구성되며, 지식 데이터베이스 시스템에 있는 전문 지식을 사용하여 추론하는 컴퓨터 시스템. 인공 지능은 1960년대 후반부터 본격적인 연구가 시작되었다. 이것은 컴퓨터의 진보로 복잡한 일을 충분히 처리할 수 있는 능력을 가진 시기에 부합된다. 그 최초의 계기가 된 것은 미국 MIT의 매카시(J. McCarthy) 등에 의한 리스트 처리 언어인 LISP언어의 개발이었다. 수치뿐만 아니라 기호도 다룰 수 있는 이 언어를 사용하여 다양한 인공 지능에 대한 연구가 촉진되었다. 1960년대에는 기계 번역의 연구가 활발해져서 물체인식이나 지능 로봇의 연구도 시작되었다. 1970년대에는 인간이 가지고 있는 것과 같은 일상적인 지식을 비롯하여 전문적인 지식까지도 컴퓨터가 다룰 수 있게 하려면 어떤 표현식으로 할 것인가 하는 지식 표현의 연구가 활발해졌다. 인공지능 시스템의 응용 분야로서는 번역이나 설계 분야, 고도 의료 진단 시스템, 외부상황을 판단하는 로봇 등 각종 분야에서 이용이 예상되고 있다. 제5세대 컴퓨터는 추론 기능을 가진 컴퓨터라고 알려져 있는데, 그 기능적 측면에서 볼 때 이 인공 지능 시스템의 일종이라고 할 수 있다.

[2] 전문가 시스템(Expert system, ES)

인간의 전문성을 요구하는 특정 응용분야에 관한 전문가의 지식을 인공지능기법을 이용하여 지식베이스에 저장하고, 추론기관(Inference Engine)을 이용하여 전문가의 지식을 문제에 적용하여 해결책을 제시하고 사용자의 질의에 응답하는 시스템이다.

전문가 시스템이란 전문가가 지니고 있는 지식이나 노하우 등을 컴퓨터에 집어넣어 전문가와 같은 판단이나 추론을 컴퓨터가 행하게 하는 것을 말한다. 이는 인공지능(AI : Artificial Intelligence)의 한 분야로 '지식기반 시스템(Knowledge Based System)'이라고도 한다.

예를 들어, 투자예측 · 세금납부 · 기업여신 결정 등 추론기능을 통한 의사결정 능력을 가진다. 입력된 지식만큼 다양한 관점에서 문제에 접근할 수 있고, 불완전한 정보를 가지고도 추론을 통해 의사결정에 필요한 정보를 제공할 수 있으며, 의사결정을 위한 다양한 논리적 접근방법과 가능한 대안 등을 제시할 수 있다.

그러나 인간의 지식을 컴퓨터에 불어넣어 인간을 대신하게 하는 인공지능 분야는 대부분이 이진 논리로 추론하기 때문에 불확실한 정보를 처리하는 데 많은 장애가 나타났다. 이러한 불확실성을 해결하기 위해 퍼지이론 · 확률이론 등의 방법이 사용된다.

[3] 지식경영시스템(Knowledge Management System, KMS)

대규모 자료를 신속하게 처리하는데 중점을 둔 기존의 정보시스템과는 달리 컴퓨터에 저장된 자료나 문서, 그래픽, 동영상, 모델, 노하우 등 다양한 형태로 조직 내에 분산되어 있는 지식을 효과적으로 저장 · 관리 · 활용하여 관리자의 의사결정을 지원하는 정보시스템이다.

지식경영시스템을 이용하면 개인이나 조직이 보유한 비정형화된 정보를 일정한 데이터베이스에 보관하였다가 필요한 경우 기업내 다른 사람들이 언제든지 활용할 수 있다. 따라서 어떤 지식을 보유한 개인이 직장을 옮길 경우에도 기업으로서는 별 문제없이 업무를 이어나갈 수 있다.

지식경영시스템은 조직구성원의 지식자산에 대한 자세, 조직의 지식 평가/보상 체계, 지식공유 문화 등 조직차원의 인프라와 통신 네트워크, 하드웨어, 각종 소프트웨어 및 도구 등 정보기술 차원의 인프라를 기본 전제로 하고 있다. 즉 전자문서관리시스템(EDMS), 인트라넷, 데이터베이스관리시스템(DBMS), 검색엔진, 개인정보관리 등 기존 정보시스템의 연계를 통해 종합적인 솔루션으로 설계, 구축된 것이 지식관리시스템이다.

3.4.4 의학적 의사결정지원시스템의 주요 사례

[1] 국외 사례

① DENRAL : 1968년 미국의 스탠포드 대학에서 시작하였으며, 어떤 물질의 구조를 알아내기 위하여 spectrum 사진과 핵자기 공명을 분석하는 프로그램이다.

② Prospector : 상업적 용도로 개발된 전문가 시스템이었으며, 광물 탐사시 시추지역을 선정하는데 도움을 주는 시스템이었다.

③ MYCIN : 전문가 시스템의 최초의 의학 분야에 응용된 경우이며, 뇌막염의 진단 및 치료에 대한 약제의 처방을 결정하는 프로그램

④ CADUCEUS : 카네기멜론 대학에서 개발한 시스템으로 500개의 내과분야 질환을 증상과 임상검사 결과로 진단하는 프로그램

⑤ Cortex : Cedarssinai 메디컬 센터에서 개발되었으며, 최초로 개인용 컴퓨터에서 동작하였으며, 관상동맥 질환자의 Invasive Diagnostic Test를 결정하기 위한 프로그램으로 실제 환자의 데이터를 처리하여 Inductive Reasoning에 의하여 자동으로 규칙을 창출해 낸다.

[2] 국내 사례

① 간호 진단을 위한 신경망 모델

② 알레르기성 비염 시스템

③ 고혈압 관리를 위한 전문가 시스템

④ 백혈병 관리시스템

⑤ 지능형 임상병리 시스템

⑥ 단백질 정렬 예측 시스템

⑦ 폐암 진단(뷰노 메드) 시스템

3.5 지식습득방법

전문 지식 정보의 습득 및 갱신을 위해 지식을 효율적으로 제어할 수 있는 능력을 위해, 지식습득은 새로운 정보를 학습하고 습득된 정보를 효율적으로 사용할 수 있는 능력과 결부시켜 정의된다. 작업을 수행하는 데 있어 지적인 면이 부각되면 지식습득을 선호하게 된다. 지식습득을 추론적 학습의 결과로서 전문가를 위한 지식 베이스 구성을 자동적으로 수행하는 데 활용할 수 있으며, 진단 시스템에서는 진단 규칙을 필요로 하게 된다.

지식습득방법의 예측력을 높이기 위해서는 우선적으로 질병의 특성을 대표할 수 있는 대상자의 선정과 최적의 특성을 선별하여 데이터베이스를 구축하여야 하며 상항에 맞는 지식습득모형을 개발하여야 하며, 경우에 따라서는 아래에서 설명하는 방법들을 혼합한 하이브리드형 모델을 개발하는 노력도 하여야 한다.

3.5.1 규칙기반추론

규칙기반추론(Rule-Based Reasoning)은 가장 오래 사용되어 왔으면서도 보편화된 지식습득 방법 중 하나이다. 생성규칙, 즉 "If ... Then ..." 규칙의 형태로 부호화된 지식을 사용한다. 규칙들의 구조 조건부(Condition Part, Antecedent) 또는 LHS(Left-Hand Side) 행동부(Action-Part, Conclusion) 또는 RHS(Right-Hand Side)를 가지고 있다. 추론 과정에서는 비교일치(Match), 선택(Select), 실행(Execute)의 3가지 단계가 반복적으로 적용된다.

이 방식은 대상이 되는 문제에 관한 전문가와 상의하여 규칙을 추출하는 작업을 필요로 한다. 사례기반의 추론(CBR)을 하려면 규칙을 작성하는 대신에 사례를 수집하여 데이터베이스에 저장하면 된다. CBR를 실행하는 데 문제가 되는 것은 유사도의 정의와 얻어진 유사한 사례의 해답을 목적하는 문제에 맞추기 위한 수정 방법인데, 범용적인 방법은 없기 때문에 개발하는 시스템에 따라 결정하지 않으면 안 된다.

[1] 정태적 지식

문제 해결에 포함되는 객체와 객체사이의 관계로 개념적으로 이해하고 규정하는 지식

예) 두통, 어지러움, 비만과 혈압 등 서로 어떤 관계를 가지고 연관이 되어 있느냐 문제

[2] 절차적 지식

직접적으로 문제해결에 사용하는 지식

예) 두통, 어지러움이 있고 비만이 있으면 고혈압일 확률 70%

[3] 규칙의 구성

- 조건부 또는 LHS(left-hand side)

• 행동부 또는 RHS(right-hand side)

3.5.2 신경망

신경망은 인간이 뇌를 통해 문제를 처리하는 방법과 비슷한 방법으로 문제를 해결하기 위해 컴퓨터에서 채택하고 있는 구조를 말한다. 인간의 뇌가 기본 구조 조직인 뉴런이 서로 연결되어 일을 처리하는 것처럼, 수학적 모델로서의 뉴런이 상호 연결되어 네트워크를 형성할 때 이를 신경망이라 한다. 이를 생물학적인 신경망과 구별하여 인공신경망이라고도 한다.

신경망은 각 뉴런이 독립적으로 동작하는 처리기의 역할을 하기 때문에 병렬성이 뛰어나고, 많은 연결선에 정보가 분산되어 있기 때문에 몇몇 뉴런에 문제가 발생하더라도 전체 시스템에 큰 영향을 주지 않으므로 결함 허용(fault tolerance) 능력이 있으며, 주어진 환경에 대한 학습 능력이 있다. 신경망은 이와 같은 특성 때문에 인공지능 분야의 문제해결에 이용되고 있으며, 문자인식, 화상처리, 자연언어처리, 음성인식 등 여러 분야에서 이용되고 있다. 그러나 학습과정이 수렴 할 때 까지는 많은 횟수의 반복학습이 필요하며, 한번 기억된 패턴의 수정이나 추가 학습이 불가능하다.

신경회로망의 구조는 매우 많은 처리장치(뉴런)들이 서로 복잡하게 연결되어지며, 이러한 처리장치들은 뉴런들 간의 연결강도의 반복적인 조정, 즉 학습을 통하여 입출력 자료 간의 관계를 규명하는 규칙을 스스로 찾아낸다.

3.5.3 사례기반추론

사례기반추론(CBR : Case-Based Reasoning)**은 새로운 문제들은 과거의 문제와 비교분석하여 해결하고 그것에 대한 설명도 과거 경험을 기반으로 제공할 수 있다는 사고방식을 일반 컴퓨팅에 적용한 모형으로 메모리를 이용하여 수많은 사례들을 체계적으로 저장해서 추후에 직면하는 새로운 사례 정보를 얻기 위해 과거 사례 이용한다.** 이러한 사례간 차이가 전문가에 설정된 기준으로 임상적 유의한 차이가 아니라고 판단 시 과거 해결책을 현 문제에 적용한다. 즉, 많은 양의 과거 자료를 이용하여 유사한 경우를 검색해 추론하는 방식으로 문제가 복잡하고 문제 영역이 정형화 되지 않은 분야에 매우 효율적이며 과거 경험으로부터 자동적으로 지식을 획득한다.

이 방식은 대상이 되는 문제에 관한 전문가와 상의하여 규칙을 추출하는 작업을 필요로 한다. 사례기반의 추론(CBR)을 하려면 규칙을 작성하는 대신에 사례를 수집하여 데이터베이스에 저장하면 된다. CBR를 실행하는 데 문제가 되는 것은 유사도의 정의와 얻어진 유사한 사례의 해답을 목적하는 문제에 맞추기 위한 수정 방법인데, 범용적인 방법은 없기 때문에 개발하는 시스템에 따라 결정하지 않으면 안 된다. 의사가 진료 시에 과거 경험에 의해 진단하는 것과 가장 유사한 방법으로 추론하기 때문에 DB에 좋은 사례가 얼마나 있는가에 따라 그 예측력이 달라질 수 있다.

3.5.4 데이터마이닝

대용량의 데이터로부터 이들 데이터 내에 존재하는 관계, 패턴, 규칙 등을 탐색하고 찾아내어 모형화해서 유용한 지식을 추출하는 일련의 과정을 데이터마이닝(Data mining)이라 하는데 **데이터베이스**

내에서 어떠한 방법(순차 패턴, 유사성 등)에 의해 관심 있는 지식을 찾아내는 과정. 데이터 마이닝은 대용량의 데이터 속에서 유용한 정보를 발견하는 과정이며, 기대했던 정보뿐만 아니라 기대하지 못했던 정보를 찾을 수 있는 기술을 의미한다. 데이터 마이닝을 통해 정보의 연관성을 파악함으로써 가치있는 정보를 만들어 의사 결정에 적용함으로써 이익을 극대화시킬 수 있다. 기업이 보유하고 있는 일일 거래 데이터, 고객 데이터, 상품 데이터 혹은 각종 마케팅 활동의 고객 반응 데이터 등과 이외의 기타 외부 데이터를 포함하는 모든 사용 가능한 근원 데이터를 기반으로 감춰진 지식, 기대하지 못했던 경향 또는 새로운 규칙 등을 발견하고, 이를 실제 비즈니스 의사 결정 등을 위한 정보로 활용하고자 하는 것으로 데이터 마이닝의 적용 분야로 가장 대표적인 것은 데이터베이스 마케팅이다.

① 군집분석(Clustering Analysis)

- 주어진 자료들 중에서 유효한 것들을 몇몇의 집단으로 그룹화 하여, 각 집단의 성격을 파악함으로써 자료 전체의 구조에 대한 이해를 돕는 방법이다.
- 대용량의 자료에서 자료들 각각의 관찰 값을 요약하는 것 보다 전체를 유사한 관찰 값들의 군집으로 구분한 후, 각 군집들의 특성을 파악함으로써 전체 자료에 대한 의미 있는 정보를 얻을 수 있다.

② 의사결정나무 분석(Decision Tree Analysis)

- 의사결정규칙을 나무구조(Tree Structure)로 도표화하여 분류(Classification)와 예측(Prediction)을 수행하는 분석 방법으로서 예측 과정이 나무구조에 의한 추론규칙(Induction Rule)에 의하여 표현된다.

③ 연관성 규칙(Association rules)

- 자료 내에 존재하는 항목 간의 유용한 관련 규칙들을 발견하려고 할 때 사용될 수 있는 기법이다.

【표 3-5】 데이터웨어하우스와 데이터마이닝의 차이점

데이터웨어하우스	데이터마이닝
- 조직 내·외부 산재해 있는 다양한 데이터 중 - 경영진, 의사결정가, 분석가들 - 이들에게 의미있는 정보를 제공 - 이에 데이터 추출하여 분석과 관점 초점 - 재설계하여 구축한 데이터베이스	- 대용량 관측 가능한 자료 취급 - 일반화에 초점 - 고급통계기법과 기계적 학습 이용 - 데이터마이닝의 방법(군집방법/의사결정나무분석/연관성규칙)

3.5.5 통계적 방법 : 공변량 분석법

공변량 분석법(CSM : Covariance Structure Modeling)은 세 집단 이상의 변수간의 관계를 설명하는 방법으로 측정 변수뿐만 아니라 이론 변수까지 포함하여 복잡하고 다양한 설명기능 제공한다.

즉, 관찰 변수와 잠재 변수간이 관계를 다루는 측정모형은 물론 잠재변수 간의 관계를 다루는 구조모형도 동시에 분석해주는 기법을 통칭하며 인과관계 추론을 위한 대표적인 분석기법으로 구조방정식 또는 잠재변수 모형 등으로 불린다.

실험을 시작할 때 모든 집단이 동일조건에서 출발하도록 통제하지 않으면 집단자료들을 비교할 수 없는데, 이때 통제 못한 변인의 효과를 실험적이 아니라 통계적으로 통제 조정하여 비교분석을 가능하게 하는 통계방법. 변량 분석은 k개 표본들이 같은 모집단에서 나온 것으로 평균치들이 같은 것이라고 말할 수 있는지를 분석한다.

변량분할을 통한 변량분석법에서는 실험에서 어떤 처치를 가하기 이전에는 집단들이 동일조건이며 같은 것을 요구하는데, 이럴 때만 종속변인상의 결과는 오차의 범위 내에서 오로지 독립변인만의 효과라고 하여 비교할 수 있다. 그러나 실제에는 독립변인 이외에 실험결과에 영향을 미치는 다른 변인이 있어 집단들이 이 특성에서 차이가 있는데도 실험자는 이 변인을 통제 못할 때가 있다. 통제 못하였기 때문에 조정대상이 되는 이 변인을 공변인(covariate)이라고 하며, 공변량분석법은 그러한 차이를 조정하여 차이가 만약 존재하지 않는다면 실험결과는 어떨 것인가의 형태로 집단들을 비교하게 해준다.

결국 종속 변인과 공변인 사이의 직선적 관계를 이용하여 종속변인을 조정하며 집단들이 동일조건에서 실험을 받는 형태를 통계적으로 통제하는 것이다. 예컨대 세 가지 교수법의 효과를 검증하기 위하여 세 반에 각각의 교수법을 처치하여 영어 학력검사로 효과를 검증하였다 하자. 그런데 이들 세 반은 무선배치로 구성할 수 없어 기존의 반들을 그냥 썼는데 나중에 보니까 이들 집단이 지능차가 심하였다면, 학력검사를 변량분석법으로 분석하여 교수법의 효과를 단정하기란 무리이다. 왜냐하면 학력검사상의 차이는 교수법의 효과가 아니라 지능차 때문인지도 모르기 때문이다. 이와 같은 경우에는 지능을 공변인으로 하여 공변량 분석하여야 한다.

3.5.6 통계적 방법 : 판별분석법

판별분석법(Discriminant Analysis)이란 어떤 확실하지 않은 내용(종속변수)에 대해 그 내용을 간접적으로 표현해줄 수 있는 몇 가지 사항(독립변수)들의 관찰결과를 종합 판단하여 그 내용을 추정하는 방법이다. 종속변수는 질적(Qualitative) 또는 범주형(Categorical) 변수이어야 하며, 독립변수는 양적(Quantitative) 변수이어야 하고 변수선택 방법에 따라 독립변수의 전부 또는 일부를 판별변수로 선택하여 판별함수 또는 분류함수에 사용해야 한다.

다변량해석의 한 수법으로, 사전에 외적 기준이 되는 두 개 이상의 군이 주어져 있고 각 군에 대해서 다변량의 형질을 측정한 표본이 얻어질 때, 가까이에 있는 소속불명의 새로운 표본이 어떤 군에 속하는가를 다변량의 형질을 단서로 하여 판별하고자 하는 방법이며 R.A.Fisher(1936)가 E.Anderson (1936)의 붓꽃속잡종군의 연구에서 힌트를 얻어 고안해내었다. 판별에 가장 유효한 선형함수로써 판별함수(Discriminant Function)가 계산된다. 판별분석은 고생물학 · 인류학 · 의학의 진단에 응용되고 있지만 분류학에서의 응용 예는 적다. 선험적인 기준을 배제하는 수량분류학에서는 판별분석은 사용되지 않지만, 표본의 산지가 선험적으로 정해지는 지리적 변이의 연구에서는 이 방법이 다변량 형질해석(Multivariate Analysis)의 수단으로 사용되고 있다.

3.6 지식관리시스템

지식은 "검증된 진리"라고 정의하며 상황에 따른 인간의 인지적 활동이 축적되어 생성되며 이를 효과적으로 관리하고 공유하는데 많은 시간과 자원을 요구한다.

기업의 환경이 물품을 주로 생산하던 산업사회에서, 지적 재산의 중요성이 커지는 지식사회로 급격히 이동함에 따라, 기업 경영을 지식이라는 관점에서 새롭게 조명하는 접근방식인 지식관리시스템(Knowledge Management System, KMS)은 지식경영의 실천 도구로서 지식의 창출, 공유, 활용을 총체적으로 지원할 수 있으므로 이를 구축, 운영하는 것은 업무 수행 활동과 직결된다.

또한 조직 내 지식자원의 가치를 극대화하기 위하여 통합적인 지식관리 프로세스를 지원하는 정보기술 시스템이며 조직구성원의 지식자산에 대한 자세, 조직의 지식평가·보상체계, 지식공유 문화 등 조직차원의 인프라와 통신 네트워크, 하드웨어, 각종 소프트웨어 및 도구 등 정보기술 차원의 인프라를 기본 전제로 하고 있다.

구성원 각자가 보유하고 있는 지식을 조직구성원이 쉽게 지식이 축적되어 있는 지식관리시스템에 접근하여 활용할 수 있게 된다면 보다 신속하게 학습함으로써 조직의 경쟁력을 제고시킬 수 있다.

- 지식베이스 : 지식을 저장하는 지식 베이스는 정의된 조직의 지식스키마에 따라 체계적으로 구성
- 지식 스키마 : 원시데이터에 메타데이터를 담고 있는 데이터 사전 or 데이터베이스 스키마에 비유
- 지식 맵 : 지식베이스에 저장되어 있는 지식, 조직 내 다른 정보시스템 서버에 저장되거나 외부 데이터베이스, 전문가의 머릿속에 있는 지식 위치를 파악하여 원하는 지식을 검색하거나 전문가와 연결을 원할 때 이용

[제4장]

보건의료정보 표준화

4.1 보건의료정보 표준화

4.1.1 보건의료정보 표준화 개념

[1] 의료정보 표준화

표준(Standard)이란 관계되는 사람들 사이에서 이익이나 편리가 공정하게 얻어지도록 물체, 성능, 능력, 동작절차, 방법, 수속, 책임, 의무, 사고방법 등에 대하여 통일화 · 단순화한 규칙, 가이드라인, 형식 또는 문서를 의미한다. 즉, 표준화(Standardization)란 이러한 표준을 합의하고, 이를 활용하는 조직적인 행위로 정의할 수 있다.

의료정보 표준은 의료정보와 관련한 지식 또는 부호 · 숫자 · 문자 · 음성 · 음향 · 영상 등으로 표현된 모든 종류의 자료로 정의되며, 데이터나 정보뿐만 아니라 '지식'까지 포괄하는 광범위한 의미의 정보 개념이 포함된다.

원격의료를 포함하여 보건의료망을 구축하는데 가장 중요한 문제가 표준화이다. 표준화의 대상은 통신 기술이나 컴퓨터의 OS 등 비의료적인 것도 있으나 이에 대해서는 미국을 비롯한 많은 나라들이 관심을 갖고 표준화를 진행해 왔기 때문에 장비나 소프트웨어를 구매할 때 주의하면 그렇게 큰 문제는 아니다. 그러나 의료 자체가 더 큰 문제이다. 이제 겨우 질병 분류가 ICD-10 등 표준 분류를 사용하기 시작할 뿐 대부분의 진료와 관계된 내용이 표준화되지 않아 의료망을 구축하는데 가장 큰 장애가 되고 있다. 표준화 대상은 용어, 코드 등 가장 기본적이고 가장 중요한 내용부터 진료 방식, 서식, 행정시스템 등 각 의료기관이 다를 수밖에 없는 것도 있다. 그 중에도 용어는 가장 큰 장애 요인이다.

우리나라에서도 정부가 의료관리연구원에 보건복지망 표준원을 설치하고 여기에서 표준화에 대한 일을 시작하고 있다. 표준화는 의료행위를 나타내는 용어의 표준화부터 진료기록의 형식 및 서식, 이들 정보를 통신하는 방법, 이에 필요한 기자재 등의 표준화 등을 모두 포함한다. 다른 모든 분야와 마찬가지로 의료 정보의 표준화는 이러한 정돈되어 있지 않은 체계를 가장 객관적이고 공신력 있는 형태로 정의함으로써 진료행위 및 이에 관련된 모든 업무에 참가하는 모든 행위자들에게 일관된 의료행위가 가능하도록 한다.

광의의 의료정보 표준화는 의료행위가 이루어지는 모든 과정에 있어서의 행위 및 양식을 규정하는 것이 나 이는 너무 광대한 작업이고 의무기록 양식과 용어, 그리고 이들을 전산화하기 위해 필요한 코드의 표준 화 및 의료기관 간의 통신 양식에 대한 규정 등이 일차적인 표준화 대상이다.

정보통신에 있어서 다양한 통신방식과 기술응용으로 개발된 제품 간의 이식성(Portability), 확장성(Scalability), 상호운용성(Interoperability)의 문제가 발생하여 통신서비스의 보급과 이용에 제약을 가하게 되었다. 따라서 통신 표준화의 목표는 전술한 일련의 문제를 해결하고 국가정보산업을 보호하여 국제화에 대비하는 것이라 할 수 있다. 보건의료정보의 경우 표준화의 근본목적과 취지를 오해하는 이는 거의 없다. 다만 표준화의 적용을 받는 사례는 보험심사평가원에 제출하는 EDI(Electronic Data

Interchange) 보험청구 이외에는 거의 없어 실무와 무관한 것으로 오해되고 있다. 그러나 이제 표준화로 인한 불이익을 넘어 피해까지도 우려되는 시점에 도달하였다고 할 수 있다.

보건의료정보 표준의 범위는 의료 행위 등의 용어, 참조모델, 진료기록의 형식 및 서식, 정보 메시징 방법, 통신 네트워크, 프로토콜, 정보보안 등의 인프라 기술에서 의료기기 규격 및 인터페이스의 비즈니스 모델 사항에 이르기까지 다양하며, 지속적으로 발전하고 있다.

[2] 의료정보 표준화 필요성

- 상호 운용성 확보를 통한 보건의료정보의 활용 및 진료 정보 교류
- 의료지출 절감
- 보건의료정보망의 효율적 구축과 적용 위한 의료정보 표준화 확립 필요
- 보건의료산업의 국제적 산업경쟁력 확보

[3] 의료정보 표준화 목적

- 정보의 교환과 공유를 통해 재원의 낭비를 막고 효율을 극대화시키기 위함이다.
- 보건의료정보망의 효율적 구축과 적용을 위함이다.
- 국내 보건의료정보표준 사용과 국제표준의 차이로 야기될 수 있는 피해를 최소화하기 위함이다.

4.1.2 의료정보 표준화 현황

다기종 컴퓨터에 분산된 의료정보의 대용량 정보처리라는 병원전산화의 본질적 문제 해결을 위해 현재 미국에서 의료정보 표준화에 가장 활발한 역할을 하고 있는 것이 'HL7(Health Level Seven)'이다(Health Level Seven version 2.2, 1994).

1975년 미국 전기통신연구소(AT&T Bell laboratory)에 근무하고 있던 Simborg는 전자우편의 개념을 확장하여 재원환자 전산의무기록(CPR : Computerized Patient Record) 일체의 전송 표준화를 제안 했다. 이 제안은 이제까지 병원내에서 일률적으로 행해지던 단순자료 EMR(Electronic Medical Record)의 전달 방법에서 진일보하여 병원과 병원과의 전송을 컴퓨터를 이용한 전산망화, 즉 전국의 의료정보 체제를 통합할 수 있는 획기적인 안으로 수용되었다.

예를 들어 응급환자가 집중 치료, 전문병동 또는 타병원으로 이송될 경우 초기 의무기록(Chart) 대부분이 중복/지연/누락되어 정상적인 치료나 수술 등의 의사결정에 막대한 차질을 초래했다. 그러나 입력된 전산자료의 안전성은 전달 체제만 안정되면 결정적인 자료를 적시에 제공할 수 있기 때문에 실상황에서의 적용은 지극히 긍정적이었다. 더욱이 전산 접속기술(Computer Interface)의 발달로 인해 검사장비 자료를 직접 입력 또는 전송할 수 있게 되어 의무기록 전송표준안은 실용 측면의 편리성, 운용성 및 호환성으로 인해 상당한 지지를 받게 되었다.

[1] 전송 표준안

전송표준안은 이제 의무기록뿐만 아니라 단순 파일, 원무/보험자료, 약제정보, 방사선과, 간호 업무의

전송표준안까지도 총괄하게 되었다. 전산정보망의 획기적인 발전과 의료정보 표준안은 병원정보시스템의 투자대비 효과를 극대화하여 주었다. 그 이후 1987년 이래 국제표준기구(ISO : International Standards Organization)의 OSI(Open System Interconnection)의 통신표준안 제7계층(The Seventh Layer : Appli Cation Level)을 사용할 목적으로 HL7 Version 2.x와 Version 3.x 등을 개발하였다.

그러나 클라우드, 모바일, IoT 등 다양한 기술이 발전함에 따라 의료 환경은 다양해졌고 HL7 표준 규약은 이를 빨리 대응하기 어려워졌다. 그리하여 현재 HL7에서는 다양한 의료 환경에 대응하기 위하여 의료정보의 전자적 교환을 위한 최신 국제 표준인 FHIR(Fast Healthcare Interoperability Resources)을 개발하게 되었다. 이는 데이터 형식과 요소를 기술하는 표준으로 EHR을 교환하기 위한 API(Application Programming Interface)로써 만들어져 적용하고 있다.

HL7의 1차 목적은 두 전산 시스템 간의 자료 전송을 최대한 효율적으로 수행하며, 그에 발생하는 전송 오류를 최소로 할 수 있는 표준안의 정립에 있다. HL7의 자료 전달은 Application-to-Application Protocol이며 다음의 사항을 주관한다.

- 자료교환(Exchange Of Data)
- 교환시간(Timing Of Exchange)
- 전달오류(Application Specific Error Communications)

효율적인 Transaction과 다양한 전달매체(Network Communication), 상이한 데이터베이스 디자인(중앙집중, 분산식)에 지장 받지 않는 중립(Neutral) 표준 환경을 구현한다. 또한 특수 목적 수행을 위한 여유 공간을 남겨 놓고 있어 지역적인 특성을 고려할 수 있다. 병원에서 일어날 수 있는 경우를 표준 상황(Standardized Events) 처리하여 크게 다음과 같이 분류할 수 있다.

【표 4-1】 병원에서 일어날 수 있는 경우를 표준 상황 정리의 예

ADT(Admission-Discharge-Transfer)	Order Entry	Query	Finance : Patient accounting	Ancillary
입원, 퇴원, 전원, 환자 등록	의사지시	문진	병원비	검사

HL7은 하드웨어와 소프트웨어의 응용표준안을 총괄하고 산발적이며 제조업 위주의 표준화 전략을 사용자 중심의 통합 조정이 항시 가능한 표준화 정착에 노력하고 있다. HL7이 지원 가능한 타기종 통신표준안(Communication Protocol)은 다음과 같다.

- TCP/IP
- ANSI X3.28
- OSI(IEEE802.3, Ethernet)
- ANSI X.12(Document Interchange Standards)

이며 응용표준안(Application Protocol)은 다음과 같다.

- ASC X12
- ANSI SQL
- ACR-NEMA
- ASTM E1394
- IEEE P1073(MIB : Medical Information Bus)
- ASTM 1467
- prENV 1064:1993
- IEEE P1157(MEDIX)
- ASTM 1238.88(Lab Data Reporting)

최근에 있었던 ASTM(American Standards for Testing Materials)과의 장비 접속 종합안은 HL7이 보다 강력한 기구로써 다양한 의료정보 표준의 통합을 가능케 하리라고 본다.

[2] 의료정보 표준화의 대상

의무기록은 의료정보 중에서 가장 중요하고 그 내용이 가장 크기 때문에 일찍부터 전산화의 대상이 되어 왔다(Giuse DA, Mickish A., 1995).

표준화의 우선 순위로 포함된 의무기록지는 환자의 질병과 의료진이 환자에게 진료한 모든 사항이 기록된 문서로서 그 목적과 용도는 환자에게 일관성이 있는 치료를 실시하는 자료가 되고, 환자의 치료에 관여하는 의료진 상호 간의 수단이 되고, 환자의 질병과 치료 및 경과에 대한 서류가 되고, 법적인 문제가 발생했을 때에 의료진 및 환자를 보호하는 자료가 되며, 의학연구 및 교육에 필요한 임상자료가 되며, 병원 통계를 제공하며 병원행정과 국가 보건행정의 기본 자료를 제공할 수 있다. 의무기록지에는 실제적으로 병원내의 극히 일부분을 제외한 모든 정보를 기록하고 있어, 의무기록의 표준화는 의료정보의 표준화에서 우선적으로 추진되어야 한다.

각 병원에서 표준화된 의료정보가 구축된 후에 병원과 병원 간에 환자 정보를 공유하는 시스템이 구축되면 표준화된 의료정보를 더욱 효율적으로 사용할 수 있다. 현재는 환자를 이송할 때에 병원에서 이송할 병원으로 자료의 전달은 진료의뢰서 또는 환자의 상태를 요약한 자료뿐 이어서 이송받은 병원에서는 환자의 이전 정보를 상세히 모르는 상태에서 진료를 실시하는 단점이 있고 이송 전 병원에서 실시한 같은 검사를 반복하여 환자의 경제적인 부담을 증가시키고 의료 재정의 낭비를 초래하고 있다.

이전의 진료기관의 환자정보가 이송되는 병원으로 일정한 규격에 의해 전송하여 사용할 수 있으면 이송된 병원에서 시간적으로나 비용면에서 보다 효율적인 진료를 할 수 있으며 향후 국가 의료 전산망이 구축되었을 때에 개인 의료비의 절감, 진료의 효율성 제고, 의료보험 재정의 경제적 운용 및 외국의 병원그룹과의 경쟁성을 확보할 수 있다.

표준화의 대상은 [그림 4-1]과 같이 병원 내 업무의 표준화, 의료기관 간의 정보교환에 필요한 표준화, 병원에 대한 표준화로 대별할 수 있으며, 병원내의 업무는 의무기록지의 내용을 주로 하여 의사업무, 간호업무, 진료지원업무, 원무업무로 구분할 수 있다.

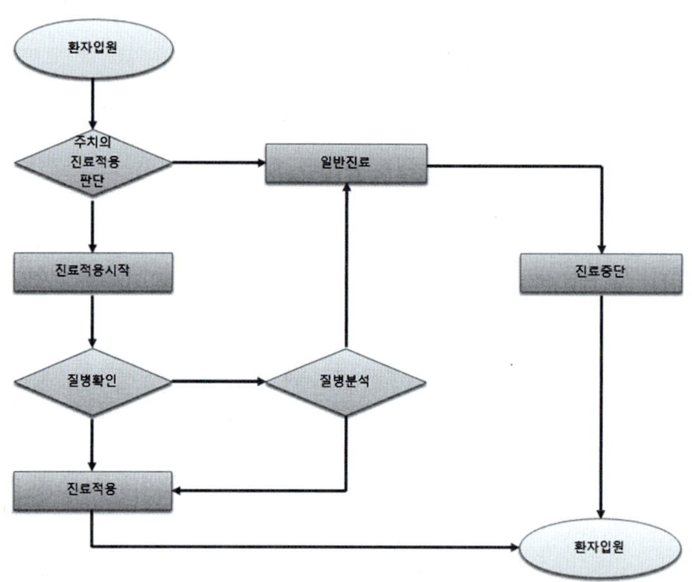

[그림 4-1] 의료정보시스템 구축을 위한 표준진료지침

[3] 의료정보 표준화의 4가지 형태

(1) 특수목적형 표준

임상검사정보시스템 개발과 같이 특정분야의 관심이 있는 전문가 집단에서 개발의 편이를 위해 표준안을 개발하여 상호 동의에 의해 사용하는 경우의 특수목적형 표준이라 한다.

예) DICOM

(2) 산업형 표준

마이크로소프트의 윈도우즈 제품처럼 사회 전반에 이미 널리 보급된 경우 이를 표준으로 인정하는 경우(= 시장형 표준)의 표준을 산업형 표준이라 한다.

(3) 정부주도형 표준

미국의 보건의료예산 관리처와 같은 정보기관에서 개발하여 보급하는 보험청구 표준과 같은 경우 정부주도형 표준이라 한다.

(4) 사용자 동의형 표준

정보사용자 및 산업 관련자들의 자발적인 참여에 의해 개발된 개방형 표준을 의미하며, 대부분의 보건의료정보 표준의 개발방식이다.

예) HL7

4.1.3 국제 보건의료 정보표준화 동향

최근의 국제 개방화 정책과 표준화 환경의 변화에 따라 미국, 일본, 유럽 등 G7 선진국들은 정보통신 사업의 주도적 위치 확보를 위해 표준화를 전략적 분야로 설정하고 막대한 인력과 자본을 투자하고 있다. 이는 급속한 기술에 발맞추어 표준화와 제품 개발을 동시에 추진함으로써 자국의 개발 방식과 기술을 표준으로 채택하게 하여 정보통신 산업의 주도적 위치를 선점하기 위함이다.

따라서 국제 표준화 기구와 지역 표준화 기구 간의 협조 체계의 구축이 급속히 강화되는 경향이 강하게 나타나고 있다. 이는 관련 표준화 대상의 양적 증가 및 복잡화에 대응하여 제한된 표준화 관련 자원을 중복됨이 없이 배분함으로써 보다 효율적인 표준화를 이룩하기 위함이다.

예를 들어, 이미 ISO(International Standards Organization)와 IEC(International Electrotechnical Commission) 간에 JTC(Joint Telecommunications Committee)을 통한 협력 체제가 구축되었다.

최근에는 유럽의 ETSI(European Telecommunications Standards Institute), 미국의 Committee T1, 일본의 TTC(Telecommunications Technology Committee), 캐나다의 TSACC(Telecommunications Standards Advisory Council of Canada), 호주의 ACC(Australian CCITT Association), 한국의 TTA(Telecommunications Technology Association)가 TSC(Interregional Telecommunications Standards Conference) 이후 ITU(International Telecommunication Union)와 GSC (Global Standardization Collaboration) Group을 통해 국제 표준화 협력을 강화하고 있다.

이에 발맞추어 표준 제정 작업의 신속화가 강하게 요구되고 있다. 이는 표준의 양적 질적 증가로 인한 표준 제정 및 개정 속도가 느려지고, 다른 한편 급속한 기술 발달과 제품의 유통 기한의 단축으로 표준화 작업의 신속성이 산업 생산성에 직결되고 있기 때문이다.

표준의 제정을 보다 신속하게 하기 위해 표준화 관련의 복잡한 문서처리와 교환을 전산화하는 것이고, 국제 표준화 활동을 '분산형 체제'로 전환시키는 것이다. 이는 지역 표준화 활동의 강화 및 상호 협력 체계의 구축을 통해 그 해결 방법을 모색하고 있다. 그 밖의 국제 표준화와 관련하여 지역별 블록화 추세 강화, 적합성 및 상호운용성에 관한 관심의 증대, 지적재산권과 표준화 간의 조화 문제, 표준 제정 과정에의 이용자 참여 증대 등을 들 수 있다.

현재의 보건의료정보 국제표기구는 ISO, IEEE, CEN, HL7, IHE, ASTM, DICOM 등이 있으며, 대부분 각 기구의 기술위원회를 통해 표준을 개발하고 있으며 보건의료 정보 표준개발기구는 다음과 같다.

[1] 국제 표준화기구(ISO : International Standardization Organization)

가장 대표적인 국제 표준개발기구로 1946년에 창설, 1947년에 ISO라는 명칭으로 공식적으로 출범한 이래로 기술, 식품안전, 농업, 보건의료에 이르기까지 모든 산업 분야에서 약 19,500여개의 국제표준을 발표하였으며, 각국의 규격이 국제적으로 발전한 형태로 제품, 서비스, 실천규격에 대한 세계적인 수준의 명세를 제공함으로써 질, 안전성 및 효율성 보장을 목적으로 하고 있다. 전 세계 162개의 회원국으로 구성되어 있으며 우리나라도 정 회원국으로 가입하여 활발히 활동하고 있다.

보건의료정보국제표준의 각국에서의 적용은 각국의 표준개발기관(SDO : Standard Development

Organization)에서 시행되고 있다. 현재 국제적으로 활동중인 SDO는 다음과 같으며 이 장에서는 산발적으로 진행되고 있는 보건의료정보 표준의 통합을 전담하고 있는 ISO TC215의 활동을 주로 다루고자 한다.

1. 국제표준화기구 보건의료정보표준화 전문위원회 ISO TC215(International Organization for Standards-Technical Committee Health Informatics)
2. 유럽 표준화 전문위원회 CEN TC251(Comite Europeen de Normalisation Technical Committee)
3. 미국 표준원 ANSI(American National Standards Institute)
4. 보건의료정보 표준위원회 HISB(Healthcare Informatics Standards Board)
5. 기술표준원 ASTM(American Society for testing and Materials)
6. Health Level 7
7. 한국 기술표준원(korean Agency for technology and Standards) 등

이외에도 일본에서는 의료정보시스템의 표준개발을 위한 MEDIS-DS(MEDical Information System-Development Center)을 전담기구로 운영하여 진료기록, 임상병리기록, 영상기록 등을 관련 연구기관과 연계하여 공동으로 전자의무기록의 표준화를 추진하고 있다.

[2] 국제 보건의료정보표준화 기술위원회(ISO TC 215 Health Informatics)

보건의료정보 통신 기술분야에서의 표준화를 담당하는 기술위원회로 1998년에 창립되어 현재 35개 회원국이 참여하고 있고,126개 관련표준을 발표하였다.

ISO/TC 215는 ISO 산하 188여개 기술위원회(TC : Technical Committee)중 하나로 보건의료정보 표준을 정하는 위원회이다. 시장의 세계화 보건의료정보의 지역 내 및 세계적 공유 활성화 및 보건의료정보산업 활성화 촉진하는 것을 목표로 하고 있다.

ISO/TC 215의 표준화 활동은 독립된 보건의료정보 시스템 간의 상호 호환성과 교환성을 목표로 한다. 통계를 비교할 수 있도록 자료의 호환성을 보장하며, 중복된 노력과 반복작업을 줄이기 위해 보건의료정보 분야와 보건의료통신기술 분야의 표준화 작업을 지원한다. 그러나 다음은 ISO/TC 215의 표준화작업에 해당되지 않는다.

1. 의료의 임상실무 즉 환자진료의 표준화
2. 표준화된 보건의료전달체계 구조의 정의
3. 의학지식의 표준화(단, 보건의료지식에 표현과 교환은 ISO/TC 215 Scope에 포함됨)
4. 보건의료분야 수행정도의 표준화(단, 수행정도의 비교자료의 표준화는 포함됨)
5. 시스템과 기기 내부 작동의 표준화(단, 자료의 구조와 시스템 및 기기 출력자료의 표준화는 ISO/TC 215 Scope에 포함됨)

[3] 보건의료정보표준화 전문분과위원회(ISO TC215 Working Group)

① WG 1 Health Records and Modeling Coordination : 건강 및 보건의료서비스를 제공하는 과정과 관련된 정보를 위탁 관리함

② WG 2 Messaging and Communication : 메시지 전달과 자료교환의 통신표준을 다루기 있음

③ WG 3 Health Concept Representation : 건강개념을 표현하는 표준을 개발하며 메타용어체계를 포함하는 표준

④ WG 4 Security : 보건의료정보의 신뢰성, 가용성, 무결성 등

⑤ WG 5 Health Cards : ISO/IEC 7810에 정의된 영역을 포함하는 물리적 특성을 준수하는 기계

[4] CEN/ TC 251 Health Informatics

보건의료정보 통신 기술분야에서의 표준화를 담당하는 기술위원회로 94개 관련 표준을 발표하였다. 독립적인 시스템 간 호환성 및 상호운용성의 달성과 모듈성 확보를 목적으로 하고 있으며, 임상 및 행정적 절차를 지원하는 보건 정보 구조에 대한 요구사항, 상호 운용성 있는 시스템을 지원하기 위한 기술적 방법, 안전, 보안 및 질에 대한 요구사항이 포함되어 있다.

[5] IEEE 11073 PHD WG

IEEE 11073 PHD WG는 2006년 만들어졌으며 의료기기로부터 측정한 정보를 전송 또는 교환하기 위한 표준을 개발하고 있다. 기존의 ISO/IEEE 11073 표준을 평가하고 적용 및 수정하거나 필요에 따라 새로운 표준을 정의하는 역할을 한다.

[6] ASTM Committee E31

ASTM 위원회 중 E31은 보건의료에 관련된 표준화를 주도하고 있으며, 특정 환자정보나 지식을 포함한 의료정보 및 의사결정에 사용되는 정보의 아키텍처, 컨텐츠, 저장, 보안, 기밀성, 기능성 및 통신에 대한 표준을 개발하고 있다.

4.1.4 국내 보건의료 정보표준화 동향 및 활동

[1] 국내 보건의료정보표준위원회

국내 대한의료정보학회 산하 보건의료정보표준위원회는 1999년 6월에 창설되었으며 ISO/TC 215의 P-member 가입은 1999년 11월 일본 동경에서 개최된 제3차 ISO/TC 215총회에서 이루어졌다. 참고로 한국은 20번째 P-member회원국이며 아시아에서는 일본 다음으로 가입하였다.

보건의료정보표준위원회는 ISO/TC 215 국내 대응전문가 조직으로 산업자원부 산하 기술표준원이 관장하고 있는 약 30여개의 표준위원회 중 하나이다. 기술표준원이 ISO에 한국을 대표하는 간사기관 (NMB : National Member Body)이다. 그리고 상기 보건의 의료정보표준위원회는 기술표준원의 보건의료정보에 관한 전문가 자문 기관이다.

즉 모든 ISO/TC 215의 회의 참여와 국제표준 제작 실무작업에는 보건의료정보표준위원회가 관여하며 의사결정 투표 행사는 보건의료정보표준위원회의 실무의견을 반영하여 한국의 대표로 기술표준원이 하게 된다.

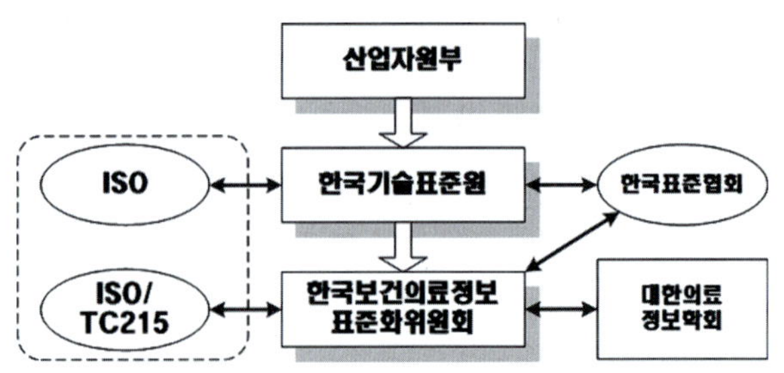

[그림 4-2] 한국 보건의료정보표준화위원회 조직 및 운영

[2] 국내 표준화 현황과 문제점

국내 보건의료정보분야 표준이 전무하여 국제 표준으로 제안할 국내 표준이 정착되어 있지 않으므로 국내 보건의료산업분야의 세계 시장 진출과 국제경쟁력의 커다란 저해요소로 작용하고 있다.

보건의료정보표준위원회에서 의료정보 표준화(서울대의대 조한익 교수, 보건의료기술평가단에서 연구비 지원과 간호정보표준화(서울대간호대 박현애 교수, 보건의료기술평가단에서 연구비 지원) 사업을 완료하였고, 최근 들어 산업자원부 기술표준원에서는 보건의료정보표준화사업 지원을 위한 연구용역을 지원하여(경북대의대 곽연식교수) 현재 다음 2개 분야의 국가표준(KS : Korean Standard)이 개발되었다.

> ① ISO 18307 : 메시지 통신의 상호운용성 및 호환성의 주요 특성에 관한 표준(Key Characteristics for Interoperability and Compatibility in Messaging and Communications Standards)
> ② ISO 11073 현장진료장비 정보교환 및 접속 표준(Point of Care Medical Device Communications)

또한 건강카드(Health Card)에 사용되는 데이터의 표준을 위한 3건(건강카드 자료의 일반구조, 공통객체 자료, 전자처방 자료)의 용역연구사업이 추진되고 있다. 그러나 이들 연구를 통해 지금까지 이루어진 작업내용은 극히 일부에 지나지 않으며 실제 임상에서 이들 연구결과가 활용되기까지는 아직 요원하다. 국내 보건의료정보분야 표준이 전무하여 국제 표준으로 제안할 국내 표준이 정착되어 있지 않으므로 국내 보건의료산업분야의 세계시장 진출과 국제경쟁력의 커다란 저해요소로 작용하고 있다. 국내 의료정보시스템의 대부분은 표준안 없이 개발 및 보급이 진행되고 있어 불필요한 혼란이 예상되고 있다. 이를 향후 정보교환 및 공유사업에서 예상되는 혼란을 극복하고 성공적으로 진행하기 위해서는 보건의료정보 표준의 개발을 위한 보건의료정보 전문가의 양성이 시급한 과제이다.

또한, 보건의료 정책 입안자의 표준화에 대한 관심 부족, 연구 지원이 임시방편적으로 진행되고 있어 국가적인 보건의료정보 표준화 사업의 일관성을 저해하여 비효율성을 야기하고 있다. 현재 국내 표준화 작업이 업계의 참여 없이 학계 위주로 이루어지고 있어 의료정보 사업을 통한 표준의 보급 및 정착이 이루어지지 않고 있다. 그 결과 표준화 필요성에 대한 홍보 부족으로 산업계와 일반 사용자들의 표준 필요성 인식은 매우 부족하다.

국제표준을 위한 일본 등 다른 나라와 협조 체계가 부족하므로 미국, 유럽 지역의 표준화는 물론 아시아 지역 보건의료정보 표준화 활동 및 협조 체제를 지속적으로 유지, 확대하여야 할 것이다.

① 국내 표준 미정착

- 국내 보건의료정보분야 표준이 전무하여 국제 표준으로 제시할 국내 표준
- 정착되어 있지 않으므로 국내 보건의료산업분야의 세계 시장 진출
- 국제경쟁력의 커다란 저해요소로 작용하지 않음

② 표준안 없이 개발 및 보급

- 국내 의료정보시스템 대부분은 표준안 없이 개발 및 보급이 진행되고 있음
- 불필요한 혼란이 예상되고 있음

③ 연구지원 임시방편적 진행

- 보건의료 정책 입안자의 표준화에 대한 관심 부족, 연구지원
- 임시방편적으로 진행되고 있어 국가적인 보건의료정보 표준화 사업
- 일관성을 저해하여 비효율성을 야기하고 있음

④ 표준화 활동 및 협조 체제 유지 및 확대

- 미국, 유럽 지역의 표준화는 물론 아시아 지역 보건의료정보 표준화 활동
- 협조 체제를 지속적으로 유지, 확대하여야 할 것임

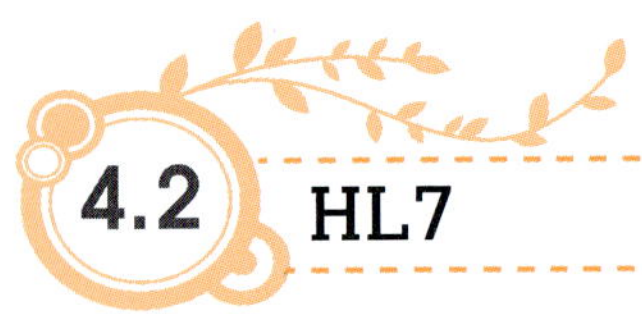

4.2 HL7

4.2.1 정보시스템 통합의 필요성

[1] 정보교환의 필요성

타 분야에서와 마찬가지로 의료분야에서도 비용 절감 및 의료서비스의 질 향상을 위하여 다른 정보시스템들과 기능적으로 연계되어야 하고, 정보교환도 가능해야 한다.

[2] Legacy System의 문제점

다양하고 복잡한 의사소통 관계가 형성되어 각 관계마다 별도의 인터페이스가 요구된다. 예컨대, 5개의 시스템이 있다면 20개의 서로 다른 인터페이스가 필요하다.

N개 시스템 간 인터페이스의 수 = N(N-1)

[3] 정보시스템 통합의 기본전제

의료기관은 수행하는 업무에 따라 조직화되어 있으므로, 의료기관내 정보시스템 역시 업무를 수행함에 있어서 별다른 문제없이 작동되어야 한다. 이를 위해서는 무제한적인 데이터와 정보의 교환이 가능한 신기술의 네트워크가 필요하다.

[4] 정보전송 구조화의 필수 요소

- 개별 항목이 전송되어지는 순서 혹은 태그
- 개별 항목의 구별을 위한 구분문자
- 개별 항목의 형식[예 : 날짜 표기법(구문, 문법)]
- 개별 항목의 의미[예 : 첫째 항목은 이름(어의)]

4.2.2 HL7의 의미

1987년 미국의 펜실베니아 대학에서 보건의료기관 및 관련 단체들이 자생적 공감대(voluntary consensus)를 바탕으로 보건의료정보의 전자적 교환을 위한 표준 설계를 도모하기 위하여 HL7이라는 이름의 단체를 설립하였다.

HL7(Health Level Seven)의 등장으로 기존 정보 시스템의 하위 시스템간 인터페이스 구축에 있어서 더 이상 처음부터 모든 것을 다시 시작할 필요가 없어지기는 하였으나, 물리적 수준의 단계에서 인터페이스의 재설치는 불가피하여 HL7은 그 자체로서 완벽한 것은 아니므로 현재 정보교환시 발생하는 모든 문제가 해결되는 것은 아니다.

[그림 4-3]과 같이 HL7은 Open System Connectivity로 시스템 A가 시스템 B로 데이터를 보내고자 하면 시스템 A의 응용계층(제7계층)을 촉발시켜 시스템 B의 제 7계층과 동등한 수준의 관계를 구축하여 시스템 B는 제7계층의 어플리케이션 프로토콜을 사용하게 되며, 어플리케이션 프로토콜은 제6계층에서 제공하는 여러 서비스를 필요로 한다.

이때 제6계층의 엔티티는 각각 고유의 프로토콜을 사용하게 된다. 나머지 하위 각 계층에서도 위와 동일한 과정의 작업이 반복되고 마지막으로 제1계층인 물리계층(Physical Layer)까지 적용이 된다. 표준으로서의 HL7은 의료환경에서의 전자적 데이터 교환을 위한 어플리케이션 프로토콜을 의미한다.

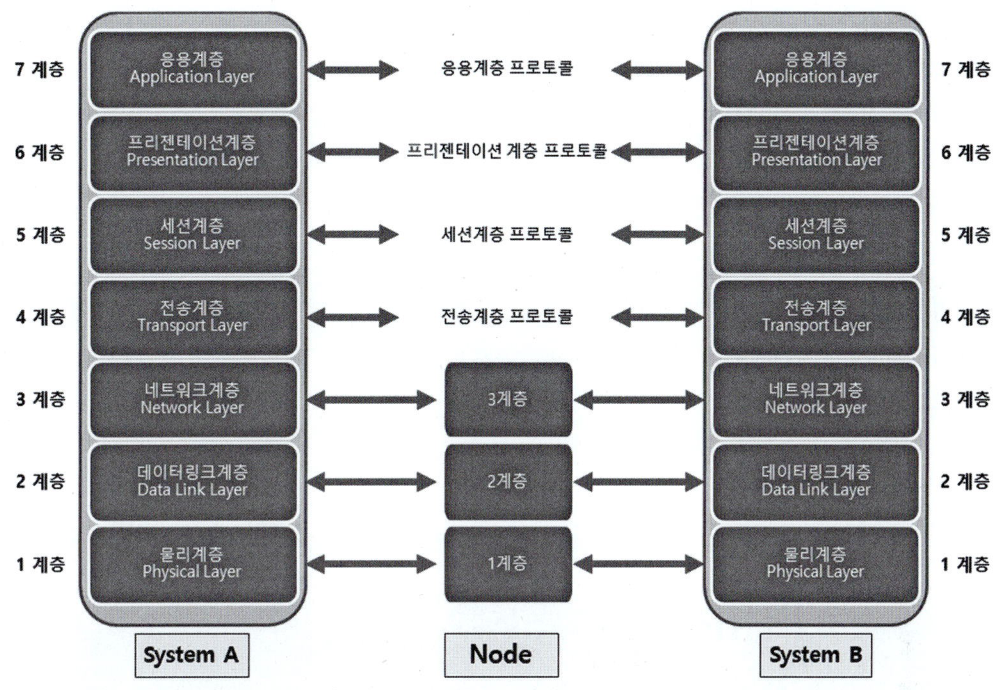

[그림 4-3] OSI 모델을 적용한 HL7 시스템간 정보의 흐름

- 보건의료 정보시스템 간 정보의 전자적 교환을 위한 국제수준의 유일한 사실표준
- ISO/OSI 모델의 7계층에 상응하는 응용표준
- 1994년 ANSI(미국국립표준연구소)가 인증한 표준개발기구(SDO)
- 전 세계에서 가장 널리 쓰이는 의료정보분야의 전송표준
- 국가, 지역, 의료기관의 모든 요구사항을 충족
- 의료기관 종사자, 정보개발자 등 관련자들이 공동으로 참여하여 개발한 개방형 표준
- ISO TC215 등 국제 표준화 기구와의 긴밀한 협조 체제 유지로 사실상의 국제 표준
- 보건의료 환경의 분야 및 정보기술의 변화에 따른 진화적 표준화 추진

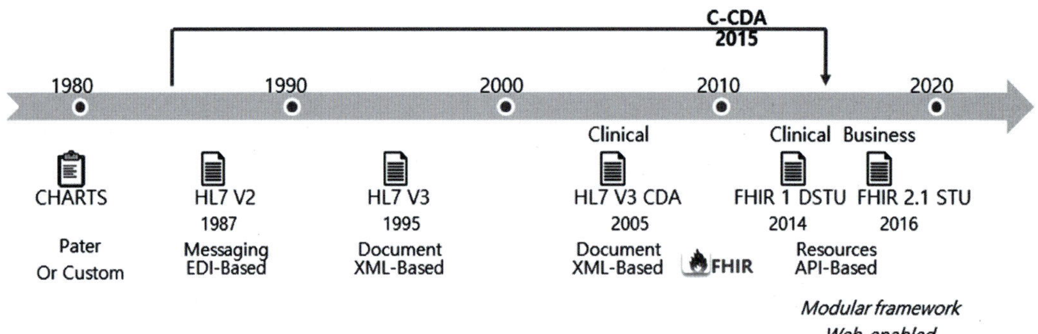

[그림 4-4] HL7 발전도

[1] HL7의 특성 및 목표

- 형식 및 프로토콜은 보건의료정보시스템간 의료정보의 교환에 적합하도록 설계됨
- 형식의 표준화와 이를 통한 인터페이스의 단일화 꾀함
- 통신의 효율성을 향상시킬 수 있음
- 인터페이스 조정 협상시 이해 당사자간 대화를 위한 안내자로서의 역할 수행
- 인터페이스 수의 최소화 도모
- 국제 표준 위상 확보

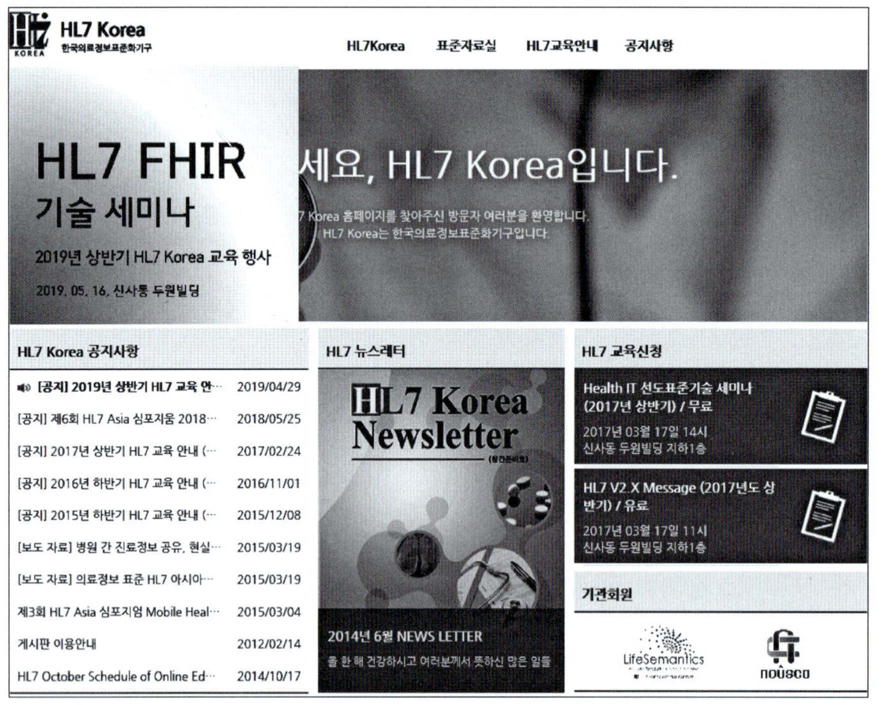

[그림 4-5] 한국의료정보표준화기구(HL7 Korea)

[2] HL7 프로토콜의 개념

HL7에서는 다음 3가지의 대상으로 명세화하고 있음

① 메시지 구조 : 메시지의 추상적 정의

② 코딩규칙 : 전송을 위한 메시지의 표현

③ 트리거 이벤트 : 메시지를 촉발하는 어플리케이션 이벤트로 실세계에서의 이벤트는 두 시스템간 정보의 교환을 촉발시킴

[3] HL7의 기본 원리

트리거 이벤트에 의해 하나의 사건이 촉발되면, 그 사건에 의해 데이터의 교환이 일어나게 될 두개 이상의 시스템이 네트워크를 통해 경로가 설정되어진다. 하나의 시스템(A)에서 다른 하나의 시스템(B)으로 메시지의 형태로 데이터의 전송이 이루어지고, 메시지를 수신한 시스템B에서는 수신여부를 확인하여 주는 메시지를 다시 시스템A로 보냄으로써 하나의 사이클이 마무리된다.

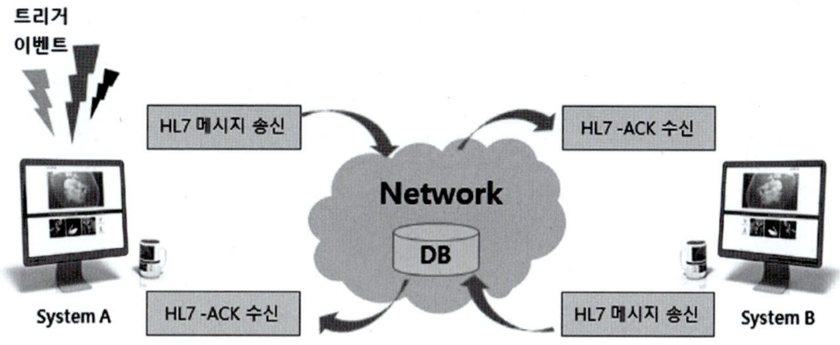

[그림 4-6] 트리거 이벤트에 의한 시스템간 메시지 전송

트리거 이벤트는 새로운 환자정보를 병원 데이터베이스에 추가하기 위해 메시지를 송신하는 시스템에서 하나의 내부 트래잭션을 일으키게 되고, 이때 자동갱신 되면서 수신한 후 수신확인 메시지를 다시 보내준다.

[4] HL7의 구조

① 메시지(Message) : 데이터 전송의 가장 작은 단위이며, Segment들로 구성

- 메시지는 메시지 헤더 세그먼트(MSH)로 시작함
- 메시지 타입과 트리거 이벤트로 메시지와 메시지를 구별함
- 메시지 타입과 트리거 이벤트로 일대다(One-To-Many) 관계가 성립됨
- "Z"로 시작하는 모든 메시지 타입과 트리거 이벤트 코드는 각 지역의 특수성에 맞도록 사용자 정의 메시지로 사용됨

메시지의 종류
ex1) 환자의 입원 정보를 전송하는 메시지의 경우, 메시지 타입 ADT와 트리거 이벤트 A01의 조합 ADT~A01으로 확인할 수 있음

ex2) ADT(환자 원무관리 : 입원, 퇴원, 전원), Queries(질의), Order Entry(일반 처방, 약 처방, 식이요법 처방, 백신 관리), Observations reporting(처방 및 임상 결과에 대한 관찰기록 보고), Product experiences(제품 실험), Waveform results(파형 결과), Patient referral(환자 의뢰), Financial management(회계 관리), Master files(마스터 파일), Patient care(환자 진료), Scheduling(일정 관리), Notice about drug interactions(약물 효능 및 부작용 고지), Medical records/information management(의무 기록/정보 관리)

② 세그먼트(Segments) : 정해진 순서가 있는 필드들의 논리적 집합임
- 필수 세그먼트, 선택적 세그먼트가 있음
- 모든 세그먼트에는 주어진 이름이 존재함
- 세그먼트는 세그먼트 ID라고 하는 처음 세글자에 의해 식별 가능함
- 세그먼트는 세그먼트 구분자 <CR>에 의해 나누어짐
- "Z"로 시작하는 모든 세그먼트 ID 코드는 사용자 정의 세그먼트로 사용됨

세그먼트의 종류
ex1) ADT 메시지 ADT
- MSH : 메시지 헤더 -EVN : 트리거 이벤트 유형 -PID : 환자 ID -PV1 : 환자 방문정보

③ 필드(Fields)
- 메시지의 실제 내용은 세그먼트의 필드에서 표현됨
- 필드는 콤포넌트들의 집합이며, 콤포넌트는 다시 서브콤포넌트로 구성됨
- 필드의 길이는 다양하며, 필드 구분자에 의해 구별됨
- 각 필드는 String, Text, Numeric, Date, Time 등 자료형으로 정의됨
- Null 값은 ""로 보낼 수 있음. 이는 선택필드에서 값을 제외하는 것과 구별됨

【표 4-2】 메시지 구분자(Message Delimiters)

구분자 종류	값	위치	용도
세그먼트 구분자	<cr>	-	- 세그먼트의 종류를 알림 - 이 값은 임의로 변경할 수 없음
필드 구분자	|	-	- 세그먼트 내의 인접한 두 필드를 구분할 때 사용됨. 각 세그먼트의 첫 번째 데이터 필드와 세그먼트 ID를 구분할 때도 사용됨
콤포넌트 구분자	^	1	- 데이터 필드의 인접한 콤포넌트를 구분할 때 사용됨
서브콤포넌트 구분자	&	4	- 데이터 필드의 인접한 서브콤포넌트를 구분할 때 사용됨 - 서브콤포넌트가 없는 경우 삭제해도 무방함
반복 구분자	~	2	- 하나의 필드에서 같은 내용을 반복할 때 사용됨
탈출문자	\	3	- ST, TX, FT 자료형으로 표현되는 필드나 ED 자료형의 데이터 콤포넌트에서 사용됨

【표 4-3】 HL7 Version 2.5 구성

Chapter		내용
01	introduction	HL 소개
02	control	모든 메시지에 적용되는 일반적인 규칙
03	patient administration	환자 원무 관리
04	order entry	처방 입력
05	query	질의
06	financial management	재무관리(진료비 및 보험 청구 관련 내용)
07	observation reporting	검사 및 관찰 보고
08	master files	마스터 파일(공통 참조 파일)
09	medical records/information management	의무기록/정보관리
10	scheduling	예약 관리
11	patient referral	환자 의뢰
12	patient care	환자 진료
13	clinical laboratory automation	임상검사길 자동화
14	application management	응용 운영 관리
15	personnel management	인사관리

[5] HL7 도입시의 효과

의료서비스 공급자(병원, 장기요양기관, 건강클리닉 등), 검사실(Laboratories), 약국(Pharmacies), 정부의 의료관련 기관/부서, 의료분야 소프트웨어 벤더, 의료정보 컨설턴트 등에서 HL7 도입시의 효과가 나타날 수 있다.

- 인터페이스 구축 시 노력 경감
- 보건의료전문가에게 생산적 환경 제공
- 효율성 및 융통성 제고
- 의료정보시스템의 유지보수 용이
- 의료기관간 정보공유
- 의료기관 정보 활용의 효율성 제고

4.2.3 HL7을 이용한 의료기관의 이기종 정보 시스템의 연동

의료계는 다양하고 복잡한 형태의 정보교환이 이루어지고 있는 가장 대표적인 정보산업분야라고 할 수 있다. 그러나 지난 20여년간 병원정보시스템(HIS : Hospital Information System)이 개별적으로 개발되어져 왔다. 이와 같은 개별화로 인하여 의료기관 간의 정보교환이 쉽게 이루어 질 수 없는 환경에 놓이게 되었다. 이와 같은 현실은 동일한 병원 내에 새로운 시스템을 도입하는 경우에도 기존의 시스템과의 인터페이스를 위하여 많은 시간과 인력을 투입하여야 하는 문제점을 낳았고, 이러한 이유로 병원에서는 정보시스템을 고치더라도 새로운 시스템과의 연동을 고려하는 것이 아니라 전체 시스템을 바꾸는 것으로 문제를 해결하여 왔다.

그러나 병원의 정보화가 진행됨에 따라 병원 내에 중앙화된 시스템뿐만 아니라 다양한 과별 시스템이 필요하게 되고, 이를 도입해오는 과정에서 현재 보유하고 있는 HIS와의 연동이 불가피한 경우가 생기게 되었다. 이를 해결하기 위한 노력들이 전산시스템 개발자들 간에 토의되고 마침내 이기종 간의 데이터 교환을 위한 메시지 기반의 정보교환 프로토콜인 HL7을 개발하게 되었고, 연도별 구축 현황을 간단히 정리하면 아래 [표 4-4]와 같다.

【표 4-4】 HL7 연도별 구축현황

년도	내용
1996년	- Full-PACS 구축 - HIS/RIS와 Full-PACS 간의 연동을 위한 HL7을 이용한 두 시스템 간의 인터페이스 시작 - 검사 처방에 대한 정보만 전송
1998년	- 판독 결과를 이용한 OCS 전송
2000년	- HL7을 이용한 OCS에서 PACS 판독 결과를 전송 - 예약 환자에 대한 정보도 HL7을 이용하여 PACS 전송
2003년	- 표준 판독 결과를 HL7 메시지를 통해 PACS에서 OCS로 전송

우리나라 국내 적용 사례는 대부분 처방전달시스템(OCS)과 화상정보처리시스템(PACS) 간 환자의 기본 정보 연동을 위한 것으로서 전체 HL7 표준 중 극히 일부분만을 사용하고 있었다. HL7을 이용한 의료기관의 이종 정보 시스템의 연동의 사례로 삼성의료원은 1994년 종합의료정보시스템(HIS)을 구축하여 지금까지 운영해오고 있으며, 1994년에는 PACS를 도입하였다. 병원정보시스템에서 OCS와 PACS와의 연동을 위한 HL7 인터페이스의 시스템의 구성은 [그림 4-7]과 같다.

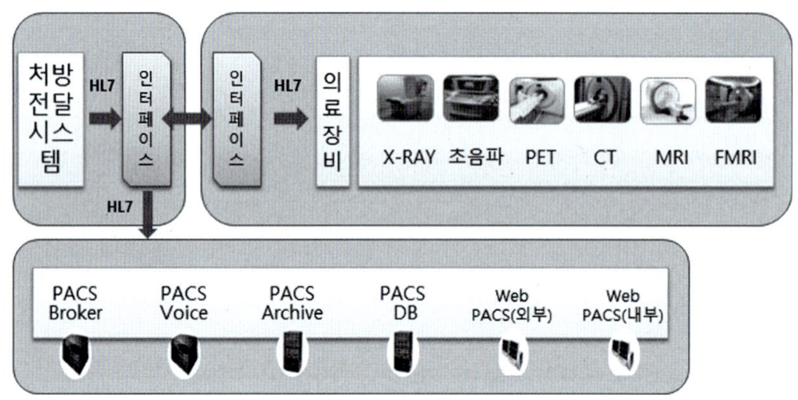

[그림 4-7] OCS와 PACS와의 연동을 위한 HL7 인터페이스

4.2.4 FHIR(Fast Healthcare Interoperability Resources)

HL7에서 FHIR은 차세대 의료정보 표준 플랫폼으로 전자 의료 정보를 교환하기 위한 목적을 지니며 의료 환경에서 다루어지는 다양한 정보들을 'Resource' 형태로 구현하고 이를 이용하여 다양한 의료정보 간 상호 운용성을 보장하는 표준안이다.

2014년 2월에 FHIR의 Release1을 시작으로 2017년 3월 이후 Release3이 시험사용 표준으로 게시되었으며, HL7의 Seven이 OSI 7계층의 Application 계층을 의미하기 때문에 관련 표준은 대체로 최상위 계층인 Application 계층에서 운용된다.

[1] FHIR의 특징

- HL7 메시징 서비스 V2, V3(and ISO 21090), CDA(Clinical Document Architecture)와 같은 HL7의 이전 데이터 형식 표준을 기반으로 그들의 장점을 극대화 하여 구성하였으며, 해당 버전을 모두 호환
- 구현의 편리성 및 데이터의 무결성 보장
- 의료기기 애플리케이션 간의 데이터 교환을 위한 메커니즘을 제공하기 위해서 생성
- RESTful Style 방식으로 데이터를 세부적으로 교환
- DAF(Data Access Framework)는 HL7 FHIR, C-CDA 및 기준 IHE 표준을 활용하여 EHR 이나 타 시스템의 데이터 사용도 표준에 의거하여 이용 가능
- FHIR 그 자체로 보안 프로토콜은 아니며 OAuth와 같은 인증 표준을 사용하여 FHIR RESTful API에 대한 보안 연결을 지원

[2] FHIR의 장점

기존의 HL7의 명확하지 않은 의료정보 데이터에 대하여 리소스(Resources)라는 단위로 의료정보데이터를 세부화하여 현재 FHIR은 100~150개 정도의 데이터 규격을 개발하였다.

- 공개 표준으로 누구나 무료 사용 가능
- 개발자가 쉽게 사용하도록 매뉴얼 제공
- 다양한 ICT환경에 쉽게 적용 가능
- 웹표준기반(XML, JSON, HTTP, Atom, OAuth)
- 개발자에게 구현 라이브러리와 다양한 예제 제공하여 보다 빠르고 쉽게 구현 가능
- 기존 표준(HL7, CDA 등)과 공존하면서 서로 보완

4.3 DICOM

4.3.1 DICOM의 개념

의료용 디지털 영상 및 통신(DICOM : Digital Imaging and Communications in Medicine) 표준은 의료용 기기에서 디지털 영상표현과 통신에 사용되는 여러 가지 표준을 총칭하는 말로 미국방사선의학회(ACR)와 미국전기공업회(NEMA)에서 구성한 연합 위원회에서 발표한다.

DICOM(Digital Imaging COmmunication in Medicine)은 의료영상 및 관련 정보에 대한 국제 표준이다. DICOM 표준에 따라 영상의학과 진단장비에서 발생되는 모든 검사 영상을 Digital로 바꾸어 PACS를 가능하게 해 준다. DICOM은 단순히 장비의 영상을 Digital로 바꾸는 것만이 아니라 3D Image, ophthalmology, Lung CT/Breast Cancer Detection, Radiation Therapy, AI 판독 등의 진단 영역을 확장/고도화시키고 있다. 2018년도에 PS 3.21이 생겼다.

- 의료 영상과 관련 정보의 통신을 위해 만든 의료 영상의 저장과 전송에 관한 표준안
- PACS(Picture Archiving and Communication System)의 경우 DICOM 3.0을 이용하여 화상정보로 병원 네트워크를 통한 진료환경 구축
- 병원정보 통합과 발전에 크게 기여 예상

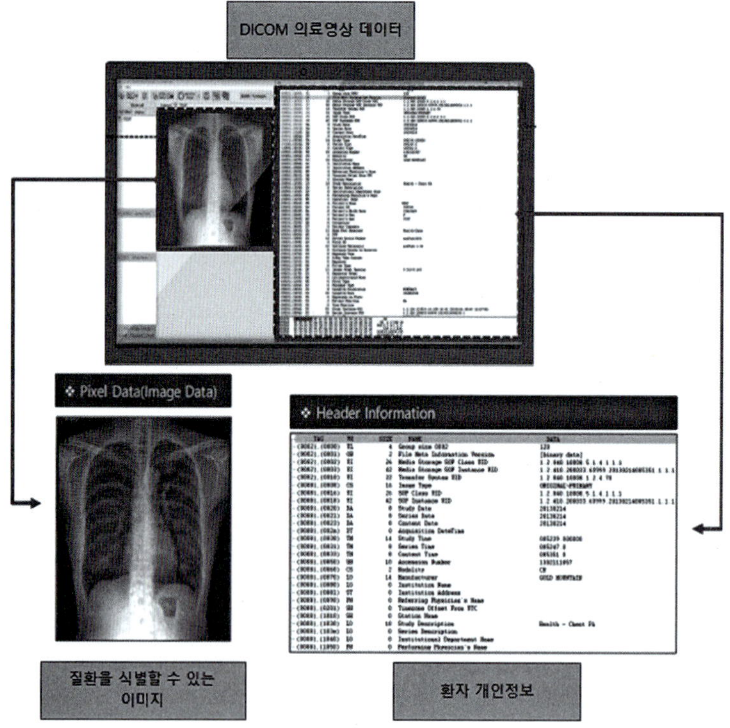

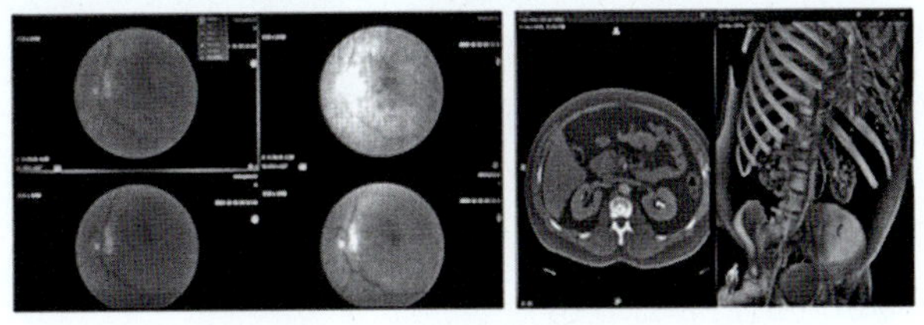

[그림 4-8] DICOM의 의료영상 예

4.3.2 DICOM의 필요성 및 목적

DICOM은 국제의료영상표준으로 의료영상의 이미지 데이터 저장 및 관리를 표준화시키는 것이다. DICOM은 내시경 검사, 방사선 치료 계획, 병리학 분야까지 영역을 확장해 나가고 있다. 이 외에도 여러가지 분야의 호응으로 ACR-NEMA 위원회는 계속 DICOM 표준을 개정 증보하고 있다.

현재 많은 의료장비들이 DICOM을 구현하였고, 이러한 구현들이 검증을 받는 단계에 와 있다. DICOM이 지원되기 때문에 사용자들은 상호연동성(Inter-Operability)이라는 표준의 혜택을 누리고 있다. 과거에는 같은 업체들 간에만 정보교환이 가능했으나 서로 다른 업체의 제품들 간에도 정보 교환이 가능하다 이것이 표준화의 목적이라 할 수 있다.

- 병원 내에 존재하는 DICOM 지원 장비들 간의 연결용이
- 원격지와의 통신을 가능하게 함
- 네트워크 구성 방식도 표준방식을 따르고 있어 병원 내부 간의 연결
- 원격 진료소 간의 통신, 원격 진단 시스템에 이르기까지
- 모든 의료영상 관련 시스템에 DICOM 표준의 적용 가능

4.3.3 DICOM 동향

- CT, MR, US, CR, NM을 비롯하여 각종 디지털 영상 장비가 만들어 낸 영상 정보를 전송
- 환자의 검사 정보들에 대한 질의, 검색
- 네트워크에 연결된 영상 출력 장비와의 정보 교환
- CD(Compact Disk)와 같은 디지털 기록 매체를 이용한 영상 정보 교환
- 병원정보시스템(HIS)의 방사선과 정보시스템과 연계
- 환자 정보, 예약 정보, 검사 정보, 결과 정보를 통합하는 방안

4.3.4 DICOM의 발전과정

[1] 1980년대

- 1983년 : ACR(American College of Radiology)과 NEMA(National Electrical Manufacturing Association) 병합

- 1985년 : point-to-point 이미지 통신의 첫 표준 ACR-NAMA 300 발표
- 1988년 : ACR-NAMA 300 두 번째 버전 발표 및 지지도 높아짐

[2] 1990년대

- 1991년 : DICOM 3.0 Standard(Part 1-8)
- 1992년 : Demonstration of Part 8 in InfoRad
- 1993년 : DICOM 3.0 Standard(Additional Part 9-14)

[3] 2000년대 이후

- DICOM 3.0 Standard Part 1-15
- 69 Supplements + 275 Correction Proposal(CP)
- 2018년 2018d version 발표

[제5장]

정보보안

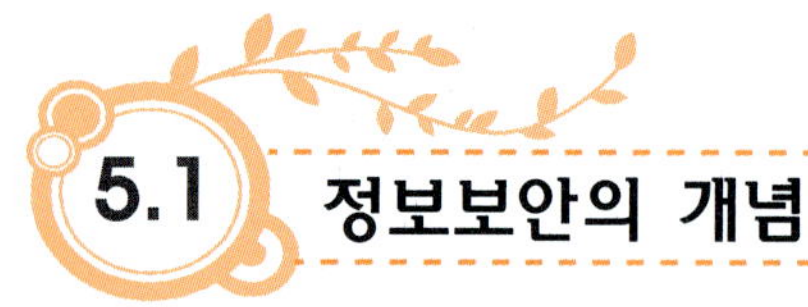

5.1 정보보안의 개념

5.1.1 정보보안의 정의

정보 혹은 데이터에 대하여 불법적인 노출, 변조, 파괴 등으로부터 보호하는 행위로써 정보의 처리 과정이나 전송단계에서 예기치 못한 일로 인하여 정보가 타인에게 보여지거나, 변조되지 않게 보호하는 역할을 한다. 보안은 정보 혹은 데이터의 보호를 위한 기술적 · 관리적 방법을 의미한다.

[1] 정보보안(Information Security)의 정의

정보 및 정보 시스템을 허가되지 않은 접근, 사용, 공개, 손상, 변경, 파괴 등으로부터 보호함으로써 무결성, 기밀성, 가용성을 제공하는 것으로 정보를 제공하는 공급자 측면과 사용자 측면에서 이해할 수 있다.

① 공급자 측면 : 내 · 외부의 위협 요인들로부터 네트워크, 시스템 등의 하드웨어, 데이터베이스, 통신 및 전산시설 등 정보자산을 안전하게 보호 · 운영하기 위한 일련의 행위

② 사용자 측면 : 개인 정보 유출, 남용을 방지하기 위한 일련의 행위

[2] 정보보안의 특성

① 정보보안은 100% 완벽하게 달성할 수 없다.

② 정보 시스템 성능에 도움을 주지 못한다.

③ 정보보안 대책의 설치 시 필요성을 확신할 수 없다.

④ 정보보안 대책의 효과성은 실패율에 의해 측정된다.

⑤ 2가지 이상의 대책을 동시에 사용하면 위험을 크게 줄일 수 있다.

⑥ 남에게 미뤄서는 안 된다.

5.1.2 정보보안의 필요성 및 목표

[1] 정보보안의 필요성

① 사이버 공간에서의 활동 증가에 따른 안전 신뢰성 해결

② 개인 프라이버시 보장

③ 정보 범죄차단

④ 정보화된 국가 중요 기반에 대한 보호 필요

- 글로벌화에 따른 국내 정보 유출 방지
- 국제적 해커 및 타 국가에 의한 정보 테러 차단

[2] 정보보안의 목표

보안 3원칙은 기밀성, 무결성, 가용성이다.

- 기밀성(Secrecy, Confidentiality) : 허락되지 않은 사용자 또는 객체가 정보의 내용을 알 수 없도록 하는 것이다.
- 무결성(Accuracy, Integrity) : 허락되지 않은 사용자 또는 객체가 정보를 함부로 수정할 수 없도록 하는 것이다.
- 가용성(Availability) : 허락된 사용자 또는 객체가 정보에 접근하려 하고자 할 때 이것이 방해받지 않도록 하는 것이다.

5.1.3 인터넷의 위험요소

네트워크를 이용해 전송되는 데이터에 대한 위험요소에는 다음과 같은 것들이 있다.

① 메시지 도청 : 송신자와 수신자가 메시지를 주고받고 있는 사이에 제3자가 도청하는 경우

② 메시지 변조 : 송신자가 작성하여 전송하는 메시지를 제3자가 가로챈 후 메시지의 일부 또는 전체를 변경하여 이것을 제3자가 수신자에게 전송하는 경우로, 이 경우 수신자는 송신자가 전송한 데이터로 오인하게 된다.

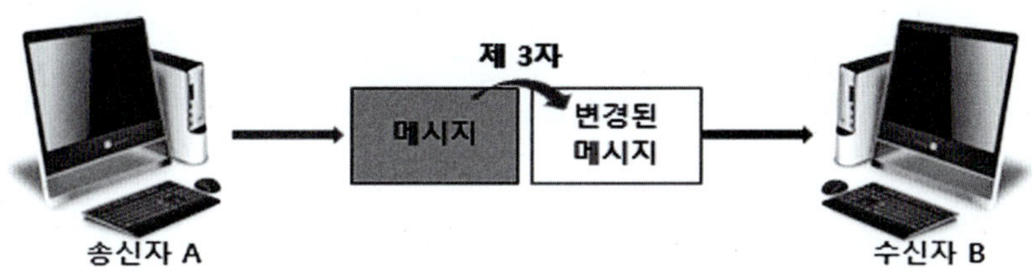

[그림 5-1] 메시지 변조

③ 메시지 위조

- 송신자가 수신자에게 메시지를 전송한 적이 없는 상황에서 제3자는 송신자가 작성하여 전송한 메시지인 것처럼 위조한 후 B에게 전송할 수 있다.
- 메시지 변조와 유사하게 보이지만 송신자가 메시지를 작성하지 않았다는 점이 메시지 변조와 다르다.

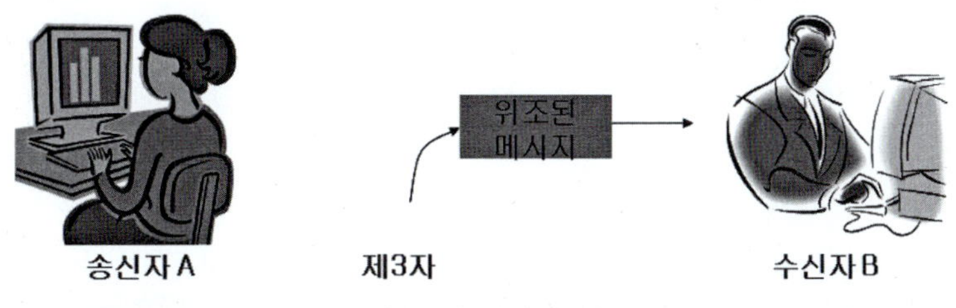

[그림 5-2] 메시지 위조

④ 불법적인 시스템 접근

- 제3자는 메시지 도청을 통해 시스템 접근에 필요한 암호와 같은 중요 정보를 얻은 후 시스템에 불법적으로 접근하는 것이 가능하다.
- 내부의 합법적인 사용자라 할지라도 권한이 없는 정보를 접근하거나 도용하는 것이 가능하다.

⑤ 메시지 송신 및 수신 부인

- 네트워크를 통해 전송되는 메시지는 직접 만나서 전해주지 않기 때문에 송수신자 서로 간에 메시지의 송수신 여부를 쉽게 확인하기 어려운 특성이 있다.
- 메시지를 전송하고 전송을 부인하거나 메시지를 수신했어도 수신을 부인하는 경우가 있다.

5.1.4 정보보안의 속성

정보보안에 대한 요구사항은 처리 대상인 정보의 속성에 따라 비밀성, 무결성, 가용성, 부인방지, 인증, 액세스 제어로 나눌 수 있다.

[1] 비밀성(Confidentiality) 또는 기밀성

허락되지 않은 사용자 또는 객체가 정보의 내용을 알 수 없도록 하는 것이다. 비밀 보장이라고 할 수도 있다. 원치 않는 정보의 공개를 막는다는 의미에서 프라이버시 보호와 밀접한 관계가 있다.

- 비밀성은 정보의 소유자가 원하는 대로 정보의 비밀이 유지되어야 함을 말한다.
- 정보는 소유자의 인가를 받은 사람만이 접근할 수 있어야 하며, 인가되지 않은 정보의 공개는 반드시 금지되어야 한다.
- 비밀성을 보장하기 위함 메커니즘에는 접근 통제와 암호화 등이 있다.

[2] 무결성(Integrity)

허락되지 않은 사용자 또는 객체가 정보를 함부로 수정할 수 없도록 하는 것이다. 다시 말하면, 수신자가 정보를 수신했을 때, 또는 보관돼 있던 정보를 꺼내 보았을 때 그 정보가 중간에 수정 또는 첨삭되지 않았음을 확인할 수 있도록 하는 것이다.

- 무결성이란 비인가된 자에 의한 정보의 변경, 삭제, 생성 등으로부터 정보의 정확성, 완전성이 보장되어야 함을 말한다.
- 정보는 항상 정확성을 일정하게 유지하여야 하며, 인가받은 방법에 의해서만 변경되어야 한다.
- 무결성을 보장하기 위한 정책에는 정보 변경에 대한 통제뿐만 아니라 오류나 무관심 등으로부터의 예방도 포함되어야 하며 이를 위해 변경을 탐지하여 복구할 수 있는 메커니즘을 적용한다.

[3] 가용성(Availability)

허락된 사용자 또는 객체가 정보에 접근하려 하고자 할 때 이것이 방해받지 않도록 하는 것이다. 최근에 네트워크의 고도화로 대중에 많이 알려진 서비스 거부 공격(DoS 공격, Denial of Service Attack)이 이러한 가용성을 해치는 공격이다.

- 가용성이란 정식 인가된 사용자에게 적절한 방법으로 정보 서비스를 요구할 때 언제든지 해당 서비스가 제공되어야 함을 말한다.
- 가용성을 위해 데이터 백업, 중복성의 유지, 물리적 위협 요소로부터의 보호 등의 메커니즘을 적용한다.

[4] 부인방지(Non-repudiation)

정보를 보낸 사람이 나중에 정보를 보냈다는 것을 부인하지 못하도록 하는 것으로 부인봉쇄라고도 한다.

- 송신부인방지 : 메시지를 송신하고도 송신하지 않았다고 주장하는 송신자의 송신부인방지
- 수신부인방지 : 메시지를 수신하고도 수신하지 않았다고 주장하는 수신자의 부인을 막는 수신부인방지
- 부인방지를 위해 문서에 서명날인을 하는 것과 같은 동일한 효과를 발생시키는 기능이 통신 프로토콜에 내재토록 해야 하는 디지털 서명(Digital Signature) 등의 메커니즘을 적용한다.
- 송신 부인방지는 전자 서명을 이용하며 디지털 서명 생성키와 검증키 한 쌍이 필요하다. 검증키는 공인 인증기관으로부터 인증서를 발행받아 상대방에게 배포한다.
- 송신자가 전송한 메시지를 받은 후 수신자가 임의로 변경하여 송신자의 메시지를 부인하는 경우는 디지털 서명으로 확인이 가능하나 메시지 수신 자체를 부인하는 경우는 불가능하다.

[5] 인증(Authentication)

서버의 정보에 접근하는 사용자들을 통제하기 위해 클라이언트를 식별할 수 있는 기법이 필요하며, 송수신자의 상호 인증이 필요하다.

인증에는 실체 인증(개체 인증으로도 표현함)과 출처 인증이 있다.

① 실체 인증(Entity Authentication)

어떤 실체가 정말 주장하는 실체가 맞는지 확인하는 것이다. 특정방법으로 약속된 정보를 인가된 자와 교환한 후 해당 정보를 제시하는 경우에 한해 접근을 허용하는 것을 말한다.

예) (로그인(아이디와 암호), 부대의 암호 · 구호, 자물쇠와 열쇠)

② 출처 인증(Message Origin Authentication)

메시지 또는 자료의 출처가 정말 주장하는 출처가 맞는지 확인하는 것이다. 인가된 자에게만 있는 중복되지 않은 정보에 대한 인가목록을 만든 후 인가목록에서 확인된 자에 한해 접근을 허용하는 것을 말한다.

예) 지문인식

- 인증은 수신자가 수신된 메시지가 정당한 송신자로부터 전송된 것인지를 확인할 수 있어야 하며, 송수신자 간에 각자의 실제 신원 확인을 가능케 함을 말한다.
- 인증을 위해 실체인증, 개인식별 등의 메커니즘을 적용한다.

[6] 접근제어(Access Control)

허가되지 않는 사용자에게 자원의 접근을 제한하고 정당한 사용자에게는 허가된 방식으로만 자원을 접근하게 하는 것으로 이때, 정당한 사용자일지라도 허가되지 않은 방식으로 접근을 제한한다.

【표 5-1】 정보보안과 인터넷의 위험요소

정보보안의 특성	위험요소
비밀성	메시지 도청
무결성	메시지 변조
인증	메시지 위조
부인방지	메시지 송신 및 수신 부인
접근제어	불법적인 서비스 및 정보이용 서버 및 클라이언트 시스템 파괴

5.1.5 정보보안 대책

[1] 법, 제도의 정비

① 최초 히포크라테스 선서 후 법, 면허, 윤리 규정, 고용계약 등

② 정보보안 언급[형법 제 317조 제 1항/의료법 19조/의료법 20조]

③ 의료법 제19조(의료인 등의 비밀 누설 금지) 의료인이나 의료기관 종사자는 이 법이나 다른 법령에 따로 규정된 경우 외에는 의료행위 과정이나 제22조나 제23조에 따른 의무기록 및 제24조에 따른 진단서 등을 통해 알게 된 다른 사람의 비밀을 누설하거나 발표하지 못한다[2007년 2월 29일 개정].

④ 미국 의료정보보호법(HIPPA : Health Insurance Portability & Accountability Act) 규정
환자데이터 수집내용 및 한계, 의료데이터 사용에 관한 환자의 서면동의, 의료관련업체들의 프라이버시 담당자 지정의무, 환자정보의 의료목적 외 사용금지 등의 규정을 마련하고 위반시 최고 10년의 징역이나 25만달러의 벌금형에 처하도록 하고 있음

⑤ JCAHO(Joint Commission for Accreditation of Healthcare Organization) 병원인증 심사에서 보안 상태 평가

[2] 데이터 보호의 위험요인

- 전산센터로의 불법적인 접근
- 소형화(마이크로컴퓨터)에 따른 장비와 도난 가능성
- 인터넷과 같은 망의 설치 시 자료 통신 자원들의 잘못된 이용
- 승인받지 않은 비 적격자에 의한 프로그램 수정
- 워크스테이션과 같은 마이크로컴퓨터 사용에서 자료의 비합법적 참조
- 승인되지 않았거나 올바르지 않은 프로그램 또는 그 기능의 사용

• 하드웨어적인 고장
• 버전을 바꿀 경우에 발생하는 프로그램상의 오류
• 자료가 갱신될 때 발생하는 오류
• 한 환자가 자료가 다른 환자의 자료로 전송되는 것

[3] 기술적 측면

• 사용자 인증 : 패스워드와 아이디, 지문, 음성, 망막 등 인지
• 접근 통제 : 정보 사용 목적에 따라 접근 수준을 달리함
• 감시체제 운영
• 재해 복구 시스템 : 완벽한 백업 자료 구축
• 외부의 접근 통제 : 방화벽(Firewall)
• 외부 커뮤니케이션 통제 : 신원이 확인되는 자료는 공공 네트워크의 사용을 금함
• 소프트웨어 : 바이러스 검사, 소프트웨어 설치 제한
• 시스템 감시 : 항시 보안 상태를 유지

[4] 병원 정책과 지침

① 사적 비밀 보장을 어긴 사람에 대한 처벌 규정
② 보안 프로그램을 감시 및 운영할 위원회 구성
 - 보안교육/패스워드 보호
 - 컴퓨터 감사 추적/바이러스 감지 소프트웨어
③ 정보보안 담당자 고용
④ 환자 정보에 접근하는 직원들의 보안 교육 프로그램 : 정보 접근 권한 설정
⑤ 환자들에게 자신들의 정보 유형과 접근 권한, 보안 등 교육
⑥ 환자 진료정보를 관리할 극비사항
 - 약물중독 내용/정신과 진료내용
 - 성에 관련된 내용/환자와 의사 간의 대화내용

5.1.6 의료정보보호

[1] 의료정보보호 필요성

• 환자의무기록의 최신 정보 유지 및 승인하의 접근관리
• 병원 간의 중복 검사 및 불필요한 진료 방지
• 의료 과오 감소에 일조
• 공공 보건에 관한 사항, 특히 유행병의 발병이나 바이오 테러의 조기 경보를 위한 중앙 정보관리

및 치료 연구 가능

- 향상된 품질과 저렴한 가격의 의료 기록 제공
- 사생활 보호

- 의료정보 유출 사례(PD수첩 진료비 부당 청구의 비밀;2013-10-22)

ex1. 미국 뉴욕 프레스비테리언 병원의 직원 한명이 병원에서 치료를 받았던 환자 4만 명의 개인 신상기록을 빼돌림

ex2. 일본의과대 부속병원에서 환자의 이름, 병명, 검사결과 등 개인정보 1만 7,000여건이 기록된 PC가 도난당함

위 사례와 같이 정보 유출 위험이 증가하였고 이로 인한 법적 분쟁이 계속 증가하고 있다. 개인정보보호 사고 발생 시 병원의 신뢰도는 하락하고 병원의 피해가 막대하다. 그리고 개인정보보호 및 보안에 대한 국제 표준 요구 강화 시 정보보호 관리체계 확립됨으로써 의료기관의 글로벌화를 위한 기반이 된다.

[2] 의료정보 보호를 위한 원칙

의료정보는 건강증진의 목적으로만 공개될 수 있어야 하며 해당 환자의 동의 없이는 공개되어서는 안 된다. 이때 자료를 획득한 자는 반드시 비밀을 지켜야 할 의무를 진다. 그리고 개인은 자신의 정보에 접근할 권리를 가지며, 자신에 대한 정보를 열람한 후 변경을 요구할 수 있어야 하며, 정보이용과 관련된 사항들에 대하여 고지를 받을 권리를 가진다. 의료정보를 부당하게 취급하는 자는 법적 책임을 진다. 의료정보에 대한 개인의 비밀은 국민건강, 의학연구, 의료보험 등의 필요성에 의하여 침해되어서는 안 된다.

[3] 의료정보보호를 위한 대책

- 정보보안에 대한 인식을 강화
- 정보 관리자의 책임 강화
- 합법적 접근 및 사용 권한에 대한 정의
- 진료 내용에 따른 접근 통제

[4] 의료정보보호법

미국의 미국보건정보관리협회의 의료정보보호법(HIPAA)의 내용은 다음과 같이 명시되어 있다.

- 환자의 권한(Consumer control) : 자신의 의무기록을 열람하거나 수정 요구 및 가질 권리
- 법적책임(Accountability) : 사생활 침해 시 벌금 또는 징역형
- 사용제한 범위(Boundaries) : 환자 개인정보 사용은 의료목적으로 제한하고 고용, 해고, 진급 등의 비의료 목적으로 사용을 제한
- 보안대책(Security) : 의료정보를 위탁받은 기관은 보안대책에 대한 명확한 절차를 수립해야 함

[5] OECD 개인정보보호 8원칙

① 수집제한의 원칙

② 정보 정확성의 원칙

③ 목적명시의 원칙

④ 이용제한의 원칙

⑤ 안정성 확보의 원칙

⑥ 공개의 원칙

⑦ 개인참가의 원칙

⑧ 책임의 원칙

5.2 정보보안의 방법

정보보안을 위해서는 물리적인 방법과 비물리적인(소프트웨어적인) 방법이 사용될 수 있다. 물리적인 방법 중 대표적인 것은 자물쇠의 사용이나 보초의 활용 등을 들 수 있다. 비물리적인 방법 중 대표적인 것은 암호화 기술을 사용하는 것이다.

5.2.1 암호화

[1] 암호기법

암호화란, 누구나 읽을 수 있는 평문(Plain Text)을 권한이 없는 제3자가 알아볼 수 없는 형태(암호문)로 재구성하는 과정을 말하며, 암호화의 역 과정으로 암호문을 평문으로 복원하는 것을 복호화라고 말한다.

암호화는 인류 역사상 수천 년 전부터 군사적인 용도로 사용되어 왔으며, 오늘날 인터넷 기술의 발달과 함께 전자상거래의 확산으로 인해 정보통신망을 통해 유통되는 다양한 중요 정보들은 암호화되어 사용되고 있다.

현재 대부분의 조직이 침입자의 악의적인 공격으로부터 중요한 정보를 보호하기 위해 침입차단 시스템, 침입탐지시스템, 바이러스 방역 등의 정보 보호 시스템을 운영하고 있다. 그러나 중요 정보에 대한 완벽한 방어는 불가능하므로 정보 자체에 대한 보호 수단으로 암호화가 사용된다.

① 암호화의 주요 기능 : 전달과정의 기밀성 보장, 정보의 무결성 보장, 송신자와 수신자의 정당성 보장

② 암호화 기술 : 암호화에 사용되는 기술은 동작형태, 평문의 처리방법, 암호화와 복호화에 사용되는 키의 종류에 따라 분류될 수 있다. 아래 표는 암호화의 동작 형태에 의해서 분류되는 암호와 기술들을 나타내고 있다.
시저(Caesar) 암호화는 아주 간단한 전치 암호화 방식으로 알파벳 26글자를 3글자 또는 4글자씩 오른쪽으로 옮긴 뒤 해당되는 글자로 변환하여 암호화하였다. 예를 들어, a→d, b→e, c→f 식으로 변형을 시킨 경우, I love you는 l oryh brx가 된다.

【표 5-2】 암호화 기술 분류

종류	내용
대치 암호 (Substitution Cipher)	메시지의 각 글자를 다른 글자로 대치하는 방식(문자를 다른 문자로 바꾸어 암호문을 작성하는 방식)으로 전통적으로 많이 사용하던 방식
전치 암호 (Transposition Cipher)	평문의 글자를 재배열하는 방식(문자의 위치를 바꿔 암호문을 작성하는 방식)으로 원문과 키를 가지고 있는 정보를 암호문 전체에 분산하는 방식
혼합 암호 (Product Cipher)	대치와 전치 두 방법 모두를 사용하는 방식
대수화 암호 (Algebraic Cipher)	평문의 각 글자를 숫자로 바꾸어 수학적으로 처리하는 방식

③ 키 관리 : 암호 시스템의 안전성과 신뢰성은 주어진 보안 매개변수들에 대한 관리와 보호에 기반을 두고 있다. 아무리 견고한 암호 시스템이라 할지라도 만약 키 관리가 소홀하다면 그 암호 시스템은 무용지물이 될 수 있다. 키 관리의 목적은 대칭키 암호 시스템 또는 공개키 암호 시스템에서 사용되는 암호키들을 안전하게 다루기 위해 키의 생성, 등록, 확인, 분배 설치, 저장, 파생, 보관, 취소, 말소, 그리고 폐기 등과 같은 일련의 절차를 제공하는 것이다.

5.2.2 공유 비밀키 암호화

[1] 대칭키 암호화 방식

쌍방이 공유하는 하나의 비밀키를 사용하여 암호화하고 복호화하는 방식으로 대칭(Symmetric) 암호 방식 또는 관용(Conventional) 암호 방식이라고도 한다.

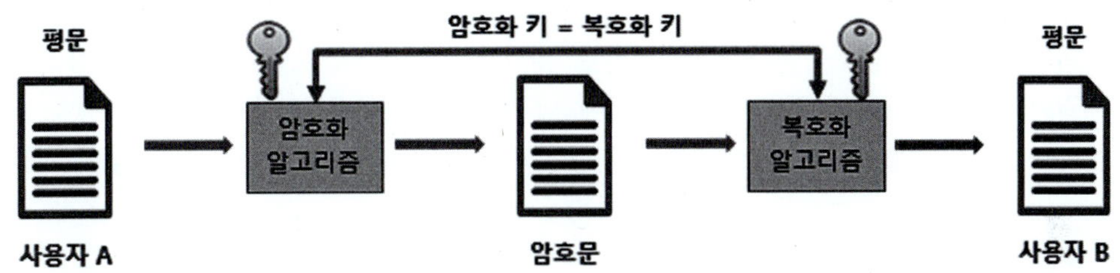

[그림 5-3] 대칭키 암호화 과정

대칭키 암호화의 경우, 기밀성(Confidentiality)과 무결성(Integrity)을 보장한다. 전송내용의 비밀성을 보장할 뿐만 아니라, 키를 모르는 사람은 평문으로 복구될 수 있는 암호문을 만들 수 없으므로 중간에 다른 사람에 의해 변조되지 않은 것이라는 사실이 확인 가능하다. 그러나, 키를 공유하는 송/수신자가 어떤 계약을 위해서 계약서를 암호문으로 작성한 경우, 추후 분쟁이 생겼을 때 이 암호화된 계약서를 누가 만들었는지 입증할 수 없다.

즉 전자서명의 기능이 없다는 것이다. 이 방식은 블록 암호화 방식과 스트림 암호화 방식으로 다시 분류된다.

[2] 스트림 암호화(Stream Cipher) 기술

비밀키로부터 유도된 키 스트림을 평문과 1비트(또는 1바이트 씩) XOR하여 암호문을 만들며, 보통 하드웨어를 이용한 실시간 암호화 방식으로 데이터를 전송하면서 동시에 암호화를 할 수 있기 때문에, 암호화에 필요한 지연시간이 거의 없는 장점이 있어, 무선 LAN의 AP와 단말 간 전송되는 프레임의 암호화 시 사용한다.

동일한 내용의 평문에 대해서는 항상 일정한 암호문이 생성되므로, 제3자가 암호문의 내용을 예측할 수 있는 문제점이 있다.

예) LFSR(Linear Feedback Shift Register)와 FCSR(Feedback Carry Shift Register)에 기반한 많은 종류의 알고리즘들이 존재

[3] 블록 암호화(Block Cipher) 기술

평문을 일정 길이 단위로 분할한 블록들에 대하여 암호화 기술이다. 소프트웨어로 동작하는 대부분의 암호화 방식으로는 다음과 같다.

예) DES(Data Encryption Standard), Triple DES, IDEA(International DES), RC5(Ron's Code 5), Skipjack, AES(Advanced Encryption Standard) 등

5.2.3 공개키 암호화 방식

[1] 공개키 암호화(PKI : Public Key Infrastructure) 방식의 의미

공개키 암호화 방식은 인터넷과 같이 안전이 보장되지 않은 공중망 사용자들 사이에 사용된다. 비대칭키 암호법(Asymmetric cryptosystem)으로도 불리며, 대칭키 암호법과 달리 평문을 암호화하는 데에 사용하는 키와 암호문을 평문으로 복호화하는 데에 사용하는 키가 서로 다르다. 상대방이 공개키로 암호화하여 전송한 암호문은 자신이 비밀로 유지하도록 구현함으로써 대칭키 방식의 키 분배 문제를 해결한다. 이 암호법의 경우, 전송 도중에 제 3자가 암호문을 도청하였다 하더라도, 그는 복호화 키를 모르기 때문에 평문을 알아내지 못한다. 즉, 전송 내용의 비밀성을 보장할 수 있다.

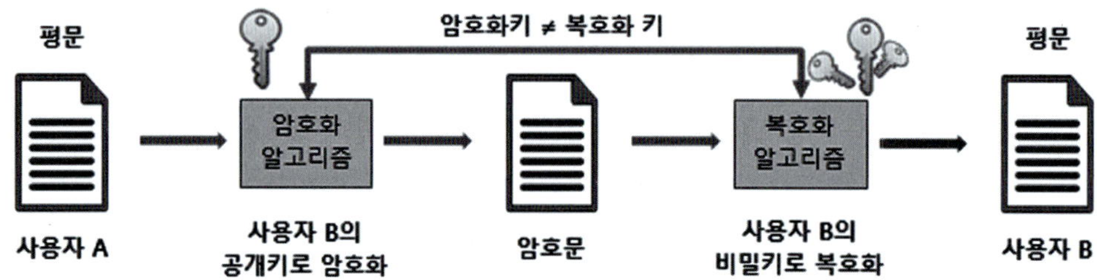

[그림 5-4] 공개키 암호화 과정

① 신뢰할 수 있는 기관에서 부여된 한 쌍의 공개키와 개인키 사용

② 안전하고 은밀하게 데이터나 자금을 교환할 수 있게 해 줌

- RSA(Rivest-Shamir-Adleman) 알고리즘
  - 시스템 당 2개의 키(공개키와 비밀키)가 필요하며, 공개키는 암호화에 사용되고 비밀키는 수신자만 알고 있으며 복호화에 사용
  - 복잡한 수학연산이 필요하며 속도가 느림

[2] 공개키 암호화 방식의 구성

- 인증서 관리 시스템
- 디지털 인증서를 발급하고 검증하는 인증기관
- 공개키 또는 공개키에 관한 정보를 포함하고 있는 인증서
- 공개키를 가진 인증서들이 보관되고 있는 하나 이상의 디렉토리

• 디지털 인증서가 신청자에게 발급되기 전 인증기관의 입증을 대행하는 등록기관

[3] 공개키와 개인키 암호화 동작 원리

공개키와 개인키는 인증기관에 의해 같은 알고리즘을 사용하여 동시에 만들어진다.

① 공개키 암호화

- 공개키는 모든 사람이 접근할 수 있는 디렉토리에 디지털 인증서
- 공개키 암호화방식의 구성 : 인증기관, 공개키 인증서, 인증대행 등록기관, 인증서 디렉토리

② 개인키 암호화

요청자에게만 주어지고, 개인키는 다른 사람과 공유되거나 인터넷을 통해 전송되지 않음

[4] 키 분배 방식

공개키 방식은 통신 쌍방이 암호화 시 사용할 대칭키(비밀키)를 안전하게 분배할 때 주로 사용되며, 이 분배 과정을 키 분배 방식이라고 한다. 단기간 사용될 키 분배과정을 책임지는 제3자인 키분배센터(KDC)가 사용되며, KDC는 각 사용자에 대한 정보뿐만 아니라 사용자와 KDC만 알고 있는 장기 비밀키를 미리 공유하고 있다. 예로 커버로스(Kerberos) 프로토콜이 있다.

【표 5-3】 관용 및 공개 암호방식의 비교

항목	관용 암호 방식 : 대칭키	공개키 암호 방식 : 비대칭키
키(Key)의 관계	암호화키와 복호화키 동일	암호화키와 복호화키 다름
암호화 키	비밀	공개
복호화 키	비밀	비밀
암호 알고리즘	비밀/공개	공개
비밀키 전송	필요	불필요
키 개수	N(N-1)/2개	2N개
경제성	높음	낮음
디지털 서명	복잡	간단/디지털 서명
암호화 속도	고속	저속
경제성	높음	낮음
예	DES/3DES	RSA

5.2.4 암호화 시스템

암호화 시스템(Cryptosystem)이란 송신자와 수신자 간의 정당한 권리가 있는 사람만이 이용하는 기술로, 송신자가 데이터를 암호화(Encryption)하고, 수신자가 암호화된 데이터를 복호화(Decryption)해서 평문으로 인지할 수 있도록 해 주는 기술이다. 암호화 및 복호화과정 그리고 이때 사용되는 암호화/복호화 키(Key)와 키 관리 등을 포함한 정보보호를 위한 일련의 과정을 암호시스템이라고 한다. 현대의 암호시스템은 암호화 기술과 암호 프로토콜 기술로 분류된다.

① 양방향암호화 : 암호화한 정보를 복호화하여 암호화하기 이전의 정보를 취득하는 암호화 방식

② 단방향암호화 : 중복되지 않는 유일한 정보를 암호화한 이후 해당 정보에 해당하는 유일한 값으로 변환함. 복호화하여 이전 정보를 취득할 수 없다.

[1] 암호화의 사용 내용

① 데이터의 불법 복제 · 배포 제한

② 원본 저작물이 변화해도 이 내용은 불변

③ 지폐의 위조를 방지하기 위한 기술

④ 멀티미디어 데이터에 대한 소유권을 보호

[2] 암호시스템을 설계할 때의 고려할 사항

① 암호화 · 복호화 알고리즘은 효율적인 계산과정으로 이루어져야 함

② 암호시스템은 사용이 용이해야 함

③ 암호시스템의 안전성은 키에만 의존해야 함

[3] 암호화 기술

전송되거나 저장된 평문(Plain text)의 의미를 제3자가 알 수 없도록 다른 형태로 바꾸거나 또는 생성된 암호문(Cipher text)으로부터 의미를 알 수 있는 형태로 바꾸기 위한 방법을 다루는 기술이다.

① 암호화/복호화 과정

- 암호화/복호화 과정에는 송신자와 수신자만이 알고 있는 키가 사용된다.

② 암호시스템을 설계할 때의 고려할 사항(중복되므로 생략 필요!!!)

- 암호화/복호화 알고리즘은 효율적인 계산과정으로 이루어져야 한다.
- 암호시스템은 사용이 용이해야 한다.
- 암호시스템의 안전성은 키에만 의존해야 한다.

③ 암호화 기술의 분류

【표 5-4】 암호화 기술의 분류

암호 기술	
암호화 기술	암호 프로토콜
- 비밀키 암호시스템 · 블록암호 알고리즘 · 스트림암호 알고리즘 · DES/AES 암호 알고리즘 - 공개키 암호시스템 · RSA 암호 알고리즘 · 타원곡선 암호 알고리즘	- 기본 암호 프로토콜 · 인증 및 개인식별 · 디지털 서명 - 암호 프로토콜의 응용 · 전자화폐 · 전자투표 · 전자결재

5.2.5 네트워크 보안

[1] 네트워크 보안의 개요

(1) 네트워크 보안 개요

네트워크를 이용하여 전송되는 정보는 특별한 기술들을 사용하지 않는 한 불법적으로 변조되거나 침입자 등에 의해 도둑맞아도 그 흔적이 남지 않기 때문에 도청이나 위·변조 사실을 알아내기 어려워 네트워크 보안의 중요성은 더욱 증가하고 있다. 네트워크 보안이란 권한이 없는 사람의 접근이나 정상 운용 시 우연 또는 의도적인 방해나 파괴로부터 네트워크를 보호하기 위한 방법으로, 하드웨어나 소프트웨어, 인위적인 보안 조치를 총칭한다. 요즘은 네트워크의 규모가 점점 커지고 또한 기업체나 공공기관과 같은 조직 내부의 네트워크가 인터넷과 같은 외부의 네트워크와 연결되면서 내부 조직의 네트워크 보안이 날로 중요해지고 있다. 관점에 따라 보안은 서로 다르게 여러 형태로 분류할 수 있지만, 일반적으로는 시스템 보안과 네트워크 보안으로 분류된다.

(2) 보안의 종류

관점에 따라 보안은 서로 다르게 여러 형태로 분류할 수 있지만, 일반적으로는 시스템 보안과 네트워크 보안으로 분류된다. 네트워크 보안이란 권한이 없는 사람의 접근이나 정상 운용 시 우연 또는 의도적인 방해나 파괴로부터 네트워크를 보호하기 위한 방법으로, 하드웨어나 소프트웨어, 인위적인 보안 조치를 총칭한다. 요즘은 네트워크의 규모가 점점 커지고 또한 기업체나 공공기관과 같은 조직 내부의 네트워크가 인터넷과 같은 외부의 네트워크와 연결되면서 내부 조직의 네트워크 보안이 날로 중요해지고 있다.

인터넷이 전 세계 불특정 다수의 사람들에 의해 이용되고 있기 때문에 인터넷과 관련된 네트워크 보안의 중요성이 커지고 있다. 인터넷과 관련된 실생활에서의 보안의 예를 들면, 인터넷 뱅킹이나 전자상거래, 인터넷을 이용한 주민등록 등·초본과 같은 각종 증명서 발급 등에서 대부분 공인인증서를 사용해야 하며 이들을 사용하지 않고는 서비스를 제공받지 못한다.

[2] 네트워크 보안 위협 유형

네트워크에 접속해서 다른 정보기기와 통실할 수 있다는 것은 우리에게 많은 편리함을 제공하지만 악의를 갖고 있는 침입자로부터 다양한 종류의 피해를 볼 수 있다는 위험을 인식해야 한다. 크래커(Cracker)는 다른 사람이 사용하는 컴퓨터 시스템에 무단으로 침입하여 저장된 정보를 빼 내가거나 데이터나 프로그램 등을 변경하여 훼손시키는 등의 불법적인 행위를 하는 사람으로 침입자 또는 공격자라고 불린다. 보안을 위협하는 유형은 먼저 부정하고 악의적인 행위를 수행하는 사람이 누구냐에 따라 두 가지 유형으로 분류될 수 있다.

한 가지 유형은 정보를 송수신하는 두 당사자를 제외한 인가받지 못한 제3자가 통신 중인 정보를 공격하는 경우이고, 다른 하나는 송수신하는 두 당사자 중 어느 한쪽이 상대방을 속이는 경우이다. 또 다른 유형으로 악성 프로그램인 컴퓨터 바이러스나 웜 등을 이용하여 시스템을 감염시켜 시스템이나 네트워크의 보안을 위협하는 경우가 있다.

(1) 제3자에 의한 불법적인 공격 유형

제3자가 통신 중인 송수신자의 정보를 대상으로 불법적으로 공격하는 것은 아래 표와 같이 구분할 수 있다.

【표 5-5】 제3자에 의한 불법적인 공격 유형

공격유형	설명
변조 (Modification)	비인가된 사용자 또는 공격자가 시스템에 불법적으로 접근하여 데이터를 조작하여 원래의 데이터를 다른 내용으로 바꾸는 행위를 말한다. 예를 들어, 송수신자가 알아채지 못하도록 네트워크상에서 전송 중인 메일 내용을 변경하거나 데이터 파일 내의 값들을 변경하는 것이 이에 해당한다. 이는 정보의 무결성 보장을 위협한다.
가로채기 (Interception)	비인가된 사용자 또는 공격자가 전송되고 있는 정보를 몰래 열람, 또는 도청하는 행위를 말한다. 예를 들어, 네트워크상에서 개인정보 데이터를 도청하거나 개인 정보 파일 등을 부정한 방법으로 복사하는 행위 등이 이에 해당된다. 이는 정보의 기밀성 보장을 위협한다.
방해 (Interruption)	송신자와 수신자 간의 정보 송수신이 원활하게 이루어지지 못하도록 시스템의 일부를 파괴하거나 사용할 수 없게 하는 행위를 말한다. 예를 들어, 통신회선의 절단이나 파일 관리 시스템의 파손 등이 이에 해당한다. 이는 정보의 가용성 보장을 위협한다.
위조 (Fabrication)	비인가된 사용자 또는 공격자가 거짓 정보나 잘못된 정보를 삽입하여 수신자에게 전송하여 수신자가 정당한 송신자로부터 정보를 수신한 것처럼 착각하도록 만들어 이를 통해 이득을 보려는 행위를 말한다. 예를 들어, 위조된 메시지를 수신자에게 전송하는 행위 등이 이에 해당된다.

(2) 통신 당사자 간의 부정 유형

정보를 송수신하는 통신 당사자들 간의 부정한 행위는 공격(Attack)이라는 단어를 사용하지 않고 부정(Fraud)이라는 단어를 사용한다. 이와 같은 경우로는 송신자가 자신이 보낸 정보가 자신에게 불리한 결과를 초래할 것으로 생각되어 자신의 송신 사실 자체를 부인하는 경우와 반대로 수신자가 수신한 정보의 수신 사실이 자신에게 불리하게 작용할 것으로 생각되어 수신 사실 자체를 부인하는 경우가 있다. 이러한 경우에 대해 네트워크 보안을 위해 부인방지를 할 수 있는 기능이 있어야 한다.

(3) 악성 프로그램의 감염 유형

최근에 네트워크의 많은 발전으로 대부분의 컴퓨터가 네트워크를 사용하게 되었고 컴퓨터 이용 환경도 서버/클라이언트 위주의 환경으로 변화하였다. 이러한 변화는 네트워크 자체를 마비시킬 수도 있는 악성 프로그램인 수많은 컴퓨터 바이러스와 웜 등이 활발히 전파될 수 있는 환경을 제공해 주었다. 악성 프로그램 또는 악성코드(Malicious Code)란 프로그래밍 언어에 사용되는 수많은 코드 중에서 사용자의 시스템에서 악의적인 동작을 하는 코드를 의미한다. 악성프로그램에서는 컴퓨터 바이러스 외에도 웜, 트로이 목마 등이 있다.

① 컴퓨터 바이러스

컴퓨터 바이러스(Computer Virus)는 사용자 컴퓨터(네트워크로 공유된 컴퓨터 포함)에서 사용자 몰래 다른 프로그램이나 실행 가능한 부분을 변형해 바이러스 자신 또는 자신의 변형을 복사는 프로그램이다. 바이러스 감염 대상은 컴퓨터 프로그램이나 데이터 파일로, 감염 시 원본 프로그램 혹인 데이터 파일에 바이러스 코드를 붙이거나 겹쳐 쓰기를 하며, 컴퓨터 프로그램에 잠입하여 컴퓨터로 하여금 본래 목적 이외의 처리 작업을 진행하도록 하며, 컴퓨터에 그다지 해가 없는 작업을 하는 종류와 컴퓨터에 치명적인 해를 주는 종류가 있다. 바이러스의 가장 큰 특성은 복제와 감염이다. 바이러스는 스스로 다른 네트워크의 컴퓨터로는 전파되지 않는다.

② 웜

웜(Worm)은 인터넷 또는 네트워크를 통하여 자기 자신을 복제하며 전파할 수 있는 프로그램이다. 컴퓨터 바이러스는 자기 자신을 복제할 수는 있지만 복제에 한계를 가지고 있고 다른 프로그램을 이용해서 자신을 복제하고 감염시키지만 웜은 바이러스와 달리 다른 프로그램을 감염시키지 않고도 자기 자신을 복제하면서 네트워크를 통해 널리 퍼질 수 있다. 웜의 주요 감염 경로는 전자우편을 이용한 감염과 P2P(Peer-To-Peer)를 이용한 감염, 그리고 메신저 등을 이용한 감염이 있다.

③ 트로이 목마

최근에 만들어지는 대부분의 트로이 목마(Trojan)는 컴퓨터 사용자의 정보를 빼 내가려는 악의적인 목적으로 제작된 악성 프로그램이다. 바이러스와 달리 자기복제능력이 없으며 악의적인 기능을 가지는 코드를 유틸리티 프로그램에 내장하여 배포하거나, 그 자체를 유틸리티 프로그램으로 위장해 배포된다. 상대방이 눈치 채지 못하게 몰래 상대방 컴퓨터에 숨어들어 중요 정보를 빼 내가는 형태가 목마 속에 몰래 숨은 그리스 병사들이 트로이를 멸망시킨 것과 유사하다는 것을 비유하여 이름이 붙여졌다.

④ 기타 유형

- 피싱(Phishing) : 개인정보(Private Data)와 낚시(Fishing)의 합성어로 인터넷에서 스팸 메일을 이용한 범죄 수법으로 송신자의 신원을 알리지 않는 메일로 수신자의 개인정보를 빼낸 뒤 이를 불법적으로 이용하는 범죄를 뜻한다. 피싱의 유형으로는 불특정 다수의 이메일 사용자에게 신용카드나 통장 계좌에 문제가 있다는 구실로 거짓 이메일을 발송해 가짜 웹 사이트로 유인하여 관련 금융 기관의 신용카드 정보나 계좌 정보 등을 빼내어 불법적으로 이용하거나, 이벤트, 설문조사 등을 빙자해서 선물을 주겠다고 하며 신상 정보나 연락처, 신용정보를 요청하는 것 등이 있다.
- 파밍(Pharming) : 합법적으로 소유하고 있던 사용자의 도메인을 탈취하거나 도메인 네임 시스템(DNS) 이름을 속여 사용자들이 진짜 사이트로 오인하도록 유도하여 개인정보를 훔치는 새로운 수법으로 피싱에 이어 등장한 신종 인터넷 사기 수법이다. 넓은 의미에서는 피싱의 한 유형으로서 피싱보다 한 단계 진화한 형태라고 할 수 있다. 그 차이점은 기존 피싱이 금융기관 등의 웹 사이트에서 보낸 이메일로 위장하여 링크를 유도해 개인의 인증번호나 신용카드 번호, 계좌정보 등을 빼내는 반면 피싱은 아예 해당사이트가 공식적으로 운영하고 있던 도메인 자체를 탈취한다는 점이다.
- 스파이웨어(Spyware) : 스파이와 소프트웨어의 합성어로 사용자 몰래 컴퓨터에 설치되어 인터넷 사용 정보를 추적하거나 광고 프로그램을 실행시키고 사용자의 개인정보 유출을 하는 프로그램이다. 이 가운데 특히 상품 광고에 쓰이는 프로그램을 애드웨어(Adware)라고 부른다. 증세로는 원하지 않는 각종 광고 팝업 및 음란광고가 자꾸 뜨거나 컴퓨터 속도가 갑자기 느려지는 경우가 있다.

⑤ 바이러스와 웜에 대한 대응방법

- 개인 방화벽과 백신을 설치한다.

- 주기적으로 윈도우 보안 패치를 적용한다.
- 컴퓨터가 이상한 증세를 보이면 바이러스 검사나 악성 프로그램 제거 · 탐지 프로그램을 이용하여 점검한다.

[3] 네트워크 보안 강화방법

정보통신망의 취약점을 이용한 침입 행위를 탐지하고 대응하기 위해 다양한 정보보안 기술들이 개발 중이며, 그 중 전통적이면서 가장 많이 활용되는 기술로는 암호화(Encryption) 기술이 있다.

일반 네트워크상에서는 암호 기법뿐만 아니라 암호화 기술을 토대로 하는 디지털 서명과 같은 기술도 사용된다. 최근에는 인터넷을 이용하여 다양한 서비스들이 제공되고 있다. 특히, 대부분의 웹서비스는 모든 사람들에게 개방되어 있고 기술적 사항들도 상당 부분 공개되어 있어서 서비스를 제공하는 웹서버는 보안상 중요한 허점이 될 수도 있다. 이러한 보안상의 약점을 보완하고 보안을 강화하기 위해 기존의 암호 기법이나 디지털 서명기법뿐만 아니라 웹 보안 프로토콜이나 방화벽, 프록시 서버 등과 같은 것을 사용하는 다양한 웹 보안기술들이 개발되어 사용되고 있다.

(1) 디지털 서명 또는 전자 서명

① 디지털 서명이란

디지털 서명(Digital Signature)은 네트워크상에서 문서나 메시지를 송수신할 때 사용하며 종이 문서에 서명이나 도장을 찍던 방법을 디지털 문서에 서명자 인증, 문서의 위 · 변조 방지, 송신부인방지 등의 기능을 제공하는 암호화 기술을 사용하여 서명하는 방법이다.

공개키 암호화 방식에서의 개인키를 이용한 메시지 암호화는 서명 당사자밖에 할 수 없다는 점을 이용하여 구현하였기 때문에 서명된 문서는 공개된 증명 알고리즘을 사용하여 확인할 수 있으며 어떠한 사람도 디지털 서명을 확인할 수 있다.

디지털 서명은 서명 알고리즘(Signing Algorithm)과 증명 알고리즘(Verification Algorithm)으로 구성되며, 송신자는 보내고자하는 문서를 서명 알고리즘을 이용하여 문서에 서명하여 전송하게 되고, 수신자는 이 서명된 문서에 공개된 증명 알고리즘을 이용하여 송신자의 서명을 확인하게 된다. 그래서 디지털 서명은 송신자가 디지털 문서를 전송하고도 송신하지 않았다고 부인할 때 부인방지를 막기 위해 사용될 수 있다.

② 디지털 서명의 의미

디지털 서명은 문서나 메시지를 보낸 사람의 신원이 진짜임을 증명할 목적으로 사용되는 서명을 의미하고, 전달된 메시지나 문서의 원래 내용이 변조되지 않았다는 것을 보증한다. 디지털 서명은 전자문서를 작성한 자의 신원과 전자문서의 변경여부를 확인할 수 있도록 비대칭 암호화(공개키 기반 암호화) 방식을 이용한다.

③ 디지털 서명의 특징

- 디지털 서명은 키를 이용하여 디지털 서명을 생성하여 디지털 서명의 진위 여부를 확인
- 디지털 서명을 생성시킬 때 사용하는 키로 디지털 서명 생성자의 개인키를 사용하게 됨
- 디지털 서명의 진위 여부를 확인할 경우 디지털 서명 생성자의 공개키를 사용하게 됨

- 전자의무기록시스템에 사용하는 디지털 서명키로 공인인증기관에서 발급 받을 수 있음
- 개인키는 개인이 보관하여 사용하여 공개키는 공인인증기관에서 네트워크를 통해 확인 가능

④ 디지털 서명 도입 효과
- 디지털 서명을 통한 데이터 무결성 확보
- 데이터 암호화를 통한 기밀성 확보

⑤ 디지털 서명 인증시스템 도입시 고려사항
- 인증방법
- 인증사용자
- 인증 대상 범위

⑥ 디지털 서명의 절차
- 디지털 서명 대상 전자문서를 공인인증기관에 제공하는 Hash Function로 이를 통해 압축된 정보를 만듦
- 이 작업은 디지털 서명 알고리즘을 통과하기 전 최소 단위의 데이터로 만드는 작업이 필요
- 디지털 서명 알고리즘을 통과하면 디지털 서명이 생성됨

> 디지털 서명 인증 주요 절차
> 로그인 서명 → 서명 검증(ID/PASS 확인) → 처방 →진료기록생성 → 디지털 서명 → 서명검증
> 디지털 서명의 인증 매체로 사용 : 스마트 카드/USB 메모리

(2) 웹 보안 프로토콜

기본적인 웹서버와 웹클라이언트 간의 사용자 인증방법만으로는 보안을 위해 필요한 요구 사항들을 만족시킬 수 없다. 웹 보안을 위해 사용되는 주요 프로토콜로는 응용계층(Application Layer)에서 동작하는 메일 보안을 위한 PGP, PEM, S/MIME과 HTTP 보안을 위한 S-HTTP(Secure HyperText Transfer Protocol), 원격 로그인 시 통신을 암호화하는 SSH(Secure shell), 전송 계층과 세션 계층 사이에서 동작하는 SSL(Secure Socket Layer)/TLS(Transport Layer Security), 네트워크 계층에서 동작하는 IPSec 등이 있다.

① 이메일 보안

인터넷에서 많이 사용되고 있는 이메일은 송신자에서 수신자에 이르기까지 많은 위험과 취약점을 가지고 있어서 그 내용의 보안을 보장할 수 없다. 이러한 문제를 극복하는 방법은 내용을 암호화 함으로써 중간에서 가로채더라도 다른 사람이 알아볼 수 없게 만드는 것이다. 따라서 메일 보안을 위해 PGP, PEM, S/MIME 등의 여러 도구들을 제공하고 있다.

- PGP : PGP(Pretty Good Privacy)는 1991년에 필립 짐머만(Philip Zimmermann)에 의해 개발되었으며, 이메일 메시지를 암호화하고 복호화시켜 제3자가 알 수 없도록 하는 이메일 보안프로그램이다. 이 프로그램은 이메일의 내용을 암호 알고리즘을 이용하여 암호화시키므로 암호를 풀

기 위한 특정키를 가지고 있어야만 내용을 볼 수가 있다. 일반우편은 배달 도중에 누군가가 몰래 봉투를 뜯어 내용을 바꾼 다음에 다시 봉투를 붙여 놓을 수 있지만, PGP나 PEM에서는 특정한 키가 있어야 만이 내용을 볼 수 있도록 되어 있기 때문에 기밀성, 인증, 무결성, 부인방지 등의 기능을 지원한다. 이메일의 기밀성과 메시지 인증, 사용자 인증, 송신자 부인방지 등을 지원한다.

- PEM : PEM(Privacy Enhanced Mail)은 프라이버시 개선 메일의 약어로 안전한 이메일 교환을 위한 IETF 표준이다.
- S/MIME : S/MIME(Secure/Multipurpose Internet Mail Extension)은 MIME으로 캡슐화된 이메일의 공개키 암호와 서명을 위한 표준으로 MIME에 보안기능을 추가한 인터넷 메일 보안 프로토콜이다. S/MIME는 RSA 암호화 시스템을 인증하며, 인증, 메시지 무결성, 디지털 서명을 사용한 송신자 부인 봉쇄, 기밀성, 암호화를 이용한 데이터 보안등의 암호 보완 서비스를 전자메일 응용 프로그램에게 제공한다. S/MIME의 기능은 대부분의 이메일 소프트웨어에서 제공되고 있다.

② SSL

SSL(Secure Sockets Layer)은 거의 대부분의 웹 브라우저에서 지원해 주는 기능으로 웹 페이지 보안에서 많이 사용된다. 웹브라우저와 웹서버 간에 데이터를 안전하게 주고받기 위한 업계 표준 프로토콜로서 미국 네스케이프와 커뮤니케이션즈사가 개발하였고, 마이크로소프트 사 등 주요 웹 제품 업체가 채택하고 있다. SSL은 웹 제품뿐만 아니라 파일 전송 규약(FTP) 등 다른 TCP/IP 애플리케이션에 적용할 수 있으며, 웹브라우저와 웹서버 간에 서로 상대의 신원을 확인하는 인증기능과 둘 사이의 모든 데이터가 암호화되는 기능이 있다.

③ TLS

TLS(Transport Layer Security)는 2개의 통신 프로그램 사이에서 개인의 정보 보호와 데이터의 무결성을 제공하기 위해 만들어졌다. TLS은 응용 프로토콜에 독립적이며 전송계층을 기반으로 개발되었기 때문에 어떠한 응용 프로그램이라도 TLS를 이용해 안전한 통신을 구축할 수 있다. TLS 프로토콜 위에서 상위 계층의 프로토콜이 동작할 수 있으며, 응용 프로그램의 보안은 TLS의 보안 메커니즘을 사용하여 향상 될 수 있다.

④ IPSec

보안에 취약한 인터넷에서 인증이나 암호화를 수행하여 안전한 통신을 실현하기 위한 통신 규약으로 IPSec(Internet Protocol Security)는 데이터 송신자의 인증을 허용하는 인증헤더(AH : Authentication Header)와 송신자의 인증 및 데이터 암호화를 함께 지원하는 ESP(Encapsulation Security Payload)를 통해 보안 서비스를 제공한다.

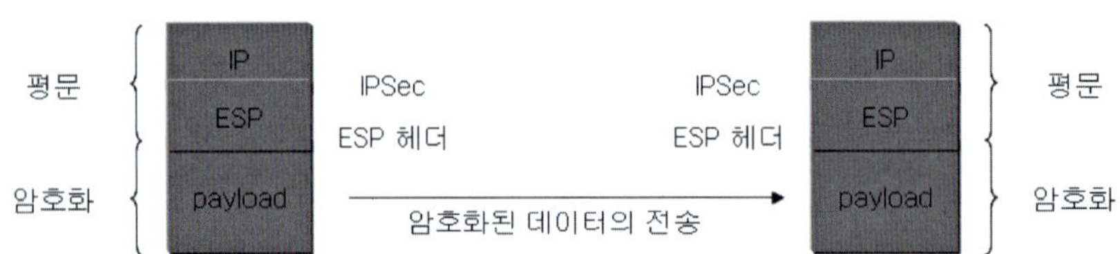

[그림 5-5] IPSec을 이용한 데이터 전송

⑤ SSL, TLS 그리고 SSH처럼 폭넓게 사용되고 있는 다른 인터넷 보안 프로토콜들은 전송 계층 이상의 상위계층에서 동작하지만, IPSec 프로토콜은 OSI 모델의 3계층에서 동작하며 가장 일반적으로 사용되는 전송 계층 프로토콜인 TCP난 UDP 등의 프로토콜을 보호하기 위해 사용될 수 있다.

(3) 방화벽

① 방화벽의 정의

원래 방화벽(Firewall)은 화재가 발생했을 때 불길이 다른 곳으로 번지지 않도록 설치해 놓은 구조물을 말한다. 네트워크에서의 방화벽이란 신뢰하지 않는 외부 네트워크와 신뢰하는 내부 네트워크 사이를 지나는 패킷을 미리 정해 놓은 규칙에 따라 차단하거나 보내주는 기능을 하는 하드웨어나 소프트웨어를 말한다. 외부망으로부터 내부망과 시스템을 보호하기 위하여, 내부망으로 들어오는 모든 패킷을 검사하여 미리 허가된 패킷만 통과시키는 보안시스템이다.

② 방화벽의 기능

- 접근제어 : 정책에 의하여 허용/차단 결정하기 위한 검사
- 로깅 및 감사 추적
- 인증(Authentication) : 스니핑 등의 공격에 대응하는 방법의 인증
- 무결성(Integrity)
- Traffic의 암호화
- 트래픽 로그

③ 방화벽의 종류

외부와 연결된 내부 네트워크를 외부의 인가되지 않은 침입으로부터 막을 수 있는 환경을 구성하는 것이 바로 방화벽을 설치하는 것이라고 할 수 있다. 이러한 방화벽의 종류에는 다음과 같은 것이 있다.

- 베스천 호스트 : 베스천 호스트(Bastion Host)는 인터넷 사용자가 내부 네트워크로 접근을 하려할 때, 우선 베스천 호스트를 통과해야만 내부 네트워크의 자원과 정보를 이용할 수 있도록 해주기 때문에 방화벽 시스템이 갖는 기능 중 가장 중요한 기능을 제공하게 된다.
- 스크리닝 라우터 : 통신 프로토콜의 출발지 주소와 목적지 주소, 제어 필드, 포트 번호를 분석해서 내부 네트워크와 외부 네트워크 사이의 패킷 통과 여부를 허용하거나 거절하는 라우터 형태를 말한다. 스크린 라우터만 가지고도 보안 접근 제어를 통해 어느 정도 방화벽 시스템의 구현이 가능하나 제한점이 많고 복잡한 정책을 구현하기는 어렵다.
- 이중 홈 게이트웨이 : 두 개의 네트워크 인터페이스를 가진 베스천 호스트를 이용한 구성으로 단순한 베스천 호스트 구성이 외부 네트워크와 내부 네트워크를 논리적으로 구분하는 것과 달리 해당 베스천 호스트를 기준으로 물리적인 네트워크의 구분을 만들어낸다. 라우팅 기능을 제공하지 않아 내/외부 네트워크 간 직접적인 연결을 막는다.
- 스크린 호스트 게이트웨이 : 베스천 호스트와 스크리닝 라우터를 혼합한 방화벽 시스템이다. 스크린 라우터와 베스천 호스트 두번을 거쳐야 하기 때문에 보안성이 강화된다.

- 스크린 서브넷 : 외부 네트워크와 내부 네트워크 사이에 놓이는 일명 DMZ(DeMiliterization Zone)의 역할을 수행하는 완충 지역 개념의 서브넷을 말한다. 스크린된 서브넷 게이트웨이에는 다른 방화벽의 모든 장점이 있고 융통성이 뛰어나고 해커들의 침입이 어려우나 설치가 어렵고 구축비용이 많이 들며 서비스 속도가 느려지는 단점이 있다.

④ 방화벽이 막지 못하는 것

방화벽은 메시지의 내용 자체를 검사하지 않으므로 바이러스를 막지 못하며, 신뢰되지 않은 외부로부터의 공격을 보호하는 것이 목적이므로 악의적인 내부 사용자의 공격을 막을 수 없고, 예측된 접속에 대한 규칙을 세우고 이에 대해서만 방어하기 때문에 새로운 형태의 공격에 대해서는 능동적인 적용이 불가능하다.

⑤ 방화벽 구축 시 고려사항

- 어떤 정보를 보호할 것인가
- 보호해야 할 정보들에 대한 위협 분석
- 정보의 중요성에 대한 분석
- 사용자 계정에 대한 정의
- 보호해야 할 정보에 사용 가능한 어플리케이션과 서비스 종류 분석
- 네트워크 장비 및 호스트 보호에 대한 비용 분석
- 해커 등과 같은 불법 침입자가 시스템 내부에 침입했을 경우 대응책 강구
- 네트워크 시스템에서 자동 점검 시스템 운영 및 주기적인 보안점검

(4) 프록시 서버

① 프록시 서버의 개념

프록시(Proxy)는 원래 캐시(cash) 목적으로 사용되었다. 즉 자주 접속하는 사이트에 대한 페이지를 로컬에 저장해 두고, 원격지에 존재하는 사이트에 대한 재접속이 확인되면 원격지의 사이트에서 페이지를 가져오지 않고, 로컬의 캐시 서버에서 원하는 페이지를 읽는 것이다.

② 프록시 서버의 용도

방화벽은 패킷 필터링 규칙에는 합당하나 바이러스를 막을 수는 없다. 프록시는 이에 대한 규제가 가능하며, 로그 정보 역시 효과적으로 관리할 수 있다. 인터넷 동시 접속자가 많을 때, 음란사이트 등 유해 사이트를 차단할 때, 내부 사용자 IP 주소를 사설 IP 주소로 설정하여 보안을 강화할 때, 해커 등 외부의 침입을 방지하고자 할 때 유용하다.

③ 프록시 서버의 동작절차

프록시 서버는 내부 네트워크에 있는 클라이언트를 대신하여 인터넷에 접속하고, 클라이언트가 요청한 통신 서비스의 결과를 클라이언트에게 제공하는 서버이다. 기본적인 동작 절차는 같다.

- 프록시 서버는 클라이언트의 요청에 따라 외부 서버에 서비스를 요청한다.
- 웹서버 등의 외부 서버는 프록시 서버가 요청한 서비스 결과를 프록시 서버에게 전달한다.
- 프록시 서버는 외부 서버로부터 결과 데이터를 받고 클라이언트에게 전달한다.

④ 프록시 서버의 장점

프록시 서버 사용으로 얻을 수 있는 장점으로는, 사용자 인증 기능이나 서비스 이용 제한을 프록시 서버에 설정해 두면 클라이언트의 안전을 일괄해서 보호 가능하다는 안전성과 외부 서버에 접근하는 것은 프록시 서버이므로 클라이언트의 고유정보가 외부에 노출될 위험이 감소하는 익명성, 그리고 프록시 서버는 모든 사용자가 열람한 웹 사이트의 정보를 일시적으로 캐시에 보관하므로 프록시 서버 내에 보관 중인 웹 사이트의 웹 페이지 정보가 클라이언트에 의해 요청되면 외부 서버와 정보를 주고받지 않고 보관하고 있는 웹페이지를 클라이언트에게 바로 전송하여 줄 수 있다는 서비스의 신속성이다.

- 사용자가 요청한 정보가 변경된 경우에는 캐시된 정보가 정확하지 않으므로 요청 시 무조건 캐시에 저장된 내용을 전송하는 것이 아니라 정보의 수정 여부를 확인한 후 정보가 바뀌지 않았으면 전달한다.
- 웹 브라우저에게 웹 서비스를 제공하는 HTTP 프록시 서버, 메일 서비스를 제공하는 POP 프록시 서버, FTP 서비스를 제공하는 FTP 프록시 서버 등 서비스의 종류에 따라 여러 종류의 프록시 서버가 있다.

(5) 가상 사설망

가상 사설망((VPN : Virtual Private Network)은 인터넷과 같은 공중망에서 터널링(Tunneling)과 암호화 기법을 사용하여 사설망과 같은 서비스를 제공한다.

기업 간 또는 기업과 사용자 간 중요 기밀자료를 인터넷 등을 이용하여 교환 시 공격자에게 자료 누출, 변조 등의 침해사고가 발생할 수 있으므로 이를 방지하고 안전한 데이터 전송을 위해 인터넷망을 전용선처럼 사용할 수 있도록 특수 통신체계와 암호화기법을 제공하는 서비스가 필요하며 VPN은 이를 지원한다.

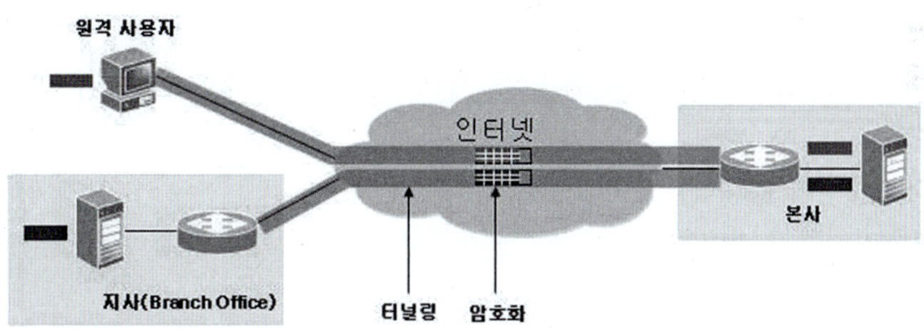

[그림 5-6] 터널링과 암호화 기법을 이용하여 공중망을 사설망으로 사용하는 VPN 기법

터널링 기법이 핵심기술이며, 터널링 과정은 연결하고자 하는 두 지점 간에 가상 터널을 형성해, 외부로부터 영향을 받지 않은 상황에서 정보를 주고 받는 것이다.

VPN은 컴퓨터시스템과 프로토콜(PPTP, L2TP, IPSec, L2F 등)의 집합으로 구성되며, 인증기술(RADUIS, LDAP, PKI 등)과 공개키 기반의 암호화기술(DES, RC5, MPPE)이 필요하다.

(6) 침입탐지시스템

침입탐지 시스템(IDS : Intrusion Detection System)은 각종 침입 행위들 자동으로 탐지하고 지능적으로 대응하는 시스템으로 은행의 감시카메라와 같은 역할을 수행한다. 해킹기술의 발달로 1차 방어선인 방화벽을 통과한 경우 2차적으로 탐지 저지를 한다. 침입탐지시스템의 구축 목적은 해킹 등의 불법 행위에 대한 실시간 탐지 및 차단과 침입차단시스템에서 허용한 패킷을 이용하는 해킹 공격의 방어 등이다.

① 침입탐지의 목적

- 외부로 부터 공격뿐만 아니라 내부자의 IP 도용 해킹도 차단 가능
- 접속하는 IP에 상관없이 모든 Packets에 대해 검사하므로 침입 차단
- Hacking 발견 시 시스템 관리자에게 휴대폰, 전자메일 등으로 즉시 전송하므로 신속 대응 가능
- 탐지는 물론 침입 경로까지 파악 가능하므로 근본적인 차단 시스템 구축용이

(7) 침입방지시스템

침입방지시스템(IPS : Intrusion Prevention System)은 공격의 탐지뿐만 아니라 공격의 수행을 근본적으로 방어하자는 데 목적이 있으며, 실시간 패킷 처리, 오탐지 최소화, 변형 공격과 오용 공격의 탐지, 각 상황에 맞는 실시간 반응 기술이 IPS의 핵심이다.

5.2.6 해킹과 대응책

[1] 해킹의 개념

해킹이란 정보 보호 침해의 한 형태로 정보보호 시스템과 네트워크를 그 대상으로 자행된다. 이러한 해킹 대상에 따라 적절한 보안 기술이 필요하다.

해킹에는 법률적 의미와 일반적 의미가 있다.

- 법률적 의미 : 시스템의 관리자가 구축해 놓은 보안망을 어떤 목적에서 무력화시켰을 경우 이에 따른 모든 행동
- 일반적 의미 : 시스템 관리자의 권한을 불법으로 획득한 경우, 또는 이를 악용해 다른 사용자에게 피해를 준 경우

[2] 해킹의 유형

① 시스템과 서비스 설정의 취약점을 이용한 공격 : 주로 파일 시스템의 쓰기 권한 취약점을 이용하는 경우와 파일 공유의 설정에 대한 취약점을 이용하는 경우, 기타 환경변수를 이용하는 경우가 많다.

② 프로그램의 취약점을 이용한 공격

③ 프로토콜의 취약점을 이용한 공격 : 각종 프로토콜의 설계상 취약점을 이용한 방법으로 DoS와 DDoS, 스니핑(Sniffing), 세션 하이재킹(Session Hijacking), 스푸핑(Spoofing), NetBIOS 크래

킹 등이 있다.

④ 악성 프로그램 : 컴퓨터 바이러스, 트로이 목마, 백도어(Backdoor) 웜 등을 이용한다.

⑤ 정보수집 : 정보 수집이라는 것은 취약점 분석 도구 혹은 시스템 명령어 등을 이용하여 해킹하고자 하는 시스템에 대한 정보를 수집하는 행위를 말한다.

⑥ 서비스 거부 공격 : 시스템이 정상적으로 동작하지 않도록 만드는 공격 기법으로 시스템의 관리자 권한을 얻기 위해 시도되는 일반적인 해킹과는 차이가 있다

[3] 최근의 해킹 기술 동향

1980년대 사용자 암호 추측 공격, 인터넷을 기반으로 한 웜 바이러스 등장, 백도어에 이어 1990년대에는 스니핑, 세션 하이재킹, 스푸핑, 트로이 목마, 서비스 거부(DoS) 공격 등 다양한 기술이 등장했으며 2000년대 분산 서비스 공격(DDos)으로 많은 피해를 준 바 있다. 최근에는 해킹 기술과 바이러스 기술이 통합하고 있으며 웜 바이러스(Code Red, Nimda, Klez 등) 형태로 대형 피해를 유발시키는 방법이 성행하고 있다. 무선 LAN과 Wifi 등의 무선 인터넷 기술이 확산되면서 무선해킹이 등장하고 있어 이에 대한 많은 연구가 필요하다.

(1) DoS 공격

DoS(Denial of Service : 서비스 거부) 공격 대상이 수용할 수 있는 능력 이상의 정보나 사용자 또는 네트워크의 용량을 초과시켜 정상적으로 작동하지 못하게 하는 것으로, NetBIOS 프로토콜의 취약점을 이용하여 상대방의 버퍼에 수용 능력 이상의 데이터를 보냄으로써 운영체제를 파괴하는 것이다. DoS 공격의 유형은 디스크의 데이터와 시스템을 파괴하는 파괴공격, CPU, 메모리, 디스크의 사용에 대한 과다한 부하를 가중시키는 시스템 자원 고갈, 쓰레기 데이터로 네트워크의 대역폭을 고갈시키는 네트워크 자원의 고갈이 있다. DoS 공격의 특징은 다음과 같다.

- 루트 권한을 획득하는 공격이 아니다.
- 데이터를 파괴하거나, 변조하거나, 훔쳐 가는 것을 목적으로 하는 공격이 아니다. 시스템의 서비스를 마비시키는 것을 목적으로 한다.
- 공격자를 추적하기 어렵다. 공격 중이거나 공격 후에 시스템에 로그를 남기게 할 수 있는 공격이 아니며 단숨에 시스템을 마비시키기 때문에 추적이 매우 힘들다.
- 완전한 대책이 없는 경우가 많다. 일단 공격당하고 나면 대부분의 경우 시스템이 거의 복구 불능상태로 빠지게 되기 때문에 이를 복구시키기 위해서 재부팅을 해야 한다. 그러므로 체계적인 대책이나 해결 방안을 제시하기 힘들다.
- 매우 다양한 공격 방법들이 가능하다. 거의 무궁무진하다고 말할 수 있을 정도로 많은 공격 방법이 존재할 수 있다.
- 같은 공격에 대해서 각 시스템마다 결과가 다르게 나타날 수 있다. DoS 공격의 결과는 그 공격당한 시스템의 구현과 매우 밀접한 관계를 가진다.
- 다른 공격을 위한 사전 공격으로 이용될 수 있다. 한 호스트를 침입하기 위해서 사전에 DoS 공격이 이루어질 수 있다.

- 사용자의 실수로 발생할 수도 있다.

(2) DDoS 공격

DDoS(Distributed DoS : 분산 서비스 거부) 공격의 업그레이드 판으로 수많은 DoS 공격이 한 사람의 공격자에 의해 동시에 일어나게 한다. DDoS 공격은 공격자가 몇 대의 시스템(마스터)을 미리 해킹한 후 그 시스템을 같이 사용하거나 몇몇 동료들의 시스템과 협력하여 동시에 공격 대상 시스템이나 네트워크를 공격하는 것이다. DDoS 공격은 특성상 대부분의 공격이 자동화된 도구를 이용하고 있다. 공격의 범위가 방대하며 DDoS 공격을 하려면 최종 공격대상 이외에도 공격을 증폭시켜주는 중간자(에이전트)가 필요하다.

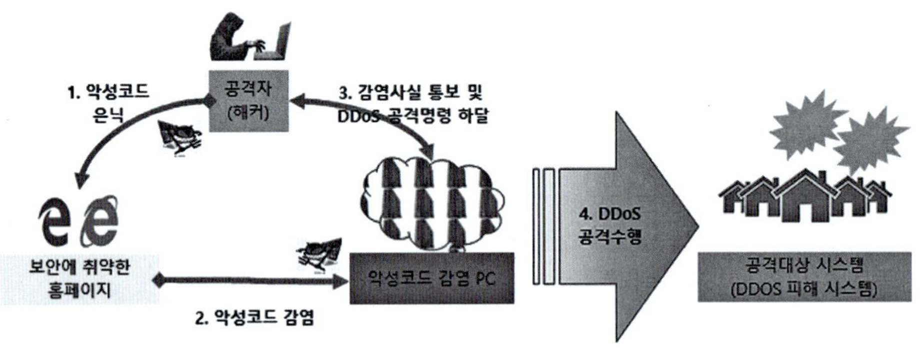

[그림 5-7] DDoS의 공격도

[4] 해킹에 대한 대응책

- 패치(patch) 설치
- 기술권고문 활용
- 패스워드 관련 사용자 교육
- 로그 점검 및 보안 점검 도구 활용
- 네트워크 기반의 침입탐지시스템을 설치하여 활용

[5] 해킹 발생시 조치 사항

- 네트워크 연결을 분리한다.
- 비정상적인 프로세스를 찾아 중지하거나, 시스템을 종료한다.
- 한국 정보통신망 침해사고 대응지원팀(CERT-KR)에 연락하여 기술적인 도움을 받고, 경찰청 사이버수사대나 대검찰청 컴퓨터 수사과 또는 서울지검 컴퓨터 수사부에 컴퓨터 범죄 수사를 의뢰한다.

[제6장]

병원정보시스템

6.1 병원정보시스템의 개요

병원정보시스템(HIS : Hospital Information System)은 병원을 비롯한 의료기관을 운영, 분석하고 나아가 의료의 질을 높이는데 핵심적인 역할을 할 수 있는 것으로서 1990년대 중반부터 각 병원에서 본격적으로 도입하여 운영하고 있다. 즉 PC를 비롯한 컴퓨터 관련 하드웨어가 가격대비 성능이 향상되고 그동안 PC를 단순 터미널 기능으로 사용하던 환경에서, 편리한 소프트웨어 기능을 이용하여 Windows 환경을 기반으로 한 GUI(Graphic User Interface)를 실현할 수 있게 됨에 따라 병원에서 발생하는 모든 행위를 전산화하는 HIS의 도입이 가능하게 되었다. 이러한 도입은 각종 정보에 대한 신속 정확한 통계와 분석이 가능해지고 그에 따라 의료의 질, 양적인 향상과 병원경영에 도움을 줄 수 있게 된다. 1978년 의료보험이 시작되고 1989년부터는 전 국민 의료보험이 도입되면서 의료수요가 급증함과 동시에 병원도 양과 질적인 면에서 많이 성장하게 되었다. 이러한 성장은 대단위로 발생하는 의료정보를 처리할 수 있는 새로운 구조에 의한 시스템 구축을 요구하게 되었다. 이러한 사회적 요구에 따라 기존 사용하던 원무행정 중심의 병원전산화로는 한계가 있으며, 새로운 구조, 즉 처방전달시스템(OCS : Order Communication System)을 기본으로 한 HIS를 구축하기에 이르렀다. 또한 통신장비와 PC등 컴퓨터 관련 장비의 성능향상과 가격하락은 분산처리 방식의 Client/Server 구조로 HIS를 구축하는 것이 가능하게 되었다. 따라서 이 장에서는 HIS의 기본적인 개념에 대하여 다루고자 한다.

병원정보시스템의 목적은 컴퓨터와 통신장비를 사용하여 병원의 제반활동과 관련한 임상진료정보와 행정적 자료를 수집, 저장, 처리, 인출 및 전송하고 모든 권한 있는 사용자의 기능적 요구사항을 만족시키는 것(Bakker, 2002)으로, **병원정보시스템은 의료서비스를 제공하는 병원에서 서비스 생산을 비롯한 병원내 각종 의료 및 일반업무에 있어 정보이용자와 컴퓨터를 결합시켜 조직구성원의 성과를 높이고, 나아가 병원조직의 전체성과를 향상시키는 것을 목적으로 구축되는 통합된 시스템이다.**

병원전산화란 업무를 컴퓨터로 처리하기 위하여 프로그램을 만드는 단순한 작업이 아니라 병원 업무에 정보기술(하드웨어와 소프트웨어, 각종 어플리케이션)을 적용하여 업무흐름과 조직의 효율을 극대화 시키는 과정이다.

6.1.1 병원정보시스템의 기본 개념

[1] HIS의 필요성

의료보험제도가 도입되면서 국내 각 의료기관에서는 의료보험에 관련된 원무행정 중심의 HIS가 구축되기 시작하여 1990년대 초반까지 운영되어 왔으나 진료비 청구를 위주로 한 HIS로는 각종 의료에 관련된 통계나 분석을 하는데 한계가 있으며 따라서 원가분석을 통한 병원경영을 원활히 하기 위해서는 보다 근본적인 HIS를 필요로 하게 되었다. 즉 병원에서 발생되는 의료정보의 중심은 환자를 직접 접하는 의료진의 처방에 의해 이루어지기 때문에 의료진이 HIS를 직접 사용하여야 하고 이 처방을 중심으로 모든 정보가 전달되는 과정이 필요하게 되었다. 이러한 처방전달시스템을 OCS라고 한다. 그러나 의료진이 OCS를 직접 사용하기 위해서는 기존 수기처방을 편리하게 전산으로 처방할 수 있는 사용자 편리성이 최대한 반영된 시스템이 요구된다. 이러한 사용자 편리성을 만족하기 위해서는 주 사용자인 의료진의 요구를 최대한 반영할 수 있는 정책이 고려되어야 하며 그러한 가운데 정보를 집적화할 수 있는 기술이 중요하게 된다.

- 진료와 진료지원 업무의 생산성 증가
- 의료서비스 향상을 통한 경쟁력 제고
- 병원행정의 3대 요소인 인원, 물자, 자금의 체계적 관리
- 정확한 경영 분석정보 제공을 통한 합리적인 운영계획 수립

[2] HIS 기대효과

HIS가 도입됨으로서 얻어질 수 있는 기대효과는 다음과 같다.

① 진료서비스 개선
- 의사의 직접 입력에 따른 정확한 처방 및 신속한 정보 전달
- 원무행정의 정확성 및 간편성
- 대기시간 단축 등의 환자 서비스 개선

② 행정업무 개선
- 각종 수가 관련 Cord의 불필요
- 정보의 통합 운영관리에 따른 업무 중복 감소
- 정보입력 및 통계자료의 정확성 향상

③ 자원관리 효율성
- 인원, 물자, 자금 등 자원 흐름의 신속하고 정확한 파악
- 의료소모품 재고관리의 정확성
- 의료기관 사이의 표준화 도입의 기초 확보
- 1, 2, 3차 전달체계 확립 및 의료보험관리공단 연계성 용이로 EDI 시스템 도입의 용이성
- 의료 행정 인력의 조정 용이성

④ 의사결정지원시스템
- 신뢰성 있는 병원 경영정보 분석 시스템 구축
- 신속한 의사결정
- 정확한 원가분석

⑤ 수익성 개선
- 정확한 자원(인적, 물적, 자금) 관리에 의한 과다지출 억제
- 수입원 증가요인 분석에 의한 집중적인 투자로 수입 증대

⑥ 의료진

- 처방에 관련된 의료용어를 사용자 정의어를 도입함으로서 의료진의 사용자 편리성을 극대화
- 임상의학연구의 원천자료 제공 및 활성화
- 의학통계의 신뢰성
- 의학교육의 발전
- EMR의 도입 가능
- 수련과정 의료진의 질적인 향상 도모
- 시 · 공간의 초월

[3] HIS 구축목적

병원 정보 시스템은 환자의 병력에 대한 정보의 공통 소스를 제공한다. 시스템은 안전한 장소에 데이터를 보관해야 하고, 특정 상황에 data를 접근 할 수 있는 사람을 제어해야 한다. 이러한 시스템은 환자의 의료 정보를 제공함으로써 치료를 조정하고, 장소 및 필요시간을 조정하는 의료 전문가의 능력을 향상시킨다. 또한 엑스레이와 같은 영상결과를 포함하는 환자의 실험실 테스트 정보를 전문가가 접근할 수 있다. HIS는 의료 서비스 제공자들 사이의 내부 및 외부 통신을 제공한다.

- 진료와 진료지원 업무의 생산성 증가
- 의료서비스 향상을 통한 경쟁력 제고
- 병원행정의 3대 요소인 인원, 물자, 자금의 체계적 관리
- 정확한 경영 분석정보 제공을 통한 합리적인 운영계획 수립

[4] HIS 구축 고려사항

- 사용자 중심의 정보환경 : 사용자 편리성을 최우선적으로 고려
- 신기술 적용에 대한 적극적인 대처
- 단계별 프로그램 개발 및 적용 계획(기존병원)
- 기존시설과 환경에 적합한 전산망 및 전산장비 도입
- 경비대 효과의 경제성 고려

[5] HIS 구축 문제점

- 의료진이 주사용자임에 따라 PC사용에 대한 거부감이 강함
- 기존 HIS 정보와의 호환성 유지 및 점진적인 교체기간이 필요
- 24시간 정지없이 가동가능한 시스템을 유지하여야 하며 특히 진료정보에 대한 완벽한 보안과 보호가 보장
- 전산화에 부적합한 시설 및 환경 : 경제성, 편리성
- 컴퓨터에 미숙한 인적자원 : 교육, 적용성
- 전산화에 따르는 경비

6.1.2 병원정보시스템의 구조

HIS는 [그림 6-1]과 같이 OCS와 사무자동화(OA : Office Automation) 및 영상정보의 3가지 구조로 분류할 수 있다. OCS는 HIS중 가장 기본이 되는 시스템으로서 환자에게 발생되는 처방을 중심으로 진료와 진료지원 및 원무행정부서 간에 전달되는 과정을 전산화한 시스템이라 할 수 있다.

영상정보는 병원에서 발생하는 영상정보 즉 X-Ray, CT, MR, 초음파 등 영상장비에서 나오는 그래픽 데이터를 전산화하여 저장하고 검색할 수 있는 시스템을 말하며 여기에는 PACS(Picture Archiving Communication System)과 원격진료(Telemedicine) 및 손으로 쓴 의무기록차트를 스캐닝하여 디지털화한 의무기록 광파일로 구분할 수 있다.

여기서 PACS는 주로 병원내부에서 지역통신망(LAN)을 통해 정보가 전달되는 시스템을 말하며 원격진료는 병원과 타 의료기관 또는 기타지역 등 외부 통신망을 통해 원격으로 정보가 전달되는 시스템을 말한다. 사무자동화는 OCS에서 발생되는 정보를 근간으로 인사급여, 경리와 물품관리 및 원가분석, 경영지원에 이르기까지 병원경영에 필요한 시스템을 정보화한 것이라 할 수 있다. 병원 내 진료현황부터 의약품 관리 및 재무 관리를 포함하기 때문에 매우 복잡하게 구성되어 있다.

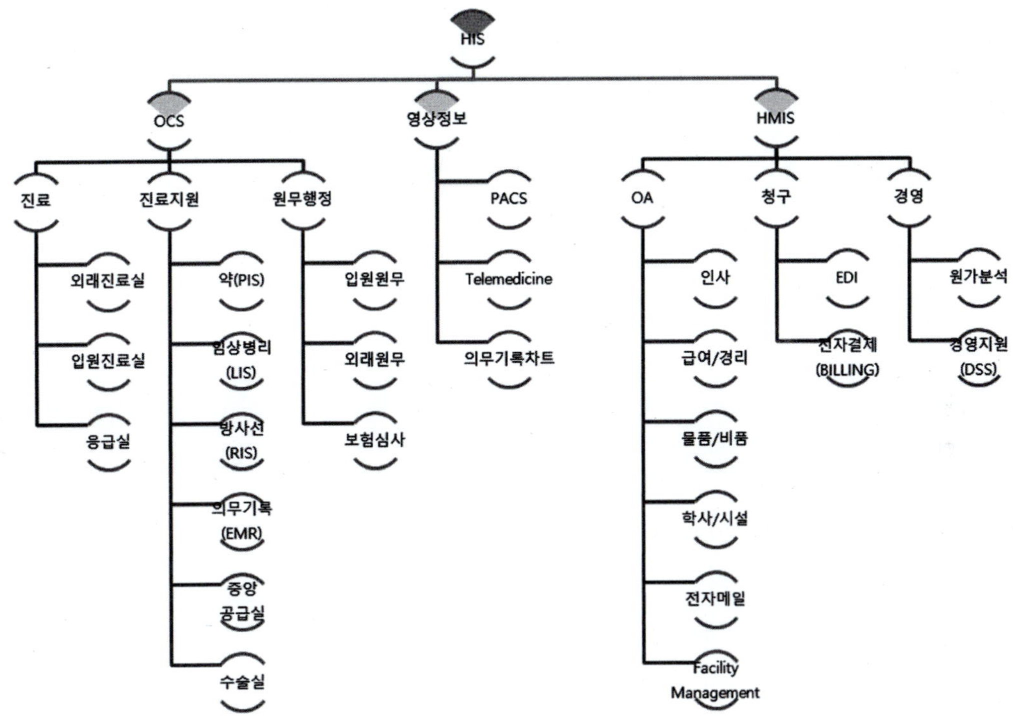

[그림 6-1] HIS의 구조

[1] 전통적인 병원정보시스템의 구조

① 원무행정분야 : 진료 및 진료지원분야, 경영관리분야로 나눔

② 원무정보시스템 : 접수, 수납, 입/퇴원, 보험청구 등

③ 진료정보시스템 : OCS, LIS, WIS, PACS, PIS, EMR 등

④ 경영/관리정보시스템 : 인사, 급여, 관리, 의사결정 등

[2] 프리드만 & 마틴의 병원정보시스템 기능적 모형(1987)

① 핵심 기능(Core System)

② 관리 및 재무(Business And Financial System)

③ 커뮤니케이션과 네트워크(Communication And Networking)

④ 부서관리(Departmental Management)

⑤ 의무기록(Medical Documentation System)

⑥ 임상지원(Medical Support System)

⑦ 전산화에 따르는 경비

【표 6-1】 처방전달시스템(OCS)의 목표 및 고려사항

OCS의 목표	OCS의 고려사항
- 환자의 대기시간 단축 - 의료진의 paper work 감소 - 진료지시 및 결과 : 신속·정확한 전달 - 종이없는 의무기록체계 구축	- 정확, 신속한 의사 전달 - 정확한 회계 처리 - 신속한 검사결과의 보고 - 업무절차의 진행사항 파악

6.1.3 병원정보시스템의 구성

[1] 하드웨어의 분류

(1) 서버(Server)

① 병원정보시스템에서 발생된 데이터를 저장하는 데이터베이스 서버와

② 데이터의 처리 및 가공을 담당하는 애플리케이션 서버로 분류

③ 서버군

- 네트워크 서버 : 네트워크의 관리를 위한 네트워크 서버
- 백업 서버 : 자료의 백업을 위한 백업 서버

(2) 클라이언트(Client) : 병원정보시스템의 처리를 위한 개인단말기와 주변기기로 구성

① 개인단말기

- 과거 : 서버와 1:1 처리를 위한 더미단말기 대부분
- 현재 : PC, Notebook 등이 단말기로 사용
- 최근 : WBT(윈도 기반 컴퓨터 단말기), PDA 등 사용 증가

② 주변기기

- 레이저 프린터, 바코드
- 진찰권 발급용 엠보싱 프린터
- 출력과 바코드를 인식하기 위한 바코드 인식기
- 마그네틱 카드 인식기
- 수납시 환자의 편의를 위한 금액표시기, 전광판 시스템
- 스마트카드 인식기

[2] 소프트웨어

병원정보시스템의 운영을 위하여 각종 소프트웨어가 필요

(1) 서버 소프트웨어

- 서버시스템의 운영에 필요한 O/S(Operating System)
- 데이터의 저장 및 관리를 위한 DBMS(Database Management System)
- 데이터의 전송을 원활하게 제공하는 미들웨어
- 응용 소프트웨어를 제작하기 위한 프로그램 언어 등

(2) 클라이언트 소프트웨어

- O/S는 국내 대부분의 PC : Notebook이 Microsoft사의 Windows 제품군을 사용하고 있음
- 클라이언트 프로그래밍 툴과 워드프로세서 등 : 각종 유틸리티 사용
- D/W, PACS, EMR 등 병원정보시스템 확장에 따라 소프트웨어 범위 증가

【표 6-2】 서버, 클라이언트 분류에 따른 소프트웨어

구분	분류	소프트웨어
Server (서버)	Operating system(운영체계)	UNIX, LINUX, Window NT/XP 등
	DBMS(데이터베이스관리시스템)	ORACLE, SYBASE, INFORMIX
	Middleware(미들웨어)	TUXEDO, TOPEND, ENTRA, TAMX 등
	Language(언어)	C/C++, C, COBOL, FORTRAN
Client (클라이언트)	Operating System(운영체계)	Window 11/7/XP/MT/Me
	Programming Tool(프로그램 툴)	Visual Basic, C
	Utility(유틸리티)	MS word, Excel

[3] 네트워크

(1) 네트워크의 구성

- 병원 내 거미줄처럼 퍼져 있는 네트워크는 병원정보시스템에 필수
- 과거 : 병원정보시스템에서는 서버와 클라이언트 간에 1:1처리를 위한 연결

- 현재 : 병원 내 모든 부서에 네트워크 구성이 되어 있음

(2) 네트워크의 분류

① 병원내 데이터 전송

- 병원내 데이터 전송은 PACS의 도입에 따라 대용량의 영상
- 네트워크상에 전송됨에 따라 전송속도 증가
- 10Mbps, 100Mbps 환경을 뛰어넘어 1Gbps 전송환경이 구축되고 있음

② 병원 외부와의 인터페이스

- 각종 의료정보의 전달을 위해 구경하는 경우가 많음
- 인터넷을 통한 정보획득을 위하여 필요
- 외부와의 연결시에는 정보보안을 위한 방화벽 시스템을 구성하여 외부와의 차단이 필요

[4] 응용소프트웨어

- 병원정보시스템은 여러 가지 시스템으로 구성된 복합시스템
- 여러 가지 전자시스템이 복합적, 유기적으로 동작 : 병원전반의 정보 유통을 담당하게 됨

(1) 처방전달시스템(OCS)

처방전달시스템(OCS : Order Communication System)은 병원정보시스템의 핵심으로 의사의 처방정보를 전산망을 이용하여 정확, 신속하게 전달하는 시스템이다.

(2) 의학영상저장전송시스템(PACS : Picture Archiving and Communication System)

PACS는 각종 의료 영상 촬영장치로 촬영한 의료영상들을 디지털화함

- 하드디스크와 같은 저장 매체에 저장, Network를 통해 각 단말기로 전송
- 진찰실, 병동 등에서 환자의 영상을 조회할 수 있는 시스템

(3) 전자의무기록(EMR : Electronic Medical Record)

완전 · 정확한 다양한 의학 지식에 기초한 기억보조와 의사결정보조도구 등을 이용 전문가 시스템을 통해 사용자를 지원하는 체계 위에 세워진 전자형식의 의무기록

(4) 의무기록 광파일/전자서명

의료법에서 의무기록의 디지털 데이터로의 보관은 광파일 시스템에 보관하고, 전자서명법에 의한 전자서명을 한 경우만을 인정하도록 되어 있음

(5) POC(Point of Care)

개인휴대정보단말기(PDA)를 이용, 의료진이 진료현장에서 직접 환자정보를 입력하거나 처방전을 발급하는 시스템

(6) 데이터웨어하우스(DW : Dataware House)

병원에서 기존의 운영계 시스템으로 OCS를 운영하면서 생성된 데이터와 필요시 외부의 데이터를 취합

- 데이터웨어하우스 전용 데이터베이스를 구축하여 병원의 경쟁력 향상
- 이를 위해 신속하고 정확한 의사결정을 지원하는 시스템

(7) 경영정보시스템(MIS : Management Information System)

병원의 인사 · 급여, 재고관리, 회계 · 연산 · 고정자산관리 등으로 기업의 MIS와 같이 각종 일반관리 업무에 해당되는 기능

(8) 최고경영자정보시스템(EIS : Executive Information System)

의사결정지원시스템(DSS : Decision Support System)의 한 분야로 최고경영자정보시스템(ESI)이 제공되고, 병원의 필요한 정보를 추출, 가공하여 경영층에게 제공하여 병원경영을 원활하게 할 수 있다.

(9) 고객관계관리(CRM : Customer Relationship Management)

고객관계관리는 고객과 관련된 기업의 내 · 외부 자료를 분석, 통합하여 고객 특성에 기초한 마케팅 활동을 계획하고 지원하며 평가하는 과정이다.

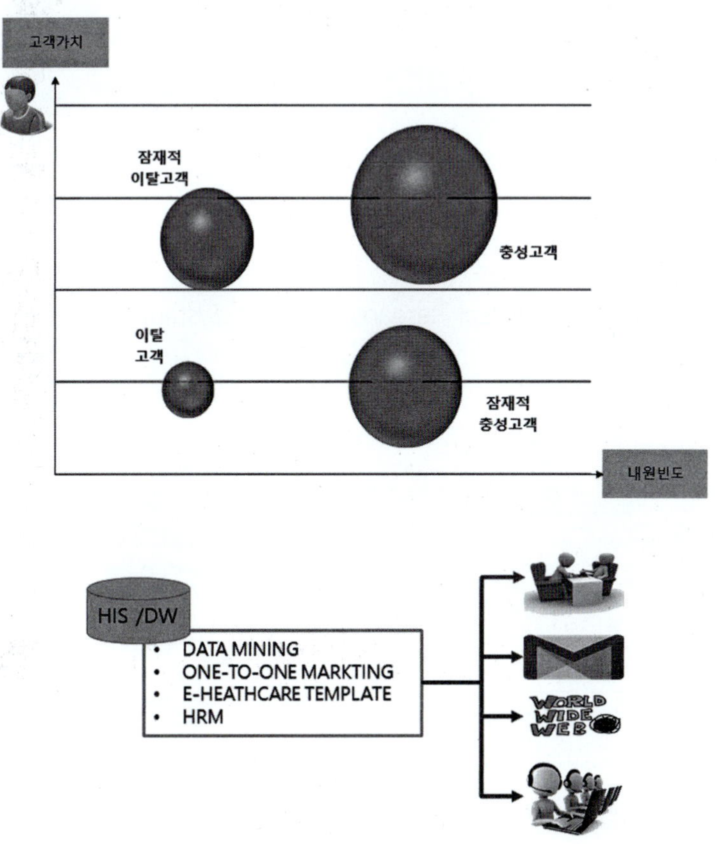

[그림 6-2] 의료기관 CRM 구축 사례

(10) 지식경영(KM : Knowledge Management)

지식경영이란 조직의 정보자산을 정의, 채집, 검색, 공유 및 평가 목적으로 경영 방법론이 이용된다. 정보자산은 데이터베이스, 문서, 업무규정, 절차, 전문지식, 경형 포함된다.

(11) 지식관리시스템(KMS : Knowledge Management System)

조직이나 기업의 지식 차원의 가치를 극대화 목적으로 통합적인 지식관리 프로세스를 지원하는 정보시스템

(12) 원가분석(ABC : Activity Based Cost)

병원의 원가는 처방기준, 수행기준, 부서별, 의사별로 정확한 원가는 추출되어 추출한 원가는 병원경영에 즉각적으로 반영되어야 한다.

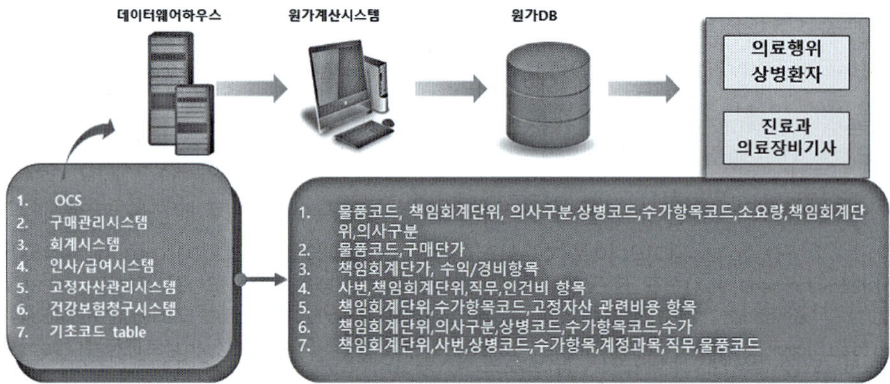

[그림 6-3] 원가계산시스템

(13) 진료연구지원시스템(CRSS : Clinical Research Support System)

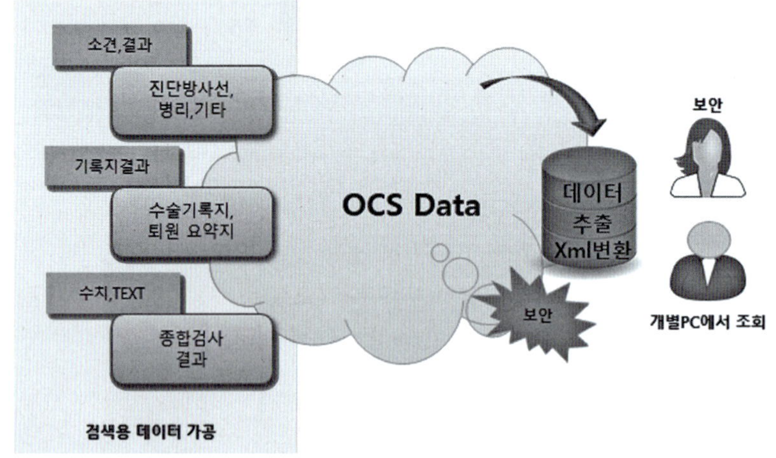

[그림 6-4] 진료연구지원시스템

최근 수년간 전산망을 통한 의료정보의 이용이 학술적인 데이터베이스의 이용에서부터 인터넷을 통한 정보의 교환까지 급속도로 증가하고 있는 상황에서 보다 신속하고 정확하며 다양한 의료정보에 대한 욕구는 일반인들뿐만 아니라 환자와 의료진 모두에게 증대되고 있는 것이 현실이다.

향후 빠른 조치와 후송 결정에 도움을 주기 위하여 화상회의 시스템과 방사선 영상을 포함한 원격 의료정보 전달, 전송된 정보의 신속한 조회를 위한 PACS망과의 접속을 포함하는 원격 응급진료 시스템을 구성하였다. 이러한 시스템을 바탕으로 환자에서 대한 빠르고 정확한 진단과 치료가 가능하다.

6.1.4 병원정보시스템의 구축방안

① 사용자 중심의 정보환경 : 사용자 편리성을 최우선적으로 고려
② 신기술 적용에 대한 적극적인 대처
③ 단계별 프로그램 개발 및 적용 계획(기존병원)
④ 기존시설과 환경에 적합한 전산망 및 전산장비 도입
⑤ 경비대 효과의 경제성 고려

[1] 분산처리 방식 도입

1993년 IBM 호환용 PC에 한글 윈도우 3.1이 탑재되기 시작하면서 PC사용자는 기존의 DOS에서 구현하기 힘들었던 GUI를 요구하게 되었다. GUI는 특히 컴퓨터에 익숙하지 않은 일반 사용자의 요구에 따라 손쉽게 화면을 구성하는 것이 가능한 시스템이다.

이러한 GUI환경은 환자를 진료하는데 주된 목적을 두고 있는 의료진이 PC를 거부감 없이 사용하면서 관련된 데이터를 체계적으로 정보화할 수 있는 이점이 부각되면서 보급되기 시작하였으며 이에 따른 병원정보시스템 개발이 크게 퍼지게 되었다.

의료보험의 도입과 함께 원무행정을 중심으로 컴퓨터를 이용하던 환경이 의료진이 GUI를 이용하여 손쉽게 사용할 수 있는 시스템(처방전달시스템, 진료지원 시스템)의 도입이 가능하게 되었다. 이 방식은 하드웨어적인 면에서는 발생되는 정보의 교통량의 업무에 따라 분산하여 데이터베이스 및 데이터의 처리를 Server별로 나누어 분산처리하고, 소프트웨어적인 면에서는 관계형 데이터베이스의 도입과 PC의 사용자가 손쉽게 사용할 수 있도록 화면을 그래픽 처리하는 것이다.

이러한 시스템의 도입으로 실질적인 OCS가 가능하게 되었다. 즉 환자가 접수되면 접수된 내역이 진찰실 화면에 표시되고 의사에 의해 직접 입력된 처방내력이 약국과 검사실에 전달되고 원무과에서는 처방내역에 따른 수가계산을 의료보험 등에 따라 자동으로 계산할 수 있게 된다. 이에 따라 환자의 서비스 개선 및 정확한 의료정보의 축적 및 이용이 가능하게 된다. 분산처리에 의한 클라이언트/서버 응용은, 클라이언트와 서버 간에 응용프로그램을 분리한다.

전형적으로 클라이언트 쪽의 사건중심(Event-Driven) GUI응용은 프로그램 흐름을 제어하고, 서버 쪽의 로직은 업무와 데이터베이스 규칙을 중심으로 수행한다. 클라이언트와 서버 처리 작업은 다양한 미들웨어 도구를 사용해서 통신할 수 있다.

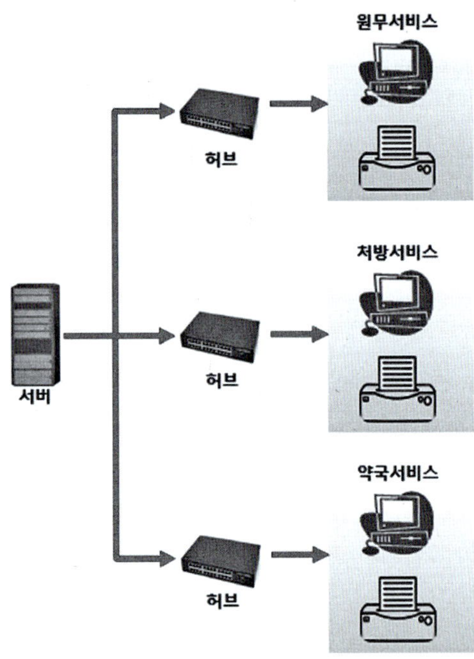

[그림 6-5] OCS에서의 Client/Server의 예

[2] 컴퓨터 시스템 선정시 고려 사항

컴퓨터 시스템의 성능은 ① PC, ② Server, ③ 전산망 및 관련 장비에 따라 큰 영향을 받는다. 이러한 하드웨어 선정은 구입비용에 직접적으로 영향을 주기 때문에 신중하게 고려되어야 한다. 최우선적으로 고려하여야 하는 사항으로는 사용자의 요구를 처리 속도면과 정보 활용면에서 만족시켜 줄 수 있도록 시스템을 선정하여야 한다.

PC의 사용자가 급속히 늘어나고 여러 기능(문서작성, 데이터베이스, 계산, 영상 및 음성처리)을 신속히 처리하기 위하여 예를 들어 IBM 호환기종 PC를 구입하고자 할 때 CPU는 Pentium급으로 하고 하드 디스크나 메모리의 용량이 큰 것을 구입하고자 한다. 그러나 이러한 PC를 다수의 사용자가 자원을 공유하면서 사용하고자 할 때는 사용자의 PC성능보다는 Server와 전산망 및 관련 장비에 큰 영향을 받는다.

이러한 전송속도는 1:1로 사용하는 경우에는 전혀 문제가 되지 않으나 만일 100명의 사용자가 동시에 전송하고 1명의 사용자가 정보를 받는다면 1초에 56개의 문자만 전송할 수밖에 없게 된다. 특히 영상에 대한 데이터를 전송하는 경우에는 문제가 심각해진다. 따라서 이러한 문제점을 해결하기 위해서는 대용량의 정보를 공유하고 고속으로 데이터를 처리할 수 있는 Server와 고속으로 정보를 주고받을 수 있는 전산망이 요구된다.

[3] 병원 전산망 구축시 고려사항

발생되는 의료정보시스템을 고속으로 처리하고 주어진 정보를 공유하면서 최대한 활용하기 위해서는 데이터 공유 및 저장을 위한 Server와 PC 사이의 연결할 수 있는 병원전산망 및 관련장비의 선정이 PC나 Server보다 더 중요한 역할을 한다. 최근 컴퓨터 시스템을 구축하는 전문가들 사이에는 전산망이 곧 컴퓨터라는 개념을 갖고 전산망 구축과 전산망 장비선정 작업을 하고 있다. 병원 전산망은 사용자가 원하는 정보를 고속으로 정확히 경제적으로 안전하게 전달할 수 있어야 하며 전산망 사용자들의 요구사항[정보 교통량의 유형(문자, 정지영상, 동영상 등)과 정보량 및 응답시간 등을 총괄적으로 파악하여 구축하여야 한다.

(1) 정확성

정보전달의 정확성은 전상망을 도입함으로서 기대하는 첫 번째 요인이다. 즉 모든 정보는 원하는 장소로부터 다른 원하는 장소로 오차없이 전달되어져야 한다. 만일 진찰실에서 처방한 약처방이 약국에 잘못 전달되고 검사결과의 수치가 진찰실에 잘못 전달된다면 환자에게 치명적인 결과를 초래할 수 있다.

(2) 안전성

안전성은 신뢰성과 보안성의 두 가지로 구분할 수 있다. 신뢰성은 전산망 및 전산망 장비가 얼마나 고장 없이 안정적으로 동작해 주느냐 하는 것이다. 일반적으로 기업 등에서 주로 사용하는 Off-Line 유형의 정보전달에서도 전산망이 장애를 일으키는 경우 큰 불편을 겪고 있다. 그러나 의료정보에서 On-Line 유형의 정보전달은 전산망이 장애를 일으키는 경우 환자나 의료진에게 치명적인 피해를 주기 때문에 경제적으로 비용이 추가되는 한이 있어도 백업 전산망과 장비를 갖추어야 한다. 외국의 예로 보아도 기업의 규모가 크고 전산망의 규모가 클수록 그 손실액은 수 백만불에 이르고 있는 것을 볼 수 있다. 따라서 전산망 고장을 최소화할 수 있는 전산망의 선정이 필수적이다. 이를 위해서는 전산망장비들이 여러 가지 고장 복구 수단, 백업 등의 기능을 갖추기 위한 UPS, AVR, 항온항습장치 등의 장비 필수적이다.

(3) 보안성

보안성은 의료정보에 있어서 큰 비중을 차지하는 것으로 의사, 간호사, 사무원, 관리자에 따라 정보의 입·출력에 관한 권한을 명백히 하여야 하며 특히 사용자 비밀번호는 타 사용자들에게 절대로 유출하여서는 안된다는 점을 주지시켜야 하고 이에 대한 적절한 대비책을 세워야 한다.

(4) 경제성

전산망설치 및 전산망 장비 구입에 소요되는 비용에 대한 것이다. 특히 전산망 설치공사는 예상되는 사용자 수를 충분히 고려하여야한다. 일반적으로 전산망 공사비용에서 차지하는 비용 중 50%는 인건비가 차지한다. 특히 신규건물이 아닌 기존 건물에 전산망을 구축할 때는 전산망 배관이나 병원 특성상 낮에는 공사를 못하는 관계로 이에 따른 추가비용이 소요된다. 따라서 한번 공사 시 사용자 수를 최대한 고려하여 배선을 함으로서 재공사를 하지 않도록 하여야 한다. 전산망 장비는 요구되는 처리속도에 크게 좌우하기 때문에 전송하고자 하는 의료정보의 성격에 따른 처리속도와 전산장비에 연결되어야 하는 PC수를 고려한 전산망 장비를 도입하여야 한다. 또한 1~2년을 주기로 성능이 향상되는 특성을 감안하여 구입하여야 한다.

(5) 전산망 장비 설치 공간

기존 병원에 전산망을 설치하는 경우 다행히 전산실과 사용자 사이의 거리가 100m 거리 이내 있는 경우 중앙의 한곳에 배전반과 전산망 장비를 집중적으로 배치할 수 있어 설치 공간에 큰 문제가 생기지 않으나, 건물과 건물 간 또는 건물 내 동선이 긴 경우 배전반과 전산망장비를 분산하여 설치하여야 한다. 그러나 대부분의 병원은 이를 위한 여유 공간이 없기 때문에 전기선이나 전화선이 설치된 통로나 복도 등에 설치하는 경우가 있다.

그러나 이러한 공간은 통풍이나 습도, 온도 등에 대한 대책이 없기 때문에 전산망 장비의 장애를 일으키는 주원인이 된다. 고장이 발생되어 재공사를 하여야 하는 경우 설치한 전산선은 거의 무용지물이 되고 기존 설치된 전산선을 제거하고 다시 포설하여야 하는 등 초기설치 공사비보다 더 많은 금액이 소요된다. 따라서 전산망 설치공사시에는 최단거리에 가능하면 중앙집중식으로 설치할 수 있는 공간을 확보하여야 한다.

[4] 병원 전산망 구축 방안

병원 전산망을 구축한다고 할 때 현재 자신의 환경에서 어떤 장비와 소프트웨어 및 프로토콜을 사용해야 제대로 전산망이 구현될 수 있는지 판단이 잘 서지 않는 경우가 있다. 특히 전산망 관련장비의 처리속도 등 성능이 1년이 다르게 향상되기 때문에 장비선정에 망설이는 경우가 있다. 전산망 간의 연결에서는 건물 또는 업무별로 구분되어 있는 Server 단위의 전산망을 허브(Hub), 브리지(Bridge), 라우터(Router), 리피터(Repeater) 등 전산망간 연결 장비를 이용하여 새로운 통합 전산망을 형성하기 때문에, 구축 시에 고려할 내용도 많아진다.

대표적인 검토사항은 다음과 같다.

① 전산망 동작 시스템(Network Operating System, NOS)의 투명성

② 성능 : 사용률, 지연시간(Delay), 처리속도

③ 전산망 연결 경로 배정방식

④ 전산망 관리 및 보안

전산망 동작 시스템은 가능하면 하나의 개방형 표준 시스템으로 채택하는 것이 좋다. 이 소프트웨어는 정보시스템을 개발하는데 가장 중요한 사항이므로 신중하게 선택하여야 한다. 현재 세계적으로 많은 동작 시스템이 나와 있으나 대표적인 것으로 Window NT, UNIX, Netware 등이 있으며, UNIX가 가장 오래전부터 사용되고 있으며, Window NT는 마이크로소프트사가 개발한 것으로 후발주자이나 PC의 동작 시스템이 MS윈도우를 사용하고 있기 때문에 전산망간 연결이 용이하고 다른 동작 시스템을 지원하는 호환성이 좋고 구입가격이 저렴하다는 이점 때문에 최근 급속도로 확장되고 있다. UNIX는 표준 OS로 되어 있으나 실지로는 개발회사마다 다른 프로토콜을 사용하고 있기 때문에 투명성 및 호환성을 보장하기가 어렵다.

전산망 장비의 성능 및 전산망 연결경로 배정은 전체 시스템의 성능에 큰 영향을 미치는 요인으로서 특히 처방전달이나 영상전달과 같이 On-Line 정보의 전송이 많은 경우 고속의 장비 및 적절한 연결경로를 선택하여야 한다. 예를 들어 전산망 연결 시스템은 다음과 같이 도로에 비유될 수 있다.

PC	⇔	자동차
HUB-PC연결선	⇔	지방도로
FDDI, FastHUB-HUB	⇔	국도
ATM, FDDI	⇔	고속도로
Hub	⇔	지방 교차로
Fast Hub/Bridge	⇔	인터체인지
처리속도		도로 폭

한두 대가 출발하면 문제가 되지 않으나 만일 지방의 한 동네에서 승용차 20대가 동시에 목적지를 서울 신촌으로 하여 출발하면 지방도로의 폭, 신호 등, 국도 폭, 인터체인지, 고속도로에서 소요되는 시간 때문에 문제가 될 것이다. 이 중에서 쉽게 개선할 수 있는 것은 교차로, 인터체인지 등을 들 수 있다. 또한 다른 도로를 통해 고속도로로 진입한다면 교통량의 증가를 막을 수 있다. 이와 같이 분기점에 해당하는 장비는 고속으로 처리할 수 있는 것을 선택하여야 한다. 다른 예로 원무를 담당하는 Server 위치가 원무 PC와 같은 곳에 위치하지 않고 방사선을 담당하는 지역에 있다면 고속도로와 국도 등의 교통량이 폭주할 것이다.

따라서 이러한 것을 방지하기 위해서는 빈번하게 같은 업무를 담당하는 PC와 Server는 반드시 같은 도로를 사용할 수 있도록 하여야 한다. 병원처방 업무는 크게 외래, 입원으로 나눌 수 있고 성격에 따라 원무, 진료, 진료지원, 수술 등으로 나눌 수 있으며 정보의 성격에 따라 문자 및 영상정보로 구분할 수 있다.

이에 따라 처방전달 전산망과 영상 전산망은 모든 장비나 전산선을 구분하는 것이 좋다. 영상정보는 많은 데이터를 빠르게 처리하여야 하기 때문에 처방전달과 혼용하여 사용하면 동시에 문제가 생길 가능성이 있다.

현재 통신선은 크게 UTP(Unshielded Twist Pair)와 광케이블이 사용되고 있다. UTP 케이블은 속도에 따라 10Mbps와 100Mbps로 구분되어 있으며 사용용도에 따라 설치되고 있다. 그러나 최근 추세는 가격 차이에도 불구하고 향후 확장성을 고려하여 100Mbps선을 선호하는 경향이 있으며 특히 전산선과 전화선을 구분하지 않고 사용하고 있다.

다만 UTP케이블의 경우 신호를 증폭하지 않고 신호가 갈 수 있는 구간이 100m로 되어 있기 때문에 케이블 공사 시 이 상황을 충분히 고려하여야 한다. 광케이블의 경우는 100Mbps 이상의 전송속도가 요구되거나 거리가 긴 경우, 즉 건물 내에서 100m를 초과하거나 건물과 건물 사이의 설치 시 사용되나 선이 고가이며 특히 통신장비가 고가이기 때문에 이를 충분히 고려하여야 한다.

또한 광케이블은 보통 한 케이블 내에 4가닥 이상이 들어있기 때문에 데이터 량, 사용용도에 따라 케이블 공사 시 향후 확장성을 고려하여 16선 이상을 확보하는 것이 바람직하다. 전산망 관리 및 보안은 문제가 생기지 않을 때는 중요성이 부각되지 않으나 장비, 전산망 등이 장애를 일으킬 때는 즉시 대처하기가 힘들다. 사용자 PC가 100대를 넘고 전산망 장비가 많아지면 고장이 난 경우 대처하기가 힘들고 특히 전산망 장비가 고장이 난 경우는 즉시 대처가 불가능하다.

따라서 전용 전산망 관리 시스템을 도입하여 항상 감시를 하여야 하고 고장이 날 경우 자동으로 어떤 장비가 고장이 났는지를 파악하여 대처하도록 하여야 한다.

[5] HIS 구축 문제점

① 의료진이 주사용자임에 따라 PC사용에 대한 거부감이 강함

② 기존 HIS 정보와의 호환성 유지 및 점진적인 교체기간이 필요

③ 24시간 무정지 시스템을 유지하여야 하며 특히 진료정보에 대한 완벽한 backup이 보장되어야 함

④ 전산화에 부적합한 시설 및 환경 : 경제성, 편리성

⑤ 컴퓨터에 미숙한 인적자원 : 교육, 적용성

⑥ 전산화에 따르는 경비

[6] 성공적인 HIS 도입을 위한 전제 조건

① 병원의 기존 정보시스템에 대한 철저한 이해

② 내외적 환경에 대한 사회학적 분석 및 의사소통 관리 방안 수립(경우에 따라서는 Business) Process Re-engineering)

③ 투자 전략, 유지 보수 계획 수립

④ 컨설팅(BIP/BPR)을 통하여 병원의 현상을 파악하고 미래의 나아갈 방향(To-Be, Vision)을 설정한 후, 장·단기 It Master Plan을 세워 실행하는 것이 효과적이다.

[7] 국내관련기술현황

① 의료진(의사, 간호사 등)의 직접 입력에 따라 각종 처방의 전달과정에서의 오류방지 및 책임 소재가 분명

② 의료보험청구와 관련된 원무행정 위주 시스템

③ 처방전달시스템 도입의 어려움(의료진을 위한 시스템이 아님)

④ 기존 Mainframe, DOS base로 인한 GUI 도입의 어려움

⑤ 일부 신규 대형종합병원을 중심으로 한 Large-Scale OCS도입

⑥ 각 의료기관간 시스템의 상이성으로 인해 상호연결 및 표준화 어려움

⑦ 사용자 편리성을 위한 GUI체제 구축(MS-Windows 시리즈 등)

⑧ PC server의 성능향상으로 규모에 따른 시스템 도입 가능

⑨ 관계형 DBMS의 발달

⑩ 응용 프로그램 개발 도구의 성능향상(Visual Basic, Power Builder 등)

[8] 국내 병원정보시스템 발전

1977년 7월 1일자로 강제적 성격의 의료보험제 실시 이후 보험환자의 진료비 청구 업무 처리의 필요성 제기되어 오다가 1980년대 일부 대학병원에서 부터 PM/PA(Patient Management/Patient Account, 원무관리시스템) 중심의 원무 관리 및 보험 청구에 전산시스템 도입되었다.

1989년 이후 전 국민 의료보험 실시됨에 따라 의료수요의 급증 현상, 병원의 성장, 새로운 병원 전산화 등이 요구되었다. 또한, 컴퓨터와 통신시스템의 성능 향상 및 가격하락으로 인하여 분산처리방

식의 병원정보시스템 구축이 가능해졌다.

【표 6-3】 처방전달시스템(OCS)의 발전과정

년도	발전과정
1990년대	- 대형병원을 중심으로 구축 - 처방전달시스템(OCS) 위주 : HIS 중 가장 기본이 되는 시스템 - OCS는 환자에게 발생되는 처방을 중심 : 진료와 진료지원 및 원무행정부서 간에 전달되는 과정, 전산화한 시스템 - 1990년대 중반 : 이때부터 각 병원에서 본격적으로 도입 · 운영
2000년대 이후	- 의료영상저장전송시스템(PACS) : 병원내부에서 근거리통신망(LAN)을 통해 정보가 전달되는 시스템 - Web-Based HIS - ASP(Application Service Provider 애플리케이션 임대 서비스)

(1) 1990년대

대형병원을 중심으로 구축되고, HIS 중 가장 기본이 되는 시스템으로 처방전달시스템(OCS) 위주로 개발되었다. 이러한 OCS는 환자에게 발생되는 처방을 중심으로 진료와 진료지원 및 원무행정부서 간에 전달되는 과정 전산화한 시스템이다. **1990년대 중반 이후 OCS는 병원정보화의 핵심 전략으로 각 병원에서 본격적으로 도입하여 운영되고 있다.**

- 기술적 환경 : Client/Server 구조, Windows 기반 GUI 환경
- 사회적 환경 : 건강보험 도입(1978년), 전 국민건강보험 실시(1989년), 의약 분업(2000년)

(2) 2000년 이후

2000년대 이후 EMR, OCS의 확장으로 의료영상저장전송시스템(PACS)이 개발되고, 병원내부에서 근거리통신망(LAN)을 통해 정보가 전달되는 시스템이 활성화 되면서 2000년대 이후 중소병원을 중심으로는 ASP(Application Service Provider : 어플리케이션임대서비스) 채택하는 병원 증가되었다.

최근에는 ERP(Enterprise Resource Planning), D/W(Data Ware-House), DM(Data Mining) 등의 경영과 연구 지원을 위한 통합 시스템 개발 경향이 있고, 인터넷 대중화되고 환자중심의 의료개념 도입으로 CRM(Customer Relationship Management)과 의료장비, 물품, 약품 공급 망을 효과적으로 관리를 위한 SCM(Supply Chain Management)이 확산되고 있다. 그 외에도 행위별 원가 관리 시스템 ABC(Activity Based Costing), 표준 진료지침 CP(Critical Pathway), 임상연구 지원 시스템 CRSS(Clinical Research Support System), 임상의사결정지원시스템 CDSS(Clinical Decision Support System)등이 의료기관 내 정보화를 지원하고 있다.

2015년도에 들어서는 병원정보를 입력하거나 보는 기기 종류가 매우 많아졌다. 특히 모바일 개념이 많이 도입된 관계로 OS에 관계없이 이런 정보들을 입력하거나 볼 수 있는 환경으로 가고 있다. 이른바 차세대 병원정보시스템인 것이다.

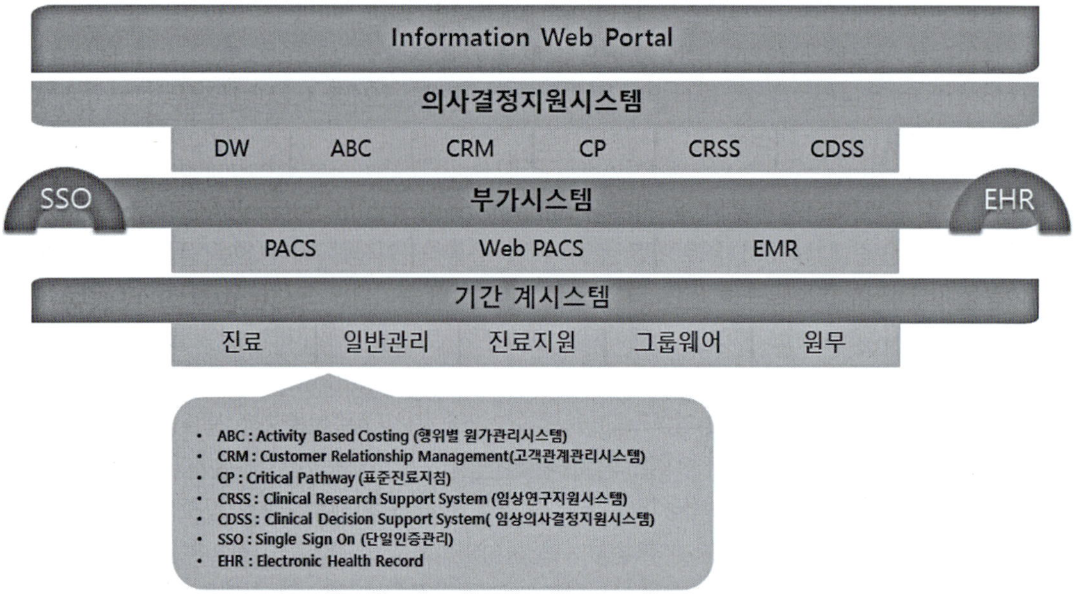

Information Web Portal

의사결정지원시스템

DW ABC CRM CP CRSS CDSS

SSO 부가시스템 EHR

PACS Web PACS EMR

기간 계시스템

진료 일반관리 진료지원 그룹웨어 원무

- ABC : Activity Based Costing (행위별 원가관리시스템)
- CRM : Customer Relationship Management(고객관계관리시스템)
- CP : Critical Pathway (표준진료지침)
- CRSS : Clinical Research Support System (임상연구지원시스템)
- CDSS : Clinical Decision Support System(임상의사결정지원시스템)
- SSO : Single Sign On (단일인증관리)
- EHR : Electronic Health Record

[그림 6-6] 의료기관내 정보화

6.2 처방전달시스템

처방전달시스템(OCS : Order Communication System)은 HIS의 가장 핵심이 되는 부분으로서 병원을 찾아오는 환자를 중심으로 일어나는 일련의 흐름을 전산화하는 것이라 할 수 있다. 즉, 의사와 환자에 대한 처방이나 간호사가 수행하는 모든 행위를 각 진료 지원 부서들과 유기적으로 연결시켜 주는 시스템이라고 할 수 있다.

[1] 배경

① 전자의무기록의 초기단계 → 병원정보시스템(HIS)

② 국내 1990년대 신설된 병원들 주축으로 전 병원을 네트워크 환경으로 구축

③ 전산시스템 원무 및 보험청구 중심 → 한 단계 발전하여 OCS 도입

[2] 개념

① 처방내용을 기록하여 전달 대신 → 컴퓨터에 입력하여 해당부서로 전송

② 의사가 투약, 검사 등의 처방을 처방 또는 검사용지에 기록하는 대신

③ 컴퓨터가 입력하면 정보가 약국, 임상병리검사실 또는 방사선검사실 등, 해당 부서로 전달되어 신속한 처리 기능

[3] OCS의 목표

① 의료진이 기록작업 감소

② 종이없는 의무기록체계 구축

③ 진료지시 및 결과의 신속, 정확한 전달

④ 환자의 대기시간 단축

OCS는 환자가 진료받는 장소에 따라 외래 OCS와 병동 OCS로 구분할 수 있으며 업무에 따라서는 진료, 진료지원, 원무행정으로 구분할 수 있다. 외래 OCS와 입원 OCS는 24시간 가동 여부에 따라 운영 성격이 다르다. 즉 병동 OCS의 경우 처방이 집중적으로 몰리는 시간이 거의 없이 지속적으로 처방이 발생하는데 비해 외래 OCS는 낮에만 처방이 발생하나 시간단위별 처방량은 상당히 높게 나타나는 경향이 있다.

즉 종합병원 외래의 경우 평균적으로 10~12시 사이와 오후 2~4시 사이에 집중적으로 환자가 몰린다. 따라서 OCS시행에 있어 외래를 담당하는 Server를 비롯한 통신장비는 최대 통신량을 염두에 두어 운영하여야 하며, 병동 OCS경우에는 교통량과 함께 24시간 On-Line으로 가동하면서 동시에 Backup을 원활히 할 수 있도록 운영하여야 한다. 지금부터 OCS의 구조와 특성 등에 대하여 논의하고자 한다.

[4] OCS의 단계별 의미

① NSS - no slip system 의사가 오더를 직접입력

② DFF - department support system 오더를 받는 부서의 업무처리를 정보처리

③ RAS - result automation system 오더에 대한 수행 결과를 자동 및 수동으로 입력하거나 동시에 진료팀은 해당 결과를 출력

④ NCS - no chart system 모든 오더가 정보처리화 되어 오더에 대한 수행기록을 전산 출력한 수에 의사의 사인을 받아 차트를 대신

- OCS는 HIS의 가장 핵심이 되는 부분
- 병원을 찾아오는 환자를 중심으로 일어나는 일련의 흐름을 전산화하는 것
- 환자가 진료받는 장소에 따라 외래 OCS와 병동 OCS로 구분
- 업무에 따라 진료, 진료지원, 업무행정으로 구분
- 외래 OCS로 10-12시와 오후 2-4시 사이에 집중적으로 처방 발생
- 외래를 담당하는 server를 비롯한 통신장비
  - 최대 처리/통신량을 고려하여 선정

6.2.1 외래 OCS

외래 OCS는 환자가 병원에 찾아와서 진찰을 받고 귀가하기까지의 과정을 전산화한 것으로 외래 OCS가 가동됨으로서 환자 측면에서는 예약제에 의한 진료 대기시간의 단축과 처방전달과정의 자동화로 진료수가의 자동산정으로 인한 계산오류방지와 신속성이 보장되며 약을 타거나 각종 검사를 하기 위해 소요되는 시간 등이 단축된다.

외래 OCS의 구조와 수반되는 정보흐름도는 [그림 6-7], [그림 6-8]과 같다. 환자를 기준으로 한 외래 OCS 정보는 어떻게 전달되는가? 즉, 환자가 병원을 방문하면 인적사항 등록, 검색, 진료과 선택 등을 위해 원무과에서 접수를 하고 접수된 환자정보는 의무기록과 전달되어 기존 의무기록차트가 외래진찰실로 전달된다. 진찰실에서는 처방의가 PC를 통해 각종 처방을 발생시킨다.

처방정보는 원무과로 전송되어 진료 후 환자는 원무과에서 계산을 하게 된다(선수납). 처방종류에 따라 약국, 채혈실, 방사선과 촬영실, 각종 기능 검사실로 환자가 이동하여 조제된 약 혹은 원외처방전을 받거나 채혈을 하거나 촬영 또는 해당검사를 시행한 후 집으로 귀가한다.

외래 OCS의 경우 많은 환자를 한정된 시간 내에 보아야 하기 때문에 OCS의 처리속도가 상당히 빨라야 하며, 간편하게 될 수 있어야한다. 일반적으로 국내의 종합병원에서는 1시간에 약 20명의 환자를 보는 경우가 많다. 이럴 경우 OCS의 반응시간은 3초 내에 이루어져야 시스템이 느리지 않다는 느낌을 받는다.

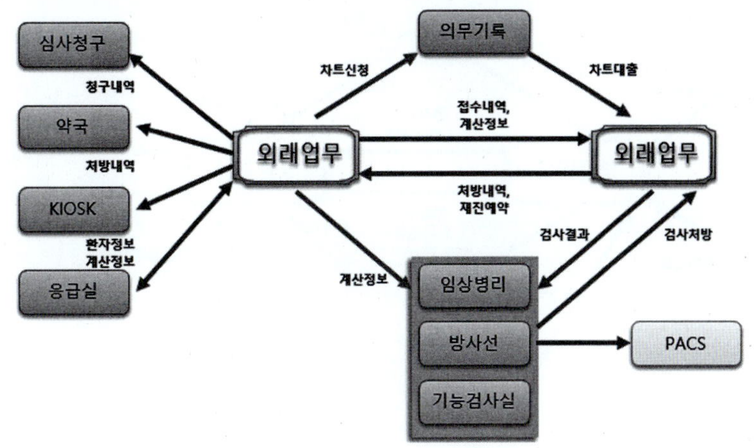

[그림 6-7] 외래 OCS 구조

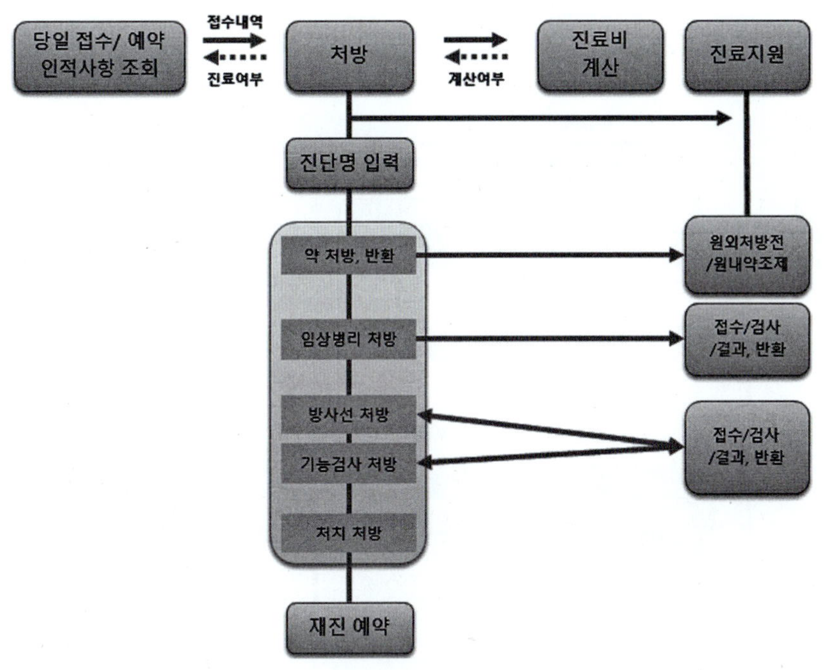

[그림 6-8] 외래 OCS의 정보흐름도

6.2.2 병동 OCS

병동 OCS는 환자가 외래나 응급실을 거쳐 입원을 하게 되는 경우 병동에 있는 환자가 있는 동안 처방에 관련된 모든 행위를 전산화하는 것으로 외래 OCS와 다른 점은 진료행위가 이루어진 후 원무수납이 이루어지는 후수납과 식사 처방이 발생한다는 점이다. 환자의 입장에서는 외래 OCS처럼 정보의 흐름에 따라 환자가 움직이는 것이 아니고 병동에 있는 상태에서 대부분의 행위가 이루어진다는 것이다.

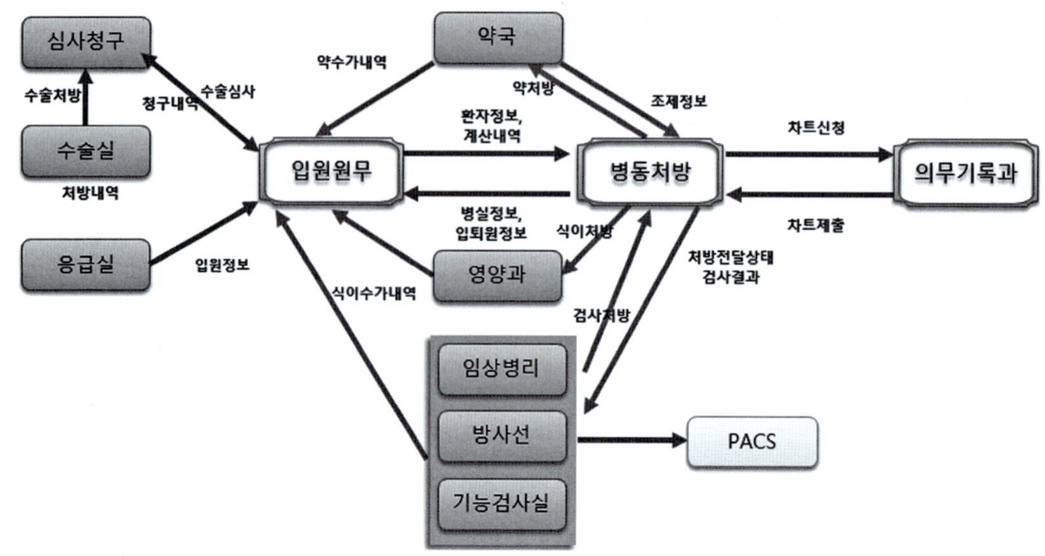

[그림 6-9] 병동 OCS 구조

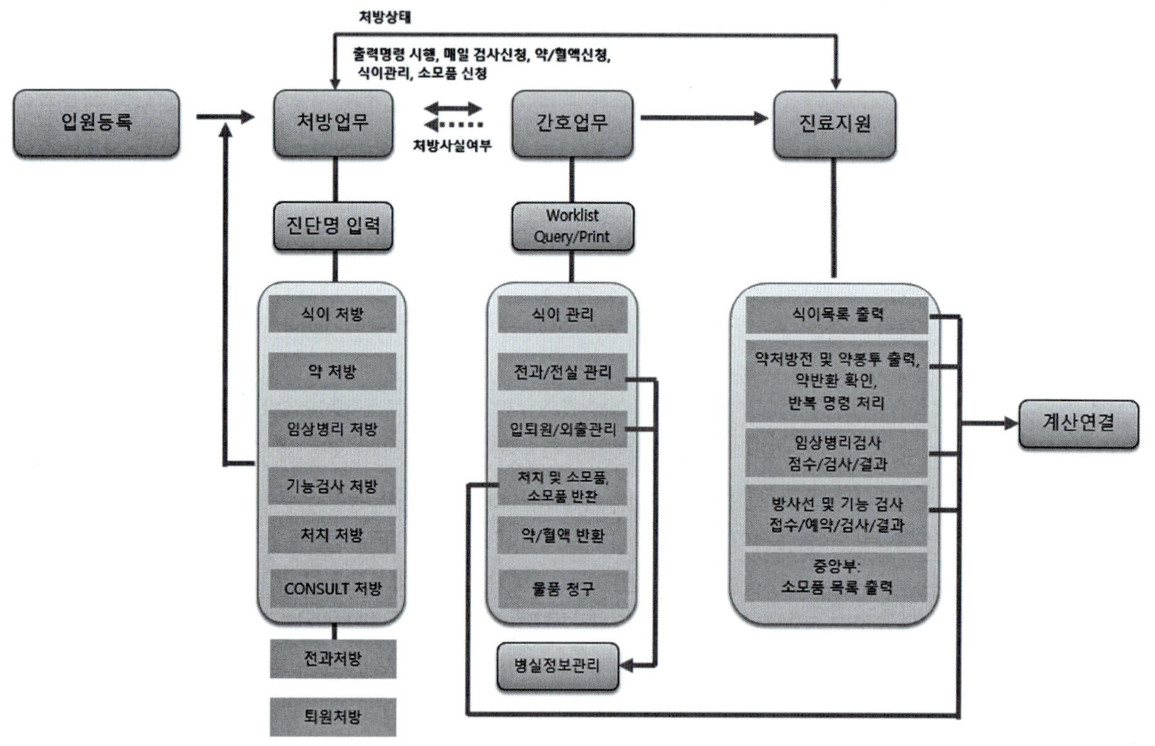

[그림 6-10] 병동 COS의 정보 흐름도

6.2.3 OCS 세부 기능

[1] 진료시스템

진료시스템은 의사나 간호사가 외래나 병동 등에서 처방을 지시하고 실행하는 과정을 정보화한 것으로 다음과 같이 구분할 수 있다.

★ 외래 진찰실

외래진찰실에서 의사가 찾아온 환자의 상태에 따라 처방을 하는 행위를 정보화하는 시스템으로 다음과 같이 구성된다. 주치의에 따른 환자 인적사항 조회와 약 처방, 진단명 입력을 기본화면으로 하나의 화면으로 구성한다.

입력기능	조회기능
• 진단명 • 약처방 • 임상병리검사처방 • 방사선검사처방 • 기타검사처방 • 처치처방/재료 • 외래진료예약입력 • 의사별 약속처방입력 • Chart 대출신청 • 법정전염병 신고 • 의약품이상반응 보고	• 환자별 진단명/처방내역조회(기간별 약사, 처치) • 당일진료환자 List 조회 • Hot Key 정보조회 • 약속처방조회(개인별, 과별, 전체) • 상병정의어조회(과별, 전체) • 약품정어의조회(개인별, 전체) • 검사명 및 결과 조회(방사선, 임상병리, 기능검사 등) • 의사별 월별 예약 schedule 조회 • 의사별 진료 schedule 조회 • 환자인적사항 조회

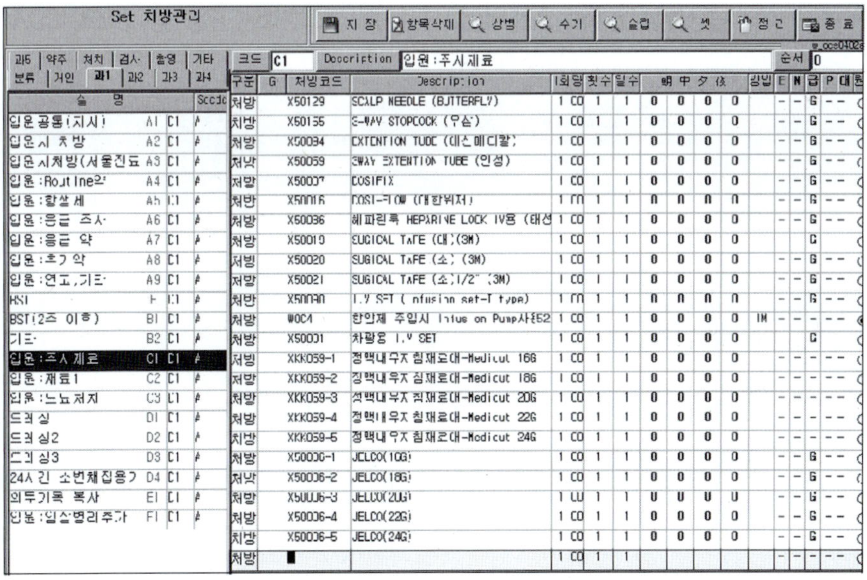

[그림 6-11] 약속 처방 업무 화면

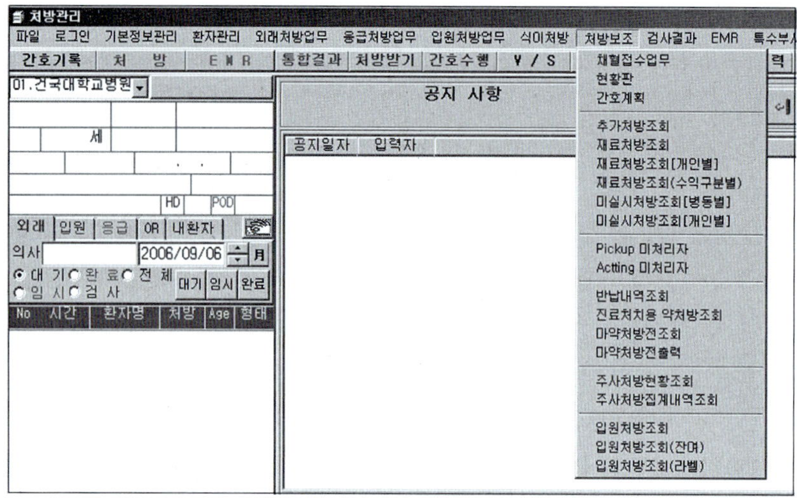

[그림 6-12] 처방 보조 업무 화면

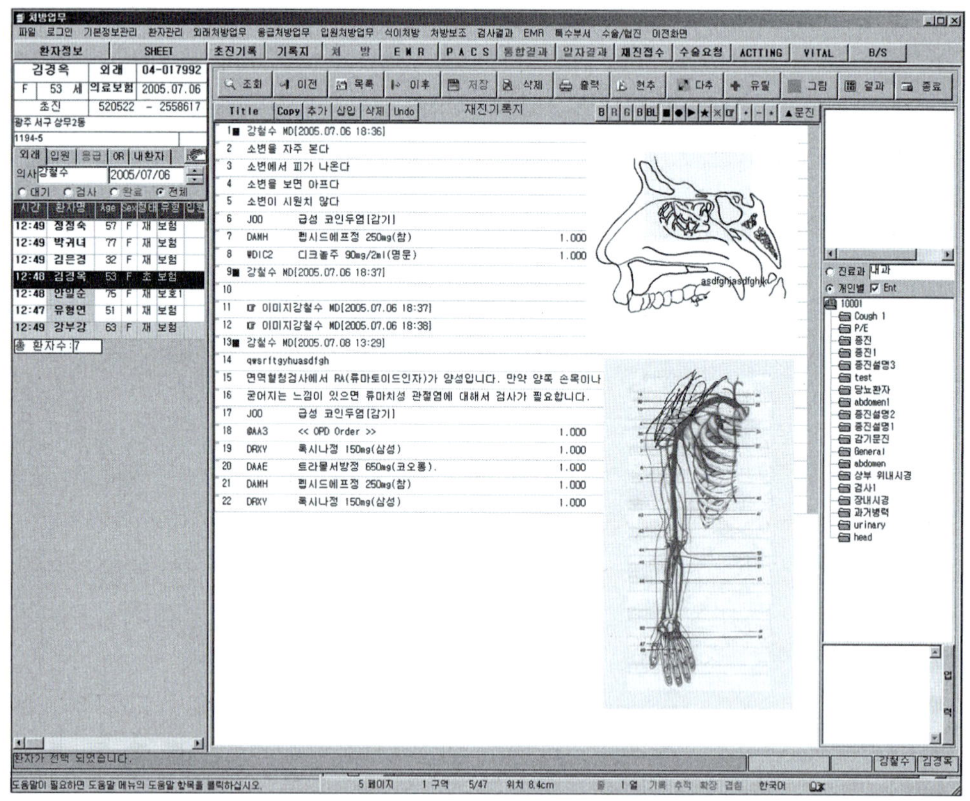

[그림 6-13] 처방 및 EMR 화면

★ 병동 처방

병동OCS는 크게 진료(의사와 간호사), 원무과, 진료지원부서(약국, 진단방사선과, 임상병리검사, 기타검사실)로 구성되어 있다. 병동OCS를 통해 의사처방은 각 검사실과 약국 등의 진료지원부로 전달되고 각 검사실은 검사결과 및 검사예약, 처방전달 상태를 전달한다. 처방의사의 order에 대한 수가는 각 진료지원 부서에서 실제 검사가 진행되거나 약처방 전이 출력되었을 때 발생되는데 진료부서로부터 발생한 수가정보는 원무과로 전달된다.

간호사는 처방의사의 Order에 따라 환자간호를 수행함은 물론이고 부분적인 검사의뢰 및 접수에 관한 정보를 독자적으로 진료지원부서로 발생시킨다. 병동 OCS는 크게 의사가 사용하는 처방프로그램과 간호사가 사용하는 간호프로그램으로 나누어진다.

병동처방은 과거 수작업 체제의 다단계 Order전달방식을 과감히 개선, 처방을 발생하는 의사와 간호사 및 진료지원부서와의 원활한 의사소통체제가 이루어지도록 하였다. 처방전달시스템의 기본적인 기능은 정확, 신속한 의사 전달이다. 업무의 단계별로 업무처리 절차의 진행 상태를 확인할 수 있어야 하며, 신속 정확한 검사결과 보고 시스템과 연결되어야 하며, 원무시스템과도 연결되어 회계처리가 되어야 한다.

병동처방은 기본적으로 의사지시서(Order Sheet)가 No slip형태로 진행되어야 한다. 병동처방의 기본화면은 의사지시서이며 No Slip 형태로 모든 처방이 전산으로 이루어지고 전달될 수 있어야 한다. 병동처방의 입력기능은 외래진찰실 기능에 다음 사항이 추가된다.

입력기능	조회기능	출력기능
• 식이처방 • Message 처방 • 협의진료 및 완료 • 전과, 전과완료 • 병실이동신청 • 퇴원 후 외래진료예약 • 진단서 입력 • 퇴원 sign 입력 • 처방중지 • 수술 Schedule 입력	• 환자조회(병동별, 과별, 의사별, 재원환자별, 입원환자별, 퇴원환자별, 전입환자별, 전출환자별, 입원예정환자별) • 환자별 진단명 조회 • 환자별 의사지시사항 조회(진행, 전체) • 약속처방 조회(개인별, 과별, 전체) • 협의진료의뢰현황 조회(과별, 의사별) • 환자별 수술내역 조회 • 약품정보조회(일반명, 상품명) • 검사명 조회 • 검사결과 조회 • 환자정보 조회(이름별, 진찰번호별) • 예정식이 조회 • 식이내역 조회 • 약품 보험인정기준 조회 • 환자별 투약내역 조회(전체, Daily, PRN, 항생제) • 환자별 처치내역 조회 • 환자별 처방 시행내역 조회 • 협의진료내역 조회(진료과별, 의사별) • 전과내역 조회(진료과별, 의사별) • 관리항생제 허가/사용내역 조회(병동병, 진료과별, 의사별) • 대진현황 조회 • Daily 검사내역 조회(진료과별, 의사별)	• 입력환자 출력 • 일자별 처방내역 출력(재원환자, 퇴원환자) • Order No별 처방내역 출력(재원환자, 퇴원환자) • 환자별 투약, 처치내역 출력 • 환자별 Order 시행내역 출력 • 관리항생제 허가/사용내역 출력 • 약속처방출력 • 협의진료의뢰내역 출력

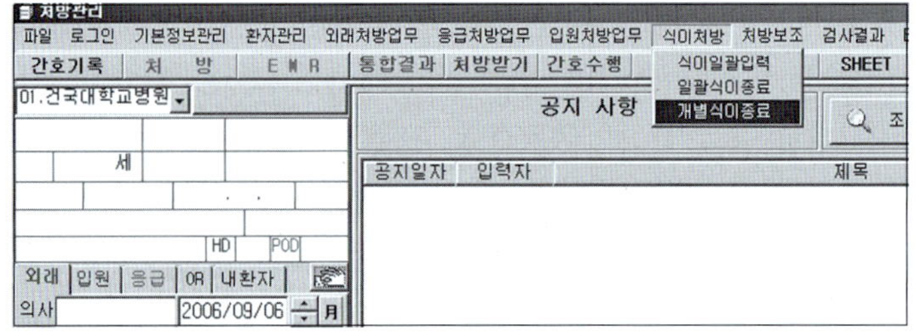

[그림 6-14] 식이처방 관리 화면

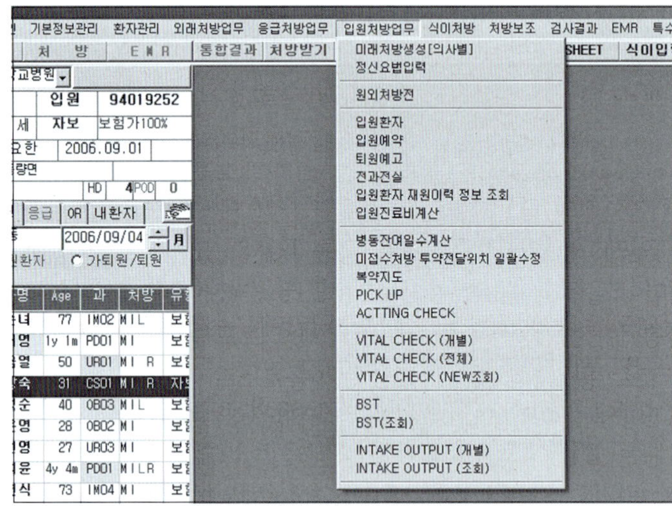

[그림 6-15] 입원처방 업무 화면

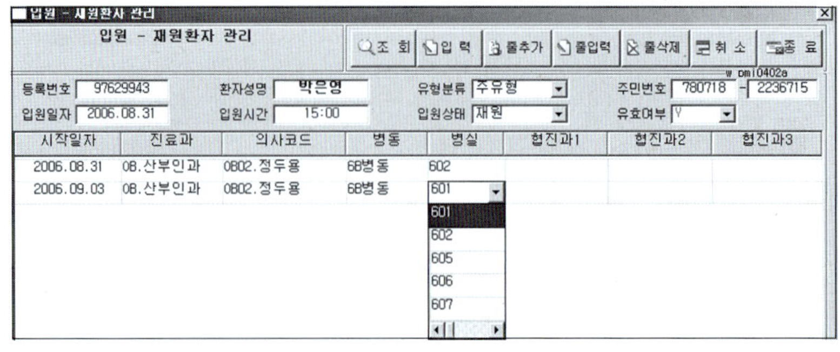

[그림 6-16] 전과 관리 화면

주사처방현황조회

조 회 | 이 전 | 이 후 | 출 력 | 정 리 | 종 료

병 동 7병동 처방일자 2006/09/12 月 □ 미집계 처방 □ 응급처방

등록번호	성명	처방코드	처방명	구분	용량	횟수	선진계	처방시간	진지일시
96017422	조명순	WMXL	(퇴)맥페란주 10MG (동회)		1 0	1		200609 2-16:2	. . :
97641997	정순자	WT F	트로민주50MG (한올)		1 0	1		200609 2-09.54	. . .

[그림 6-17] 주사 처방 현황 조회 화면

병동 진료과별/병동별 처방조회

조 회 | 이 전 | 출 력(D) | 출 력 | 정 리 | 종 료

○ 외래 ◉ 입원 주사·종류

일자 2006/09/12

병동 당뇨병동

D 투약 / 주사 / R 방사선 / L 임상병리 / G 정신요법 / P 조직병리 / Q 지체검사 / S 특수검사 / F 재활물리 / H 처치수술

등록번호	성명	처방코드	처방명	용량	횟수	일수	방법	투티플	급여구분	추가설부
06002856	이장욱	DAZ25	알프람정0.25MG (환인)	0.5	2	3	8HS		급여	
		DZPC	스틸녹스정 10MG (사노피신데)	0.5	1	3	HS	-	급여	
		DS F	실트라정 50MG (한미)	1	1	3	8A	-	급여	
06002515	서정선	DCPC	플라빅스정 (사노피)	1	1	3	D	-	급여	
		DAST	D-스트릭스캡셀 100MG (브랩)	1	1	3	D	-	급여	
		DAP2EA	트리테이스정 2.5MG (한독)	1	1	3	D	-	급여	
		DNCF	시그미트5MG (중외)	1	3	3	T	-	급여	
		DTMZ	B-스티닌 20MG (베링거)	1	2	3	B	-	급여	
		DDZ2	(퇴)바리움 2MG (로슈)	0.5	3	3	I	-	급여	
		DAV1	리피토정 10MG (화이자)	1	1	3	HS	-	급여	
976 6640	서은자	DOHY	(수)히아레인점안약0.1% /5ML (태	1	1	1	M	-	급여	

[그림 6-18] 입원 처방 조회 화면

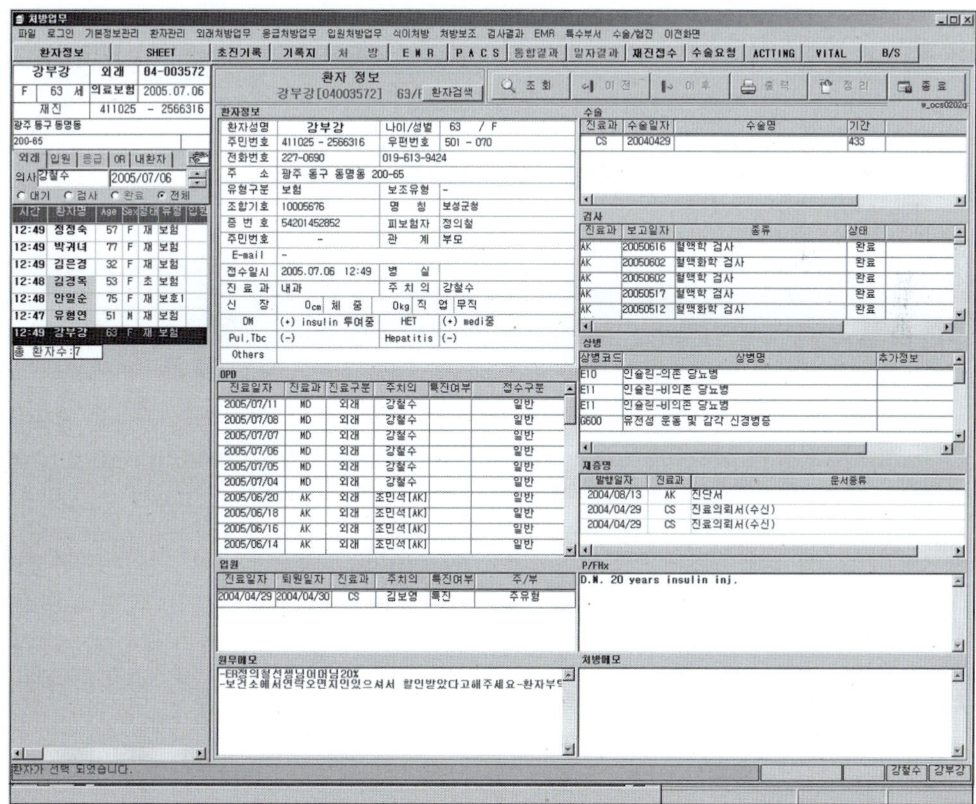

[그림 6-19] 간호사 처방 업무 화면

★ 병동 간호

입력기능	조회기능	출력기능
• 환자배정 입력 • 병실정보 입력(입원입실, 퇴원퇴실, 외출, 귀원, 전입) • 한끼 식이 입력 • 처치실시 입력 • 소모품신청 입력 • PRN 처방 입력(약, 검사, 처치) • Daily 검사 신청 • 처방 시행 입력 • 약 조제형태 변경 입력 • 추가약 신청 • Repeat 약 신청 Hold 입력 • 처방반환 입력(약, 소모품, 혈액) • 병실이동 신청 • 병상변경 입력 • 퇴원간호기록 입력 • Chart 대출 신청 • 간호사 병동, 직위 변경	• 병동현황 조회 • 병실상태 조회 • 환자배정내역 조회 • 예정식이 조회 • 식이내역 조회 • 각종 약 Worklist 조회(약, 검사, 처치, Message, 협의진료, 전과, 퇴원) • 반복약처방 조회 • 반환내역 조회(약, 소모품, 혈액) • 소모품 신청내역 조회 • 추가 Order 내역 조회 • 검사결과 조회 • 환자별 투약, 처치내역 조회 • 환자별 처방 시행내역 조회 • 혈액준비사항 조회 • 장기 입원환자 조회	• 일자별 처방내역 출력(재원환자, 퇴원환자) • Order No별 처방내역 출력(재원환자, 퇴원환자) • 환자별 투약, 처치내역 출력 • 환자별 Order 시행내역 출력 • 관리항생제 허가/사용내역 출력 • Worklist 출력(간호사별, 환자별 약, PRN, 검사, 처치, PREP, Message, 협의진료, 전과, 퇴원) • 병동별 현황 출력 • 병동별 환자식이 출력 • 소모품 List 출력 • 약품 약국 전체처방 List 출력 • 추가Order List출력 • 반환 List출력(일자별, 환자별-약, 소모품, 혈액) • 장기 입원환자 출력 • 임상병리 병동채혈 검사 Barcode 출력

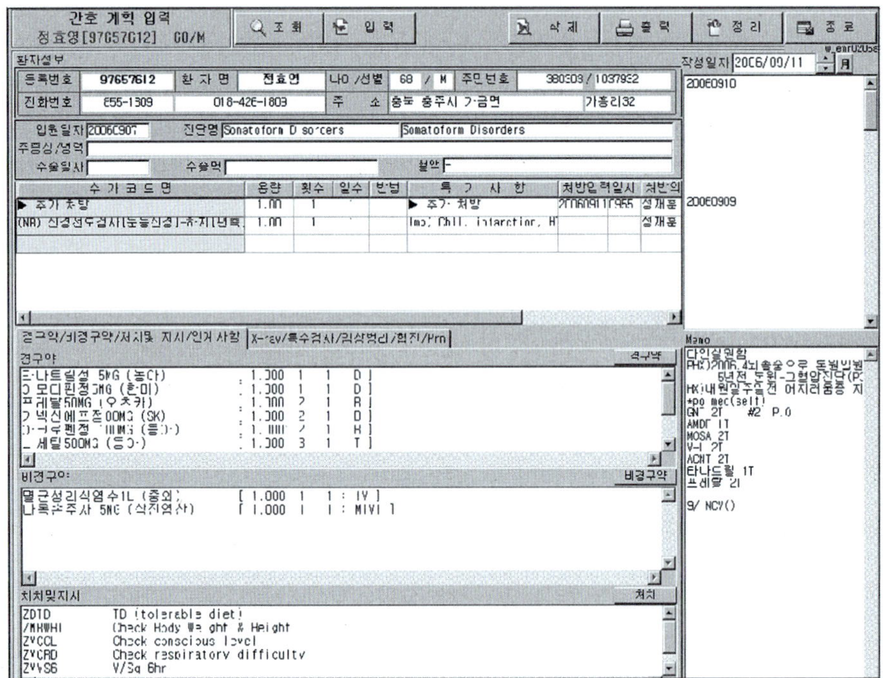

[그림 6-20] 간호 변동 기록 입력 화면

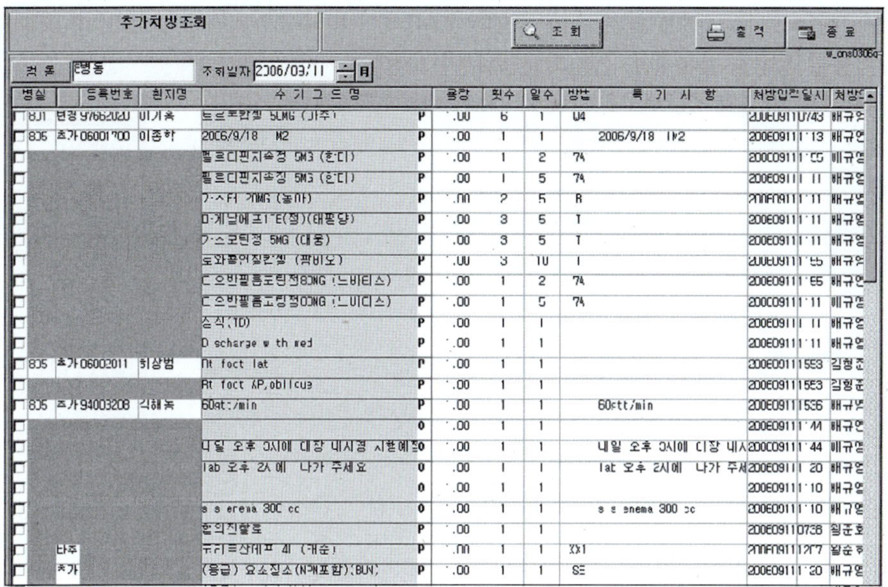

[그림 6-21] 추가 처방 조회 화면

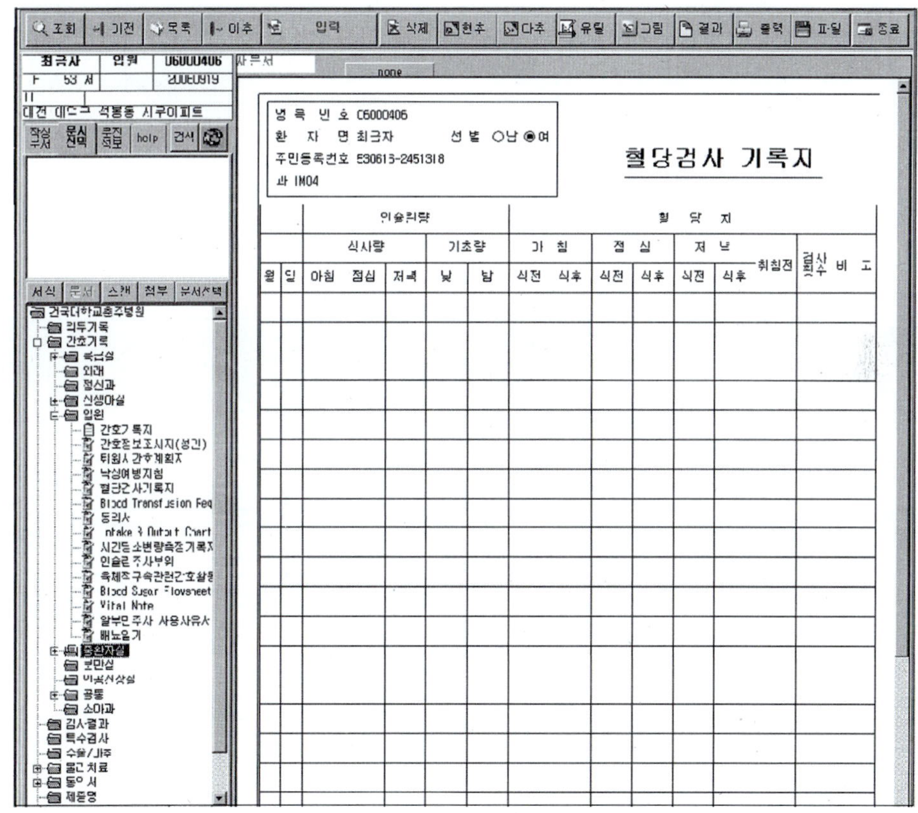

[그림 6-22] 의무기록지 조회 화면

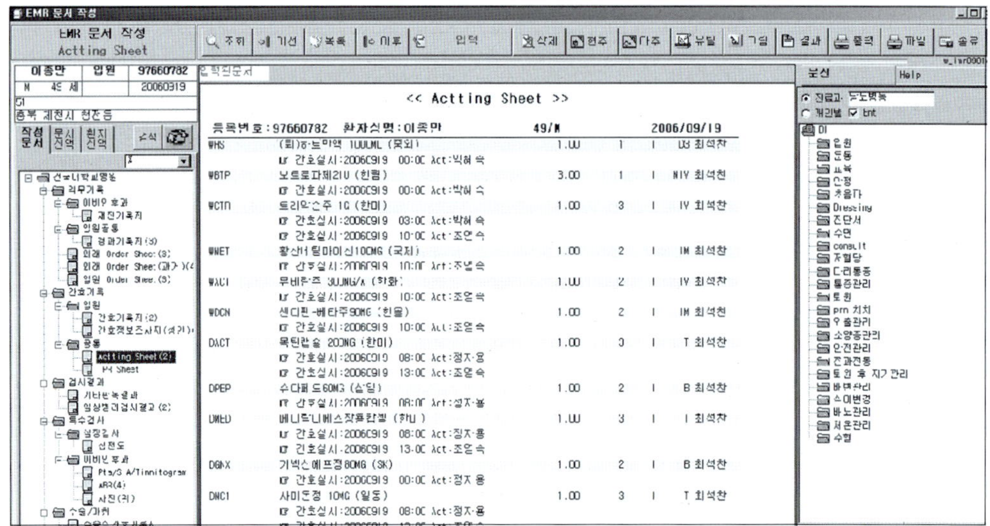

[그림 6-23] 의무기록지 조회 화면

미접수처방투약전달위치일괄수정

조회 | 입력 | 출력 | 정리 | 종료

처방일자 2006/09/04 月 병동 8병동 처방종류 ○약 ○주사 ◉자료 타병동 처방을 재원병동으로 일괄 조정

병실	환자명	처방입력일시		처방일자	상태	처방코드	수가코드명	용량	횟수	일수	방법	unit	전달부서		처방의
	유병복	20060904	1520	20060904	처방	X5JC49-3	SUCTION CATHETER-12Fr	1.00	1	1		Y	수술실	800	장석호
	윤병용		0744	20060904	처방	XK<C59-4	정맥내유치침재료대-Medicut 22G	1.00	1	1	-	Y	주사실	-	용근이
	이기홍		0318	20060904	처방	X5JC06-4	JELCO(22G)	1.00	1	1		Y	수술실	80	김경라
				20060904	처방	X5JC16	DOSI-FLOW (대한의재)	1.00	1	1		Y	중앙공급실	80	김경라
	이기홍	20060903	2138	20060904	처방	X5JC44A-2	02 CANNULAR MASK (더송)(L)	1.00	1	1		Y	작업치료실 심조음파실	80	배규일
	이기홍	20060904	0318	20060904	처방	X5JC94	EXTENTION TUBE (대신메디칼)	1.00	1	1		Y	전기생리검사	80	김경라
				20060904	처방	X5J155	3-WAY STOPCOCK (우삼)	1.00	1	1		Y	심전도실	80	김경라
	이의덕		0318	20060904	처방	X5JC06-4	JELCO(22G)	1.00	1	1		Y	8병동	802	고경호

[그림 6-24] 환자별 투약, 처치내역 조회

병실정보조회

조회 | 리운딩 | Vital용 | NAME CARD | 간호계획 | 출력 | 종료

병동 당뇨병동 진료과 전체 조회일시 2006/09/11 月

병동/병실		순위	등록번호	환자성명	성별	나이	입원일자	기간	진료과	주치의사	유형	상병	수술일자
01	103	4					/ /						/ /
							/ /						/ /
			97661904	이유림	F	32	2006/07/22	52	IM	최수봉	보험	Diabetic Retinopathy	/ /
			06002856	이장옥	F	43	2006/09/06	6	IM	최수봉	보호2종	With Multiple Complications	/ /
	105	4	06002515	서정선	F	60	2006/09/05	7	IM	최수봉	보험	With Multiple Complications	/ /
			97659471	송현숙	F	41	2006/08/22	21	IM	최수봉	보험	With Multiple Complications	/ /
			06001386	조정자	F	58	2006/08/22	21	IM	최수봉	보호2종	With Multiple Complications	/ /
			97607467	한경자	F	50	2006/08/26	17	IM	최수봉	보험	Cellulitis Of Trunk	/ /
	106	4	97618640	서은자	F	49	2006/09/05	7	IM	최수봉	보험	With Multiple Complications	/ /
			97656414	안성숙	F	47	2006/08/28	15	IM	최수봉	보험	Diabetic Retinopathy	/ /
			06002702	안윤화	F	37	2006/09/05	7	IM	최수봉	보험	With Multiple Complications	/ /
			06001272	유정자	F	61	2006/08/18	25	IM	최수봉	보험	With Multiple Complications	/ /
	107	4					/ /						/ /
							/ /						/ /
			97660472	김재호	M	51	2006/08/16	27	IM	최수봉	보험	With Multiple Complications	/ /
			06001986	이용지	M	53	2006/08/29	14	IM	최수봉	보험	With Multiple Complications	/ /
	108	4	06002051	권기웅	M	27	2006/09/05	7	IM	최수봉	보험	With Multiple Complications	/ /
			06001265	김명구	M	40	2006/08/16	27	IM	최수봉	보호1종	Impotence Of Organic Origin	/ /
			06002695	최관덕	M	58	2006/09/05	7	IM	최수봉	보험	With Multiple Complications	/ /
			06001973	황승금	M	57	2006/08/29	14	IM	최수봉	보험	With Multiple Complications	/ /
	109	4					/ /						/ /
							/ /						/ /
			06000156	고승구	M	27	2006/09/05	7	IM	최수봉	보험	Non-insulin-dependent Diabetes Mellitus	/ /
			97557750	박길수	M	45	2006/08/22	21	IM	최수봉	보험	Diabetic Retinopathy	/ /
	110	3					/ /						/ /
							/ /						/ /
			06001972	김춘진	F	72	2006/08/29	14	IM	최수봉	보험	With Multiple Complications	/ /

[그림 6-25] 병실별 환자 조회 화면

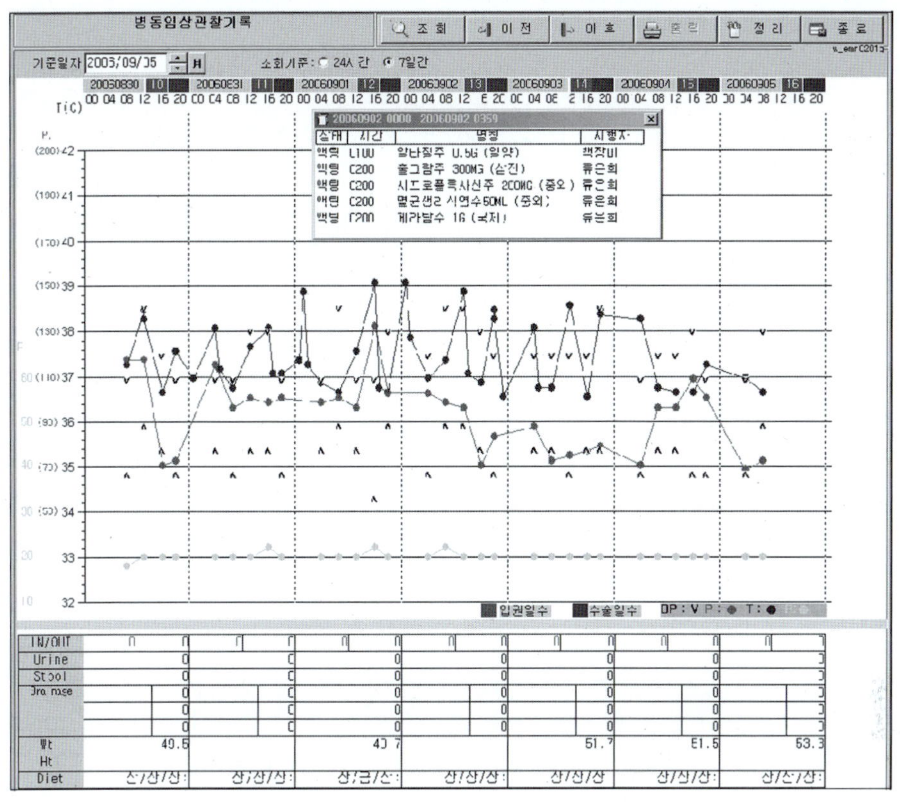

[그림 6-26] 병동 임상관리 관찰 기록

[2] 원무행정업무

원무행정은 일반적으로 환자에 관계되는 일체의 병원업무를 말하며 환자가 찾아온 경로에 따라 외래원무와 입원원무로 구분하고, 업무로는 환자등록관리, 진료비 계산/수납, 보험청구 등으로 구분된다.

환자등록 관리는 외래, 입/퇴원, 응급환자의 관리로 세분되며, 외래는 초진 및 재진 환자의 등록 및 접수, 예약진료 관리 등을 수행하며 입원은 입원접수와 대기환자 관리, 입원 등록 및 퇴원관리까지 이어지며, 응급환자에 대한 관리는 외래와 입원이 혼합된 상태로 별도로 운영된다.

한편 환자등록에 관계되어 병실관리가 이루어지는데 이는 병상 변동상황에 대한 정보를 신속히 파악하여 환자의 위치와 가용한 병상을 파악함으로써 입원환자 관리 시 적절한 병상배정을 할 수 있도록 하는데 있다.

이러한 병실관리가 효과적으로 수행되기 위해서는 병동 스테이션에서 환자가 병실에 실제 도착한 것과 퇴실한 것, 그리고 병상의 정리 상태까지 신속히 처리하여 원무과에서 가용병상을 정확히 파악할 수 있도록 하며, 전과/전실사항, 그리고 퇴원예정자에 대한 정보를 수록하여 퇴원수속을 신속히 하게하고 병상계획을 작성하는 등 병동 station과 원무과의 정보교환을 원활히 하여 병상가동률을 증가시키는 효과를 기대할 수 있게 된다.

★ 외래등록

외래등록	입원등록
• 진찰권번호 자동 부여(초진환자) 진찰권 발행 Embossing과 Barcode(선택기능) 출력 • 환자 인적사항 등록 • 환자의 이중 등록 여부 검색 • 초진/재진 구분 • 접수비 자동계산 및 영수증 발행 • 의무기록실 보관 차트 대출 의뢰 • 초진 기록지 발행	• 입원예정자 및 입원환자 관리 • 보험 및 전환정산 관리 • 전과 및 전실 관리 • 병실관리 조회 • 환자 통계

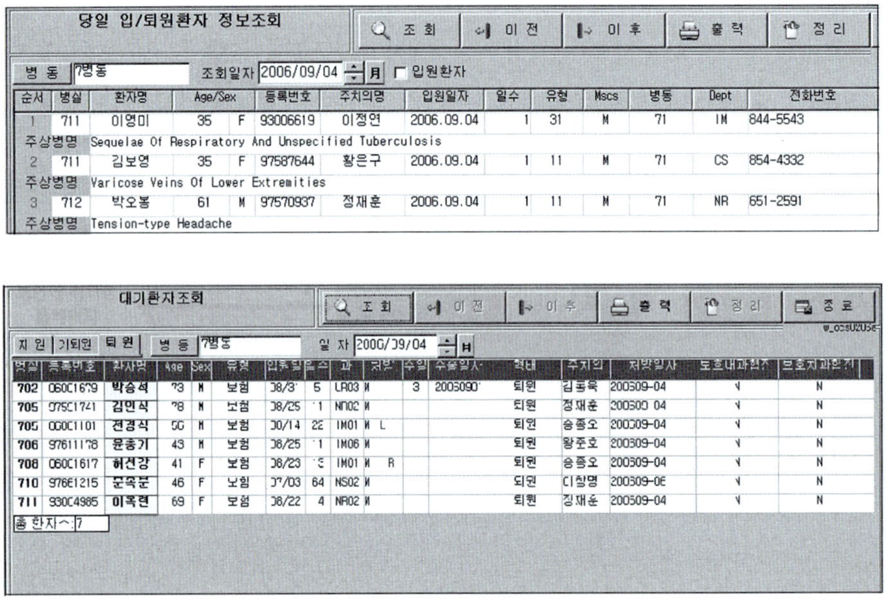

당일 입/퇴원환자 정보조회

조회 | 이전 | 이후 | 출력 | 정리

병동 7병동　조회일자 2006/09/04 月　☐ 입원환자

순서	병실	환자명	Age/Sex		등록번호	주치의명	입원일자	일수	유형	Mscs	병동	Dept	전화번호
1	711	이영미	35	F	93006619	이정연	2006.09.04	1	31	M	71	IM	844-5543
주상병명	Sequelae Of Respiratory And Unspecified Tuberculosis												
2	711	김보영	35	F	97587644	황은구	2006.09.04	1	11	M	71	CS	854-4332
주상병명	Varicose Veins Of Lower Extremities												
3	712	박오봉	61	M	97570937	정재훈	2006.09.04	1	11	M	71	NR	651-2591
주상병명	Tension-type Headache												

대기환자조회

조회 | 이전 | 이후 | 출력 | 정리 | 종료

지원 | 기퇴원 | 퇴원　병동 7병동　일자 2006/09/04

병실	등록번호	환자명	Age	Sex	유형	입원일	일수	과	[illegible]	수일	수술일자	형태	주치의	처방일자	[illegible]	[illegible]
702	060C1679	박승석	73	M	보험	08/3'	5	LR03	M	3	2006090'	퇴원	김동욱	200609-04	Y	N
705	975C1741	김인식	78	M	보험	08/25	1	NN02	M			퇴원	정재훈	200600 04	Y	N
705	060C1101	전경식	50	M	보험	00/14	22	IM01	M L			퇴원	송종오	200609-04	Y	N
706	97611178	윤종기	43	M	보험	08/25	1	IM06	M			퇴원	왕준호	200609-04	Y	N
708	060C1617	허선강	41	F	보험	08/23	3	IM01	M R			퇴원	송종오	200609-04	Y	N
710	976E1215	문옥분	46	F	보험	07/03	64	NS02	M			퇴원	디창명	200609-0E	Y	N
711	930C4985	이옥련	69	F	보험	08/22	4	NR02	M			퇴원	정재훈	200609-04	Y	N

총 환자수: 7

[그림 6-27] 입/퇴원 환자 조회 화면

★ 진료비계산/수납

진료비계산업무는 외래진료비에 있어서는 계산, 수납, 영수증 출력을 하고 입원진료비에 있어서는 중간계산서의 정기적 출력과 퇴원계산 청구서 및 영수증의 발급으로 업무가 이루어진다. 또한 미수금은 계약기관의 후납 처리분, 일반 환자의 미수금, 보험환자의 조합부담금과 본인부담 미수, 그리고 직원미수 등으로 구분할 수 있다.

외래원무계산	입원계산
• 진찰실과 연계된 환자진료비 자동계산 • 급여/비급여 처리 항목 검색 • 감액, 후납, 선납관리 영수증 발행 • 각종 처방 반환, 취소 관리 • 수납내역 조회 • 환자별 수납내역 집계 수입일보, 월보, 연보 환자접수 집계 예약처리 • 전화예약 등 진료예약 관리	• 일일계산 • 중간계산 • 퇴원계산, 취소 소급처리 • 후납처리 조회

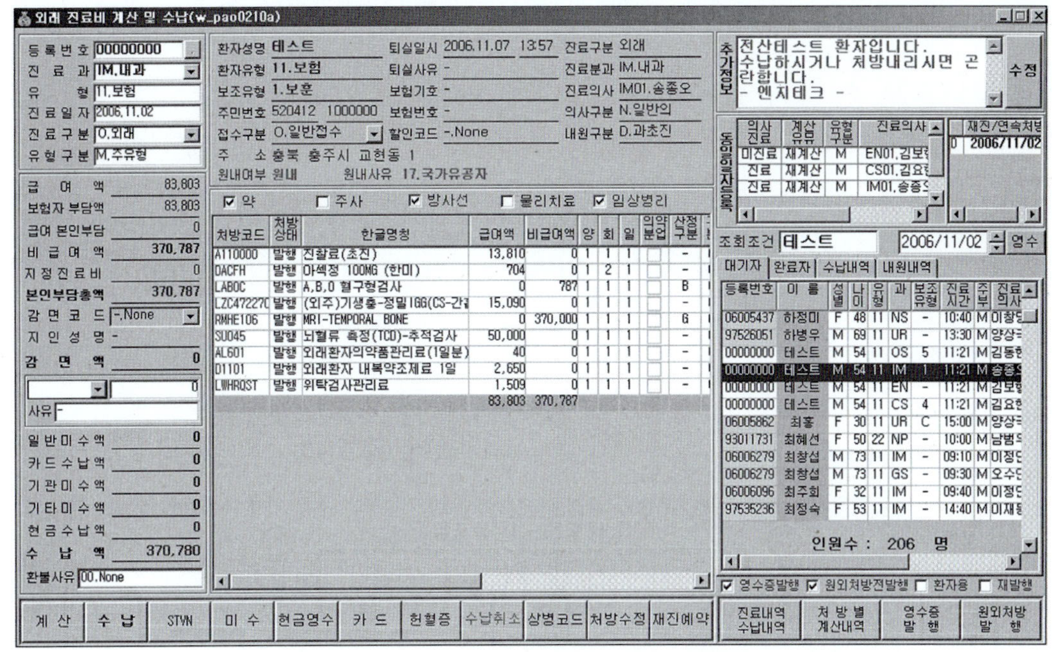

[그림 6-28] 진료비 계산 및 수납 관리 화면

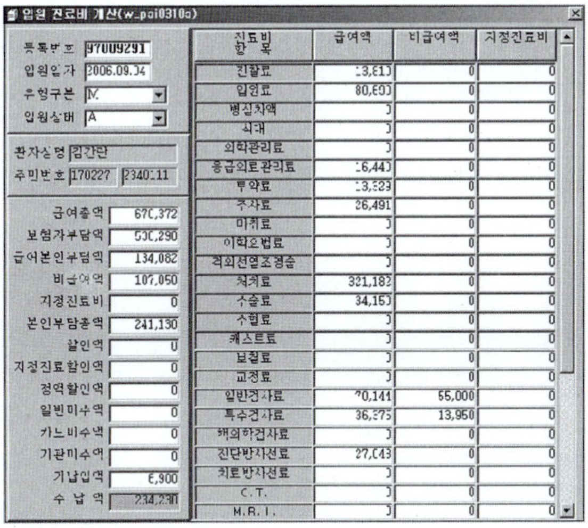

입원 진료비 계산(w_pai0310a)

등록번호	97009291
입원일자	2006.09.04
유형구분	M
입원상태	A
환자성명	김간란
주민번호	170227 2340111
급여총액	670,372
보험자부담액	530,290
급여본인부담액	134,082
비급여액	107,050
지정진료비	0
본인부담총액	241,130
할인액	0
지정진료할인액	0
정액할인액	0
일반미수액	0
카드미수액	0
기관미수액	0
기납입액	6,900
수납액	234,230

진료비 항목	급여액	비급여액	지정진료비
진찰료	13,810	0	0
입원료	80,600	0	0
병실차액	0	0	0
식대	0	0	0
의학관리료	0	0	0
응급의료관리료	16,440	0	0
투약료	13,329	0	0
주사료	26,491	0	0
마취료	0	0	0
이학요법료	0	0	0
격외선열조정술	0	0	0
처치료	321,182	0	0
수술료	34,150	0	0
수혈료	0	0	0
캐스트료	0	0	0
보철료	0	0	0
교정료	0	0	0
일반검사료	70,141	55,000	0
특수검사료	36,575	13,950	0
핵의학검사료	0	0	0
진단방사선료	27,043	0	0
치료방사선료	0	0	0
C.T.	0	0	0
M.R.I.	0	0	0

[그림 6-29] 입원 진료비 계산 화면

★ 보험청구관리

병원에서 통용되는 의료수가는 의료보험수가, 의료보호수가, 산재보험수가, 자동차보험수가, 일반환자수가로 구분되며, 의료보험제도가 도입되고, 전국민의료보험제도가 시행되고서는 의료보험 환자의 점유율이 높아져서 보험청구업무는 날로 증가하고 있다. 보험청구업무는 심사업무와 청구업무 및 미수업무로 구분되고, 심사업무는 입원이나 외래수납에서 입력된 데이터를 모아 두었다가 각 보험종류별로 만들어진 청구내역을 진료비의 산정기준에 따른 자체심사와, 심사자료출력, 조정내역 등의 입력 등으로 이루어지고, 청구업무는 심사가 완료된 내역을 보험종류별 청구명세서의 출력 및 분철, 편철작업과 청구 후 삭감분석, 이의신청, 재청구 등의 업무로 이루어진다.

화면심사	통계	미수관리
• 수납된 진료내역 조회 • 항목별 금액 조회 • 전과전실 조회 • 의무기록 상병 내역 조회 • 전월 청구 상병내역 조회 • 심사전 내역 조회 • 명세서 청구 진료과변경/복사/삭제 기능	• 진료과별 • 심사 조정 내역별 • 상병 코드별 진료비 내역 • 약제 내역별 • 개인별 심사내역 • 연합회/관리공단/의료보호별 집계	• 입원/외래 수입일보 발생 • 미수금 청구 • 미수금 회수

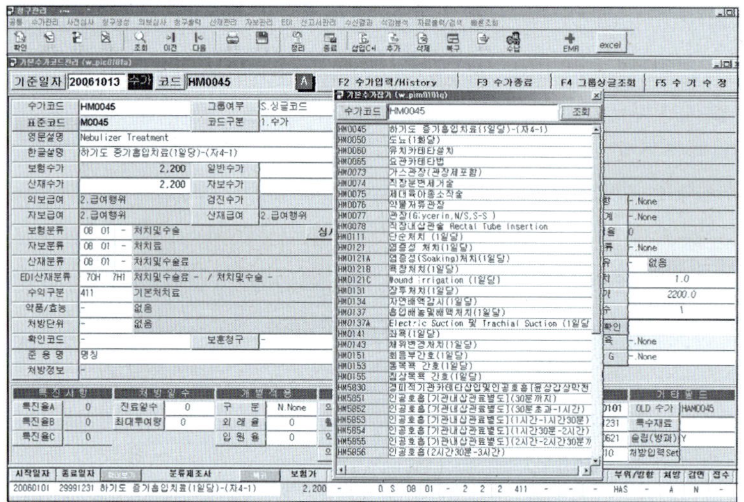

[그림 6-30] 기본 수가 관리 화면

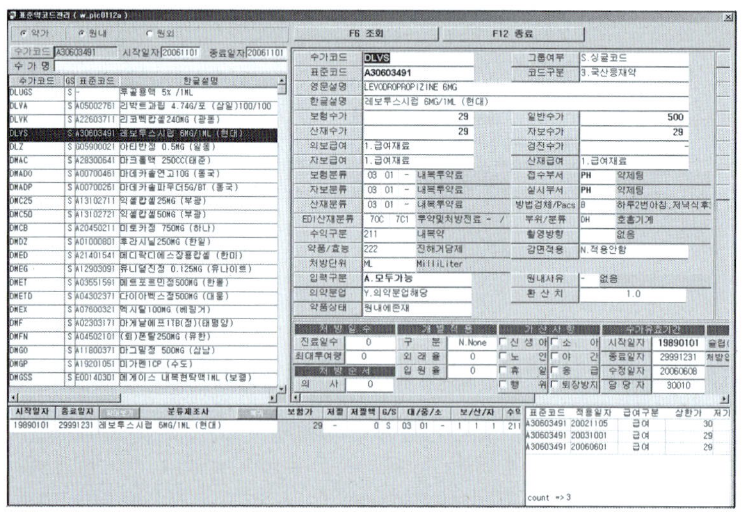

[그림 6-31] 표준 약 코드 관리 화면

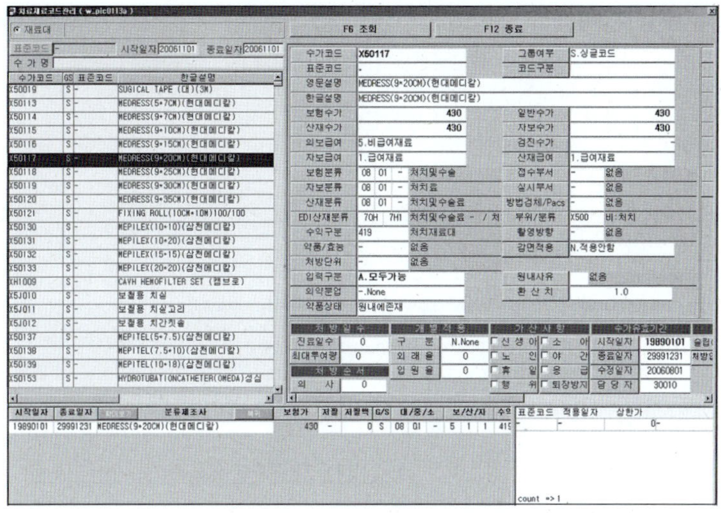

[그림 6-32] 치료 재료 코드 관리 화면

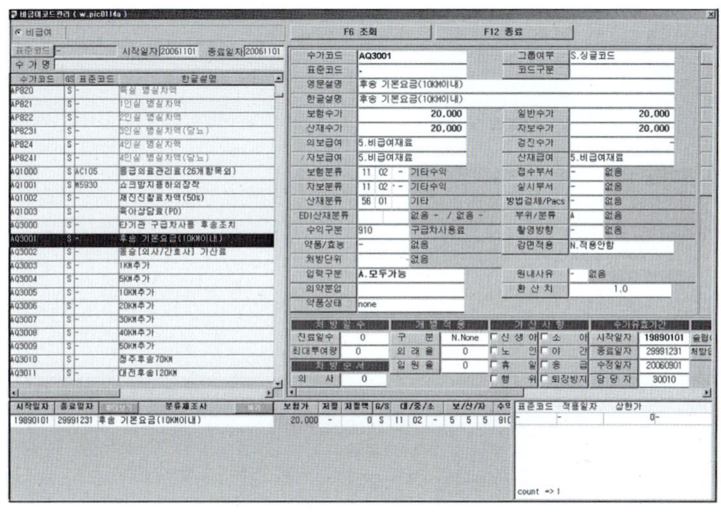

[그림 6-33] 비급여 코드 관리 화면

[3] 진료지원업무

의료진의 처방에 따라 수반되어 이루어지는 제반 검사, 조제, 급식, 물품공급 및 의무기록 등의 업무를 수행하는 약국, 임상병리과, 방사선과, 각종검사실, 영양과, 의무기록과, 중앙공급실 등의 관리를 포함한다.

★ 약품관리

외래와 병동에서 발생하는 투약지시, 병동에 대한 약품공급, 약품재고관리로 나눌 수 있고, 약품관리의 전산화는 알약 자동포장기와 연결할 경우 외래환자의 투약 대기 시간을 상당히 단축할 수가 있어 효과적으로 사용할 수 있다. 약조제에 관련된 전산화 업무는 다음과 같다.

처방전 및 봉투 자동 출력	환자별 약처방 내역 조회	약품정보 Master
• 모든 약 출력 • 먹는 약 처방전, 봉투 출력 • 자동포장기(ATC) 처방전, 봉투 출력 수, 연고제 Label, 처방전 출력 • 주사약 봉투, 처방전 출력 • 단순처방 봉투, 처방전 출력	• 진찰권번호별 조회 • 이름별 조회 • 진료비 계산일별 조회	• 약품등록, 수정, 삭제, 조회 • 약품명 사용자 정의어 등록, 수정, 삭제, 조회

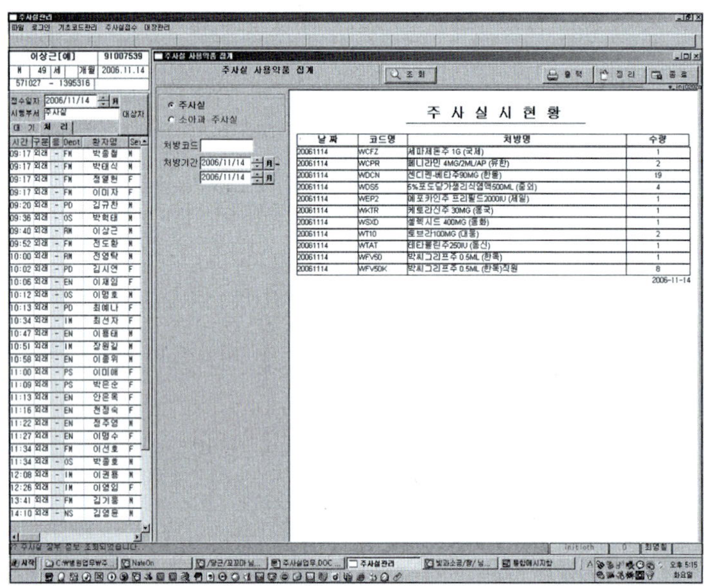

[그림 6-34] 사용약품 집계 현황 화면

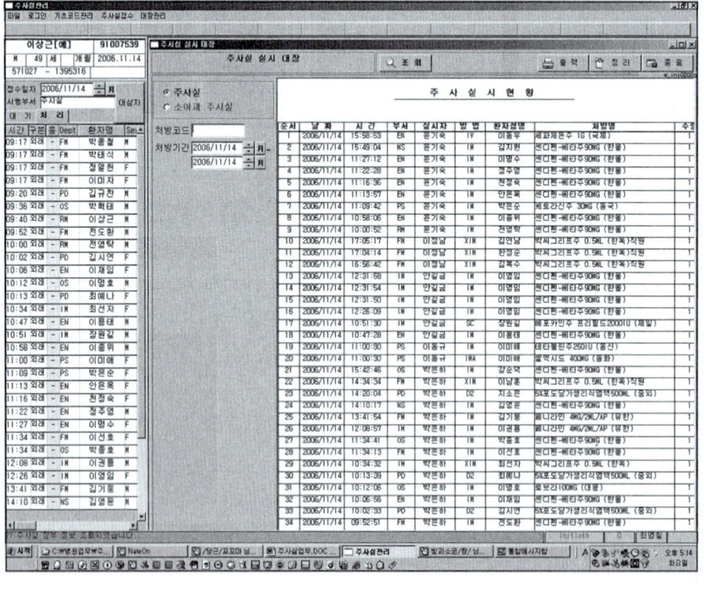

[그림 6-35] 주사 실시 현황 화면

★ 임상병리 관리

검사 접수예약관리, 검사분야별, 환자별 검체 채취를 위한 작업지시서, 검체구분을 위한 Bar-code 라벨 출력, 검사결과 분석 및 입력 등으로 이루어진다.

검사접수	검사대장관리	검사결과관리	통계 관리	혈액관리
• 채혈리스트 출력 • 검사 의뢰 내역 조회 및 등록 • BARCODE 출력 • 검사 반환 및 접수 취소	• 검사계 SLIP별 검사대장 출력 • 검사항목별 검사대장 출력 • 미생물 검사대장 출력	• 결과 등록 • 이상자 관리 • 검사장비 질 관리 • 검사 결과대장 관리 • 검사결과 오류관리 Delta, Panic, B/W 체크) • 결과지 출력 • 검사결과 보고	• 검사항목별 검사건수 통계 • 진료과별 검사건수 통계 • 이상자 검사건수 통계 • 미생물 검사건수 통계	• 수혈의뢰 접수 • 헌혈자 관리 • 혈액 입, 출고 관리 • 혈액 반환 업무 • 혈액은행 통계

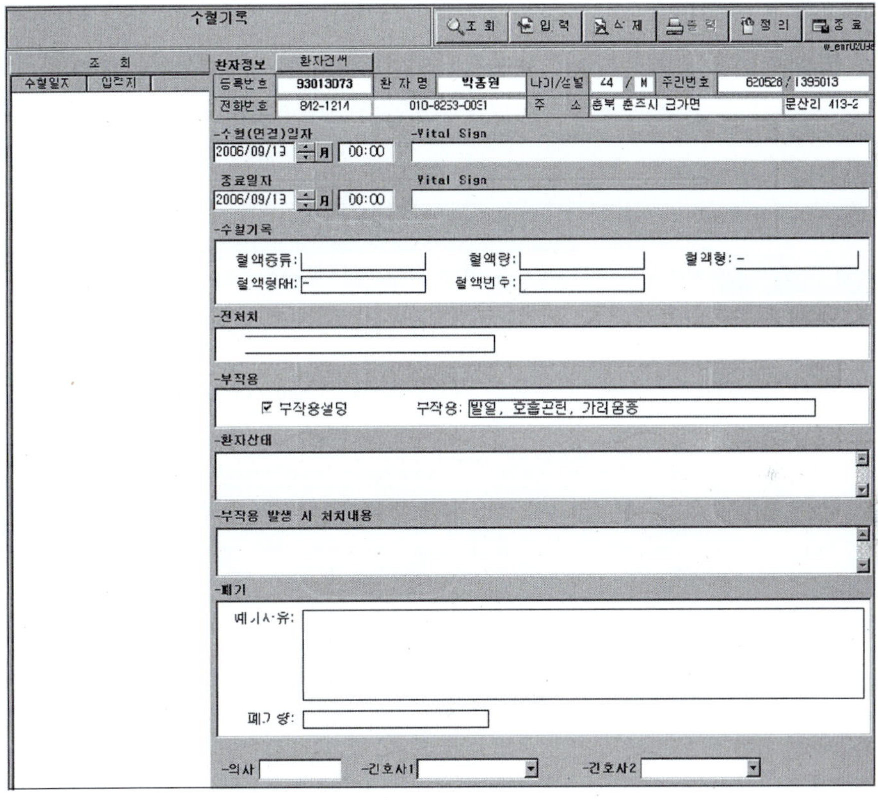

[그림 6-36] 수혈 기록 업무 화면

대기환자 | 처리환자 | 7 명

등록번호	Name	E	과	Room
06000156	고승구	-	IM04	109
06002051	김기동	-	IM04	108
37618640	서은자	-	IM04	106
06002615	서정선	-	IM04	105
06002702	안은화	-	IM04	106
06002701	이원필	-	IM04	112
06002694	송경사	-	IM04	112

상태	Dept	Em	연속	검체번호	검체	검사명
보고	IM			06 0030040 1 3	EB LB1031	WBC Differential Count[Blooc
보고	IM			06 0030041 1 3	EB LB1030	ESR (Westergreen 변법)
보고	IM			06 0030042 1 3	CB LB1540	Prothrombin Time(PT)
보고	IM			06 0030042 1 3	CB LB1530	APTT
처방	IM				ST LB0613	분변충란검사[집란법](포르말린
처방	IM				ST LB0652	분변잠혈반응(RPHA또는Latex법)
보고	IM			06 0030043 1 3	SE LC3721	Direct Bilirubin
보고	IM			06 0030043 1 3	SE LC3730	Uric acid
보고	IM			06 0030043 1 3	SE LC2530	LDH
보고	IM			06 0030043 1 3	SE LC3735	Ca (총칼슘)
보고	IM			06 0030043 1 3	SE LC3734	IP
보고	IM	-	-	06-0030043-1-3	SE LC2430	LDL-Cholesterol
보고	IM	-	-	06-0030043-1-3	SE LLIPI	Lipid 3종
보고	IM	-	-	06-0030043-1-3	SE LLIVI	LIVER BETTER 10종
보고	IM	-	-	06-0030044-1-3	SE LC4802	HBsAg-EIA(정밀)
보고	IM	-	-	06-0030044-1-3	SE LC4812	HBsAb-EIA(정밀)
보고	IM	-	-	06-0030044-1-3	SE LC4841	HBc IgG(정량)
보고	IM	-	-	06-0030045-1-3	HB LC3825	Hemoglobin A1C
보고	IM	-	-	06-0030045-2-3	SE LC4630	VDRL Qualitative(정성)
접수	IM	-	연속	06-0030046-1-3	- LZC343000E	(외주)C-PEPTIDE(RIA)
접수	IM	-	연속	06-0030047-1-3	- LZC343000E	(외주)C-PEPTIDE(RIA)
접수	IM	-	-	06-0030048-1-3	2U LZC2210	(외주)알부민
접수	IM	-	-	06-0030048-1-3	2U LZC2200	(외주)총단백정량
접수	IM	-	-	06-0030048-2-3	BL LZC3750	(외주)크레아티닌

선 수 | 접수취소 | Barcode재발행 | 바코드출력 | LAH LAC | LAS | LAB LAU | LAT LAG | LAO LAM | LAF | LAR LAW | Barcode Set

업무메모 | 임상병리실메모 | 수정

[그림 6-37] 채혈 접수 업무 화면

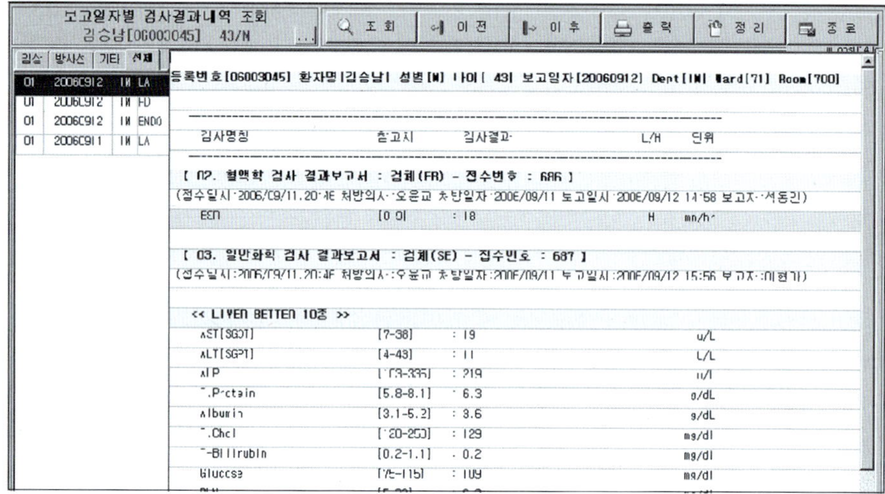

[그림 6-38] 통합 검사 결과 조회 화면

일자별 결과 조회

김현필[97654202] 51/M

조 회 | 슬립조회 | 출 력 | 정 리 | 종 료

[등록번호] 97654202 [접수일자] 20060910 [Slip종류] 01. 응급검사 [검사일자] LA

Working:Report Date	M 08/21 06:29		IM 08/21 07:07	IM 08/16 06:52		IM 08/16 07:46
Patient:Order Date	김현필(51세):06/08/21		김현필(51세):06/08/21	김현필(51세):06/08/16		김현필(51세):06/08/16
Sample Name	EDTA Blood		Serum	EDTA Blood		Serum
Remark(Donor)	-		-	-		-
WBC [4 - 11]	5.2	■		5.2	■	
RBC [4.4 - 6.3]	3.03	▼		2.84	▼	
Hb [14 - 18]	9.2	▼		9.1	▼	

[그림 6-39] 임상 병리 검사 결과 조회 화면

★ 방사선 관리

방사선 처방에 따른 시행과 예약촬영관리, 촬영 후 판독소견의 입력 방사선 필름의 대출관리 등으로 구성된다.

접수 프로그램	암실 및 촬영실 프로그램	판독실 프로그램	필름보관실 프로그램
• 촬영실 배정 및 예약·접수 기능 • 접수취소 기능 • 외래환자인 경우 수납한 검사 반환 기능 • 예약환자 및 접수환자 LIST 조회 기능	• 촬영실 배정 및 접수·예약 기능 • 실제 사용한 필름 및 조영제 입력(즉, 촬영 완료) 기능(바코드 출력) • 병동환자인 경우 수납한 검사 반환 기능 • 예약환자·접수환자·촬영환자 LIST 조회 기능 • 촬영실별 통계 기능	• 판독 입력·수정·조회 기능 • 판독한 Data 출력 기능 (Typist별, 전체, 진찰권번호별) • 판독 조회 기능	• 필름 대출 기능 • 필름 반납 기능 • 미반납, 대출내역 조회 기능

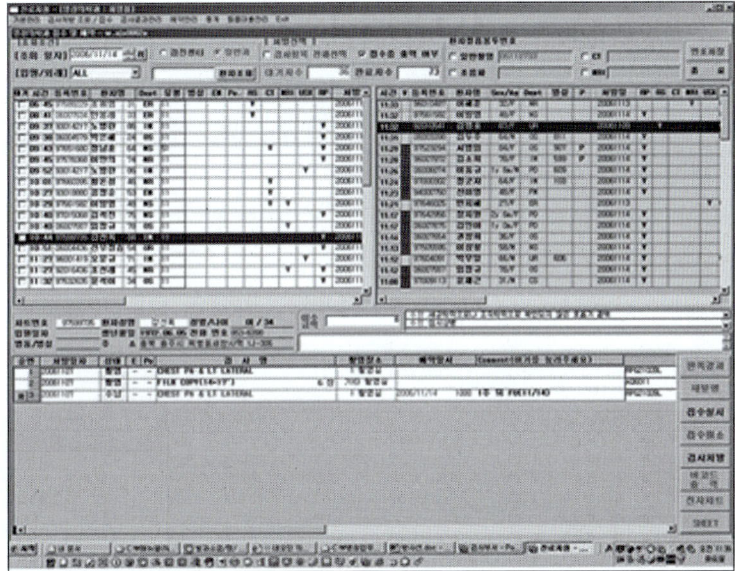

[그림 6-40] 영상의학 검사 접수 화면

다과검사결과조회

전기생리검사 보고서

1. (NR) Auditory Evoked Potential (AEP) ;

Lt. stimulation
normal latency of I
normal IPL of I-III, III-V

Rt. stimulation
normal latency of I
normal IPL of I-III, III-V

Opinion) These findings are normal.

[그림 6-41] 영상의학 검사 결과 조회 화면

★ 의무기록 관리

의무기록실은 병원 내에서 발생하는 각종 의료정보를 신속하게 수집, 분석, 보관하며 필요시에는 쉽게 검색, 이용할 수 있도록 하는 의료정보센터의 역할을 하는 곳으로, 이러한 역할을 효과적으로 수행하기 위해서는 주요업무인 의무기록의 분석 및 관리에 전산화 기능이 필수적이다. 환자색인, 의무기록의 발췌, 의무기록 추적관리, 진료상 각종 통계 산출 및 의무기록 대출 등의 관리가 이루어진다.

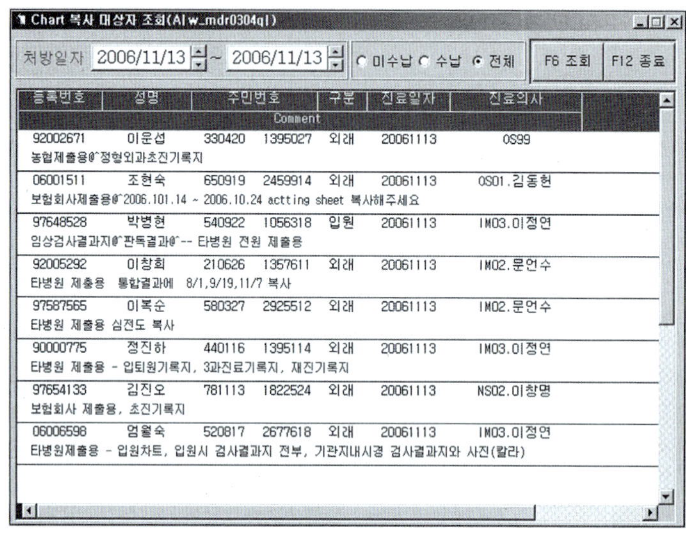

[그림 6-42] 차트복사 대상자 조회 화면

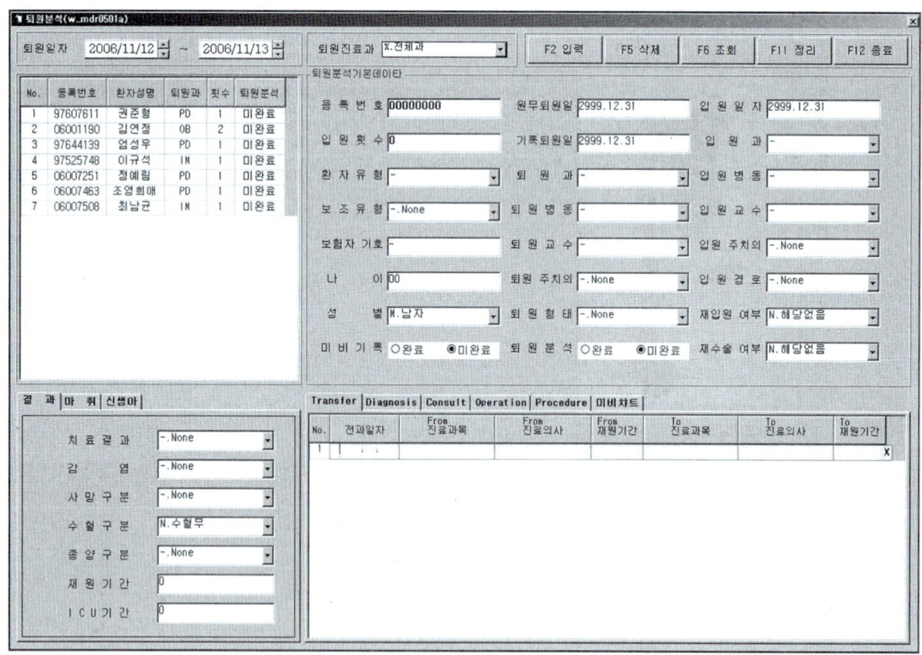

[그림 6-43] 퇴원 분석 대상자 조회 화면

★ 급식관리

환자에 대한 급식관리는 여러 종류의 질병을 가진 환자들에게 치료의 일환으로 적정한 식사를 제공하기 위하여 의사가 환자의 식사를 처방하는 즉 진료의 일부분을 담당하고 있는 중요한 업무로 일반식, 치료식, 식품알레르기, 검사식 등을 관리하며 새로운 급식메뉴에 대한 분석 및 개발과 그에 대한 급식 재료 및 원가 계산 등 일반관리업무도 포함한다.

급식	통계
• 병동별 환자식 현황표 • 일반환자식 현황표 • 무균, 멸균식 현황표 • 콘베이어 상차림 집계표 • 치료식 상차림 집계표 • 유동식 현황표 • 경관유동식 현황표 • 우유 출고표 • Name Card/Sticker • 환자간식표 • 식기회수 점검표	• 병동별 환자식 현황표 • 환자식이 통계 • 식이처방별 환자조회 • 치료식 집계내역

★ 의료소모품 관리

병원에서 진료행위를 위하여 투입되는 각종 의료소모품에 대한 관리로서 의료소모품 불출 및 재고관리, 재사용품 관리, 소모품관리 등으로 구성된다.

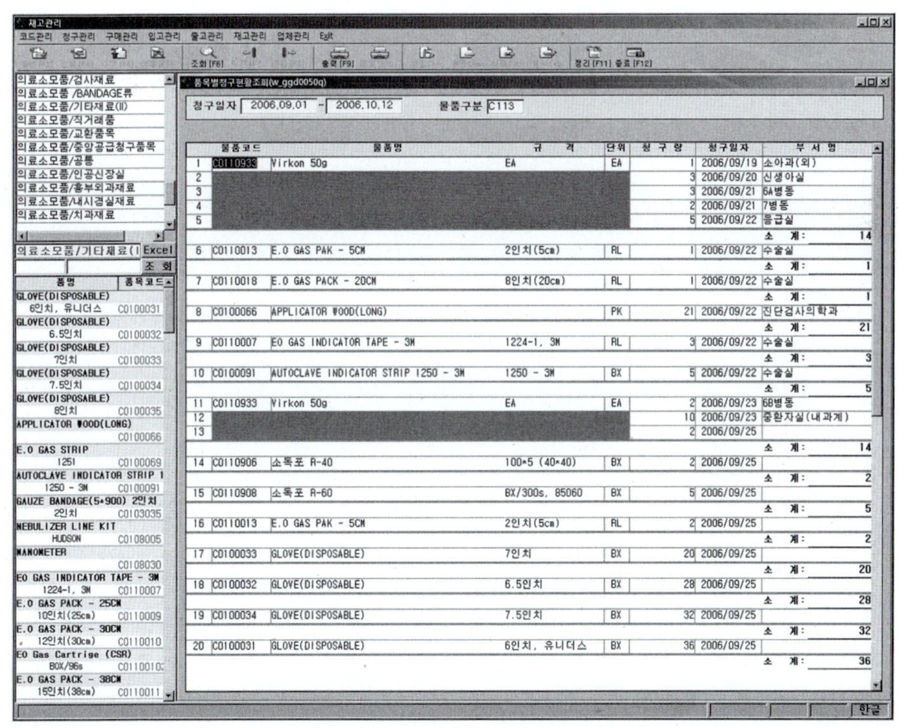

[그림 6-44] 품목별 청구 현황 관리 화면

★ 수술실관리

수술실에서 환자의 수술에 관련된 정보를 다루는 것으로 수술 시간표 관리, 의료소모품, 처치 연계 일자별 수술환자 관리, 환자수술 기록지 입력, 수술장비 및 소독품 관리, 마취의, 집도의 관리, 검사 결과 조회, 수술에 따른 환자정보 관리, 비품 및 의료장비 관리 등으로 구성된다.

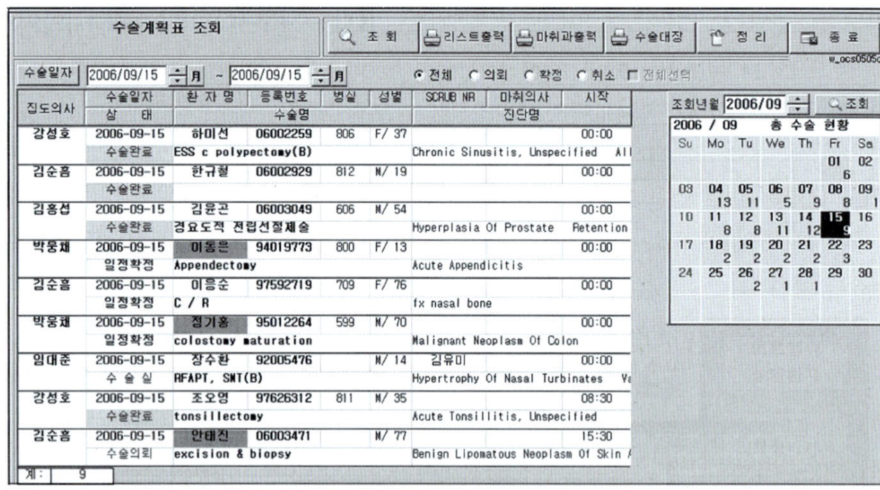

[그림 6-45] 수술 계획표 조회 화면

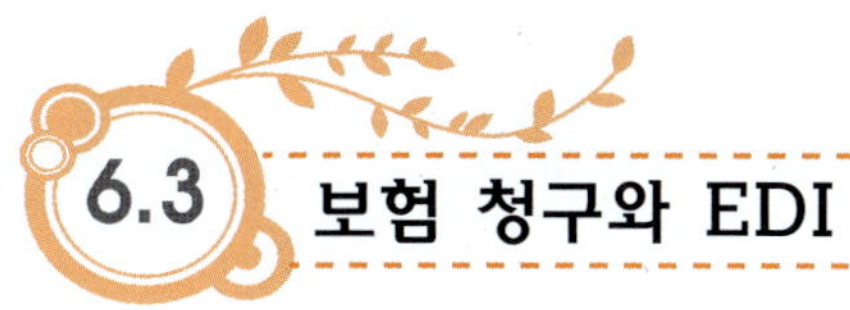

6.3 보험 청구와 EDI

6.3.1 의료보험 청구 현황

한 개원의원의 의료보험 청구업무는 다음과 같이 진행된다.

① 보험 청구는 대개 한달 단위로 이루어진다. 따라서 매월 초에 그 전 달의 진료내역을 모두 수작업으로 보험청구 프로그램에 입력한다(시간적 손실).

② 입력된 진료내역은 대개는 진료비 청구명세서라는 양식에 맞추어 출력한다(종이 손실).

③ 출력된 명세서는 환자의 보험에 따라 보험심사기관인 연합회, 공단, 공사 및 보험회사의 분류작업을 실시하여 소포로 우송한다(우편요금).

보험심사기관에 도착한 명세서는 다음과 같은 심사작업을 실시하게 된다.

① 심사는 수십 명의 심사지원이 각 요양기관에서 보내온 명세서를 일일이 심사한다(많은 인력과 시간의 낭비).

② 심사결과에 따라 일부 삭감 혹은 반송을 하기도 하고 심사를 통과한 경우에는 심사결과통보서를 우편으로 송신한다. 여기에 심사직원의 주관적인 심사가 불가피함에 따라 심사에 대한 불신, 분쟁이 자주 발생한다(우편요금, 부정확, 분쟁과 불신).

한 개원의원으로 다시 송부된 심사결과통보서에 따라 다음과 같은 업무를 한다.

① 삭감 혹은 반송의 경우는 재청구를 하거나 이의 청구를 한다(과정복잡, 종이, 인력, 시간의 낭비).

② 청구결과를 받은 후 평균 50여일 이후에 청구액을 지급받는다(현금 회수 기간의 지연).

위에서와 같이 엄청난 양의 보험 청구, 심사 업무를 수작업에 의존하다 보니 대단히 불합리하고 비효율적인 부분이 누적이 되어 있음을 알 수 있다. 디스켓 청구라는 청구 방식이 있어서 의원에서 심사 기관으로 전달을 디스켓으로 처리하여 의원에서의 수작업을 대폭 개선하기도 하였으나 심사기관에 전달된 디스켓을 다시 종이로 출력하여 똑같은 심사경로를 밟게 되어있어 근본적인 문제가 해결된 것은 아니다. 따라서 EDI를 이용한 청구방식이 필요하게 된 것이다.

6.3.2 EDI의 정의 및 필요성

[1] EDI의 정의

EDI는 의료관련업무(의료보험, 산재보험, 자동차보험, 의료물류 등)에 발생되는 기관 간의 각종 문서에 대한 전달체계를 컴퓨터를 이용하여 표준화된 전자적 자료교환 방식으로 송・수신하는 새로운 정보통신망 서비스를 말한다. 1994년 11월 이 사업에 대해 한국통신이 주관하여 개발하였으며 1996년 이후 상용화되어 현재 의원뿐 아니라 종합병원, 약국, 치과의원, 한의원 등 모든 요양기관에 적용이 되고 있다.

[2] EDI의 추진 필요성

앞서 EDI 추진의 필요성을 언급한 바 있으나 이를 다시 정리하면 다음과 같다.

★ 요양기관의 문제점

① 출력, 분류, 우송에 따른 인력 및 비용의 낭비

② 청구액 지급까지의 소요시간 과다(평균 40-60일)

③ 심사 삭감내역의 부정확한 통보로 요양기관의 불만증대

★ 의료보험연합회 및 심사기관

① 연간 20% 이상의 심사물량 증가로 현행 심사방법의 한계(1996년 2억 5천만 건)

② 심사요원의 주관적인 심사로 일관성 결여 및 불신 증대

③ 매년 변경/증가하는 심사기준정보를 심사요원이 숙지 불가능

④ 명세서 보관의 문제

[3] 현행방식과 EDI의 비교

현행 청구방식인 명세서, 디스켓청구와 EDI청구를 비교하면 [표 6-4]와 같다.

【표 6-4】 EDI 방식의 비교

구분	EDI	명세서	디스켓
지급일	10~14일	30~40일	25~30일
삭감률	0.2% 이내	1.16% 이내	1.16% 이내
소요시간(변환~우송)	1시간 이내	3~7일	2~3일
증빙자료첨부	생략	반드시 제출	반드시 제출
사전점검	가능	불가능	불가능
이용료	30,600월/월	65,000원/월	8,600원/월
자료훼손우려	없음	존재	존재
부가서비스	의료정보 DB	없음	없음
심사결과통보	통신망	우편	우편

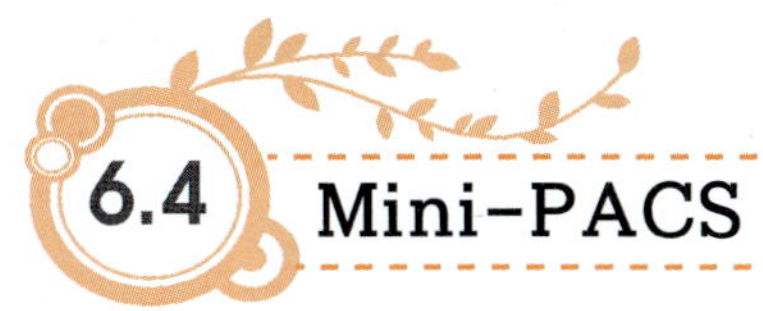

6.4 Mini-PACS

6.4.1 의원급 영상관리의 현황

각 과별 의원에서 주로 사용되는 영상진단장치는 과별로 좀 차이가 있지만 X-ray, 초음파진단기, 전자내시경, Colposcope, 골밀도측정기, 안저경, 이경 등이 주로 필수적으로 사용되고 간혹 CT, MR 등과 같은 고가의 의료장비를 설치한 경우도 있다. 각 검사장비별 영상검사 결과물의 관리현황은 다음과 같다. X-ray, CT, MR 등은 거의 필름으로 출력하여 보관하고 있으며, 초음파진단기, 전자내시경, Colposcope, 안저경, 이경 등은 Video printer 출력물인 종이형태로 보관하고, 골밀측정기의 경우는 Inkjet Printer를 통해 출력된 종이형태로 보관하고 있다. 필름 같이 부피가 큰 경우는 별도의 봉투에 넣어 보관하며, 종이의 경우는 차트에 부착하여 보관하고 있다. 이에 따라 검사결과의 관리와 검색에 많은 시간이 소요되며, 필름, 종이 등이 시간이 지남에 따라 화질이 변하고, 분실 혹은 파손의 우려가 매우 높으며, 많은 부피를 차지하여 관리에 많은 어려움을 갖고 있는 것이 현실이다.

6.4.2 의원급 Mini-PACS의 필요성

의원의 종합정보시스템에서 환자의 영상검사결과를 병행 처리할 수 있어야 하는 것은 당연한 과제이다. 그렇지 못한다면 환자의 진료기록과 영상검사기록이 별도로 관리되어 이중부담이 되고 진료의 효율성이 그만큼 떨어지게 될 것이기 때문이다. 의원급 Mini-PACS의 필요성을 정리하면 다음과 같다.

① 환자의 진료기록과 영상검사 결과의 신속한 검색과 동시조회가 가능해야 진료의 정확성과 신속성을 제공할 수 있게 된다.

② 대개 의원의 경우 의사가 직접 검사와 진단을 모두 수행한다. 검사 중에는 대개 환자가 누워있거나 불편하고 수치감을 느낄 소지가 있는 자세로 검사를 받고 있을 것이므로 환자와의 상담은 빠른 검사 후 진료실에서 진행되는 것이 더욱 환자의 만족도를 높일 수 있게 된다. 따라서 네트워크를 통해 진료실에 검사결과를 송신하여 환자와 상담 시 활용할 수 있도록 할 필요성이 크게 대두된다.

③ 이중 보관의 난점을 해결하기 위함이다.

④ 언제든지 출력할 수 있고, 또 타의료기관으로 전송할 수 있도록 하기 위함이다.

6.4.3 의원급 Mini-PACS의 구성

위에서 살펴 본 바와 같이 의원급에서 주로 사용되는 영상장비는 크게 4가지 형태로 컴퓨터에 입력되게 된다.

① 필름을 스캐너 혹은 카메라로 입력한다.

X-Ray 같은 영상기기가 여기에 해당한다. X-Ray의 필름을 입력하기 위해서는 CCD Type이나 Laser Type의 필름스캐너 혹은 필름을 Light Box에 비추고 고해상도 디지털카메라를 통해 입력할

수 있다. 하지만 스캐너, 고해상도 카메라 그리고 디지털 카메라가 모두 고가이고 또 화질이 입력하면서 필름의 해상도에 미치지 못하는 경우가 많고, 또 매우 큰 저장용량을 필요로 하기 때문에 의원급 Mini-PACS에 있어서 필름의 처리는 제외되는 경우가 많다.

② Video신호를 Frame Grabber를 통해 입력한다.

초음파, 내시경, 골밀도측정기, 안저경, 이경 등이 여기에 해당한다. 대개 VTR녹화를 위하거나 Video Printer연결을 위한 단자와 컴퓨터를 연결해 입력하게 되며 최근에 멀티미디어기술의 발달과 압축기술의 발달로 매우 저렴한 비용으로 설치가 가능하며, 화질도 영상기기로부터 직접 입력하기 때문에 매우 뛰어나다. 골밀도 측정기의 경우는 VGA Monitor를 통해 출력된 신호를 입력하여야 하므로 별도의 VGA-to-Video 신호변환을 하거나 file을 읽는 방법을 취하기도 한다.

③ Network을 통해 영상기기 내 컴퓨터의 Database로부터 File을 읽어들인다.

골밀도측정기, 디지털초음파, CT, MR 등과 같이 컴퓨터가 내장되어 있는 고가의 의료장비를 입력하는데 사용한다. 단, 표준화되어 있는 구조가 아닌 경우 이를 읽어서 처리하기 위해서는 장비마다 별도의 프로그램을 제작하거나 Database 구조의 분석이 요구되어 처리에 곤란한 경우가 많다. 하지만, 컴퓨터에 저장된 파일을 읽어서 저장한 경우 완벽한 화질의 보존이 보장되는 장점이 있다.

④ DICOM Interface를 통해 읽는다.

디지털초음파, CT, MR 등과 같은 고가의 의료기기가 여기에 해당되는데, ③에서 언급했듯이 컴퓨터 네트워크를 통해 읽어서 입력한 경우 표준화 규약을 따라서 설계되었는가가 매우 중요하다. 의료영상의 Network을 위해 전 세계적으로 채택해 사용하고 있는 DICOM 규약에 따라 설계된 경우에는 매우 쉽게 영상장비가 무슨 기종이고, 어느 제조회사이고, 모델이 무엇인지 관계없이 하나의 프로그램으로 쉽게 처리될 수 있다. 물론, 완벽한 화질의 보존도 보장이 된다. 의원급 장비의 경우는 대개 ①, ②에 해당하는 경우가 많다.

6.4.4 의원급 Mini-PACS의 효과

의원급에서 사용하는 Mini-PACS의 도입효과는 기본 방사선 검사라 할 수 있는 X-Ray가 Digital X-Ray로 대체되기 어려운 면이 있고, 초음파나 내시경 등을 이용하는 경우가 크므로, 병원급 PACS에서 크게 강조되는 Film대체, 보관장소나 보관인력 혹은 전달인력의 대체 등과 같은 경제성보다는 진료서비스나 효율성의 증대에 있다고 볼 수 있다. 다음과 같은 효과를 기대할 수 있을 것이다.

① 전자차트 사용 시 2중 보관의 애로사항을 해소할 수 있다.

② 환자가 불편해야 할 검사시간은 빠르게 진행하고 진료실에서 환자와 상담 시 운용하기 유용하다.

③ 초음파/내시경 영상을 종이로 이용하는 경우 종이의 소모량을 줄이고, Video Printer의 구매를 대체할 수 있다.

④ 초음파/내시경 영상을 종이로 보관하는 경우 시간에 따라 화질이 변하거나, 파손, 분실 등을 방지할 수 있다.

⑤ 나름대로의 질병, 증상별 임상자료 데이터베이스를 구축하여 향후 논문 혹은 진료 상담에 활용할 수 있다.

6.4.5 의원급 방사선 수탁 검사체계의 현황

의원급에서 진단의 확진을 위해 방사선 검사를 병행하는 경우 방사선과 전문의사의 소견이 반드시 필요하게 된다. 의원급에서는 방사선과 전문의가 가까이 있지 못하므로 X-Ray Film이나 초음파영상을 출력하여 주변 방사선과 전문의에게 보내어 판독을 의뢰하고 판독결과를 다시 인편을 통해 전달받게 되어 있는 것이 현재 방사선 수탁검사체계의 현황이다. 따라서 다음과 같은 문제점이 노출되어 있다.

① 방사선과 전문의의 판독소견을 받는데 까지 많은 시간이 소요된다.

② 간혹 빠른 진단을 위해 방사선과 전문의사 소견 없이 진단을 내리고 치료하는 경우도 자주 발생한다.

③ 인편으로 필름을 배달하고 결과를 다시 가져와 차트에 부착하는 등의 번거로운 작업이 불가피하여 시간과 추가적인 인건비 혹은 경비가 지출된다.

6.5 Tele-Radiology

6.5.1 의원급 Tele-Radiology 필요성

의원급 Tele-Radiology는 다음과 같은 목적을 위해 향후 필요하리라 예상된다.

① 방사선과 전문의의 판독을 신속하게 받아 진단시간의 단축을 위함이다.

② 인편으로 보내고 받는 시간과 비용의 절감을 도모한다.

③ 종합병원 방사선과 혹은 개인 방사선과의 정밀진단검사의 확대와 사선과 전문의사와의 협진을 통해 진료영역의 확대가 가능해 진다.

④ 정밀검사 시설 및 인력 미비로 인해 종합병원 혹은 대도시 대학병원으로 환자가 모이는 현상을 방지하고 지역 의료서비스의 질적 확대를 가져올 수 있게 된다.

6.5.2 의원급 Tele-Radiology의 구성

의원 내에 전자차트와 Mini-PACS가 구성되어 있다는 가정 하에 의원급 Tele-Radiology를 구성하면 다음과 같은 요소들이 필요하게 된다.

(1) 판독의뢰처-의원

의원의 Mini-PACS와 이를 판독처에 보내기 위한 통신시스템 그리고 판독결과를 받아 출력하기 위한 프린터나 Fax로 구성된다. 통신은 ADSL이나 Cable MODEM(10Mbps) 등과 같은 초고속망이 대개 이용되고 있다.

(2) 판독처-대학병원 방사선과 혹은 개인 방사선과의원

판독처에는 방사선과 의사를 위한 고해상도 Workstation과 통신시스템과 판독결과를 출력하여 보내기 위한 프린터와 Fax로 구성된다.

(3) 의원급 Tele-Radiology 시스템의 통신망 형태

초기 의원급 Tele-Radiology나 의료영상에 아무런 표준 Protocol이 없었던 시대에는 Tele-Radiology 회사마다 제 각기의 형태에 의해 Database를 구성하고, 또 검사의뢰/판독결과를 송 · 수신하였기 때문에 타사제품과 호환이 불가능하여 대개의 경우 Point-to-Point로 연결되는 폐쇄망의 형태를 가진다. 하지만 DICOM을 기반으로 하는 표준 Protocol이 제정되고 Internet의 보급확대에 따라 최근에는 Protocol가 Internet을 기반으로 DICOM을 표준으로 하는 형태로 많이 보급되고 있으며, 이 경우 타사제품 간 호환까지 가능한 Open시스템으로 발전되고 있다.

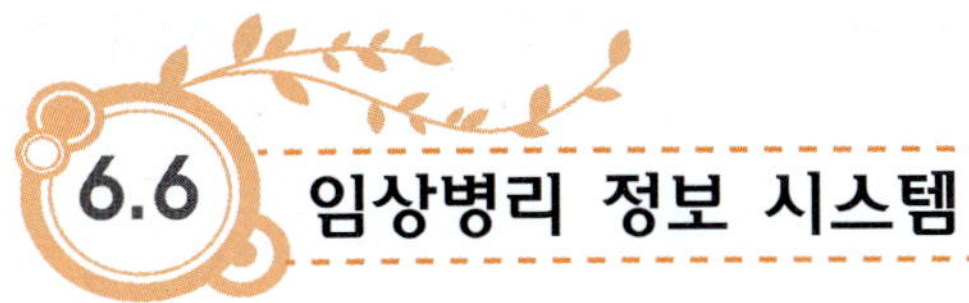

6.6 임상병리 정보 시스템

6.6.1 임상병리 정보 시스템의 개요

임상병리과는 병원에서 수행되는 검사의 50% 이상을 담당하는 부서로, 병원 내에서 발생하는 의료정보의 많은 부분을 수행하고 있으므로 임상병리과 정보시스템은 종합적인 병원정보시스템에서 필수적이다. 임상병리과의 업무 흐름은 기본적으로는 [그림 6-46]과 같이 검사의뢰로부터 수행한 검사결과를 의뢰한 임상의사에게 보고하기까지의 총 6단계로 이루어져 있으며, 임상병리 정보 시스템에서 환자, 검체 및 검사에 사용하는 데이터 요소는 [표 6-5]와 같다.

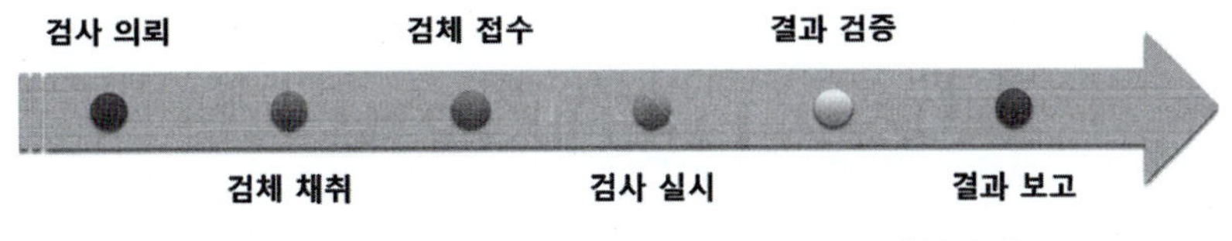

[그림 6-46] 임상병리과의 일반적인 검사진행과정

【표 6-5】 임상병리 정보시스템의 데이터 요소

환자	검사
1. 등록번호 2. 이름 3. 생년월일 4. 성별 5. 입원일 6. 입원상태 7. 병동 8. 병실과 침상 9. 주치의 10. 진단 11. 퇴원일 12. 재정상태 13. 보증인	1. 작업번호 2. 검사명 3. 검사명의 약어 4. 검사한 장비 5. 총 처리 시간 6. 용기의 양 7. 특별히 요구되는 사항 8. 검사 부서 9. 작업 목록 10 검사방법 11. 측정단위 12. 결과가 숫자인가? 13. 양성/음성인가?
검체	14. 변화치 검증
1. 검체 번호 2. 상태(처방, 채취, 접수, 보고) 3. 날짜(년, 월, 일) 4. 시간(24시간제) 5. 접수자	15. 정도관리물질/표준물질 16. 참고구간 17. 경고치 18. 수가코드 19. 수가 20. 작업 단위

임상병리 정보시스템(LIS : Laboratory information system)에 필요한 부분을 임상병리과 업무 흐름에 따라 나누면 검체채취시스템 및 접수시스템, 자동기기사용부서 전산시스템, 수작업부서 전산시

스템, 결과검증을 포함한 정도관리시스템, 검사결과 보고시스템 등 총 5가지로 구분할 수 있다. 이 각각의 시스템을 한꺼번에 개발하는 것은 불가능 한 일이고 단계적으로 개발하여야 한다.

전산화의 우선순위는 임상병리과의 사정에 따라 달라지지만, 기존병원에서는 검사건수가 많은 자동기기 사용부서를 우선적으로 개발한 후 다른 임상병리부서를 전산화하면서 검체채취시스템 및 접수시스템을 구축하는 것이 바람직하다. 이에 비해 신규병원에서는 병원컴퓨터에서 운영되는 검체채취시스템 및 접수시스템을 구축한 후에 임상병리 고유 업무를 전산화하는 것이 바람직하다.

6.6.2 검체채취 및 검체접수시스템

검체채취시스템은 입원환자 및 외래환자에서 의뢰된 검사를 위해 임상병리과에서 검사하기에 필요한 검체를 채취하는 시스템이다. 입원환자에 대한 검체는 아침식사 전에 채취하는 것이 바람직하므로 아침식사 전에 입원환자별로 채혈리스트와 검체용기에 부착될 라벨이 각 병동별 또는 채혈을 담당하는 부서에서 출력되어야 한다.

소규모 병원에서는 채혈을 담당하는 부서에서 채혈리스트와 라벨을 출력하는 것이 가능하지만 대규모 병원에서는 출력하는 시간 및 출력한 것 병동별로 분류하는 데에 시간이 오래 걸리기 때문에 각 병동별로 출력하는 것이 바람직하다. 검체용기에 부착되는 라벨에는 등록번호, 환자명, 검사를 수행할 검사실, 검체명 및 고유한 검체번호가 출력되어야 하고 그 외에 의뢰처와 검체량이 출력되는 것이 필요하다.

검체용기에 부착될 라벨의 고유한 검체번호는 바코드로도 같이 출력되는 것이 필요한데, 임상병리과에서는 이 바코드를 사용하여 빠르고 정확하게 검체를 접수할 수 있으며, 검사기기에서는 검체용기의 라벨에 있는 바코드를 인식하여 검사업무를 수행할 수 있게 된다.

외래채혈실에서는 환자의 등록번호와 바코드를 출력할 기간을 입력하면 화면에 임상에서 의뢰된 검사에 대한 정보(처방전별로 작성된 검체번호, 처방전명, 검체채취 희망일시, 처방의사, 의뢰처 및 검사에 대한 특기사항)가 화면에 출력되어야 한다.

화면에 출력된 검사 중에서 채혈할 검사를 선택하면 채혈할 검체용기에 부착될 라벨이 출력되어야 한다.

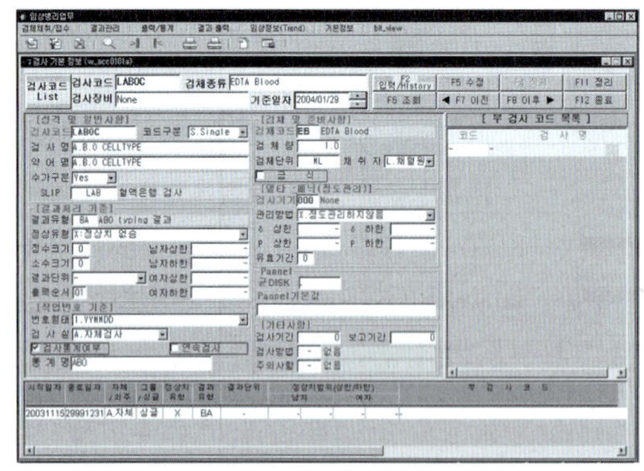

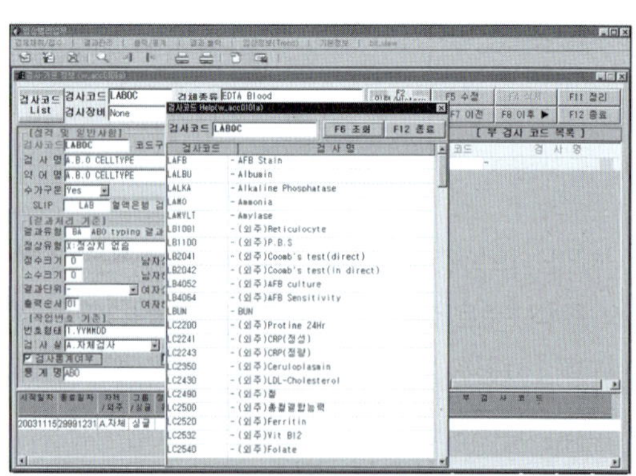

[그림 6-47] 임상병리 기본 정보 관리 화면

(1) 자동기기 사용부서 전산시스템

자동기기를 사용하는 부서로는 일반혈액검사실, 일반화학검사실과 뇨검사실이 있다. 이들은 임상병리과검사 중 60~70%를 수행하는 부서로 검사업무는 자동화된 검사기기를 도입하여 효율적으로 할 수 있지만 검사에 수반되는 사무적 작업은 더 이상 수작업으로 처리하기가 불가능하게 되었다.

이에 따라 일반혈액 검사실, 일반화학검사실과 뇨검사실은 우선적으로 업무전산화가 되어야 하는 부서이다. 임상병리과에서 사용하는 대부분의 검사기기에는 내장된 소형컴퓨터가 있어 RS232-C를 통하여 외부컴퓨터에 검사결과를 전송할 수 있다. 이 기능을 사용하면 검사기기에서 외부 컴퓨터로 검사결과를 정확하고 신속하게 자동입력 할 수 있다.

RS232-C를 통한 자동입력은 자동기기 사용부서 전산시스템 구축에 필수적인 기능이므로, 앞으로 임상병리과에서 검사기기를 구입할 때는 반드시 RS232-C가 있는 기기를 선택하는 것이 필요하다. 일반혈액검사와 뇨검사는 모든 검체에서 동일한 검사를 실시하지만 일반화학검사는 검체마다 검사종목이 다르므로, 의뢰된 검사정보를 컴퓨터에서 검사기기에 입력하는 기능이 필요하다.

검사실에 따라서는 일반혈액검사실, 일반화학검사실과 뇨검사실 업무 중 일부를 수작업으로 하거나 하나 이상의 검사기기를 사용할 수 있다. 이에 따라 하나 이상의 검사기기를 사용하는 경우에는 각각의 기기에 필요한 검사종목만 선별하여 입력하는 기능이 필요하다.

일반혈액검사실 업무 중 백혈구 감별검사와 뇨검사실의 뇨침사 검경검사는 자동기기 사용부서에서 수작업으로 검사하는 대표적인 업무이다. 백혈구 감별검사는 업무는 수작업으로 실시하지만 검사과정에 대한 전산화가 필요한 업무이다.

(2) 수작업부서 전산시스템

① 특수검사실 및 면역혈청검사실 전산시스템

특수혈액검사실, 특수화학검사실과 면역혈청검사실에서는 대부분의 검사를 수작업으로 실시하고 있다. 특수혈액검사실, 특수화학검사실과 면역혈청검사실의 검사결과는 수작업으로 입력되는데, 같은 화면을 사용하여 입력업무를 수행하도록 하여야 한다. 수작업 검사결과를 입력하는 업무에서는 입력한 검사값을 검증하는 기능이 필요하다. 즉 입력하는 검사종목마다 입력할 수 있는 검사값의 범위를 정의하여 이 범위를 벗어나는 검사결과가 입력시에는 경고하는 기능이 필요하다. 또한 어떤 검사에는 일정한 검사값 만이 입력되는데, 이 경우에는 입력되는 검사값을 미리 코드로 정의하여 놓고 정의된 값 이외의 값이 입력되면 경고하는 기능이 필요하다.

② 임상미생물 검사실 전산시스템

임상미생물 검사실은 대부분의 검사를 수작업으로 한다. 임상미생물 검사실의 업무는 검사결과를 일정한 시점에 일정한 형태로 보고할 수 없다는 점에서 다른 수작업부서에 비해 차이점이 있다. 즉 임상미생물 검사실의 업무는 대부분이 시간이 걸리는 배양검사이기 때문에 배양기간 사이에 중간보고서가 필요하다. 또한 배양검사가 양성인 경우에는 균을 동정하고 항균제 감수성 검사를 실시하게 되는데, 배양되는 세균에 따라 다른 종류의 항균제 감수성 검사를 시행하여야 한다. 또한 환자에서 검사가 중복되어 의뢰되는 혈액배양, 결핵균배양에서는 검사결과가 종합적으로 보고되어야 한다. 임상미생물 검사실에서 균의 동정 및 항균제 감수성 검사에 자동화기기를 사용한다면 자동화기기를 인터페이스하여 검사결과가 자동으로 입력되도록 하는 것이 필요하다. 또한 자동화기기마다 사용하는 균의 코드명이 다르기 때문에 균의 코드를 통일하는 것이 필수적이다. 배양된 균종별로 항균제 감수성 검사를 panel화하여 항균제 감수성 검사를 수작업으로 입력할 경우에는 일정한 항균제 종류를 일정한 형태로 입력하여야 한다. 수작업으로 입력하는 그람염색, 항균제 감수성 결과를 입력시에는 가장 흔한 값을 기본값으로 정하여 검사결과가 기본값이 나왔을 경우에는 입력절차가 필요 없도록 하고, 기본값 이외의 검사결과가 나온 경우에만 검사결과를 수정입력하도록 한다.

③ 혈액은행 검사실 전산시스템

혈액은행은 대부분의 검사와 결과입력이 수작업으로 수행되고 있으며, 검사의 대부분은 ABO,Rh 형 등의 혈액형검사와 수혈혈액의 적합성검사이다. 혈액은행은 수혈혈액을 확보하고 있다가 필요시 공급하여야 하므로 혈액은행 검사실의 전산화에는 혈액제재의 재고관리의 전산화가 필수적이다. 다른 수작업부서와는 달리 혈액형 검사는 검사에 오차가 있으면 치명적인 수혈사고를 초래할 수 있으므로 중복검사를 시행하는 것이 바람직하다. 만약 두 검사자의 판정 결과가 일치하지 않을 경우는 자동으로 경고화면이 출력되도록 하여 혈액형 검사의 안전성을 확보해야 한다.

수혈혈액의 출고 시에는 환자의 등록번호를 입력하여 환자의 혈액형과 수혈력을 화면에 출력하도록 하고, 혈액제재에 붙어 있는 Bar Code 표지를 이용하여 출고하도록 한다. 이에 따라 출고되는 혈액제재는 환자가 의뢰한 혈액제재와 같아야 하고 혈액형도 환자의 혈액형과 일치하는 것을 전산시스템에서 확인하여, 환자에게 잘못된 혈액이 수혈되는 기회를 원천적으로 방지하여야 한다. 또한 수혈혈액의 입출고시에는 매번 검사자의 사번과 비밀번호를 입력하여 책임소재를 명확히 하는 것이 필요하다.

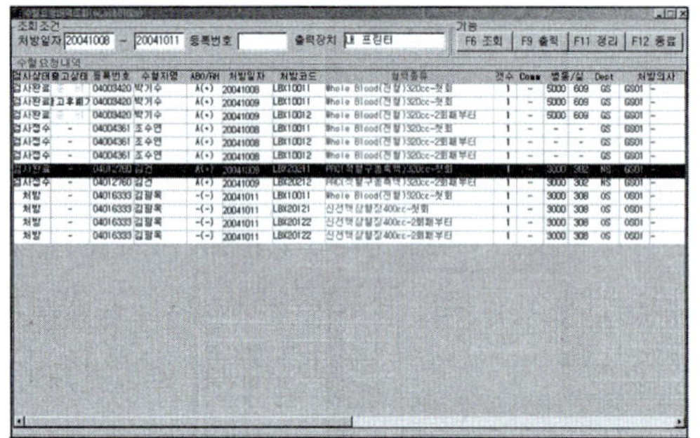

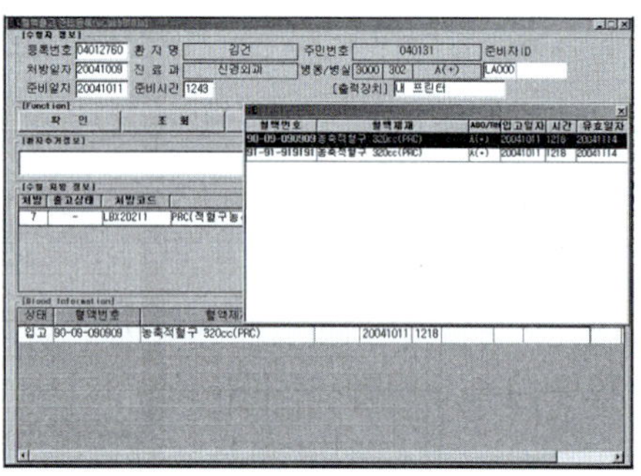

[그림 6-48] 수혈 요청 내역 조회 및 혈액출고 준비 관리 화면

6.7 임상 병리 기기 Interface와 Network

6.7.1 의원급 임상병리기기 Interface

의원에서 주로 사용되는 임상병리기기와 의원내의 정보시스템과의 연결은 영상장비 연결과 마찬가지로 매우 필요하다. 특히 전자차트 시스템으로 운용되는 의원의 경우 환자의 검사기록이 별도로 관리되는 문제를 방지하기 위해서는 반드시 임상병리기기 검사결과의 입력이 필요하다. 궁극적으로는 의사가 검사처방을 내린 후 환자가 임상병리실에 가서 검사를 받으면 그 환자의 검사지시에 따라 검사결과가 자동으로 임상병리기기로부터 읽어서 저장하는 형태를 취하여야 하겠지만, 현재로서는 임상병리사가 출력된 검사결과지를 다시 컴퓨터에 입력하는 형태가 주종을 이루고 있다. 임상병리기기 Interface가 현재 어려운 이유는 다음과 같다.

① 임상병기기기가 대개 단독사용을 목적으로 설계된 경우가 많다.

② 최근 장비들은 외부컴퓨터가 검사결과를 읽을 수 있는 Port를 갖고 있으나, 각 제조회사마다 각기 다른 통신 Protocol로 자료를 전달하고 있기 때문에 의원급의 모든 임상병리기기를 Interface 하기가 매우 곤란하다.

③ 1998년 들어 임상병리기기와 생체신호측정기 등의 표준 Protocol이 제정되어 많은 임상병리기기 제조회사들이 도입하고 있으며, LAN port를 탑재하여 LAN에 바로 접속이 가능한 임상병리기기들이 출하되고 있어서 향후에는 병원, 의원 내 정보시스템과 연결이 용이하리라 기대한다.

6.7.2 임상병리 Network

의원에 별도의 임상병리실, 임상병리기기 및 임상병리사를 고용하지 않고 검사를 외부에 수탁하는 경우가 많은데, 이 경우에도 보면 검사체를 외부 임상병리센터에 보낸 후 검사결과를 인편이나 Fax로 보내기 때문에 검사시간의 지연과 불필요한 비용이 발생하게 된다. 따라서 검사체를 임상병리센터에 보내는 것은 불가피하나, 임상병리검사 후 결과를 바로 통신과 Internet을 통해 의원에 전달하는 임상병리Network의 구축이 활발히 연구되고 있다. 이런 경우 검사결과가 바로 통신을 통해 전달되므로 진단시간이 단축되고, 비용의 절감 효과가 있으며, 재입력의 오류를 방지하고 또 검사결과를 별도로 보관하지 않고 바로 전자차트와 연결함으로써 관리의 효율성을 증대시킬 수 있게 되며, 임상병리센터와 의원 간의 상호 협진이 보다 긴밀해지게 되어 상호 전문화를 보다 증대시킬 수 있게 된다.

6.7.3 의원급 생체신호측정기 Interface

의원급에서 주로 사용되는 심전도기를 비롯한 생체신호측정기의 의원 정보시스템과 연결은 매우 의미있고 또 반드시 실현되어져야 할 과제이기도 하다. 임상병리기기와는 달리 생체신호측정기의 결과는 시간에 따른 Graph로 출력되기 때문에 Interface가 보다 복잡하다. 현재는 수작업으로 꼭 보관이 필요한 부분을 절취하여 Scanner나 Camera로 입력하는 형태를 취하고 있는데, 이로 인해 다음과 같은 문제점이 있다.

① 입력하는데 많은 시간이 소요된다.

② Scanner, Camera등과 같은 부대장비가 필요하다.

③ 입력된 자료가 Image 형태를 띠게 되어 많은 보관용량이 필요하게 된다.

④ 전 검사결과 중 일부밖에 보관이 되지 않는다.

위와 같은 문제는 생체신호측정기가 전 세계표준 Protocol을 수용하는 통신포트를 제공해야 별도의 부대장비 없이 실시간 입력이 가능해지고, Graph data만을 보관함으로써 자료의 양을 줄일 수 있으며, 필요한 전 검사결과를 저장할 수 있게 된다. 최근에 생산되어 판매되는 심전도기는 기본적인 PC Interface를 제공하고 있거나, PC를 내장하거나 LAN 연결이 바로 가능한 장비들이 많이 제조되고 있어서 전자차트와 연결이 용이해지고 있다.

6.7.4 생체신호 Network

생체신호측정기 중 부정맥을 진단하는 Holter같은 장비는 환자에게 24시간의 심전도를 기록할 수 있도록 녹음기를 부착하여 생활하도록 하고 환자가 이를 의원에 가져오면 녹음된 자료를 분석하여 실생활 중의 심전도를 검사하도록 하고 있다. 이 경우 환자에게 부착하는 녹음기와 무선통신단말기를 일체형으로 한 생체신호 실시간 Network의 구축이 가능하다. 이는 환자가 따로 병원에 오지 않고도 24시간 환자의 상태를 의원에서 검사할 수 있어 환자의 진단과 치료의 상태를 쉽게 점검할 수 있게 하고 보다 빠른 진단과 의료서비스를 제공할 수 있다는 측면에서 매우 활용 가치가 높다고 볼 수 있다.

6.7.5 기타 의료기기 Interface의 전망과 과제

의원에는 과별로 매우 많은 의료기기들이 환자의 정확한 진단을 위해 사용되고 있으며 그 결과는 반드시 환자진료기록에 기록되거나 보관되어져야 한다. 따라서 의원 정보시스템, 전자차트시스템과의 연결은 향후 모든 의료기기들이 필수적으로 갖추어야 할 사항이며 이 경우 각 분야별 의료기기들이 표준 Protocol에 의한 자료 송/수신 체계와 Interface port를 갖추어야 할 것이다.

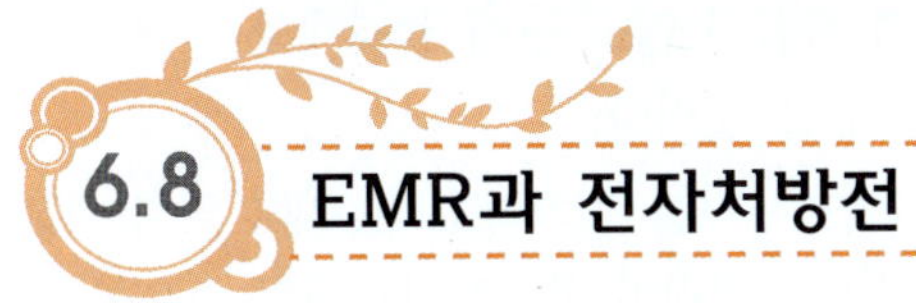

6.8 EMR과 전자처방전

6.8.1 의약분업 이후의 환경의 변화

2000년 7월 1일부터 시행된 의약분업은 의원과 약국의 정보시스템에 많은 변화를 가져왔다. 그 내용을 요약하면 다음과 같다.

[1] 의원

① 환자와 약국에 제출할 원외처방전의 발행이 의무화되어 처방전 발행을 위한 정보시스템 구축이 가속화되었으며, 기존 정보시스템도 원외처방전 발행을 위한 DB와 서식 등의 변경이 추가되었다.

② 의원에서 취급하던 약품의 재고관리 및 조제관련 기능이 불필요하게 되었다.

[2] 약국

① 의약품 매매, 임의조제 중심의 기능에서 의약품 매매, 처방전 조제 중심의 시스템으로 변경되었다.

② 처방전 조제의 경우 기재된 의약품에 대한 DB조회, 동종 의약품으로 대체를 위한 DI(Drug Information) 연계가 매우 중요한 정보시스템의 기능이 되었다.

③ 의료보험청구의 비중이 확대되면서, 약국정보시스템의 수요와 사용층이 확대되었다.

④ 처방전의 빠른 입력과 처리가 중요해졌으며, 의약분업 이후 대형화되기 시작한 약국의 경우에는 다수의 PC LAN 구축이 확산되고, 조제전문약국, 편의점형의 Drug Store형 약국 등 기능이 다양화되었다.

6.8.2 전자처방전의 필요성

의약분업 이후 병, 의원과 약국을 연결하는 전자처방전 네트워크의 필요성이 자연스레 대두되기 시작하였다. 그 이유는 다음과 같다.

① 약국에서 원외처방전을 재입력하는 시간과 비용의 소요가 상당히 크게 대두되기 시작하였다. 전자처방전 시스템이 구축되어 있다면, 버튼을 한번 누르는 것으로 모든 입력작업이 종료될 것이다.

② 재입력과정에서의 오류를 방지하기 위함이다. 사람의 손으로 처방전을 재입력하는 과정에 인적정보, 보험정보, 약품이름, 수량, … 등 자칫 큰 의료사고를 유발할 수 있는 입력의 오류가 전자처방전을 이용하게 되면 방지될 수 있기 때문이다.

③ 전자처방전이 법제화된다면, 2장씩 발행해야 하는 원외처방전을 환자에게 제공할 것만 발행하면 되므로 연간 수 억장의 종이소비를 줄일 수 있고, 이는 환경문제와도 연계가 될 것이다.

④ 전자처방전을 통해 약국에 미리 처방전을 전송한다면, 환자가 약국에 도달하여 원외처방전을 제시하기 전에 모든 조제나 혹은 대체조제나 처방한 의사에게 문의할 사항을 모두 완료하여 시간을

단축할 수 있을 것이며, 궁극적으로는 환자가 굳이 약국에 들를지 않고 집에서 조제약을 배송 받을 수 있는 시간절약과 서비스의 질적 향상을 도모할 수 있을 것이다.

⑤ 전자처방전의 DB가 한 Server에 누적, 보관된다면 국민의료복지를 평가하고 또 새로운 정책을 효율적으로 낼 수 있는 막대한 DB가 구축될 것이며, 국민의 알권리와 의료전달체계의 중요한 진료정보의 공유도 가능할 것이다.

6.8.3 전자처방전의 형태

전자처방전의 전달 방식은 크게 간접전송과 직접전송 두 가지가 있다. 간접전송은 병, 의원에서 처방전을 특정 중계서버로 보내고, 약국에서 환자의 인식코드(예 : 주민번호)를 통해 Down Load하는 방식을 말한다.

간접전송은 환자가 미리 약국을 지정하지 않거나 다른 지역에서 조제를 받을 경우에 활용되며, 의약분업 이후 매우 집중적으로 감시 대상인 의원과 약국의 담합을 배제할 수 있는 시스템으로서 많이 활용되고 있으며, 큰 대학병원과 문전약국의 경우에 많이 활용되고 있다.

직접전송은 병, 의원에서 처방전을 보낼 때에 특정 약국으로 보내는 형식으로서, 약국 정보시스템에 바로 입력이 되어 환자가 오기 전에 미리 조제와 복약지도를 준비할 수 있도록 할 수 있는 방식이다.

담합의 가능성을 배제하기 위해서 환자가 미리 병 · 의원에서 약국을 선택할 수 있도록 구성되고 있으며, 이 경우라도 1:1의 송, 수신이 아닌 1:N의 송 · 수신이 가능하도록 구성된다. 전자처방전의 형태는 크게 3가지로 각 병 · 의원 정보시스템과 연동되고 있다.

[1] EDI형태의 전자처방전

이 형태는 의원급 EMR, 병원급 OCS와 연동이 되어 외부로 나가는 PS수, ISDN, ADSL network을 통해 전자문서로 전달하는 방식이다. 소규모 의원에서 주로 활용하는 방법이며, 가장 저렴하게 활용될 수 있다.

[2] Kiosk형태의 전자처방전

이 형태는 병원에 별도의 처방전달을 위한 Kiosk가 구축이 되어 환자가 자신의 처방전을 화면에 띄운 후, 해당 약국을 선택하면 전달하는 방식으로서, 대형병원에서 많이 활용되고 있다. 환자가 직접 동작을 해야 하므로 담합의 여지는 없으나, 사용하는데 걸리는 시간, 도우미의 도움, 동작의 번거로움 등이 해결과제이다.

[3] Smart Card형태의 전자처방전

종이 대신 Smart Card에 처방전을 입력하여 환자가 약국에 제시하는 형태로서 환자가 직접 운송하는 형태이다. 약국에서의 재입력을 손쉽게 하거나, 입력 오류 방지에는 효과를 볼 수 있고, 또 환자 자신이 자신의 처방전을 소유한다는 면에서 긍정적이나, 카드자체와 카드 입/출력 기능 등 적지 않은 인프라를 요구하기 때문에 국가적 사업으로 기획되고 있는 상황이다.

6.8.4 전자처방전의 현황 및 향후 과제

2001년 한국통신을 중심으로 한 협력사들이 전자처방전 사업의 상용화를 개시하고 있으며, 전국적으로 대학병원과 문전약국들, 그리고 의원과 주변 약국 사이에 조금씩 보급이 되어 활용되고 있다. 2002년 이후 처방전 자체의 법적 효력 인증이 가시화되고 전국 병, 의원, 약국의 초고속망 활용도가 높아지면서 점차 그 활용성이 증대될 것으로 기대되며, 향후 병, 의원에서 진료를 받은 후 약국에 들르지 않고, 바로 집에서 조제약을 받을 수 있는 형태로의 발전이 예상이 되며, 자신의 처방전을 Internet 등을 통해 조회해보고, 관리할 수 있는 형태로 진행될 것으로 예상된다.

당면 과제는 전자처방전의 법적 인증이 가장 큰 과제이며, 또한 개인의 중요한 진료정보이므로 이의 전자서명 및 암호화를 통한 보안의 문제가 매우 중요한 과제일 것이다. 상업적으로 폭 넓은 활용을 유도하기 위한 합당한 요금체계와 저렴한 통신비용의 지원도 전자처방전의 활용도를 높일 수 있는 과제일 것이며, 무엇보다도 전 요양기관의 정보화와 전자처방전 연계작업이 구축되어져야 할 것이다.

6.9 병원경영정보시스템

6.9.1 병원과 경영

[1] 병원의 기능

진료, 교육, 연구와 기타 지역사회 의료체계의 지원 기능을 수행하고, 병원에서 양질의 의료지식을 정보화를 바탕으로 전산화하여 전 직원이 공유하고 보다 나은 환자서비스, 진료환경으로 의학연구에 기여할 것으로 보고 있다.

[2] 세계보건기구(WHO)의 병원의 역할과 정의

병원은 지역사회 주민의 예방, 치료 및 재활을 포함하는 포괄적 의료를 행하는 지역사회 의료체계의 중심기관이다. 또한 관계 종사자의 훈련과 생물 및 사회학적 연구를 수행하며 지역사회 각급 의료기관들이 효과적, 효율적으로 운영될 수 있도록 제반 지원을 수행하여야 한다.

[3] 경영을 보는 관점

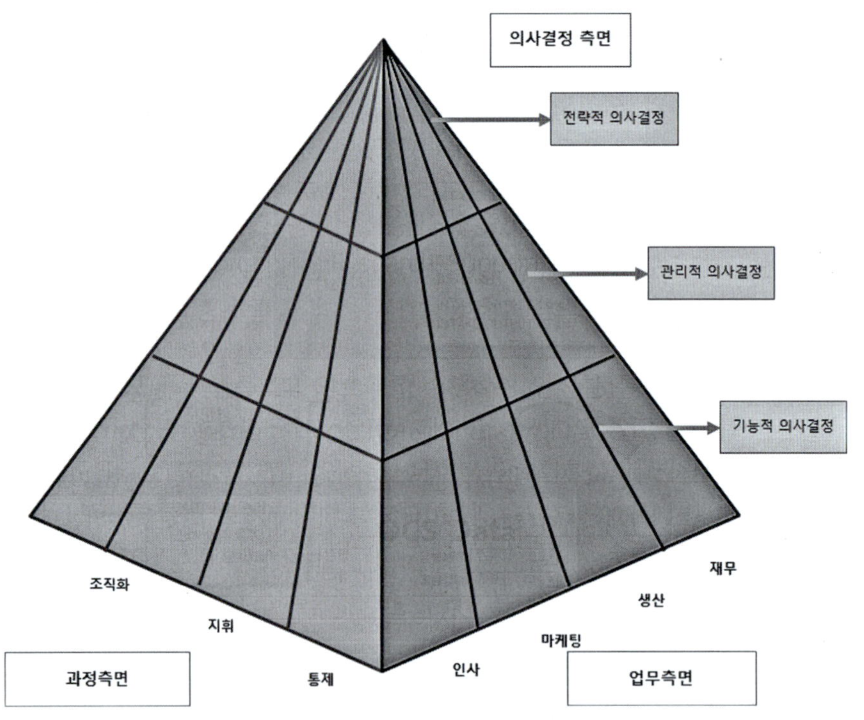

[그림 6-49] 경영을 보는 관점

[4] 경영(Management 또는 Business)

사회적 존재로 생존하고 발전하기 위한 목적을 달성하고, 이를 위해 내리는 최적의 의사결정 과정을 병원 경영이라 하고, 모든 경제주체가 사회적 존재로 생존하고 발전하기 위해 인적, 물적 자원을 정보, 자본 등을 계획, 조직화, 지휘, 통제하는 연속적인 과정을 의미한다.

- 협의의 경영 : 영리조직인 기업의 경영만을 의미
- 광의의 경영 : 기업을 포함하여 개인, 가계, 국가와 학교, 종교단체, 의료기관과 같은 비영리조직의 경영까지도 포함

[5] 경영자원

- 과거 산업사회에서는 경영 활동을 하기 위해 필요한 자원으로 토지, 노동(인력)과 자본
- 현대사회에서는 정보화가 급격히 진전되고 국경을 초월하여 치열한 경쟁이 펼쳐지면서 새로운 경영 자원을 필요로 하게 되어, 인적자원, 자본 그리고 정보와 전략 등이 중요한 경영 자원으로 등장

6.9.2 병원경영정보시스템

[1] 경영정보시스템

① 각종 경영 활동에 유용한 정보를 생성하고, 이를 관리하는 정보시스템

② 업무 방식과 절차, 조직 구성원, 정보 및 정보 기술을 포함

③ 경영의 관점에서 정보시스템의 가장 중요한 구성 요소는 일반적으로 생각하는 정보기술이 아니라 조직의 목표 달성을 위해 조직의 구성원들이 처리해야 할 업무방식

④ 경영의 관점에서 정보시스템의 구성요소 : 업무방식, 조직구성원, 정보, 정보기술

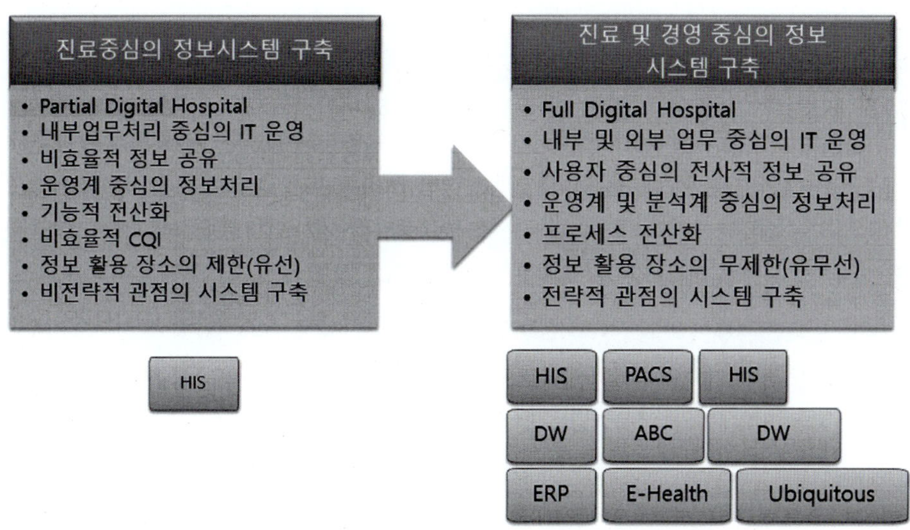

[그림 6-50] 진료 및 경영 중심의 의료정보시스템

[2] 경영정보시스템의 발전

① 거래처리시스템(TPS : Transaction Processing System) : 단순작업처리

② 경영정보시스템(MIS : Management Information System) : 업무의 수행/평가/통계관리

③ 의사결정지원시스템(DSS : Decision Support System) : 경영자의 의사결정 관리

④ 전략정보시스템(SIS : Strategic Information System) : 조직의 성과 개선, 조직의 성격과 사명을 혁신적으로 변모

[3] 병원경영정보시스템의 발전 과정

① 1단계 : 원무관리의 자동화(진료비 산정, 수납, 보험진료비 청구 관리)

② 2단계 : 일반관리의 업무 자동화(문서작성, 경영통계 및 지표의 작성, 급여관리, 인력관리 등)

③ 3단계 : 통합적인 병원정보시스템(HIS)의 구축(진료, 진료지원과 경영정보시스템의 유기적 연계, 의사결정지원과 전략정보시스템)

④ 4단계 : E-Business(E-Health) 지원 정보시스템의 구축(외부 정보시스템과의 활발한 연계)

[4] 병원경영정보시스템의 구성

① 병원경영정보시스템은 크게 환자(원무)관리시스템과 일반관리시스템으로 구분

② 환자관리시스템은 다른 기업이나 조직과 달리 병원(의료기관)의 고유 업무인 진료를 지원하는 경영정보시스템으로 병원정보시스템(HIS)에서 다루므로, 우리가 일반적으로 말하는 병원경영정보시스템은 통합병원정보시스템(HIS)에서 경영관리에 해당되는 일반관리시스템을 의미

③ 인사정보시스템, 재무정보시스템, 마케팅정보시스템, 물류(구매)정보시스템 등

[5] 병원경영정보시스템 도입의 효과

① 의사결정 가능 : 병원의 경영 합리화와 효율성 향상을 위해 필요한 정보

- 신속하고 정확하게 제공함으로써 자원 이용의 효율성 높임
- 합리적이고 적중률 높은 의사결정 가능

② 업무조정 및 협력 용이 : 병원 내 각 부서의 실무자와 경영진 간의 긴밀한 의사소통이 가능해짐

- 원무조정과 협력이 보다 용이

③ 지식 및 정보 공유 활성화 : 개인과 부서가 보유한 지식과 정보 공유와 활용이 활성화

④ 생산성 향상 : 자료 작성 · 수집 · 전달 · 분석 · 저장 · 검색 관련 업무량 감소

⑤ 업무 재구성 가능 : 업무 재구성(Business Process Reengineering) 가능

【표 6-6】 병원시스템의 구성 및 도입 효과

병원정보시스템의 구성	병원정보시스템 도입 효과
- 환자관리시스템 - 일반관리시스템 • 인사정보시스템/재무정보시스템 • 마케팅정보시스템 • 물류(구매)정보시스템	- 의사결정 가능 - 업무조정 및 협력 용이 - 지식 및 정보 공유 활성화 - 생산성 향상 - 업무 재구성 가능

[6] 최고경영자정보시스템

(1) 최고경영자정보시스템(EIS : Executive Information System)의 개념

최고경영자정보시스템은 조직내 최고 경영진의 요구사항을 만족시키고, 조직의 정보를 중역에게 제공하는 시스템으로 경영진에게 외부자원뿐만 아니라 내부로부터 필요한 모든 정보들을 제공한다. 병원정보시스템의 발전 과정 중 상위 단계로 전문가 시스템이라고도 한다.

(2) 최고경영자정보시스템의 목적

최고경영자가 경영의 관리적 계획, 감독 및 분석을 증진하는데 목적으로 정보를 제공하기 위해 설계된 데이터 지향시스템(Data-Oriented System)이다.

(3) 최고경영자정보시스템의 기능

기업경영의 위험요소를 예측하여 사전에 통보해 주는 기능과 고객, 경쟁사, 시장의 변화 및 돌발상황의 정보제공 기능 등 사업부서별 실적의 경영현황 및 평가 근거자료 제공기능 등 포함

(4) EIS 시스템 구축시 고려해야 할 핵심 요소

경영진의 확고한 의지와 관심

【표 6-7】 최고경영자정보시스템(EIS)의 목적 및 기능

EIS의 목적	EIS의 기능
- 최고경영자가 경영의 관리적 계획 : 감독 및 분석을 증진하는데 목적 - 정보를 제공하기 위해 설계 : 데이터 지향 시스템	- 기업경영의 위험요소를 예측 : 사전에 통보해 주는 기능 - 고객, 경쟁사, 시장의 변화 - 돌발상황의 정보제공 기능 - 사업부서별 실적의 경영현황 - 평가 근거자료 제공기능 등

[제7장]

전자의무기록시스템

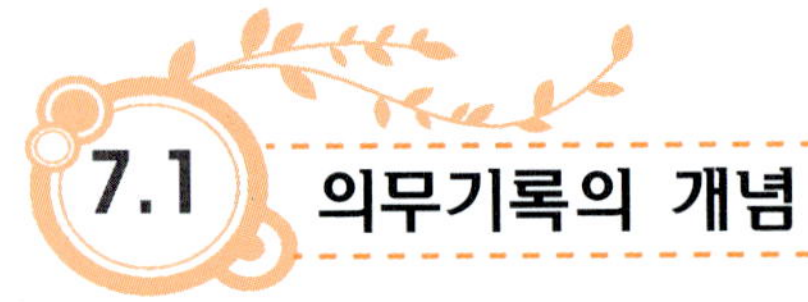

7.1 의무기록의 개념

7.1.1 의무기록의 정의 및 목적

의무기록(건강기록)은 환자의 임상진료와 관리에 관련된 모든 정보의 집합체이다. 의무기록은 임상의사의 기억을 보조하는 정보 저장소이며, 의학적 의사결정 과정의 직접적 도구이고, 임상 경험과 의학지식 축적의 보고이며, 역학 및 임상의학 연구 수행의 핵심적 기반이며, 병원, 임상의사, 보험회사들 사이의 정보교환을 위한 중요한 매개체이다.

의무기록의 목적은 일차적으로 환자 개개인의 임상 진료를 위한 것이지만, 집단적 관점에서 본 의무기록의 목적에는 법적, 행정적, 재정적 자료를 기록하기 위한 것과 의학 연구 수행 등도 포함된다. 의무기록의 기록방식은 유구한 의학 발달의 역사와 그 맥락을 함께 하며 변천해 왔다.

오늘날 생체신호와 의학영상 획득 기술의 발전, 그리고 분자론적 검사방법의 출현 등에 따라 의무기록에 포함되는 정보들은 점점 더 다양해지고 복잡해져가고 있다. 종이 매체에 기반한 현재의 의무기록은 정보 접근의 비효율성, 중복기록, 기록자간 기록방식의 비일관성 등을 비롯한 수많은 한계점을 가진다. 극도로 분절화되고 일관성 없는 종이 기반 의무기록의 많은 문제들은 전자의무기록시스템의 개발로 해결될 수 있다.

의료 서비스와 의료정보 요구는 날로 복잡해지는 한 편, 컴퓨터를 이용한 정보처리기술은 눈부시게 발전하는 것에 힘입어, 지난 반세기 동안 컴퓨터 기술에 기반한 의무기록 시스템을 개발하려는 열띤 노력이 경주되어 왔다. 의무기록의 전산화는 더 나은 환자 진료에 크게 도움이 되겠지만, 당분간은 종이기록과 전자기록이 공존하게 되어 이중적인 노력이 필요할 것이다.

전자의무기록시스템의 개발을 위해서는 개별적인 사용자 요구분석 및 정보시스템의 분석이 필요하며, 임상 진료 정보와 의학지식의 지식공학적 모델링과 표준화도 함께 수행되어야 한다. 전자의무기록은 현재 개별적으로 개발되고 있는 병원정보시스템, 임상정보 시스템, 의료정보 데이터베이스, 의사결정지원시스템, 보건의료 정보망, 그리고 의학 지식기반의 구축 등에서 가장 핵심적인 하부구조를 이루므로 현시점에서 의료정보학의 꽃이라 할 수 있다.

[1] 의무기록의 정의

① 환자의 임상진료와 관리에 관련된 모든 정보의 집합체

② 임상의사의 기억을 보조하는 정보 저장소

③ 의학적 의사결정지원 도구

④ 임상경험, 의학지식축적, 역학연구 및 임상연구 수행의 핵심적 기반

⑤ 병원, 임상의, 보험회사 사이에 중요한 의사소통 매개체

⑥ 일차적인 목적은 진료이지만 법적/재정적 자료기록과 의학연구도 중요한 목적

[2] 의무기록의 목적

① 환자 개개인의 임상 진료

② 법적, 행정적 및 재정적 자료 기록

③ 의학연구 수행

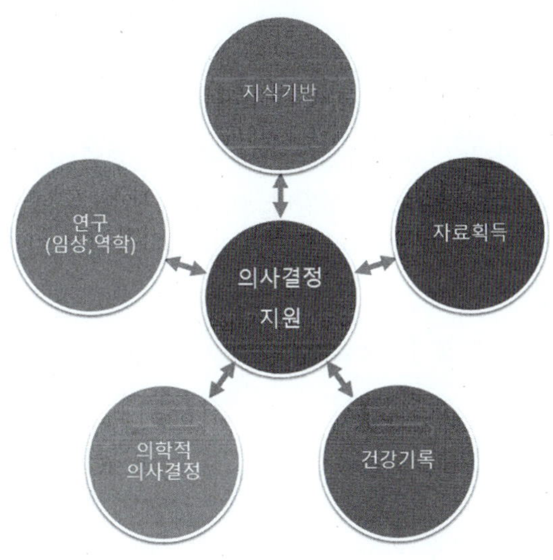

[그림 7-1] 의무기록의 절차

7.1.2 의무기록의 역사

히포크라테스의 증례 기록은 순수하게 시간흐름의 순서에 따라 기록되었다. 그는 병전 상태를 먼저 기록한 후, 증상을 발현 순서에 따라 기술하고, 의사에게 찾아오게 되기까지를 기록했으며, 환자가 회복되거나 사망하기 전까지의 증상 증후에 관련된 내용들을 기술했다. 이렇게 환자 스스로가 관찰한 증상을 중심으로 기록하는 수세기 동안의 전통은 1819년 레넥이 청진기를 발명한 이후 의사가 관찰한 증후를 중심으로 간결하게 기록하는 형식으로 변화되었다.

현대적 의무기록의 원형은 메이요 크리닉의 집단 진료를 중심으로 발전했다. 19세기 후반 외과학의 발전으로 새로운 전문분야들이 나타나면서 다양한 전문 분야를 가지고 함께 협동 진료하는 임상의사의 집단이 형성되었다. 메이요 크리닉에서는 한 환자의 진료를 담당한 각각의 주치의 외과의, 검사실 전문의 등이 각각 자신의 기록을 관리하게 되었다. 각각의 기록 내에서는 시간순서에 따라 기록되어 결과적으로 임상의사 한 명 당 시간 순서로 기록된 "임상의사중심" 의무기록 형식이었다. 환자의 새로운 방문은 새 쪽에 기록되었다. 그러므로 여러 번 반복 방문한 환자의 병력을 포괄적으로 재구성하는 데에는 어려움이 있었다.

이 문제를 해결하기 위해 1907년에 플럼머는 환자 1인당 하나의 "환자중심"의무기록 체계를 만들었다. 의무기록의 기능과 내용에 대한 최초의 공식 보고서는 플렉스너의 의학교육에 대한 보고서이다. 그는 의학교육에 대한 과학적인 연구를 통해 임상 의사들로 하여금 환자 중심 의무기록을 작성하도록 권고했다. 1940년대에 병원 인증 단체들은 의료계를 향해 정확하고 구조화된 의무기록을 제출해 줄 것을 요구하기 시작했고, 국립기관들은 의무기록의 몇 가지 내용들은 그들 기관에 제출하도록 요구하기 시작했다. 이 퇴원 요약 정보에는 인구학적 정보, 입퇴원시 진단명, 입원 기간, 주요 처치 목록 등이 포함되었다. 1960년대는 컴퓨터에 기반한 병원정보시스템이 출현하기 시작했고 주된 목적은 정보교환이었다. 아직까지는 임상진료 목적 보다 의료수가 계산과 같은 재정, 경영, 행정적인 목적이 대부분이었다.

의무기록의 목적과 구조에 대한 최초의 진지한 연구는 아마도 로렌스 위드의 문제 지향식 의무기록(POMR : Problem Oriented Medical Record)에 관한 연구일 것이다. 이 연구는 의무기록의 체계적 조직화를 시도했다는 의미를 가진다. 여기서 "문제"라 함은 "진단"보다 넓은 의미를 가지는 용어이다. 각각의 문제는 증상 증후 등을 기초로 선정된다. 이러한 정보의 임상문제 중심 조직화는 각 특정 문제에 관련된 의사결정 과정의 관찰, 해석, 판단 등의 구조를 표현함으로써 의무기록내의 모든 내용들을 구조화할 수 있게 하였다.

① 그리이스시대 : 히포크라테스 증례기록으로 시간흐름의 순서에 따라 기록하였으며, 환자 스스로가 관찰한 증상 중심

② 1819년 : 의사관찰 중심으로, 레넥의 청진기 발명 후 희사 관찰 중심 기록

③ 19C 후반 : 집단진료 중심으로, 메이요크리닉의 집단진료 중심 의무기록, 현대적 의무기록의 원형

④ 1907년 플럼머 : 환자중심기록으로 환자 1인당 하나의 "환자중심" 의무기록체계 권고하고 있으며, 의무기록의 기능과 내용에 대한 최초의 공식 보고서(플렉스너의 의학교육에 대한 보고서)

⑤ 1940년 : 구조화된 의무기록

⑥ 1960년 : 병원정보시스템의 등장으로 컴퓨터 기반의 병원정보시스템 출현과 문제 중심 의무기록(POMR : Problem Oriented Medical Record)

7.2 의료정보의 모델링

의료정보의 모델링이란 의료기록 정보화한다는 것으로 DBMS(Database Management System)에서 사용되고 있다. **의료정보를 모델링한다는 것은 의무기록 자료에 정보모델을 도입해서 임상진료과정 모델링한다.**

환자 상태에 대한 이해와 지식을 추상적으로 모델링하는 것을 포함한다.

의무기록이 정보로서 갖는 가치는 의무기록이 정확성 및 완전성에 의해 결정되고, 병원업무의 월통계방식인 Batch 처리방식의 자료 관리 시 가장 효율적 업무가 이루어진다.

현대적인 의무기록으로 가장 흔히 사용되고 있는 형태는 자료 수집원 지향식 기록이라 할 수 있다. 여기서 수집원이라 함은 그 자료의 기록자를 의미하는 것이 아니라, 그 자료가 얻어진 근원을 의미하는 것이며, 동시에 처치명령, 간호기록, 임상병리 검사, 방사선 검사 등과 같은 자료 유형을 의미하는 것이기도 하다.

DBMS(Database Management System)을 사용하지 않고 의무기록을 정보화한다는 것은 상상하기 어렵다. 역으로 의무기록을 정보화한다는 것은 적절한 DBMS를 설계한다는 것과도 같다. 하지만 문맥을 고려한 개념적 모형을 생각 하지 않고 기존의 종이 기록을 있는 그대로 전산화하려 시도한 초기 모델들은 곧 한계에 부딪혔다. 의료정보를 모델링한다는 것은 의무기록 자료에 정보모델을 도입하는 것뿐 아니라, 동시에 임상진료 과정을 모델링하고, 환자의 상태에 대한 우리의 이해와 지식을 추상적으로 모델링하는 모든 것을 포함한 것이다. 전통적인 의무기록에서는 다음 두 가지 구조화 방법이 사용되었다.

보건의료분야는 갈수록 세분화되고 한 환자의 진료에 다양한 전문 분야가 공동으로 참여하게 되었다. 환자의 임상 정보는 여러 곳에 분산되고, 기록은 중복이었으며, 필요할 때 찾기 어려우며, 기록자마다 개념상의 차이가 있는 비표준화된 언어로 기록하여 정작 필요할 때는 정보교환이 어렵다. 긴밀해야 할 분야 간 의사소통에 장애가 발생하고, 한 환자의 병력을 전체적으로 재구성하는 것은 점점 더 복잡해진다. 경과기록은 SOAP 형식([그림 7-3] 참조) 등의 도입을 통해서 좀 더 구조화될 필요가 있다. 또한, 종이 기록은 필체를 식별할 수 없는 경우도 많고, 구성이 엉성하여 이해하기 힘들거나, 기록내용이 모호하거나, 필요한 자료가 누락되는 것과 같은 수많은 문제점들이 있다. 더욱더 중요한 문제는 의무기록의 가장 중요한 목적인 의사결정 도구로서의 역할을 제대로 수행하지 못한다는 것이다. 예를 들어, 알레르기 정보나, 특정 약물의 금기증, 혹은 비정상 검사소견 같은 불요불급한 임상정보를 손쉽고 일관성 있게 찾아내는 방법이 충분치 않으며, 필요한 정보를 찾기가 전혀 불가능한 경우도 흔하다.

7.2.1 수집원-지향식 기록

환자 중심 기록으로 환자와 의사의 양자 구도라는 전통적 의료시스템의 구성은 보건의료 분야의 급속한 확장과 세분화에 따라 다양한 전문분야가 함께 참여하는 복잡한 형태로 변화했다. 보건의료에 관련된 모든 분야는 의무기록과 긴밀한 관계를 갖고 있다. 그러나 각 해당 분야마다 서로 다른 관점에서 자료를 수집하여 기록하고 관리한다. 병원의 행정직이나 경영자, 혹은 보험회사는 의료인과는 다른 자료에 관심을 갖는다. 정책 입안자나 연구자들도 각각의 목적에 따라 서로 다른 관점을 갖는다. 의료인 사이에서도 의사와 간호사, 약사 등이 서로 다른 관점에서 자료를 수집하고 재구성한다. 다양한 분야의 관련자들이 매일 매일 환자에 대한 정보를 수집하고 입력하고 의사결정에 사용한다. 물론 환자들 스스로도 자신의 기록을 직접 갱신하는 일이 많아졌다.

성별이나 연령과 같은 동일한 자료도 어떻게 사용되는가에 따라 의료정보, 간호정보, 혹은 행정정보로 달리 사용될 수 있다. 흔히 간과되기 쉽지만 이러한 관련 분야 간의 관점 차이는 새로운 정보 시스템을 구축할 때 상당한 갈등과 시행착오의 원인이 되는 중요한 전략적 고려사항이다. 그러나 환자의 최대 편익과 건강향상이라는 의료의 근본적 목적에서 볼 때, 환자 중심 기록 방식이 단일한 통합 관점을 제공하는 최선의 방법이다.

기록 방식의 전통적 방법으로 각 수집원별로 분류된 자료가 시간 순서대로 정리되고, 각 자료 유형별 변화 추이 분석이 용이하다. 문진-검진-임상검사-치료-예후 등이 서로 다른 단락에 구분하고, 진단과정에 필요한 자료의 통합이 가장 중요한 문제가 된다.

자료가 자료 수집원 혹은 유형별로 구분 기술된다. 각각의 구분 내에서는 주로 시간 순서로 기술된다. 문진, 검진, 임상검사, 치료, 예후 등이 서로 다른 단락에 구분된다. 여기서는 진단과정에 필요한 자료의 통합이 가장 중요한 문제이다. 이 방식은 분석적 방식을 강조한 것으로서 통합적 측면은 무시되는 측면이 있다. 수집원 지향식 의무기록 방식은 현재 사용되고 있는 종이 의무기록에서 가장 널리 사용되는 형식이다.

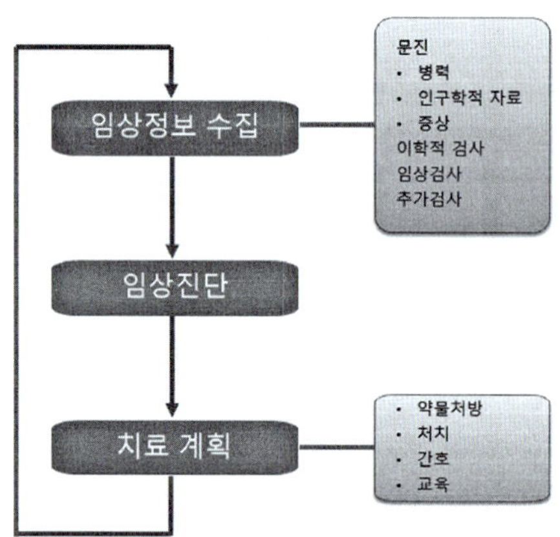

[그림 7-2] 자료 수집원 지향식 의무기록

① 수집원 기록자가 아니라 그 자료가 얻어진 근원이며, 동시에 처치명령, 간호기록, 임상병리 검사, 방사선 검사 등과 같은 자료 유형을 의미
② 자료를 수집원 또는 유형별로 구분 기술, 각 구분 내에서는 시간 순에 따라 기록
③ 문진, 검진, 임상검사, 치료, 예후 등이 서로 다른 단락에 구분

④ 진단과정에 필요한 자료의 통합이 가장 중요한 문제

⑤ 분석적 방식을 강조, 통합적 측면 무시, 현재 종이의무기록에서 가장 보편적 사용형태임

7.2.2 문제-지향식 기록

문제-지향식 기록(POMR : Problem Oriented Medical Record)는 1960년대에 로렌스 위드에 의해 창안된 문제 지향식 기록의 고유한 착상은 의학적 의사 결정과정을 문제해결 과정으로 보고 "문제"라는 추상적 개념을 중심으로 관련된 자료들을 구조화한 것이다. 여기서 문제라는 개념은 진단이라는 개념보다 훨씬 넓은 것으로 환자 진료를 위해서 주의를 기울여야 하는 모든 사항들이 다 포함될 수 있다.

문제 목록은 환자의 증상 증후를 기초로 선정되며 각각의 특정 문제에 관련된 의사결정 과정은 모든 기록을 SOAP(Subjective, S; Objective, O; Assessment, A; Plan, P)의 구조를 갖추어 기록함으로써 의무기록이 구조화되며, 기록한 의사의 논리적 판단과정을 유추할 수 있다.

문제 지향식 기록은 문제 목록의 중요성을 강조하고, 문제 중심의 체계적인 접근 방식을 촉진시킨다. 각각의 문제 항목들이 완전히 독립적이라면 모든 자료들은 문제지향식 방법으로 구조화하는 것이 가능할 것이다. 그러나 실제 임상에서는 그런 경우는 극히 예외적이어서 각각의 문제 항목들이 중첩되고 일관성 없이 복잡해질 수 있다는 한계점이 있다.

즉 각각의 문제 항목들은 시간이 흘러 이해가 깊어지면 다른 문제로 변화될 수 있고, 한 가지 자료가 여러 가지 문제 항목과 관련될 수도 있다. 문제목록의 전개과정이 관련 자료의 전개과정에 영향을 주고 역도 성립한다.

예를 들어, 한 가지 약물을 여러 문제 항목을 대상으로 처방할 수도 있고, 한 가지 문제에 처방된 약물이 다른 문제 항목에는 부작용을 초래할 수도 있다.

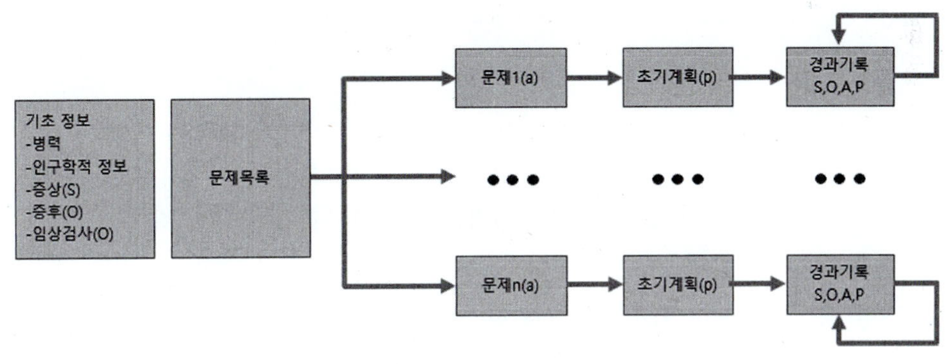

[그림 7-3] 문제지향식 기록에 의한 의무기록의 조직화

① 1960년대에 로렌스 위드에 의해 창안

② 의학적 의사결정과정을 문제해결 과정으로 보고 "문제"라는 추상적 개념을 중심으로 관련된 자료들을 구조화한 것

③ 문제 목록은 환자의 증상 증후를 기초로 선정되며 각각의 특정 문제에 관련된 의사결정 과정의 모든 기록을 SOAP(Subjective, S 주관적 호소; Objective, O 객관적 관찰; Assessment, A평가; Plan, P계획)의 구조를 갖추어 기록

④ 문제라는 개념은 진단이란 개념보다 훨씬 넓은 것으로 환자 진료를 위해서 주의를 기울여야 하는 모든 사항들이 다 포함

⑤ 문제 지향식 기록은 문제 목록의 중요성을 강조하고, 문제 중심의 체계적인 접근 방식을 촉진

【표 7-1】 자료수집원 지향식 및 문제 지향식 기록

자료 수집원 지향식 기록	문제 지향식 기록
- 전통적 방법 - 문진-검사-진단-예후 구분 - 각 수집원별로 분류된 자료 • 시간 순서대로 정리됨 • 자료 유형별 변화 추이 분석 용이	- SOAP : Subjective(주관적), Objective(객관적) Assessment(평가), Plan(계획) - 문제목록의 중요성 강조 - 문제중심으로 체계화된 접근방법 사용

7.2.3 종이 및 컴퓨터 의무기록

[1] 종이 기반 의무기록의 단점

① 관리상의 문제 : 분실, 부정확, 보관공간의 부족

② 기술양식상의 문제 : 비논리적 기술, 정보검색의 지연, 용어의 비표준화, 정보접근의 비효율성

③ 이용 상의 문제 : 하루 여러 개과 진료, 자료의 누락, 동시사용불가, 중복기록, 기록자간 기록방식의 비일관성, 기록내용의 모호성

④ 정보통합의 문제 : 환자의 각종 진료정보 교환제한

⑤ 기타 : 임상 정보 분산, 필체 식별불가, 기록내용 모호, 자료누락, 의사결정 도구로서의 역할 미흡

[2] 컴퓨터 기반 의무기록

종이 기록의 단점들의 상당부분은 디지털 매체와 컴퓨터 기술을 이용한 의무기록 시스템을 도입하면 쉽게 해결할 수 있다. 디지털 기술을 이용하면 작은 공간에 대량의 정보를 저장할 수 있고, 멀티미디어형의 데이터도 통합 관리할 수 있다. 매체의 가격은 날로 싸지고 정보 처리 속도는 점점 더 향상되고 있다.

전자화된 기록은 종이 기록보다 읽기 쉽고 정확하다. 구조화된 입력 양식을 사용하면, 더욱 상세하고 완전한 기록을 얻을 수 있으며, 기록의 질도 향상된다. 일단 디지털화 된 자료는, 필요에 따라 텍스트뿐 아니라 도표나 플로우차트와 같이 다양한 형식으로 나타낼 수 있으며, 판독 시간을 줄여주고 정확도를 높여준다.

자료 접근성이 향상되고 24시간 어느 곳에서나 여러 사람이 동시에 자료에 접근하는 것이 가능하다. 보건의료시스템 관련 제분야 간의 정보공유와 의사소통이 촉진된다.

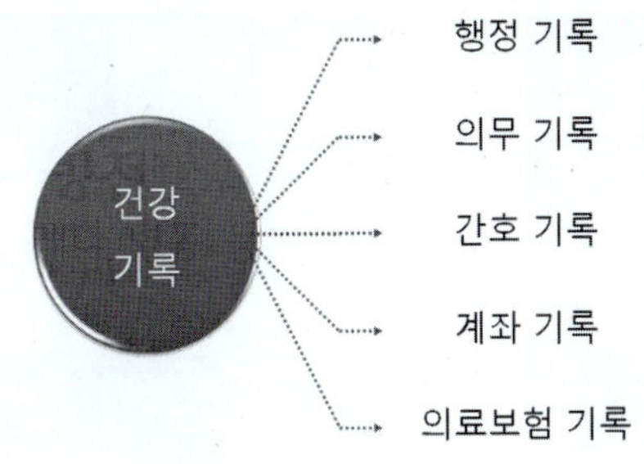

[그림 7-4] 건강기록에 대한 다양한 관점

전자화된 의무기록은 진료의 질을 향상시킨다. 온라인상에서 처방을 입력할 때 자동으로 활성화되도록 고안된 지능적 에이전트 프로그램들을 통해서, 각 약물과 약물 간 상호작용을 검색하고, 환자의 임상 상태를 확인해서 처방 중인 임상의사에게 적절한 경보나 기억 보조프로그램을 동작시켜서, 사람들이 흔히 범하기 쉬운 실수를 미연에 방지해 주는 것만으로도 진료의 질이 크게 향상되는 것이 증명되었다. 각각의 처방과 처치에 관한 정보 및 가이드라인, 문헌정보 등도 손쉽게 검색할 수 있게 된다.

① 기대효과

- 식별이 용이성과 정확성
- 상세하고 완전한 기록
- 판독시간의 단축
- 자료 접근성 향상
- 자동화, 정형화된 입력과정 통해 객관적, 완전한 기록 재생
- 자료의 공유 및 의사소통량 증가
- 자료의 재생산성 및 가공능력 향상
- 접근성, 보안성

② 해결과제

- 자료를 컴퓨터가 이해할 수 있는 형태로 가공
- 의료정보의 보안, 사적 비밀 보장의 신뢰보장 등(이것을 지키기 위한 정책적, 제도적 및 기술적 방책의 수립)

【표 7-2】 의무기록의 데이터 구조 비교

종이 기반 의무기록	컴퓨터 기반 의무기록
- 정적 - 한 번에 한 장소에만 볼 수 있음 - 원하는 정보 검색시 기록 모두 찾음	- 동적 - 여러 지역에서 동일하게 볼 수 있음 - 데이터 검색, 색출 가능

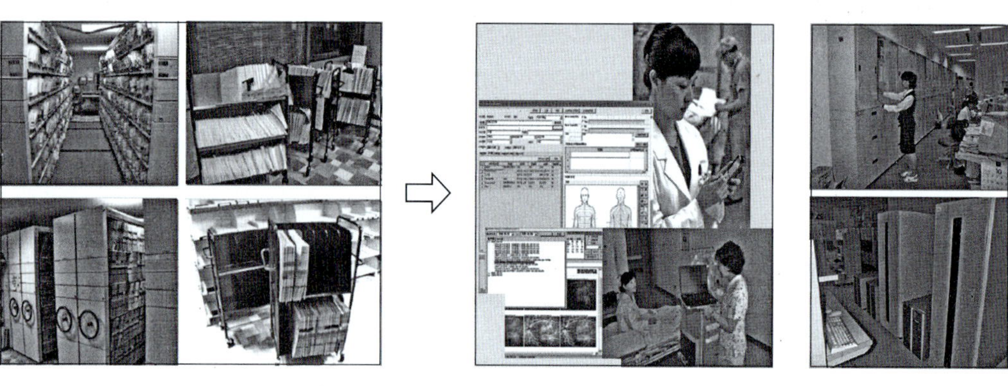

[그림 7-5] EMR 구축 후 의무기록실의 변화

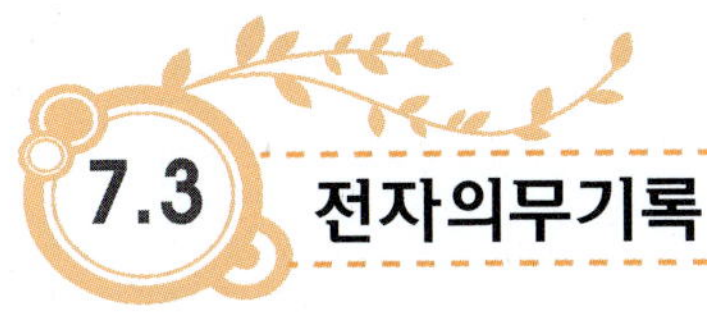

7.3 전자의무기록

7.3.1 전자의무기록의 개념

[1] 전자의무기록(EMR : Electronic Medical Record)의 정의

종이매체에 의해 기록되어온 모든 의무기록으로 미국 MRI(Medical Record Institute)의 의미한다. 그 업무처리 구조나 정보의 범위, 정보내용에 있어 변형없이 동일하게 전산화를 통해 업그레이드 시킨 형태이며, 환자 진료행위를 중심으로 발생한 업무상의 자료나 진료 및 수술, 검사 기록을 전산에 기반하여 입력, 정리, 보관하는 시스템 통칭한다.

① 미국의무기록연구소(Medical Record Institute, 2005) : 환자의 진료행위를 중심으로 발생한 업무상의 자료나 진료 및 수술, 검사 기록을 전산에 기반하여 입력, 정리, 보관하는 시스템

② 미국 의학 협회(American Medical Association) : 정확한 자료를 제공하고 의료인에게 필요한 정보를 주어 임상결정을 도와주기 위한 병원 정보 시스템이나 처방전달시스템의 내부에 포함되어 있는 전자적 형태의 환자 기록

③ ISO/TC 215 WG 1 : 환자의 기록을 작성, 사용, 저장 및 재생할 수 있는 기능을 보유하는 구성요소의 집합체

④ 미국의학회(Institute of Medicine) : 완전하고 정확한 자료와 여러 가지 의학지식에 기초한 기억보조와 의사결정보조도구 등을 이용한 전문가 시스템을 통해 사용자를 지원하는 체계 위에 세워진 전자형식의 의무기록

전자의무기록은 한 개인의 전 생애에 걸친 건강 상태와 의학적 문제가 전자화된 형태로 유지되는 정보의 총체이다. 의원의 전자차트 시스템의 구성은 의사1명과 접수/약제 간호사 1~2명이 진료를 보는 기본시스템으로 시작하여 의원의 규모에 따라 확장된 시스템으로 구성될 수 있다. H/W의 구성요소와 용도는 다음과 같다.

① 진료실 PC : 의사가 환자차트를 조회해보고 처방 및 검사지시를 내리는 컴퓨터

② 접수실 PC : 간호사가 환자를 접수하고 수납하는 용도의 컴퓨터

③ 진료실 Printer : 진단서, 환자차트, 진료의뢰서 등 특수목적의 출력용 프린터

④ 접수실 Printer : 의사가 작성한 처방전이 출력되는 프린터

⑤ 서버 : PC의 숫자가 많을 경우 처리 속도와 자료의 안정성을 위해 설치하는 컴퓨터

⑥ Hub : PC의 대수가 많을 경우 Network의 안정성과 유지보수의 편이를 위해 설치하는 Network 장비

⑦ 검사실 PC : 약제실, 방사선실, 검사실, 입원실, 원무실 등 의원에 따라 별도의 공간에 설치하는 컴퓨터

[2] 전자의무기록의 목적

① 평생에 걸친 건강기록 포함

② 의료진을 위한 의사결정지원 자료 연결되어야 함

③ 필요시 즉시 사용가능하도록 의료기관 공유가 되어야 함

④ 권한 부여받은 사람만 접근 가능해야 함

[3] 전자의무기록의 필요성

전자의무기록의 필요성은 병원의 경영관리 측면과 환자진료의 측면으로 구분될 수 있다 병원의 경영관리 측면에서는 병원의 경쟁력확보 시간적·경제적 비용의 절감 등의 면에서 바라볼 수 있다.

① 의료보험청구에 많은 시간과 비용이 발생한다.

- 매달 한번씩 그 달에 방문했던 모든 환자의 차트를 보험 청구 프로그램에 재입력해야 하므로 많은 시간이 허비된다.
- 대개는 본인이 하거나 가족들이 그 작업을 많이 하므로 잡무에 스트레스를 받게 된다.
- 청구에 누락된 건들이 다수 발생하게 되어 금전적 손해를 입게 된다.
- 직접하지 않고 많은 외부에 맡기는 경우도 많은데 이는 불법일 뿐 아니라 외주 비용, 누락 건수 다수 발생으로 많은 비용이 허비되는 결과를 초래한다.

② 차트관리에 많은 애로사항이 있다.

- 차트를 찾고 나르는 단순 업무에 별도의 인력이 필요하게 된다.
- 차트의 분실 및 파손이 발생하게 된다.
- 차트의 보관장소가 계속적으로 늘어나게 된다.

③ 의원 경영에 대한 파악이 어렵다.

- 의원의 수입/지출 등 손인분석, 환자 질병, 연령 지역 등의 분포, 약품 사용내역, 재고상태, 월별 추이 등 각종 의원경영과 관련된 자료의 분석이 사실상 불가능하다.

④ 질 높은 환자관리가 어렵다.

- 특수 질병의 환자에 집중적 관리, 환자의 가족력 참조 및 관리, 정기적 검사나 예방접종의 안내 등 D/M기능, 상담시 활용 가능한 자료의 효과적 관리가 어렵다.

위와 같은 문제점은 수십 년간 만연되어 오던 것들로서 이제 정보산업의 발달과 함께 이제 근본적인 해결이 가능해지게 되었다. 따라서 많은 병, 의원들이 현재 앞 다투어 정보화를 해나가고 있으며, 의료서비스의 질적 변화를 기대할 수 있게 되었다.

[4] 의료정보화의 발전과 전자의무기록의 개념

디지털 병원 구현을 위한 4-Less 개념 즉 Slipless, Paperless, Chartless, Filmless의 개념 대두

① Paperless 추구 : 경영정보시스템을 병원에 적용하였던 1970~80년대의 병원정보시스템(HIS : Hospital Information System)

② Slipless 추구 : 90년대 초반부터 지난 10여 년간 진행되어온 처방전달시스템(OCS : Order Communication System)

③ Filmless 추구 : 90년대 후반부터 등장한 의료영상저장전송시스템(PACS : Picture Archiving Communication System)

④ Chartless : 전자의무기록은 지금까지의 모든 less 개념을 총망라하며, 의료기관 내에서 발생하는 모든 진료기록을 전산화하여 통합의료정보시스템을 구축을 목표로 함

HIS, OCS, PACS에서 산출되는 각종 기록지, 서식지, 처방지, 검사결과 및 판독지 등은 전자의무기록이라고 하는 하나의 솔루션으로 통합되어야한다.

즉, 전자의무기록은 병원에서 사용되는 종이 또는 문서 양식에 기록되어온 모든 의료기록을 없애고, 모든 데이터를 전산매체에 저장하는 방식으로, 현재 개별적으로 개발되고 있는 병원정보시스템, 임상정보 시스템, 의료정보 데이터베이스, 의사결정지원시스템, 보건의료 정보망, 그리고 의학 지식기반의 구축의 핵심적 하부 구조를 형성한다.

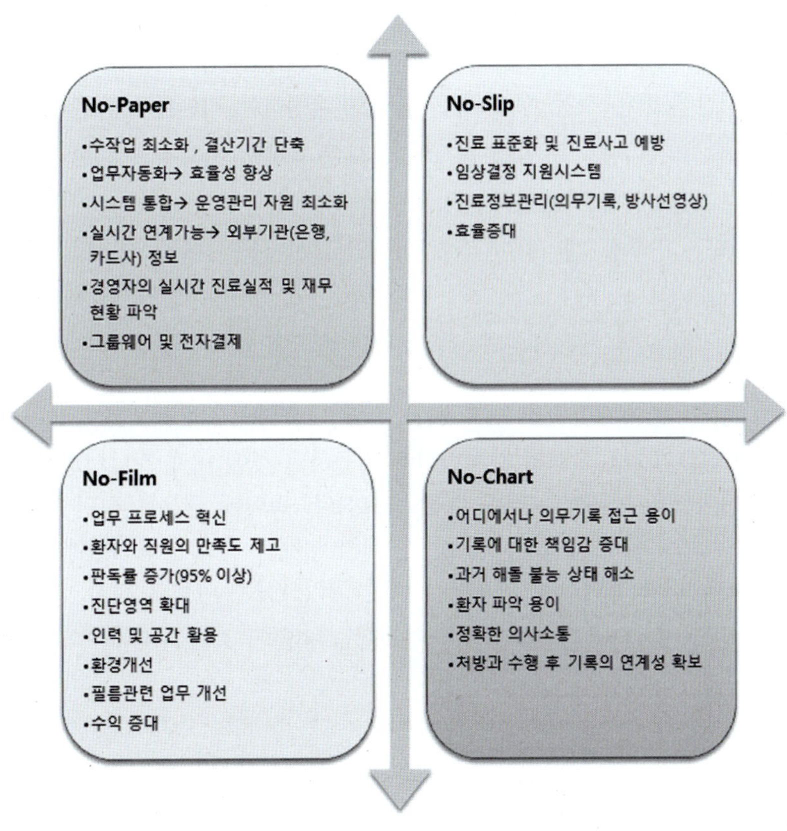

[그림 7-6] 디지털 병원 구현을 위한 4-Less

[5] 전자의무기록의 조건

단순히 과거의 의무기록을 자동화한 형태가 아니라 다양한 정보매체의 형태로 건강에 대한 모든 정

보를 함축하고 있다. 그러므로 전자의무기록에는 개인의 병력, 현재의 투약상태, 검사결과 등의 건강 정보를 쉽게 입력하고, 저장하며, 사용자들이 이용하기 편리한 형태로 처리하여 제공되고, 사용자 간에 정보 교환을 용이하게 하며, 정보 안정성을 모두 제공할 수 있어야 한다.

또한 권한을 부여 받은 사람만이 전자의무기록에 쉽게 접근할 수 있어야 하고 정확하고 완전한 환자 정보, 환자 특수 상황에 대한 경고 시스템, 임상적 의사 결정 지원, 의학 참고자료의 연결, 공중보건 및 보건정책 자료의 활용 등에 이용되는 환자의 중요한 개인정보의 총체로서 정보보호의 필요성이 무엇보다 중요하다.

(1) 안전성

이 시스템이 보관하는 자료가 환자의 생명과 관련되는 진료기록이며, 그 환자의 진단과 치료에 있어서 필수적인 점검사항이라는 점 뿐 아니라 만일의 사태에 대비한 법적인 근거자료로서, 의료법상 보관해야하는 의무사항으로서, 이 시스템에 문제가 생기면 진료자체가 매우 어려워진다는 점에서, 또한 의원의 진료와 경영에 관련된 모든 정보가 들어있다는 점에서 안정성은 최우선 고려대상이다. 이를 위해 전자차트시스템은 다음과 같은 안전에 대비한 조치가 반드시 필요하다.

① 중요정보를 저장하는 보조기억장치를 이중으로 한다.

② 사용자가 정한 시간에 따른 자동 백업 혹은 임의로 수행하는 기능하도록 한다.

③ 서버의 보조기억장치의 이중으로 함과 동시에 실시간 복제가 가능하도록 한다.

④ 광디스크 같은 보조기억장치로 백업이 가능하도록 한다.

⑤ 네트워크가 단절되는 경우를 대비하여 주요 정보의 분산저장을 통해 진료의 연속성을 보장한다.

⑥ 자동 복구기능을 부여한다.

(2) 속도와 용이성

우리나라의 의료 환경은 매우 열악하여 짧은 시간에 많은 환자를 진료해야하는 어려움이 있다. 따라서 기존 종이차트에 진료기록을 작성하고 처방전을 발급하던 것에 비해 정보시스템을 이용하는 경우 훨씬 빠른 속도와 편이성을 제공하는 것이 매우 중요하다. 종이에 펜으로 적던 기존의 관행에서 단말기에 키보드나 마우스로 진료기록을 작성하는 형태의 성패는 속도와 용이성에 달려있다고 보아도 과언이 아닐 것이다. 속도와 용이성을 확보하기 위한 고려사항은 다음과 같다.

① 한 동작에 대한 출력 Response Time은 2초 이내로 한다.

② 다양한 단축 작동이 가능하도록 한다.

③ 여러 동작을 한 키로 처리하는 단축키 기능

④ 미리 입력된 여러 문자와 문장을 쉽게 입력하도록 하는 단축코드테이블 기능

⑤ 출력된 표나 테이블을 마우스로 쉽게 복사하는 One-click operation 기능

⑥ 전 처방이나 기록을 한 동작으로 그대로 복사하는 단축복제 기능

⑦ 대개는 사용자가 컴퓨터에 익숙하지 않을 것을 대비한 도움말과 교육용 Software 기능

⑧ 과별로 다르고, 복잡성이 높으며, 의원의 수익과 높은 연관성을 가진 보험청구의 자동 심사 기능

(3) 호환성

전자차트시스템은 앞에서도 언급한 바와 같이 환자의 진료기록이라는 특수한 자료를 처리하는 시스템이니 만큼 호환성이 매우 중요한 요소가 된다. 즉, 단순히 한 의원을 정보화한 것으로 그치지 않고 향후 전국 보건의료망의 구축에 대비할 수 있어야 하며, 한 업체가 중도에 무너지게 되어 계속적인 버전업이나 서비스를 받지 못하게 되는 경우가 있다고 하더라도 기존의 자료를 신규 소프트웨어의 Database로 변환하여 사용이 가능하여야 한다. 전자차트시스템의 자료구조에 대한 공개 때는 일반적으로 많이 사용되는 워드프로세서나 Database로 변환이 가능하도록 구현되어야 한다. 이런 호환성에 대한 조치는 다음과 같다.

① Database구조는 간단하고 명확하며 모든 Field가 정의된 자료를 제공한다.

② 저장된 자료를 Text, Word나 한글 혹은 표준 DB, Excel, 등으로 변환을 제공한다.

③ 국내, 국제적인 표준안의 제정 시 이를 지원한다.

(4) 확장성

전자차트시스템은 한 번 개발된 것으로 영구히 사용가능한 시스템이 아니라 국가 정책의 변화에 따라 수시로 변경이 필요하다. 예를 들어 의료보험의 정책이 바뀌거나, 수가나 약가 등의 자료가 바뀌면 이를 손쉽게 지원할 수 있어야 한다. 또한 의원 내 여러 의료기기를 비롯한 전자기기와의 연결과 통합시스템으로서 확장성을 가져야 한다. 이에 대해 다음과 같은 지원이 가능해야 할 것이다.

① 의료보험등과 같은 제도의 변화에 대한 신규 프로그램, 약가나 수가 등의 기본자료의 변화를 On-Line으로 연결하여 Download, 자동 Upgrade를 지원

② 의원내 각종 임상병리기기, 의료영상기기 등과 직접적으로 연결되어 자료를 받을 수 있도록 지원

③ 원내 대기자 호출시스템, 자동전화 시스템 및 신용카드조회기 등 각종 원내 전자기기와의 연결을 제공

④ 의무기록지가 필요한 다른 부서와 의무기록지를 공유하여야 하므로, 다른 부서와 자료를 공유하기 위해서 처방전달시스템이 필요

⑤ 의사들이 차트 입력에 불필요한 시간의 낭비를 막기 위하여 의사들이 공감할 수 있는 프로그램이 필요

⑥ 법적, 윤리적으로 문제가 없고, 진료에 지장을 주지 않을 정도로 의사의 입력 작업이 간단하여야 하며, 진료기록의 보안이 유지되어야 함

[6] 전자의무기록의 기능

① 자료의 입력기능(Data Capture Function)

② 자료저장기능(Storage Function)

③ 정보처리기능(Information Processing Function)

④ 정보교환기능(Information Communication Function)

⑤ 보안기능(Security Function)

⑥ 자료의 제시기능(Information Presentation Function)

[7] 전자의무기록 구현의 어려움

① 복잡한 진료자료와 지식의 모델링 필요(Multi-Media DBMS, Knowledge-Base, 인공지능 등)

② 의학용어의 표준화(ICD, SNOMED, MeSH, UMLS 등)

③ 인간적인 측면(Human Interface, 보안, 비밀보장 등)

④ H/W, S/W, N/W 등에 소요되는 막대한 비용

⑤ 보건의료인력에 대한 컴퓨터 교육 훈련의 부족(컴퓨터에 대한 불신/거부감)

[8] 전자의무기록의 발전을 위한 기능적 고려 사항

국내 현실에서 전자의무기록 발전을 위한 중요한 기능적 요건은 다음과 같다.

① Document : 진료 자료의 Paperless 구현, 국내에서 가장 중요하게 여김

② Workflow : 원내 모든 작업의 체계적 관리

③ CDS & DW/KM : Clinical Decision Support

④ 입력편의성 : 사용자의 편의성, 간편성, 국내에서 중요하게 여김

⑤ GUI : 기존의 시스템(Legacy)과의 유연한 화면구성

⑥ Security : 환자의 개인정보유출 방지를 위한 직급별, 직책별, 직무별 보안

⑦ Communication : 방대한 환자정보의 원활한 통신

⑧ 확장성 : EMR발전적 단계에 합당한 원활한 확장성

⑨ 인터페이스 : 기존의 시스템(Legacy)과의 원활한 정보교환 및 인터페이스

[9] 전자의무기록 범위

① 전자의무기록은 가장 핵심적인 하부 구조를 이룸

② 병원정보시스템, 임상정보시스템, 의료정보 데이터베이스, 의사결정지원시스템, 보건의료 정보망, 의학 지식기반의 구축 등

③ 전자의무기록 = 의료정보학의 구축

[10] 전자의무기록의 주요 내용

환자의 기초정보부터 병력사항, 약물반응, 건강상태, 진찰 및 입·퇴원기록과 방사선 및 화상진찰 결과, 기타 보조연구결과 등이 의무기록의 주요 내용이다.

① 전자의무기록의 핵심 객체 : 환자, 의사, 처방, 문제

② 전자의무기록의 입력 도구 : 음성인식/휴대용 컴퓨터/문자인식, Pen mouse, POC(Point of Care), PDA(개인휴대정보단말기), Medical Information Navigator

처방전달시스템, 임상정보시스템, 의사결정시스템, 보건의료정보망, 의료영상전송시스템을 모두 포함한다.

[11] 전자의무기록의 향후 기대효과

① 접근성 향상에 따른 정보의 이용도가 향상

② 전산에 모든 정보가 저장되어 허용된 자만이 시스템에 접근할 수 있으므로 신뢰도가 향상되어 자료의 질이 향상

③ 임상적 데이터의 효율성이 증가로 의료서비스가 향상

④ 의학연구 자료로서 연구를 위한 검색을 통해 의학 연구 수준을 향상

⑤ 진료의 질 평가 활동이 활성화되어 객관적 평가가 가능

⑥ 의료관련 행정 및 관리의 효율성이 증진

⑦ ROI(Return of Investment)의 최대화 즉, 투자에 대한 이익의 최대화 효과

[12] 전자의무기록 정보 공유시 정보보안

전자의무기록은 환자가 자신의 진료에 관한 정보를 노출되지 않도록 사생활이 보호(privacy)가 되어야 하며 발생된 모든 의료정보는 본인의 동의 없이 유출되지 않도록 비밀보장(confidentiality)이 이루어져야한다. 또한, 환자들의 정보가 제 3자에 의해 불법적으로 유출되거나 파괴되지 않도록 예방할 수 있는 보안장치(security)가 결합되어 있어야한다. 보안 장치는 아래와 같이 같다.

① 기밀성(Confidentiality) : 환자의 의료 및 개인정보 누출 위험 ⇨ 암호화

② 무결성(integrity) : 의료정보의 위·변조 위험 ⇨ 메시지 인증으로 위변조 불가능

③ 위조방지(Non forgery) : 서명위조 ⇨ 메시지 인증, 전자 서명키 생성

④ 신원확인(User authentication) : 서명자 인증으로 의료행위자인 서명자의 신원확인
⇨ 메시지 인증, 송신자가 전자서명행위자임, 전자서명행위자는 전자서명 생성키 소유자임

7.3.2 전자의무기록의 효과

[1] 데이터 접근성의 향상

① 필요시 쉽게 원하는 자료를 찾을 수 있음

② 동시에 여러 명이 이용

③ 응급환자의 경우 즉시 의무기록을 이용하여 신속한 진료가 가능

④ 검사결과를 신속 조회 가능하여 환자의 불필요한 대기시간 감소

⑤ 식별의 용이성과 정확성

[2] 자료의 질 향상

① 자료의 표준화로 이용자가 쉽게 이해

② 입력 오류방지로 진료정보의 질 향상

③ 문제지향성 의무기록의 실현이 용이, 정보의 체계적인 관리

④ 상세하고 완전한 기록

[3] 의사결정 및 의료의 질 보장의 활성화

① 진료 시 환자에 대한 신속, 정확한 의사결정

② QA 활동이 활성화되고, 지속적인 관찰이 용이

[4] 다양한 형태의 데이터 검색

① 컴퓨터에 저장된 텍스트문자, 그래픽 정보 등 다양한 정보를 사용자가 원하는 다양한 형태로 조회

[5] 연구수준의 향상

① 의사들의 연구 활성화

② 의무기록의 많은 귀중한 정보를 데이터화

③ hospital based research를 용인

④ 의무기록 검토 없이도 원하는 결과 획득

[6] 비용절감효과

① 의무기록을 보관할 공간과 인력, 운송수단 등이 필요 없게 됨에 따라 막대한 비용 감소

② 다양한 정보를 적은 비용으로 효율적으로 관리

【표 7-3】 병원업무 전산화 배경 및 효과

병원업무 전산화 배경	의무기록 전산화 효과
- 의학 발전 - 의료수요 증가 - 병원규모의 대형화 - 의료제도의 변화와 발전 - 사무자동화 시대 전개	- 비용 절감의 효과 - 의사 연구수준의 향상 - 데이터의 접근성 향상 - 챠트 보관 공간 절감 - 응급실 진료 신속 - 환자 대기시간 단축 - 데이터의 신속성 향상 - 자료의 질 향상

【표 7-4】 종이 및 의무기록의 장 · 단점

종이의무기록 단점	전자의무기록 장점
- 정보접근의 비효율성 - 중복기록 - 기록자간 기록방식의 비일관성 - 자료의 누락 - 전자의무기록의 기능 - 자료입력/자료저장/보안 - 정보처리/정보교환/자료제시 - 정보보안의 원칙 - 인증/무결성/접근제어 - 기밀성/부인봉쇄	- 식별의 용이성과 정확성 - 상세하고 완전한 기록 - 의무기록의 신뢰도 향상 - 판독시간의 단축 - 자료 접근성 향상/보안성 - 객관적이고 완전한 기록 재생 - 컴퓨터 자문을 통해 의료의 질적 향상 - 자료의 공유 및 의사소통량 증가 - 자료의 재생산성 및 가공능력 향상

7.3.3 OCS에서 EMR 전환기의 과제 및 개선 방안

[1] 텍스트 자료 확대

스캐닝하던 협진기록, 임상관찰기록, 투약기록, 간호기록, 중환자실기록 등은 점진적으로 텍스트 자료로 데이터베이스화함으로서 상대적으로 스캐닝 하는 서식을 최소화 한다.

[2] 고해상도의 이미지시스템과의 연계

내시경사진, 수술 전 · 후 환부사진 등의 이미지자료는 칼라를 활용하고 해상도를 높여서 전자의무기록시스템에 수록하고, PACS와도 연계하여 하나의 단말기에서 진료기록, 사진, 필름 등을 함께 검색할 수 있다.

[3] 주변 검사기기와의 연계

검사결과 중 전산에 입력되지 않고 있는 심전도검사, 뇌파검사 등 그래픽자료를 전산에 수록한다.

[4] 전산시스템의 기능 전환 및 보강

EMR 기능을 충분히 수행할 수 있을 정도의 기능이 강화된 전산시스템, 자료보관용량, 신속한 반응속도, 시스템의 안정성 등이 확보되어야 한다.

[5] 각종 법적인 문제 해결

① 의료법 제 16조 : 전자의무기록 관리 · 보존의 필요 장시

- 정부는 의료법 개정 : 2002. 3. 30 “진료기록부 등을 전자서명법에 의한 전자서명이 기재된 전자문서로 작성 · 보관할 수 있음”이라고 규정
- 전자의무기록 도입을 위한 법칙 근거를 마련
- 네트워크에 연결되지 아니한 백업저장시스템
- 전자의무기록의 생성과 전자서명을 검증할 수 있는 장비
- 전자서명 후 전자의무기록 변경여부 확인가능 장지

② 의료법 제 18조 3항(처방전 작성과 교부)/저 23조 3항(전자의무기록)

- 정당한 사유없이 전자처방전에 저장된 개인정보 탐지/누출 변조/훼손 안됨
- 의료법 제 87조 : 5년 이하 징역/2천만원 이하 벌금

③ 의료법 제 21조 1항 : 기록열람

- 의료인, 의료기관 종사자는 이 법이나 다른 법령에 따로 규정된 경우 외, 환자기록 열람/사본 등의 내용 확인하게 해서는 안됨. 단, 환자/환자 배우자/환자 직계존비속/배우자 직계존속(이들이 환자기록 열람/사본교부 등 내용 확인 요구 시, 환자 치료의 불가피한 경우 아니면 확인할 수 있게 함)

④ 의료인 제 22조 1항 : 진료기록부

- 의료인은 진료기록부/조산기록부/간호기록부/기타 진료기록 갖추어 둠(의료행위 사항과 의견 상세히 기록하고 서명해야 함)

[6] 전자의무기록의 미래

국내의 의무기록 정보화 수준은 그리 높은 편이 아니다. 또한 미국과 같은 정보화 선진국에서도 의료정보시스템이 임상 진료를 돕기 위한 목적 보다 수가 계산이나 경영 정보를 제공하기 위한 기능에 더 충실한 경우가 많다. 이러한 현상은 경영정보시스템의 구축이 임상정보시스템의 구축보다 기술적으로 쉽다는 사실에 기인한다. 역으로 임상의료 정보시스템의 구축은 그만큼 높은 수준의 하드웨어, 소프트웨어적 기술과 함께 인간의 요소에 대한 깊은 이해를 필요로 한다.

컴퓨터와 정보통신 기술의 놀라운 발전과 이 장에서 논의한 임상 의료정보의 자료 구조, 의학용어 표준화와 의미론적 일치, 의료 정보의 지식 공학적인 모델링에 대한 이해와 같은 완전한 컴퓨터 기반의 전자의무기록시스템 개발을 위한 하부구조는 모두 갖추어졌다. 전자의무기록은 빠른 속도로 전통적 종이 기록을 대체하고 있다.

의학 전문지식 전반에 대한 이해가 깊어지면서 최근의 의료정보시스템들은 단순한 정보처리를 넘어서서 좀 더 정교한 지식 공학적 모델링을 사용하고 있다. 시스템들이 점점 더 지능적으로 진화해 갈 것이다. 전자의무기록시스템은 현재 개발되고 있는 다양한 전문가 시스템, 의학적 의사결정지원시스템, 의료정보 데이터베이스들과 통합되어 더욱더 지능적인 통합 시스템으로 발전해 갈 것이다. 지난 4반세기 동안 서로 다른 환경에서 개발된 이기종의 시스템들이 객체지향 기술, 인터넷 기술과 의학용어 표준화 등에 힘입어 통합되어 가기 시작하여 소위 월드와이드 의료 데이터베이스에 관한 논의가 무성하다.

SGML과 같은 문서처리 기술의 대두는 주로 반복 자료를 다루도록 고안된 전통적 DBMS의 한계점을 극복해주고, 객체지향 기술은 XML 기술과 HL-7 메시지 시스템과의 결합을 통해 빠른 속도로 전 세계적 통신망인 인터넷 기술과 결합하고 있다. 작은 카드에 대용량의 의료정보를 안전하게 보관할 수 있는 스마트카드 기술이나, 휴대용 PDA(Personal Digital Assistance), 무선 LAN, ITI(Internet Telephony Integration) 등의 무선 기술을 의료 정보 시스템으로 통합하는 연구가 진행되어 이미 상당수의 상용 제품이 선보이고 있으며, 적재적시에 필요한 의료정보를 전달하는 JIT(Just-in-Time) 의료정보 전달에 관한 연구도 무르익고 있어서, 머지않은 미래에 범세계적 의료 통신망의 구축으로 진료의 연속성과 효율성이 향상되고, 언제 어디서나 최적의 진료 서비스의 혜택을 받을 수 있게 될 것이다.

전자의무기록시스템의 도입을 통한 의료정보 흐름의 근본적 변화는 의료인 사이의 정보 흐름을 변화시킬 뿐 아니라, 환자에게도 의료정보를 제공하도록 촉진함으로서 새로운 보건의료 서비스 전달 시스템의 구축을 앞당길 것이다.

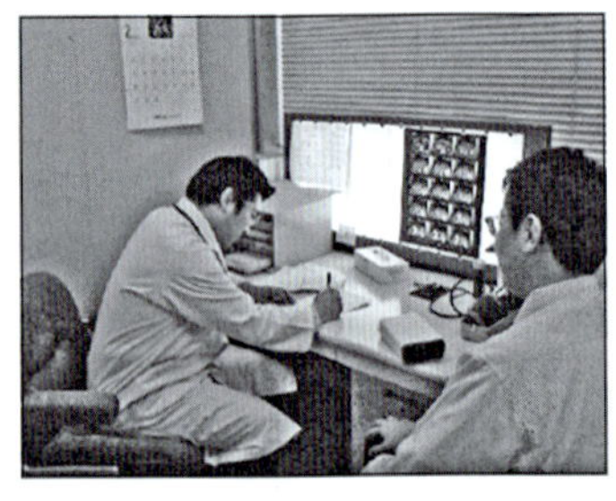

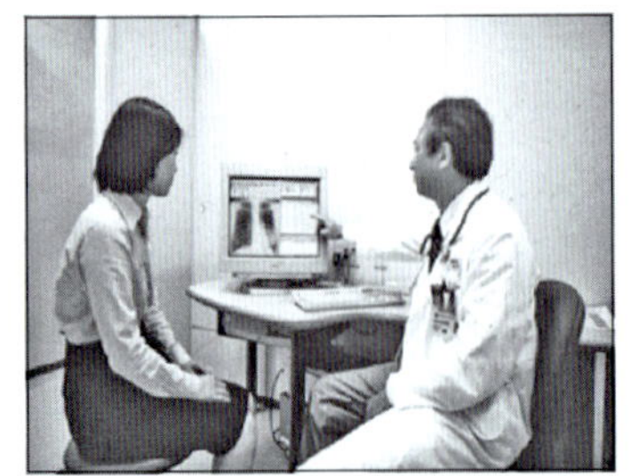

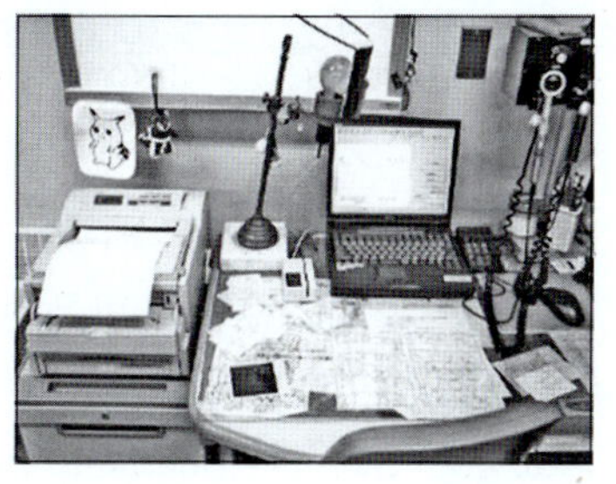

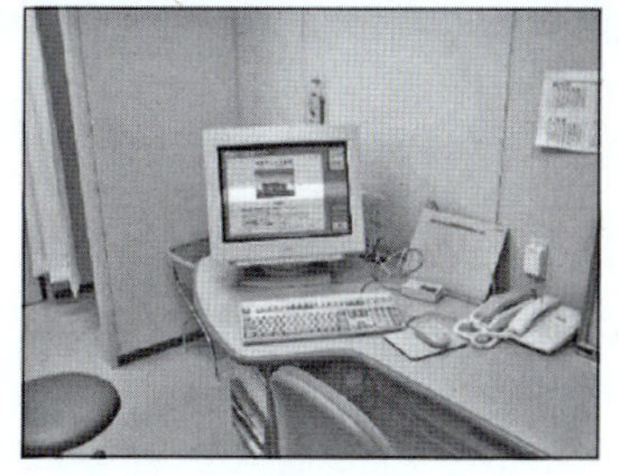

[그림 7-7] EMR 구축 후 진료실의 변화

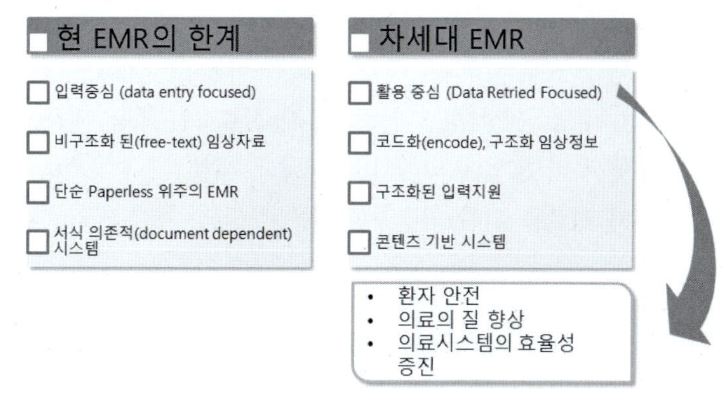

[그림 7-8] 차세대 EMR 구축 내용

7.3.4 전자의무기록의 구축 사례

[1] COSTAR(Computer Stored Ambulatory Record)

COSTAR의 개발 목표는 의무기록을 조직화 하고 접근성을 높임으로서 임상 진료를 향상하고자 하는 것과, 내장된 행정, 경영, 제정 정보 기능을 통해 진료 지원 기능을 제공하는 것이었다. COSTAR는 완전히 자동 동작하는 의무기록 시스템으로 종이 기록을 대체했다. 환자 방문에 맞추어 컴퓨터가 환자 요약지와 방문 기록지를 출력해 준다. 임상의사는 요약지를 참고해서 진료를 수행하고 진료 중에 수집된 정보는 방문 기록지에 기록한다. 진료 후에 사무원이 컴퓨터에 입력한다. 기본형 COSTAR 5는 여섯 개의 모듈로 이루어져 있다.

① 시스템 보안 및 자료 무결성

② 환자등록

③ 예약

④ 청구 및 제정 보고서

⑤ 의무기록 보관 저장

⑥ 경영보고

COSTAR의 의무기록 모듈에는 요약지와 방문 기록지 외에도 세 가지 표준 보고서를 출력해준다. **① 방문 요약지는 1회 방문에 관련된 진단, 이학적 검사 소견, 임상병리 검사 결과, 처방 등을 요약해 주고, ② 환자의 현 상태에 대한 요약인 상태 보고서는 예방적 처치, 알레르기, 주요 문제 목록, 가족, 사회, 과거 병력, 최근 임상병리 검사 결과, 현재 처방 약물 등을 보여준다. ③ 전문과별 플로우차트는 시간 순서에 따라 임상 소견과 검사 결과들의 변동 추이를 플로우차트 형식으로 보여준다.** 경영보고 모듈은 방문 횟수를 환자별, 의사별, 진료과별로 보고하는 등 다양한 표준 경영 보고서를 제공하며 새로운 형태의 보고서도 손쉽게 설계할 수 있다. COSTAR는 자료 검색을 위해 고유한 의료정보 질의 언어(Medical Query Language, MQL)를 제공하여 추후의 세밀한 자료 분석을 할 수 있다.

최근에는 HL-7 표준안을 따른 메시지 층을 삽입하고 웹 기술을 이용하여 웹브라우저라는 일관된 인터페이스를 통해 병원내 다양한 이기종 정보 시스템들과 통합을 시도한 COSTAR 웹 버전도 개발되었다.

① 임상 진료의 향상과 행정, 경영, 제정 정보기능을 통해 진료지원 기능 제공이 목적

② 매사추세츠 제너럴 병원에서 바넷 등에 의해 1960년대에 개발

③ 최초의 전산화된 외래환자 진료를 위한 의무기록 시스템

[2] RMRS(Regenstrief Medical Record System)

레겐스트립 시스템은 인디애나 대학 의료원에서 맥도널드 등이 개발하여 1974년부터 위셔드 메모리얼 병원에서 사용되고 있다. 1988년의 맥도널드 등의 조사에 의하면 25만명의 의무기록을 보유하고 있으며 2500만 건의 환자 기록이 코드화되어 검색 가능한 상태라 한다. 레겐스트립 의무기록 시스템의 고유한 특성의 하나는 1400개 이상의 생성법칙에 기반한 기억 보조 프로그램으로, 이 프로그램은 적극적으로 모든 환자의 의무기록을 검색하여 각 환자에 알맞은 처치 안내문을 제공한다는 점이다.

이 기억 보조 시스템은 임상 의사들이 그들의 환자에게 적절한 시기에 필요한 검사를 처방하거나 약물 처방 계획을 갱신함에 있어서 임상의사의 의미 있는 행동변화를 유발할 수 있다고 보고되었다. 컴퓨터는 환자 방문 이전에 3가지 서류를 출력해 준다. **① 질관리 보고서는 환자에게 필요한 예방적 조치, 평가가 필요한 문제 목록, 약물 처방 금기사항 등을 요약하여 알려주고, ② 플로우시트 요약서는 임상 데이터베이스를 시간순서로 정리 요약해주며, ③ 방문 기록지에는 금번 진료에서 사용된 면담용 기록 양식을 개개 환자의 의무기록과 임상의사별의 생성 규칙에 맞추어 출력된다.** 환자 진료 후에 담당 의사는 방문 기록지에 경과기록과 문제목록을 갱신하고 치료약과 검사 처방 등을 기록하고 사무원이 추후에 컴퓨터에 입력한다. 레겐스트립 시스템은 경과기록에 대한 코드화된 입력 양식을 제공하고 있으나 입력에 많은 시간이 소요되는 문제로 임상의사들의 자발적인 사용은 적고 종이 기록의 사본을 기존의 종이 의무기록에 철하는 경우가 많다. 그러므로 레겐스트립 시스템은 종이 의무기록을 완전히 대체했다기보다는 보조하는 것이라고 할 수 있다. 자체적으로 CARE라는 의료정보 질의 언어를 내장하고 있다.

① 인디애나 대학 의료원에서 맥도널드 등이 개발

② 1974년부터 위셔드 메모리얼 병원에서 사용

③ 환자진료 후에 담당 의사는 방문기록지에 경과기록과 문제 목록을 갱신하고 치료약과 검사 처방 등을 기록하고 사무원이 추후에 컴퓨터에 입력, 종이 의무기록을 완전 대체했다기보다 보조하는 것

[3] TMR(The Medical Record)

TMR은 듀크대학을 중심으로 스테드와 해몬드 등이 종이 의무기록을 완전 대체한다는 목표 하에 1975년에 개발되었다. TMR은 1989년 조사에서 이미 미국내 25개 의료기관에서 사용되고 있는 것으로 조사되었다. 듀크대학의 신장 크리닉은 1981년부터 종이 기록을 완전히 없애고 모든 환자의 진단, 문제목록, 처치, 처방, 임상 소견, 검사 결과 등을 TMR로 대체하고 있다. 컴퓨터는 환자의 방문에 앞서 환자의 기록을 열람한 후 최근의 임상 소견 및 검사결과를 요약한 방문 기록지를 출력해준다. TMR도 임상의사의 방문 기록을 사무원이 후에 입력하고 있으나, 약물 처방은 임상의사가 스스로 수행하도록 되어있고, 약물 상호작용이나 알레르기, 정확한 처방용량과 관련된 문제들을 컴퓨터 프로그램이 실시간으로 검증해주어서 진료의 질을 향상시키고 있다. 임상의사는 환자의 모든 기록을 모니터 화면을 통해서 볼 수 있는데, 문제 목록별, 시간순, 방문별의 세 가지 형태로 기록이 제시되며, 문자형식과 그림형식의 표현 모두가 지원된다.

① 듀크대학을 중심으로 종이 의무기록을 완전 대체하는 목표 하에 1975년 개발

② 약물 처방은 의사가 스스로 수행

③ 약물 상호작용이나 알레르기, 정확한 처방용량과 관련된 문제들을 컴퓨터 프로그램이 실시간으로 검증해주어서 진료의 질을 향상

[4] 국내의 전자의무기록시스템 및 표준화 조건

국내의 경우 완전한 전자의무기록시스템의 구축 예는 아직 찾아보기 힘들다. 병원정보시스템이나 의원용 정보시스템들은 주로 경영관리에 초점을 맞춘 것으로서 진정으로 환자의 진료에 도움이 될 만한 임상정보의 관리체계는 매우 허술한 형편이다. 국내에서 본격적인 전자의무기록의 첫 시작으로 볼 수 있는 것은 1995년 서울의대 김주한 등이 개발하여 서울대학교병원 신경정신과에 임상 진료에 실제 사용되기 시작된 PsyBase로 볼 수 있다.

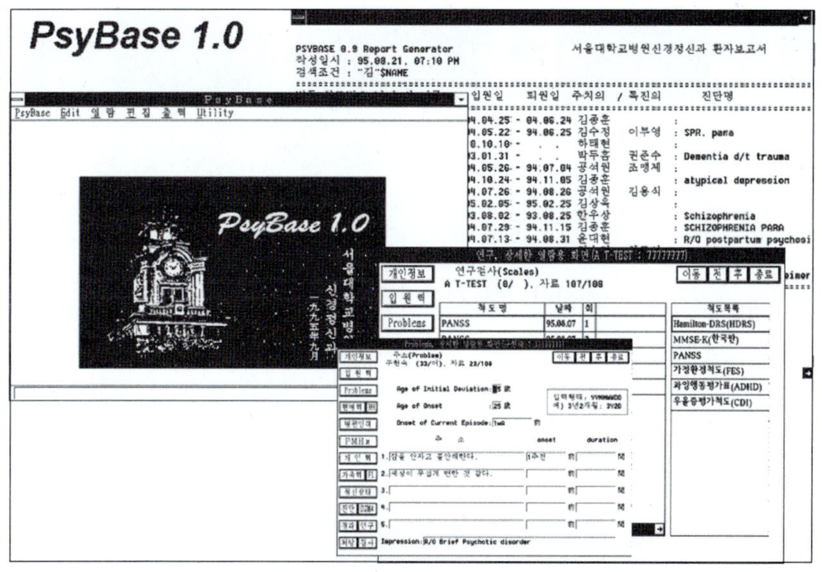

[그림 7-9] 1995년 서울대학교병원 신경정신과에서 사용되기 시작한 국내 최초의 전자의무기록 PsyBase 1.0

PsyBase 1999년 서울대학교병원 종합정보시스템의 구축과 함께 전체 시스템의 부분으로 통합되어 현재까지 사용되고 있다.

이후 국내에도 불어온 병원 정보 물결을 타고 1990년대 말 아산재단 서울중앙병원, 삼성서울병원 등, 대형 병원에서 몇 임상과의 과별 의무기록이 전자화되기 시작하여 현재에 이르렀다. 종합병원 전체를 대상으로 하는 전자의무기록시스템의 개발은 현재 몇몇 대형 병원들에서 적극적으로 추진 중에 있어, 머지않아 귀중한 임상 정보가 모두 정보화되는 날이 실현될 것으로 기대된다.

① 국내 EMR 표준화를 위한 조건
ULMS, SNOMED 등의 임상용어 ASTM E1384와 같은 의무기록내용, 간호정보, 영상정보, 약품정보, 검사정보, 물류정보 등도 같이 표준화 작업이 이루어져야 한다.
또한, 국내 실정에 맞게 표준화된 CPR의 세부항목과 내용은 ASTM에서 채택하고 있는 환자 기록 객체 모델 방식에 의해 실체 관계를 중심으로 데이터 간의 논리 구조가 확정되어야 한다.

7.3.5 전자의무기록의 발전과정

현재의 디지털 병원은 EMR을 기반으로 하여 진료차트, 환자용 진료의뢰서, 처방전, X-Ray 필름을 사용하지 않고 디지털 데이터로 완전히 대체하여 정보시스템만으로 병원운영 및 진료 전 과정을 처리하며 병리검사나 필름판독 등의 검사결과를 휴대폰이나 이메일로 알려주는 최첨단의 신개념 병원을 말한다. 이러한 현재의 디지털 병원개념은 앞으로는 CP(Clinical Pathway), CDS(Clinical Decision Support), DW(Data Warehouse)를 포함하고, EHR을 기반으로 하여 웹을 통한 e-healthcare와 원격진료가 가능하도록 되는 시스템으로 발전될 것으로 예상된다.

전자의무기록의 최종단계인 CPR을 목표로 발전하고있고 여러 수준의 전자의무기록의 형태가 나타나고 있으나, 미국의무기록연구소(Medical Record Institute)의 5가지 형태 구분을 중심으로 설명한다.

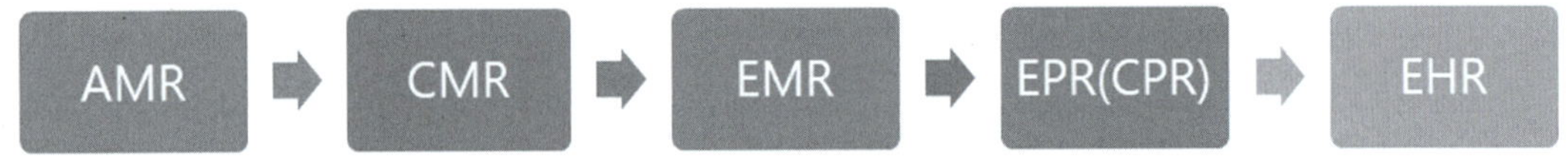

[그림 7-10] 전자의무기록의 발전 과정

[1] AMR(Automated Medical Record)

① 의무기록 정보가 부분적으로 전산화되어 개별적으로 저장

② EPR(Electronic Patient Record) 개념 : 텍스트 형태로 입력할 수 있는 것은 텍스트로 입력하고, 이의 실현이 용이하지 않는 것은 스캐닝을 통하여 입력한 다음 이들을 체계적으로 연결하여 활용하는 시스템

③ 보험청구, 원무관리 등을 업무를 부분적으로 전산화

④ 방사선과, 임상병리, 약국 등의 개별 전산화시스템

[2] CMR(Computerized Medical Record)

① 기존의 종이 의무기록을 스캔하여 인덱스가 구성된 이미지 형태로 저장

② 서명을 포함한 의무기록지의 정보구조 유지되어, 일명 Document Image System

③ 진료차트를 영상 이미지화 하여 관리하는 No Chart 구현 시스템으로 국내에서는 현재 EMR과 CMR 두 축을 중심으로 개발

④ 의무기록 Image System의 장점

- 의무기록 조회의 용이성/의료진의 입력 부담 경감
- 수기 서명 후 Scanning하여 법적 문제 해결(광화일 시스템)

[3] EMR(Electronic Medical Record)

① 병원정보시스템에서 네트워크 환경에서 의무기록 검색할 수 있도록 구현된 형태

② 국내에는 EMR이란 표현이 전자의무기록 전체의 대표용어로 대중화되고 있으나, 국내에서 주로 다루어지는 EMR은 손으로 작성하던 의무기록을 기존의 모든 시스템과 함께 통합하고 컴퓨터를 통해 진료에 필요한 모든 정보를 입력, 공유, 검색하는 시스템을 의미

③ EMR은 병원내의 의무기록 전산화에 주안점을 둔, 보다 협의의 개념

[4] CPR(Computer-based Patient Record)=EPR(Electronic Patient Record)

① 기존 의무기록에 환자관련 정보를 포함하여 기록, 국가적 또는 국제적인 표준화로 정보공유를 위한 호환성 필요

② 환자의 정보를 필요시에 병원 내에 한정되지 않고 어느 병원이나 보건기관에서 즉시 사용할 수 있도록 전국적인 의무기록 정보 시스템을 구축하는 것을 의미하며, 사용자들에게 환자에 대한 완전하고 정확한 의무기록의 사용을 가능하게 하고, 더 나아가 환자의 진료에 대한 결정을 도울 수 있는 의학지식과 연계된 전산화된 의무기록

③ CPR은 환자의 평생건강기록 시스템을 추구하였으나, 사생활 보호 같은 현실적 문제에 부딪히고 있음

④ 실제로 국내에서도 2001년 우리 정부는 CPR과 PCR(Patient-Carried Record)의 개념이 적용되는 IC칩을 내장한 건강보험카드를 추진하려던 계획이 시민단체 및 의료계의 강한 반발에 부딪혀 실패, 이후 기본 의료정보 휴대가 가능한 축소된 기능의 스마트카드 발급이 일부 대형병원 중심으로 추진되고 있음

⑤ CPR의 효과 : 환자 대기시간 단축/응급실 진료 신속/챠트 보관 공간 절감

⑥ 병원 간 또는 국가 간의 의무기록교류

【표 7-5】 의무기록 Image System과 CPR의 장점

의무기록 Image System의 장점	CPR의 장점
- 의무기록 조회의 용이성 - 의료진의 입력 부담 경감 - 수기 서명 후 scanning함 : 법적 문제 해결	- 환자 대기시간 단축 - 응급실 진료 신속 - 챠트 보관 공간 절감 - 환자 요구의 충족 가능

[5] EHR(Electronic Health Record)

① EHR은 환자의 모든 의료정보 이외에 평소 건강관련 정보(예, 식습관, 흡연습관, 예방접종 등)을 기록하는 형태로, 미국에서 Medical Records Institute 등의 주요기관 주도하에 EHR이란 명칭이 지금까지 출현한 모든 전자의무기록을 대표하는 용어로 자리 잡고 있음

② EHR은 원내뿐만 아니라 모든 웹 기반의 전자환자진료 시스템까지도 포함하는 개념으로 사용

③ 한 사람의 평생 모든 건강관련 정보 포함

④ 환자의 모든 건강관련 정보를 필요시 전산에서 검색할 수 있어야 함

병원 간 국가 간 정보교류가 환자의 의료적 부분뿐만 아니라 한 사람의, 건강에 관한 모든 문제를 포괄하는 광의의 개념으로 최상위 단계이다. 이 개념은 서비스제공자 중심이 아닌 개인 중심의 서비스로 패러다임이 변화하면서 PHR(personal health record)로 진화되었다.

7.3.6 전자의무기록과 표준화

[1] ASTM(American Society for Testing and Materials)

ASTM은 1998년 표준화기구 중 하나이고, 미국에서 조직되어 134개 분야에 표준화 위원회 두고 있는 단체이다. 매년 68권의 'Annual Book of ASTM Standard'를 발간하고, 의료정보관련 표준안은 HL7과 연계하여 제정되고 두 단체에서 나오는 표준안의 포맷과 메시지 구조가 동일하게 구성되어 있다.

[2] HL7

HL7은 ASTM의 한 부분으로 의료정보 교환 표준안 : 두 단체에서 나오는 표준안의 포맷과 메시지 구조가 동일하게 구성되어 있고, 전자의무기록을 발전시키기 위한 표준화 기구이다.

독립적인 보건의료시스템에서 임상, 재정 및 관리 정보에 대해 상호교환을 위한 표준 프로토콜로 전 세계에서 가장 널리 사용되는 의료정보분야의 전송표준이다.

[3] E1384

ASTM의 의료정보관련 표준안 중에서도 E1384는 CPR로 가기 위한 논리적인 구조와 깊이 있는 내용에 대한 표준을 제시하며 의료정보 표준화작업 중 가장 먼저 해야 할 일에 대한 상세한 지침을 기술

[제8장]

의료정보시스템

8.1 의료영상저장전송시스템

8.1.1 의학영상처리의 개념

의료영상을 디지털화하여 하드디스크와 같은 저장 매체에 저장 후 네트워크를 통하여 전송하여 PC가 있는 어느 곳에서든지 영상조회가 가능한 포괄적 영상관리 전송 시스템이다.

- Picture 의료기관에서 발생되는 모든 의료영상
- Arching 의료영상들을 디지털 상태로 받아 컴퓨터에 저장하는 것
- Communications DICOM을 지원하는 통신 프로토콜을 준수
- System 컴퓨터 하드웨어, 소프트웨어, 네트워크

[1] 의학영상처리(PACS : Picture Archiving and Communication System) 분야

(1) 영상조작(Image Manipulation)

잡음이 많은 영상의 개선, 부정확한 초점에 의한 흐려진 영상의 복원으로 인체의 외형에 따른 기하학적 교정, 히스토그램 조작에 의한 콘트라스트의 향상 등

예) Noise 제거, Sharpness/Contrast 개선, 기하학적 교정

(2) 영상분석(Image Analysis)

X-ray 등의 Modality를 통해 검출된 문제의 크기를 측정하여 전자 현미경 등에 의한 세포 분석 등

예) 세포분석, 병변위치 및 크기 측정

(3) 영상인식(Scene Analysis)

영상 내에 존재하는 물체의 종류와 개수를 인식

(4) 영상전송(Image Transmission)

영상을 유선이나 무선으로 전송하는 분야

예) 영상 압축 기술, 대용량 고속 전송 기술

[2] 의학영상처리 목적

(1) 시각화

영상을 보다 잘 판독할 수 있도록 영상을 가공

예) CT나 MRT 3차원 영상 재구성

(2) 자동화

반복적으로 지루한 작업 자동화

예) 혈액 영상에서 백혈구 수를 세는 일

(3) 정량화

특정한 진단 정보를 정량적으로 추출하는 과정

예) 혈관 영상에서 혈관의 협착 정도 자동 측정

【표 8-1】 영상처리 분야 및 목적

의학영상처리 분야	의학영상처리 목적
- 영상조작/영상분석 - 영상인식/영상전송	- 시각화/자동화 - 정량화

[3] 의학영상 처리기술

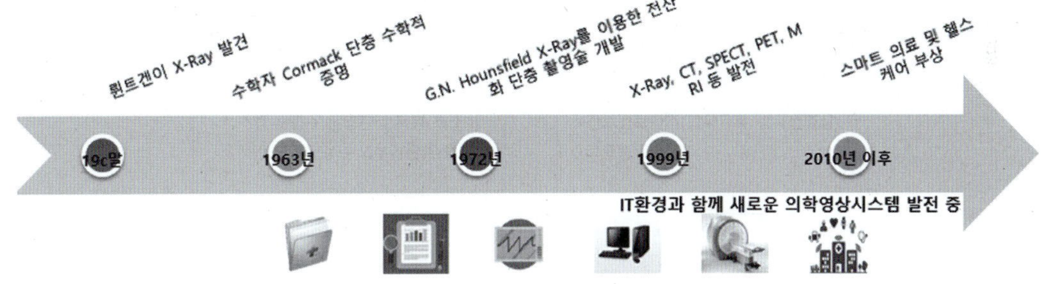

[그림 8-1] 의학영상시스템의 발전과정

① 영상의 복원
② 영상의 고양
③ 경계선 검출
④ 영상의 주파수 영역 처리
⑤ 영상 분할
⑥ 히스토그램 분할
⑦ 영역 성장
⑧ 경상도 방법
⑨ 영상의 측정

[4] 영상압축 방식

영상압축 방식에는 그래픽 방식에 이용되는 JPEG, GIF, PCX, ZIP, Wavelet, Fractal 등이 있다.

[5] 영상압축의 필요성

영상압축에는 저장매체 비용 절감, 데이터 전송 시간 단축, 의사의 대기시간 단축 등이 있다.

【표 8-2】 의학영상처리 압축방식 및 필요성

의학영상처리 압축방식	의학영상 압축의 필요성
- PCX/ZIP/JPEG - GIF/Wavelet/Fractal	- 전송시간 단축 - 의사대기시간 단축 - 저장매체 비용 절감

[6] 영상압축의 원리

영상압축은 기본적인 압축 방식으로 영상 데이터에 들어있는 중복성을 제거하는 원리이다.

[7] 무손실 압축

무손실 압축은 복원영상이 수학적으로 완벽하게 원영상과 일치하게 되는 압축기법이다.

8.1.2 의학영상 장치

[1] 의학영상 장치의 종류

(1) X선 의학영상장비

19세기 말 뢴트겐이 X-선을 발견하여 이를 의학적으로 이용한 이래로 X-선을 이용한 촬영장비는 의료영상시스템의 대명사처럼 되었고 이를 이용한 진단 기술은 획기적인 발전을 거듭해 왔다. X-선은 인체와 같은 연부 조직을 잘 투과하기 때문에 X-선을 이용하여 인체 내부를 투시할 수 있게 되었고, 인체 내부의 많은 정보를 필름 상에 나타낼 수 있게 된 것이다.

초기의 X-선 촬영장치로는 인체 내부를 투영(Projection)해서 볼 수밖에 없었기 때문에 이를 판독하는 의사들은 많은 어려움을 가지고 있었다. 즉 인체 내부의 각종 정보가 중합되어 필름 상에 재현되기 때문에 이를 판독하는데 어려움이 많을 수밖에 없었던 것이다. 그래서 중합된 영상이 아닌 단층 영상을 얻고자 하는 연구 개발이 시작되게 되었다. 1963년 수학자 Cormack은 투영 데이터로부터 단층 영상을 구할 수 있다는 것을 수학적으로 증명하였다.

그러나 투영 데이터로부터 단층 영상을 얻기 위해서는 많은 연산이 필요한데 이를 위한 컴퓨터가 그 당시에는 없었다. 그래서 복잡한 연산을 하지 않고 단층 영상을 얻을 수 있는 방법이 개발되었는데, 그것이 바로 운동단층촬영법(Motion Tomography)이었다. 그러나 이 방법으로 얻은 단층 영상은 단층면이 정확하게 정의되지 않아 영상의 질이 좋지 않은 문제가 있었다. 그래서 정확한 단층면 영상을 얻기 위한 노력이 계속되었는데, 1972년 4월 영국 EMI사의 연구원이었던 G.N. Hounsfield가 X-선을 이용한 단층촬영술(CAT : Computerized Axial Transverse scanning)이라는 혁신적인 신기술을 발표하였다. 이 발표에서는 Hounsfield는 세계에서 최초로 얻은 인체 머리의 단면 영상을 소개하였다.

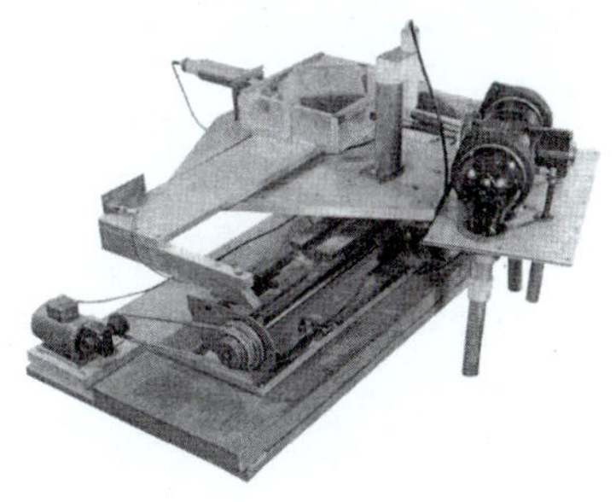

[그림 8-2] Hounsfield가 개발한 세계 최초 CT의 모양

X-선을 이용한 단층촬영술은 CT(Computerized Tomography)로 불리게 되었다. X-선을 이용한 CT가 임상적으로 널리 사용되기 시작한 이후에도 의학계에서는 새로운 형태의 인체 내 정보를 얻을 수 있는 단층영상에 대한 필요성이 계속 대두되었다. X-선 영상은 X-선의 감쇠계수를 나타내는 영상인데, 이 감쇠계수 영상으로는 진단할 수 없는 질병이 많았기 때문이다. X-선 CT 소개 이후에도 많은 종류의 새로운 CT가 소개되었는데, 단광자방출형단층촬영장치(SPECT : Single Photon Emission Computerized Tomography), 양전자방출형단층촬영장치(PET : Positron Emission Tomography), MRI(Magnetic Resonance Imaging) 등이 그것이다. CT는 아니지만 인체 내부 정보를 영상으로 제공해주는 유용한 의학영상시스템으로 초음파스캐너와 내시경이 있다.

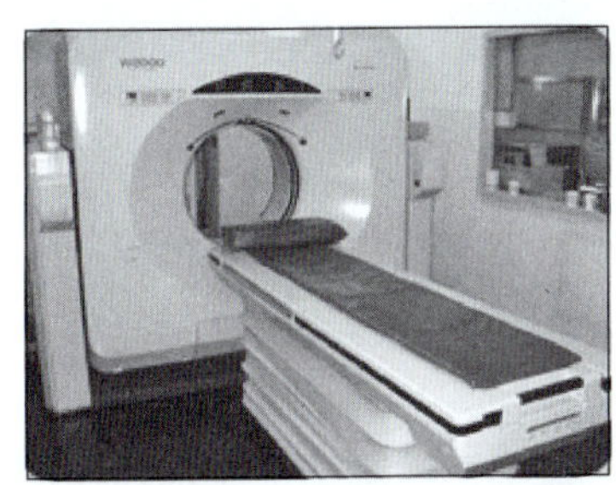

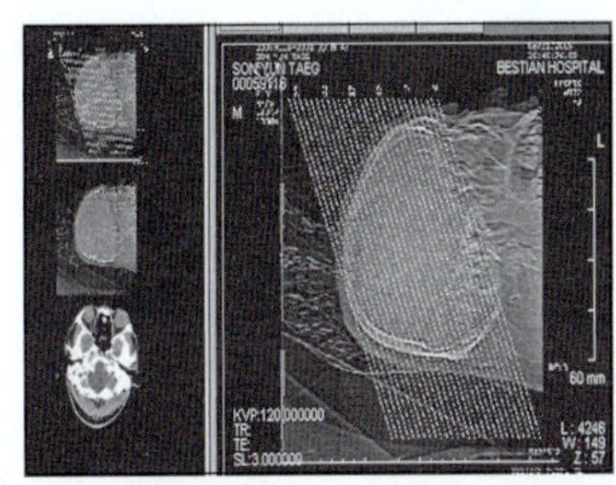

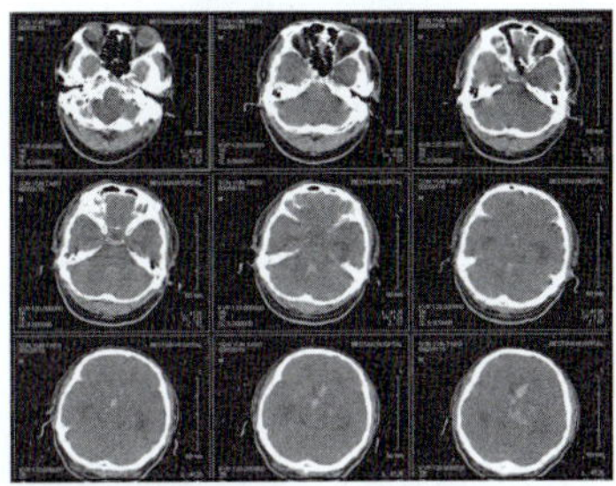

[그림 8-3] CT 촬영기기와 획득 영상

X-선 CT는 많은 발전을 거듭해 왔는데, 그 발전 단계에 따라 제1세대부터 4세대까지 분류된다.

① 제1세대

제1세대 CT는 Hounsfield가 개발했던 EMI스캐너를 일컫는다. 이 방식은 한 개의 직선 모양 X-선 빔 발생부와 한 개의 X-선 감지기로 이루어져 있다. 따라서 투영데이터 집합을 다 얻기 위해서는 X-선 발생부와 감지부가 일체되어 선형 운동 및 원형 운동을 하는 것이 필요하다. 제1세대 방식으로 한 장의 단층영상을 얻기 위해 필요한 주사 시간은 약 수십 분 정도이다.

② 제2세대

제2세대 방식에서는 X-선 발생부에서 나오는 X-선 빔의 모양이 부채꼴이고, X-선 감지기도 여러 개가 사용된다. 이 방식에서는 동시에 여러 개의 투영데이터를 얻기 때문에 제1세대 방식에 비해 원형주사 수를 줄일 수 있다. 따라서 제1세대에 비해 주사 시간을 많이 감축할 수 있다. 제2세대의 주사시간은 대강 수십 초 정도이다.

③ 제3세대

제3세대 방식에서는 부채꼴 모양의 X-선 빔 각도를 크게 해서 X-선 빔이 한번에 촬영 영역을 모두 통과할 수 있도록 했다. 따라서 감지기 수도 많이 늘어나게 되어 보통 500~1,000개의 감지기가 사용된다. 이 방식에서는 더 이상 선형 주사가 필요 없고 원형 주사만 하면 되므로, 제3세대 방식의 주사시간은 대폭 감소되었다. 제3세대방식의 주사시간은 보통 수 초 정도이다. 현대식 병원에서 사용되는 대부분의 X-선 CT는 제3세대 방식이다.

④ 제 4세대

제 4세대 방식에서는 360°원주 상에 감지기를 회전시킬 필요가 없어졌다. 따라서 X-선 발생부만 회전하면 된다. 제4세대 방식은 제3세대에 비해 주사 시간이 대폭 감소되지는 않지만, 감지기의 불안정성에 대한 영향이 적어지는 장점이 있다. [그림 8-4]와 [그림 8-5]는 X-선을 이용한 위/대장 혈관을 촬영하는 기기와 획득 영상을 보여 주고 있다.

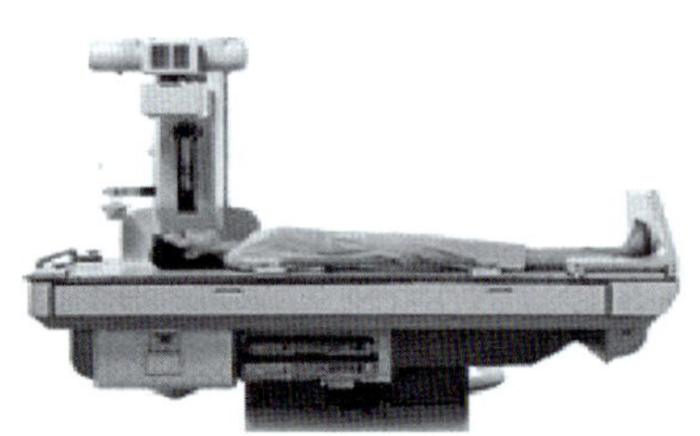
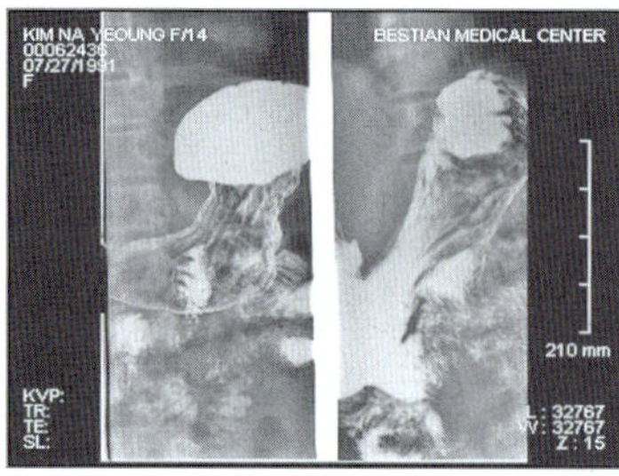

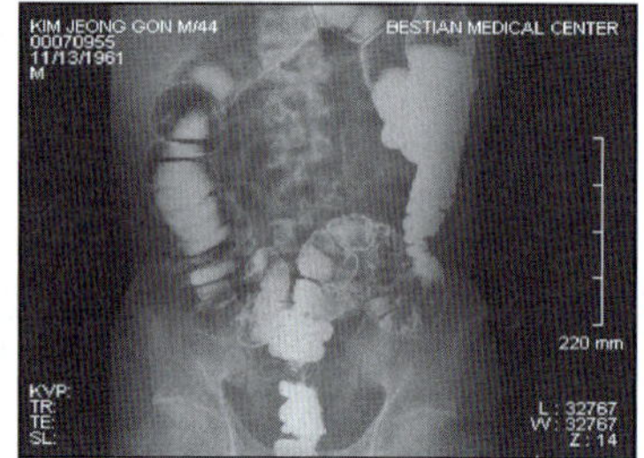

[그림 8-4] 위/대장 촬영 기기와 획득 영상

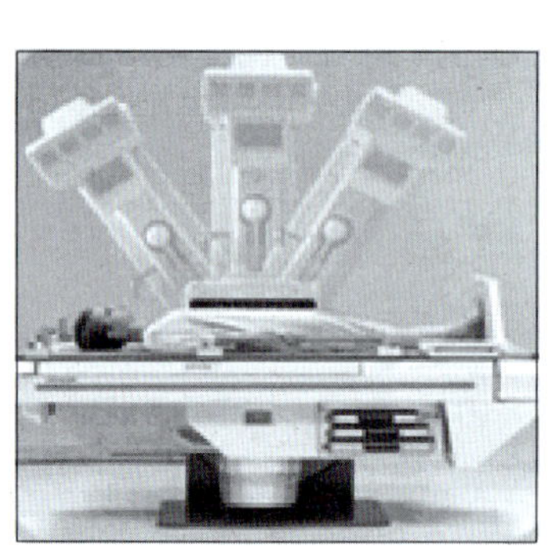
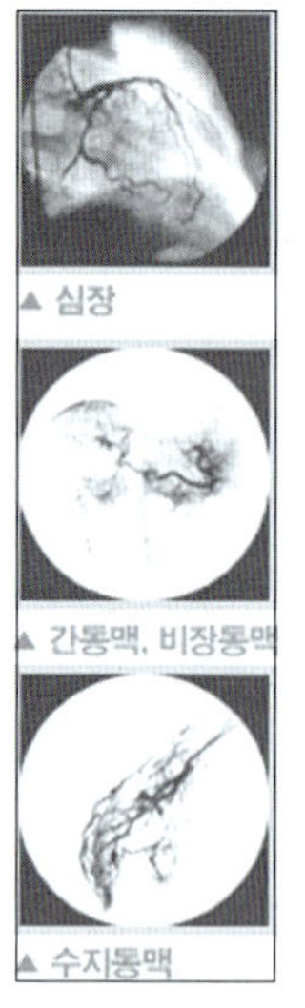

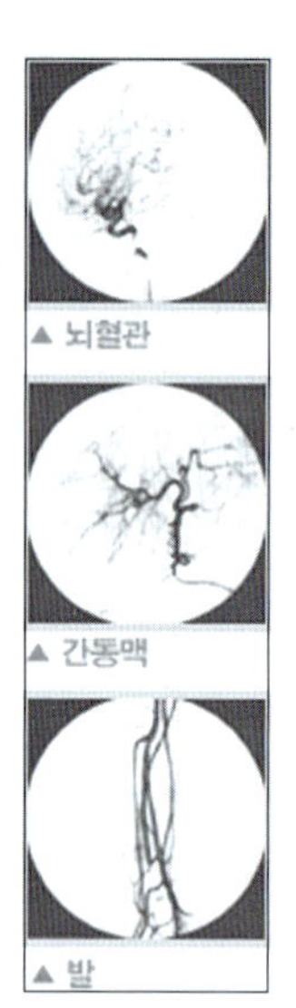

[그림 8-5] 혈관 촬영 기기와 부위별 조영 사진

- X-Ray 촬영기, CT
- 혈관조영촬영, DR(Digital Radiography)

- DAS(Digital Subtraction Angiography)
- CR(Computed Radiography)

(2) 자기공명영상장치

- NMR/MRI, 자기공명 혈관조영술(MRA)
- 분광영상법
- 기능적영상법

1970년대 초 Lauterber와 Damadian에 의해 자기공명분광법(NMR Spectroscopy)을 단층촬영에 적용할 수 있다는 가능성이 제시된 이래로 자기공명영상(MRI : Magnetic Resonance Imaging) 시스템은 비약적인 발전을 거듭해 왔다. 1978년 Andrew에 의해 레몬 단면을 촬영한 최초의 자기공명영상이 발표될 당시만 해도 자기공명영상시스템은 기존의 다른 진단영상시스템과 마찬가지로 어느 특정한 물리적인 양 하나만을 영상화하는 장치로 인식되었으나, 그 후 자기공명영상은 인체 내의 여러 가지 화학적 특성(예를 들면, 스핀격자완화시간, 스핀완화시간, 화학적 천이 등), 혈류 속도, 확산계수(Diffusion Coefficient) 등 여러 가지 물리적인 양을 보여줄 수 있다는 것이 밝혀져 자기 공명영상의 중요성은 더해 가고 있다.

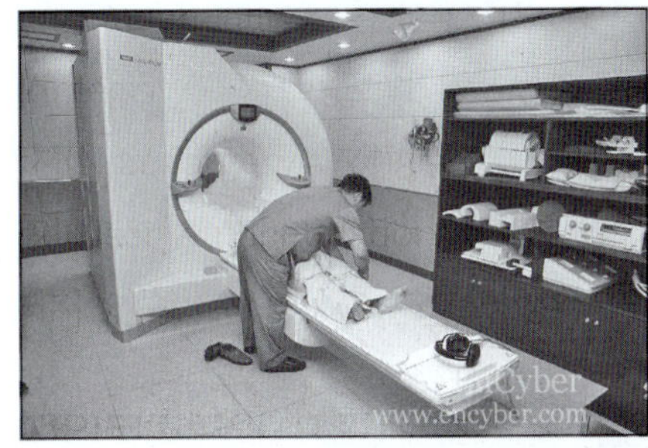

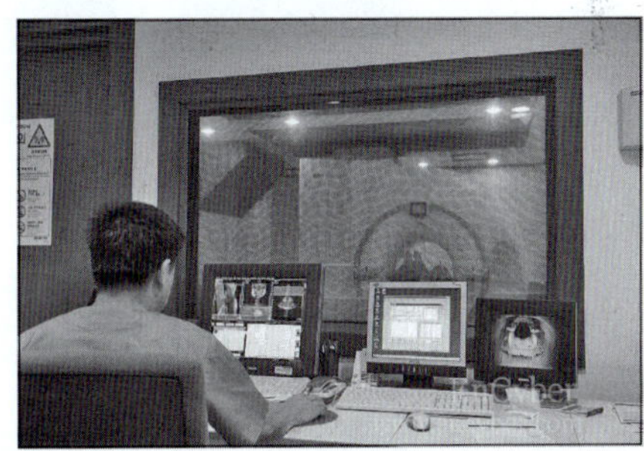

[그림 8-6] 자기공명 영상 획득 장치

① 자기공명 혈관조영술(MRA : Magnetic Resonance Angiography)

혈관에 관계된 질병은 인체 질병 중 가장 흔한 것들 중 하나이다. 따라서 혈관 질병을 진단하기 위한 혈관조영시스템의 사용도 보편화되었다. 기존의 혈관조영시스템은 X-Ray를 이용한 것으로 혈관에 조영제를 주입하면서 촬영을 하였는데, 촬영 중 인체에 유해한 X-Ray를 다량 조사해야 하는 문제점이 있었다. 그러나 자기공명영상법을 이용한 혈관조영술이 개발되어 임상에 적용되면서 혈관조영술에도 새 지평이 열리고 있다.

자기공명혈관조영술은 혈관에 형태학적 정보를 비침습적으로 제공하는 자기공명영상의 한 분야로, 혈류에서 발생하는 신호 강도는 최대화하고 혈류 이외의 조직에서 발생하는 신호는 최소화함으로써 둘 사이의 대조도를 극대화 시킨 후, Maximum Intensity Projection과 같은 영상 처리 방법을 이용하여 혈관 영상을 형성하는 영상 기법이다. 자기공명혈관조영술은 혈류의 신호 강도를 반영하는 방법에 따라서 Time of Flight 기법과 Phase Contrast 기법 두 가지로 나누어진다.

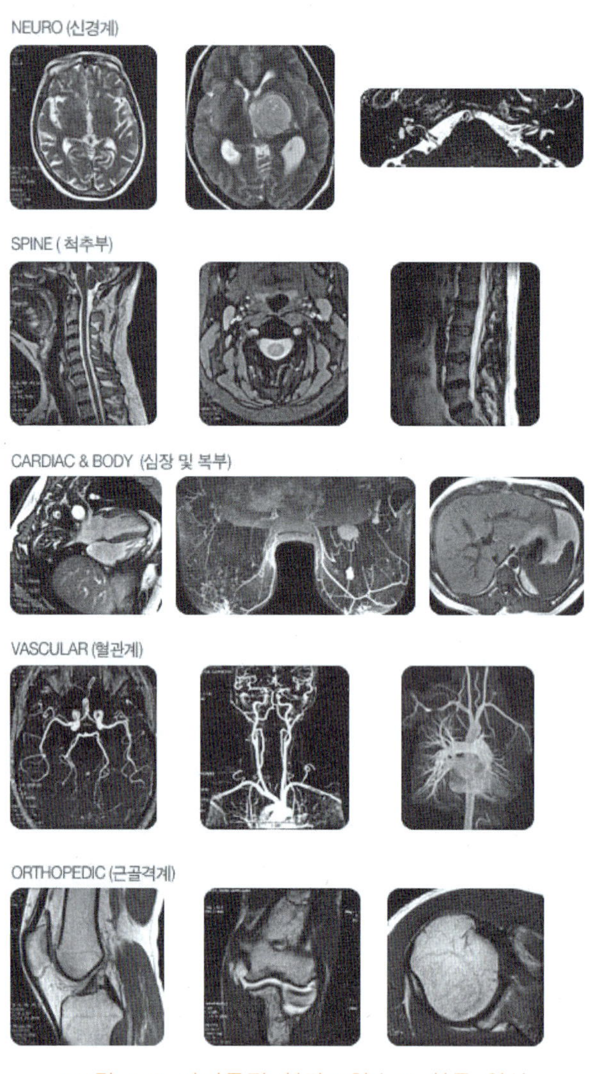

[그림 8-7] 자기공명 혈관조영술로 획득 영상

★ Time of flight MRA

혈류 속의 핵스핀을 여기 시키고 일정 시간이 경과하면 이들 혈류는 공간적으로 이동되기 때문에 뒤따르는 펄스 열에 의해 발생되는 자기공명신호의 크기는 변하게 된다. 이렇게 신호의 크기가 변하는 정보를 이용하여 혈관 영상을 구성하는 것을 time of flight MRA라 한다.

이 기법은 원하는 두께 내에서 일정한 간격으로 수십 내지 수백 개의 영상 절편(Slice)을 만들고 나서, 이들 절편 영상을 모아서 혈관영상을 재구성하므로 비교적 느린 혈류도 영상화 할 수 있다는 장점이 있다. 이 기법은 Carotid Artery나 Sagittal Sinus와 같이 비교적 선형으로 주행하는 혈관의 영상화에 적합하다.

그러나 절편 두께를 2~3mm 이하로 줄이기 곤란하므로 절편 방향으로 해상도가 열악하며, 촬영 도중 환자가 움직이면 혈관 영상의 질이 심하게 나빠지는 문제점이 있다.

★ Phase Contrast MRA

혈류와 같이 이동하는 부분에만 위상차를 발생하게 하는 Flow Encoding 경자자계를 인가하여 영상을 얻은 뒤, 재구성된 영상의 위상정보로부터 혈관 영상을 만들어 내는 방법이다. Phase contrast MRA기법은 기본적으로 혈관의 형태를 영상화하는 것이 아니라 혈류 속도를 영상화하는 방법이며, 혈류 속도가 느린 정맥이나 굵기가 가는 동맥을 촬영하는데 적합한 방법이다. 자기공명혈관조영술은 현재 몸통 부분과 머리 부분에 발생한 혈관 질병을 진단하는 것이 가능한 수준으로까지 발전을 하였다. 최근에는 심장의 관상동맥(Coronary Artery)을 영상화한 연구 사례들도 발표되어 자기공명혈관조영술의 임상적 가치는 더욱 높아질 것으로 생각된다.

② 고속영상기법

자기공명영상시스템에서 촬영시간을 단축하고자 하는 기술적인 노력은 자기공명영상법이 처음 소개된 이래로 계속되어 왔다. 자기공명영상시스템을 이용한 촬영시간은 개발초기 단계에서는 수십분 정도로 X-선 CT, 초음파스캐너 등의 촬영시간 보다 매우 길었으나, 지속적인 기술개발 결과 현재에는 1초 이내에 여러장의 영상을 얻을 수 있는 수준까지 발전하였다. 지금까지의 고속 MRI기법들은 아래에 설명하였다.

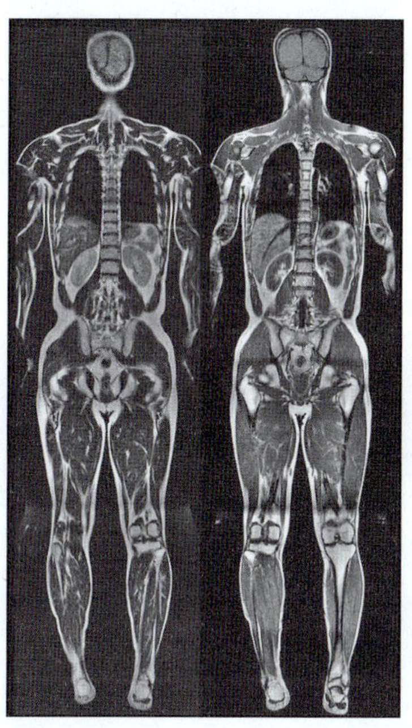

[그림 8-8] 전신 MRI 획득 영상

★ Fast Spin Echo

Fast spin echo(FSE)는 일반적으로 많이 쓰이는 Multiple Spin Echo Sequence를 고속영상법으로 변환시킨 것이다. 영상의 해상도가 떨어지고 촬영 대상체의 조그마한 움직임에도 크게 영향을 받는 단점을 가지고 있다.

★ EPI(Echo Planar Imaging)

에코평면 영상기법으로 EPI는 기존의 방법보다 약 100배 빠르며, '신속히 전환되는 불균등 자기장'을 이용하여 '1초의 몇 분의 일'이라는 짧은 시간에 데이터를 모아 영상을 만드는 초고속 영상 기법이다. 이로 인해 심혈관에 대한 실시간 MRI가 처음으로 가능해졌다. 이 방법은 1980년 이전부터 알려져 있었으나 하드웨어 기술이 따르지 못하여 사용되지 않고 있다가 최근에야 실현이 된 영상법이다. 이 방법을 이용하면 촬영시간을 100msec 이내로 할 수 있어, 심장의 움직임과 조영제 주입 후 조영제의 동적인 확산 등을 볼 경우와 같이 고속촬영이 필요한 부분에서 이 방법이 사용된다.

③ 분광영상법(Spectroscopic imaging)

자기공명영상법은 자기공명분광법에서 비롯된 것이기 때문에 자기공명영상법과 자기공명분광법의 결합은 자연스러운 것이라 하겠다. 자기공명영상법은 인체 내 수소원자핵의 밀도를 영상화 한 것으로 수소원자핵의 화학적인 분광특성을 고려하지 않고 있다.

반면 자기공명분광법은 원자핵의 공간적인 밀도분포에 관한 정보에 구애되지 않고 시료의 화학적인 분광정보만을 얻고자 하였다. 즉 자기공명분광법에서는 공간적으로 균일한 시료를 고주파 코일에 삽입하고 신호를 수집하기 때문에 시료에서 발생되는 신호는 모든 공간위치에서 동일하다 할 수 있다. 이렇게 시료에서 발생되는 신호는 원자핵의 화학적 천이에 관한 정보를 담고 있어 신호를 수집한 뒤 이를 푸리에 변환하면 분광정보를 얻을 수 있다.

자기공명분광영상법에서는 영상법으로는 신호원의 공간적인 정보를 분해하고 분광법으로는 분광정보를 분해하여 3차원의 공간정보에 1차원의 분광정보를 더한 4차원영상을 얻는 것이라 할 수 있다. 분광영상법을 이용하면 원자핵의 공간적인 분포뿐만 아니라 그 원자핵의 분광정보까지도 동시에 알 수가 있어서 진단의 정확도를 높일 수가 있다.

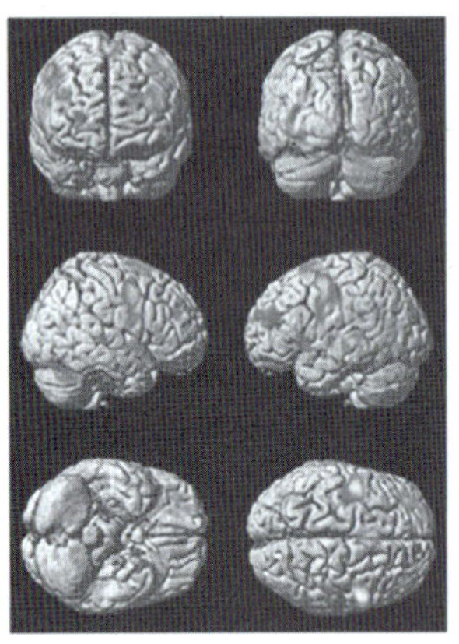
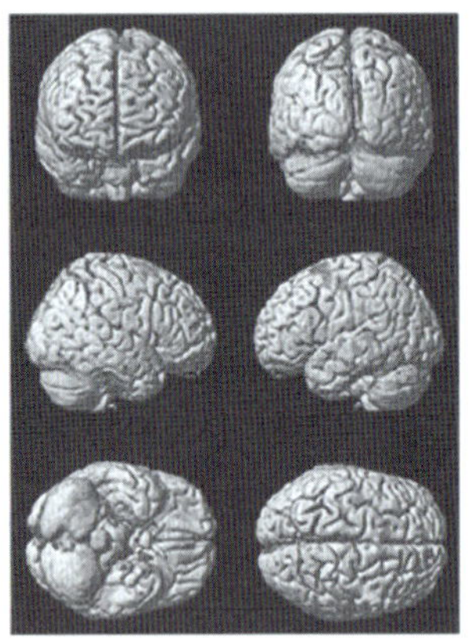

[그림 8-9] 3차원 MRI 획득 영상

④ 기능적 영상법(Functional imaging)

인체 내 여러 장기 중 뇌의 기능은 현대의학에서도 아직 완전히 파악되지 않고 있다. 뇌의 기능을 단층 영상으로 볼 수 있는 영상진단기는 PET(Positron Emission Tomography)가 있는데 이 기계는 매우 고가이면서 방사성 동위원소를 인체에 주입하여 촬영해야 하는 제약 때문에 그 사용이 아직 보편화되지 못하고 있다.

그러나 최근 자기공명영상시스템을 이용하여 뇌의 기능을 영상화한 연구사례가 발표되고 있어 뇌 기능 연구에 큰 활력소가 되고 있다. 특히 뇌 부분 혈액의 자성 상태는 뇌 기능과 상관관계가 있기 때문에 자기공명영상으로 뇌기능을 추론하는 것이 가능해 진 것이다. 인체에 시각적인 자극을 주면서 뇌의 Visual Cortex, 그리고 손가락을 움직이면서 뇌의 Motor Cortex의 기능 변화를 자기공명영상으로 얻은 결과도 제시되었다. 향후 자기공명영상법은 PET와 함께 뇌 기능을 분석하는데 중요한 역할을 할 것으로 예견된다.

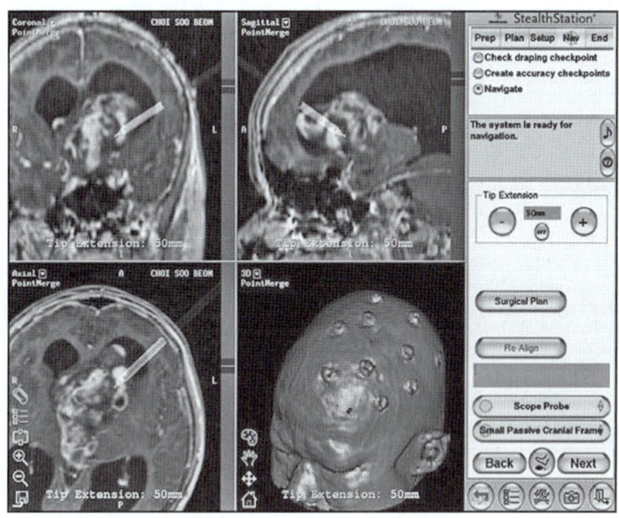

[그림 8-10] 기능적 영상법을 이용한 MRI 획득 영상

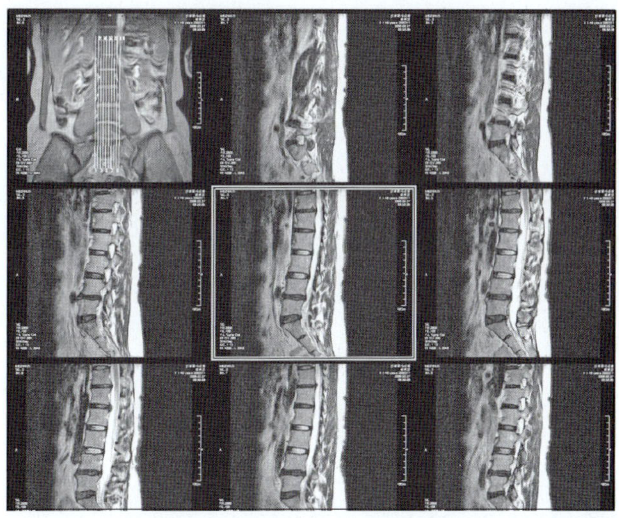

[그림 8-11] 디스크 환자 MRI 획득 영상

⑤ 핵의학영상장치

- 감마 카메라, Anger 카메라
- 단광자방출형 단층촬영장치(SPECT)
- 양전자방출형 단층촬영장치(PET)

(3) 초음파 스캐너 : A-mode, M-mode, TM-mode, B-mode, 도플러

① 초음파의 물리적 특성

음파는 전자파와 마찬가지로 에너지를 공간적으로 이동시키는 파동의 일종이다. 그러나 전자파는 진공에서도 잘 진행하지만 음파는 반드시 매질이 있어야 진행한다는 차이가 있다. 초음파는 주파수가 높아서 사람이 들을 수 없는 음파를 일컫는데, 일반적인 사람은 대체로 20KHz 이상의 음파를 들을 수 없다. 그러나 초음파도 사람이 들을 수 있는 가청 음파와 마찬가지로 반사, 투과, 감쇠, 회절, 산란 등의 물리적 현상이 있다.

초음파스캐너는 인체 내부에 초음파 펄스를 인가한 뒤 인체 내부에서 반사되어 돌아오는 반향파(Echo)를 감지하여 영상을 구성하는 장치인데, 이의 구성을 살펴보기 이전에 초음파의 물리적인 특성에 대해서 간단히 살펴보기로 한다. 초음파가 진행하는 속도는 매질의 종류에 따라서 다르다. 인체 주요 조직 내에서 음파의 진행 속도를 [표 8-3]에서와 같이 초음파의 진행 속도는 뼈를 제외한 연부조직에서는 평균 진행 속도가 약 1,540m/sec로 대동소이하다. 초음파는 매질 안을 진행하다가 음향저항이 바뀌는 불연속면을 만나게 되면 그 면에서 일부가 반사된다. 매질의 음향저항은 물질의 기본적인 특성으로서 물질의 밀도와 음속의 곱으로 결정된다.

[표 8-3]에서 알 수 있는 것처럼 뼈를 제외한 인체 연부조직의 음향 임피던스는 서로 크게 다르지 않으므로 불연속면에서 반사되는 음파는 극히 일부이고 대부분은 경계면을 통과하여 인체 내부로 더 진행하게 된다.

【표 8-3】 여러 매질에서의 음속 및 음향 저항

매질의 종류	음속(m/sec)	음향 저항(Ray1)
공기	3331	0.00004
물(50C)	1,540	1.54
뇌	1,541	1.58
간	1,549	1.65
신장	1,561	1.62
혈액	1,570	1.61
근육	1,585	1.70
눈의 수정체	1,620	1.84
뼈	4,080	7.80

② 초음파 촬영 방식

초음파로 진단하는 방식은 A-Mode, M-Mode, TM-Mode, 그리고 B-Mode로 분류된다. 이들에 대해 간단히 소개하기로 한다.

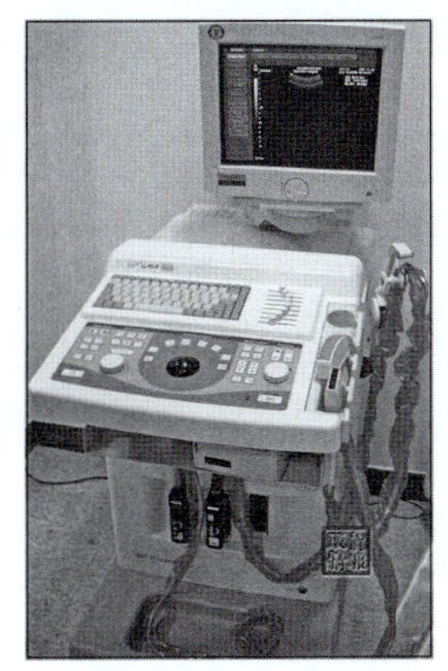

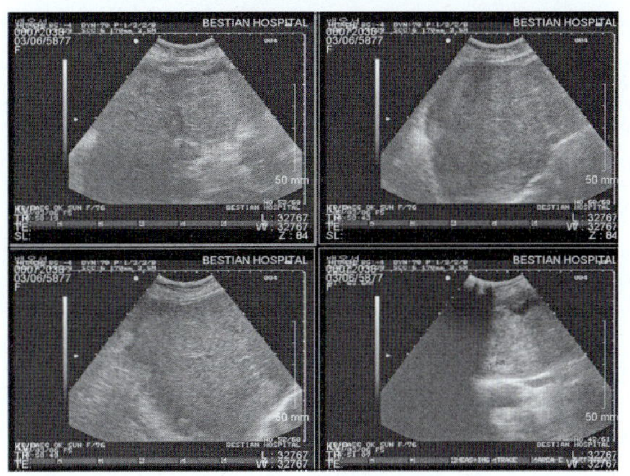

[그림 8-12] 초음파 검사기와 획득영상

★ A-Mode

A(Amplitude)-Mode는 단일 초음파 펄스를 매질에 인가한 뒤 음향 임피던스 불연속면에서 반사되어 돌아오는 반향파 신호를 오실로스코프에서처럼 수평축을 시간축으로 하여 도시하는 것을 말한다. 초음파 트랜스듀서에서 발생된 초음파 펄스를 인체에 인가하면 초음파 펄스는 인체 내부를 진행하게 된다. A-Mode는 안과검사, 심장초음파검사(Echoencephalography)등에 한정되어 사용되고 있다.

★ M-Mode, TM-Mode

M(Motion)-Mode는 인체 내 장기 중 움직이는 것을 검사하는데 쓰이는 방식이다. 초음파 펄스를 일정한 간격으로 두고 송신하고 초음파 펄스마다 되돌아오는 반향파 신호를 도시화면 상에 순차적으로 도시함으로써 움직이는 장기의 운동 상태를 관찰할 수 있게 만든 것이다. 따라서 M-Mode로는 움직이는 부위의 시간적 변화를 관찰할 수 있다.

TM-Mode는 반향파의 강도를 휘도 신호로 변환하여 도시하되, 펄스를 인가할 때마다 돌아오는 반파 신호를 같은 수평위치에 도시하지 않고 수직 방향으로 순차적으로 이동하면서 도시한다는 것이 다르다. M-Mode와 TM-Mode는 특히 심장의 수축, 밸브의 움직임, 태아의 심박동 등을 검사하는데 사용된다.

★ B-Mode

B(Brightness)-Mode는 인체 내부의 단면상을 영상으로 보여주는 방식이다. 음파의 속도는 연부조직에서는 거의 일정하므로 어느 한 방향으로 초음파 펄스를 보내고 반향되어 돌아오는 음파의 크기를 휘도 신호로, 그리고 음파가 돌아오는 시간을 도시장치 상의 위치로 대응시켜주면 B-Mode 영상을 얻게 되는 것이다. B-Mode는 주로 장기, 태아 등의 형태와 동태를 관측하는데 사용된다.

★ 도플러법

도플러 장치는 혈류에 관한 정보를 얻는데 사용된다. 도플러법의 원리를 이용해서 혈류의 방향이 초음파 빔의 방향과 각도를 이룰 때 혈관 내에서의 에코는 송신주파수에서 만큼 천이된 주파수를 가진다. 초음파의 연속파를 이용한 반사법으로 초음파가 운동하고 있는 물체에 닿으면, 이들로부터의 반사파가 도플러효과에 의하여 주파수가 변함으로 송신파의 주파수와의 사이에 염현상을 일으킨다. 이것을 이용하여 미세운동을 분석하고자 하는 방법이다. 임상진단으로의 응용으로서 심장판막운동, 혈류속도, 혈류량 등 혈류계측에 이용된다. 또 태아심박동 검사법으로서도 응용되고 있다.

또한 혈관 내에서의 혈류 속도를 2차원 영상으로 확장하여 색으로 표시하는 CFM(Color Flow Mapping)이 있다.

(4) 기타 영상장비 : 전자내시경, 전자 현미경, 디지털 카메라 및 캠코더 등

① 전자 내시경

내시경(Endoscope)은 1868년 독일의 Kussmaul이 직경 13mm, 길이 470mm의 금속관을 이용하여 차력사의 식도와 위 내부를 관찰한 것으로 비롯되었다고 한다.
현대적인 내시경은 1958년 Hirschowitz가 광섬유를 이용한 화이버스코프(Fiberscpoe)를 발명하면서 시작되었으며 이를 기점으로 해서 본격적인 내시경의 시대가 열리게 되었고, 1983년 전자내시경이 소개되면서 내시경의 이용은 폭발적으로 증가하게 되었다.
내시경은 검사 대성이 되는 몸의 부위에 따라 위경(Gastroscope), 결장경(Colonoscope), 십이지장경(Duodenoscope), 및 S-상결장경(Sigmoidoscope)과 같은 소화관 내시경과 복강경(Laparoscope), 관절경(Arthroscope), 흉강경(Thoracoscope), 방광경(Cystoscope), 자궁경(hysteroscope), 기관지경(bronchoscope) 등으로 분류된다.

전자 내시경은 크게 광학부와 전자 회로부로 나눌 수 있다. 광학부로는 인체 내부를 조명하기 위한 빛을 발생하는 광원과 이를 인체 내부로 보내주는 광섬유, 인체 내벽에서 반사된 빛을 수광하여 상을 만드는 렌즈부, 그리고 상을 촬상하여 전기신호로 변환해 주는 CCD 부분이 있다. 전자회로부는 CCD에서 나오는 전기 신호를 비디오신호로 변환해 주는 부분, 시스템을 제어하는 회로부, 그리고 영상을 도시하는 도시부가 있다.

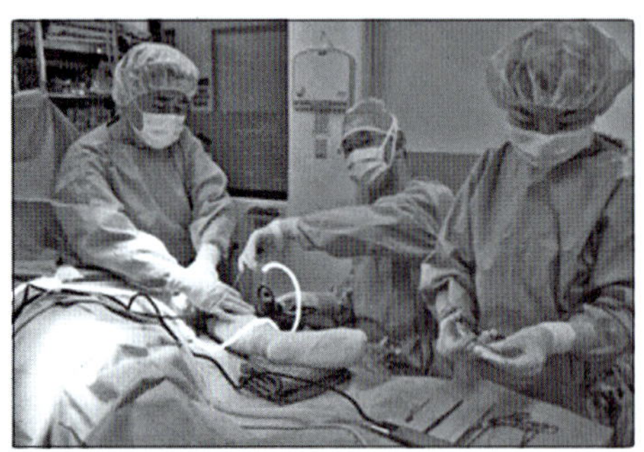

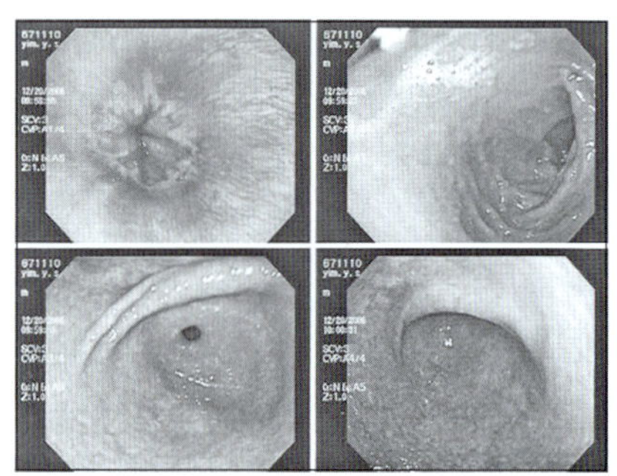

[그림 8-13] 내시경을 이용한 시술 장면과 위 내시경 획득 영상

★ 광학부(스코프부)

전자내시경의 구성은 스코프부와 비디오 프로세서부로 나누어지는데, 스코프부는 직접 체내에 삽입

되는 부분으로 그 형상 및 크기가 진단하고자 하는 부위에 따라 다르다. 대개 위 내시경은 직경과 유효길이가 각각 11mm와 110cm 정도이며, 십이지장 내시경은 각기 13mm와 125cm 정도이다. 스코프부는 조작부를 거쳐 내시경 본체에 연결되는데, 이 조작부는 스코프부의 만곡부를 조절해서 선단부의 방향을 진단하고자 하는 병변으로 위치시키는 역할을 한다. 몸의 내부는 어두우므로 관찰을 위해서는 조명이 필요하다. 이를 위한 광원으로서는 제논 램프와 할로겐램프가 사용된다. 광원에서 발생된 빛은 광언 전용의 광섬유를 통해 스코프의 선단부로 전달되어 조명에 사용된다. 현대식 전자내시경은 촬상소자로 칼라 CCD를 사용하고 있다. 칼라CCD는 자체적으로 빨강색, 녹색, 파란색 3원색을 분해하여 받는 장치를 가지고 있어 일반 칼라 사진과 같은 영상을 전자적으로 얻을 수 있게 해준다.

몸 내부 기관의 벽면을 진단하기 위해서는 내부 기관의 주름진 벽면을 펴야 하는데, 이를 위해 가스(CO_2)를 주입한다. 또한 벽면에 있는 이물질을 제거하기 위한 세척액 주입 채널도 내시경에 내장되어 있다. 내시경은 영상을 통한 진단 뿐 아니라 치료 및 생검을 위해서도 자주 사용된다. 이러한 목적으로 내시경 내에 마련된 별도의 채널 속으로 시술 도구를 삽입하여 환부를 제거하거나 조직검사를 위한 생검을 수행하기도 한다. 이러한 목적의 채널 구경은 위경 및 십이지장경의 경우 2.8mm 정도이며, 결장경의 경우 이보다 더 굵은 3.7mm 정도이다.

★ 전자회로부(비디오 프로세서부)

비디오 프로세서부는 CCD를 통해 입력된 영상신호를 디지털 신호로 변환하거나 처리하며, 입력된 환자 정보를 출력 영상과 함께 편집하는 역할을 담당하는 부분이다. 비디오 프로세서부는 내시경에 사용된 CCD의 규격에 따라 광원 제어신호와 동기를 맞추어 CCD를 제어하는 신호를 발생시킨다. 또한 CCD에서 발생된 영상신호를 증폭하고, 잡음을 제거하며, 처리된 영상신호를 디지털신호로 변환하여 영상메모리에 저장한다. 비디오 프로세서부에 연산기능이 있는 시스템은 디지털 신호로 변환된 영상을 처리하여 모니터에 도시하기도 한다. 전자내시경은 발전을 거듭하여 이제는 인체내부 기관의 정확한 진단 및 치료에 필수적인 기기가 되었지만, 아직도 풀어야 할 기술적인 장벽이 남아 있다. 첫째로는 내시경을 인체 내에 삽입할 때 환자가 큰 고통을 느낀다는 것이고, 둘째로는 내시경의 끝에 달린 렌즈의 시야각이 제한되어 있어 의사가 환부를 정확히 찾는데 어려움이 있다는 것이다. 최근 3차원 내시경이 개발되었는데, 3차원 내시경은 일반 내시경과는 달리 두개의 영상센서를 사용해서 두 각도에서 본 영상을 동시에 얻고 이를 입체적으로 도시함으로써, 의사가 수술할 때에 환부 조직을 입체적으로 볼 수 있게 해주는 시스템이다. [그림 8-14]는 캡슐형 내시경 기기를 보여주고 있다.

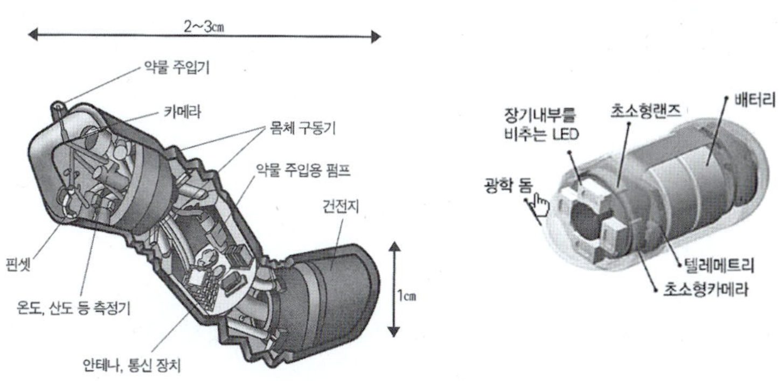

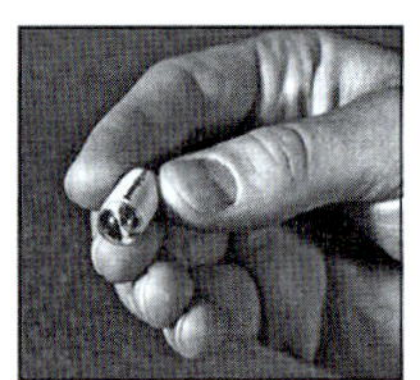

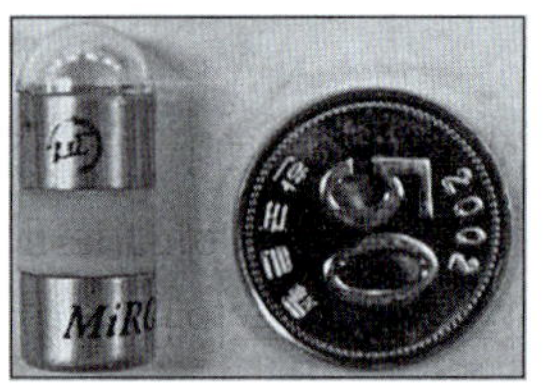

[그림 8-14] 캡슐형 내시경

8.1.3 PACS의 구체적 의미

환자의 의학 영상을 디지털로 획득/저장/관리/전송하는 정보 시스템으로 각종 의료영상 촬영장치로 촬영한 의료 영상들을 디지털화하는 시스템이다. 의료기관에서 사용하는 정보시스템은 크게 문자 데이터관리 중심의 병원정보시스템(HIS : Hospital Information System라 약함)과 의료영상 데이터를 관리하는 의료영상저장전송시스템(Picture Archiving and Communications System, PACS), 그리고 원격진료 시스템(Telemedicine)으로 나눌 수 있다. 국내 많은 의료 기관들이 HIS를 설치 운용 중이다. HIS에는 처방전달시스템, 보험청구 및 관리시스템 등이 대표적인 예이다. 삼성의료원이 개원 초부터 PACS를 성공적으로 도입한 이래 타 병원들도 적극적으로 도입하고 있다. 원격의료 시스템은 국내 연구도 활발히 진행되고 있고, HIS와 PACS는 보편화된 상태이다.

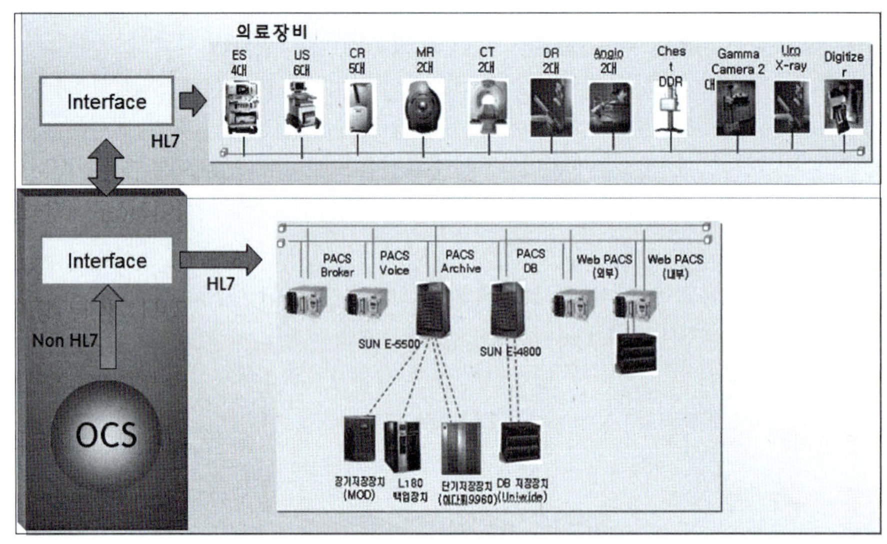

[그림 8-15] HL7을 통한 PACS 구축의 예

PACS는 의료기기를 통해 영상을 획득, 하드디스크와 같은 저장매체에 저장, Network를 통해 각 단말기로 전송, 진찰실, 병동 등에 PC가 있는 곳이면 어디든지 실시간 환자의 영상을 조회할 수 있는 시스템이다.

의료영상은 과거에는 주로 진단방사선과 영상을 의미하나, 최근 들어 심혈관촬영, 핵의학 검사, 초음파, 내시경, 관절경, 조직병리사진, 안저 촬영 등 대부분의 임상에서 사용하는 의료 영상을 포함하고 있다. PACS가 병원업무에 도움이 되고 의료진이 불편 없이 사용하기 위해서는 HIS와 시스템적으로 인터페이스 되어야 한다. 그래야 환자 기본정보, 검사정보, 검사결과정보 및 입·퇴원정보 등을 두 시스템 간에 주고받을 수 있다.

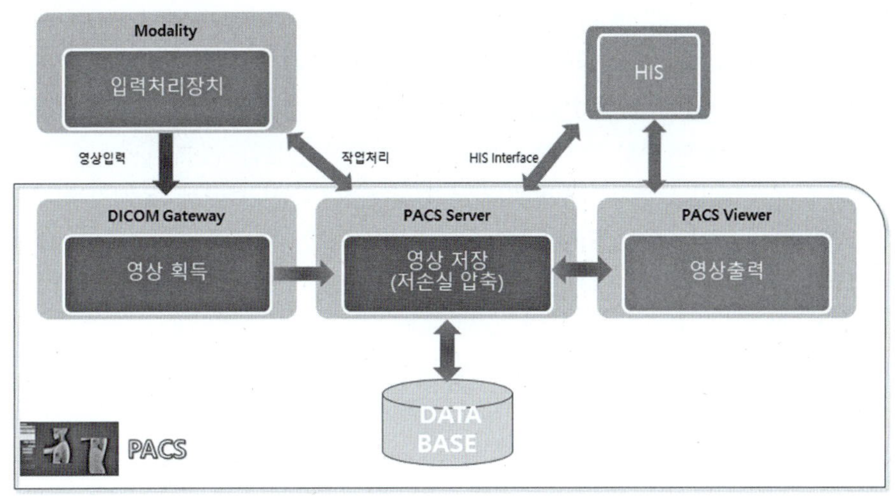

[그림 8-16] PACS의 자료 흐름도

[1] Picture(영상)

Picture는 의료기관에서 발생하는 모든 의료영상을 의미한다. 의료영상은 과거에는 CT, MRI, DSA, 초음파 검사, 핵 의학 검사 등의 진단방사선과 정지영상을 의미하였으나, 최근 들어 심혈관에서 사용되는 동영상은 물론, 핵의학 검사, 내시경 검사, 관절경 검사, 조직병리검사, 안저 검사 등의 대부분의 임상에서 사용하는 칼라 영상들을 모두 포함한다. 의료영상은 디지털과 아날로그 형태가 있다. 진단 방사선과에서는 CT, MRI, DSA 등 16bit 흑백영상을 사용하여 Window Level 조절이 가능해야 함으로, 의료장비로부터 직접 디지털 인터페이스하는 것이 바람직하다. 그러나 아직 내시경, 초음파, 관절경 등의 임상에 사용하는 장비는 아날로그를 많이 사용하기 때문에 Frame Grabber라는 아날로그-디지털 변환기를 사용하여 영상을 디지털로 만들어야 한다. 이들은 24bit 칼라 영상들이고, Window level 조절 대신에 밝기와 대조도(Brightness and Contrast)를 변경하게 된다.

① 과거에는 CR(Computed Radiography), DR(Digital Radiography), CT, MRI, 초음파 검사, 핵의학 검사 등의 진단방사선과 정지 영상을 의미

② 점차 심혈관검사에서 사용되는 동영상은 물론, 핵의학, 내시경, 관절경, 조직병리, 안저촬영 등의 칼라 영상으로 확산

[2] Archiving(저장)

의료 영상들을 디지털 상태로 받아 컴퓨터에 저장하는 것을 말한다. 저장에는 Aarchiving과 Backup의 개념이 있다. 저장 장치는 조회 빈도와 저장 기간에 따라 단기 저장 장치와 장기 저장 장치로 구분된다. 장기 저장 장치는 주로 광디스크와 디지털 테이프 Jukebox를 사용한다. Archiving과 backup 모두 같은 저장장치를 사용하므로 외견상으로는 분별이 안 된다. 하지만 기술적으로

Archiving과 Backup은 큰 차이가 있다. Archiving은 의료 영상이 생성되면 소프트웨어적으로 데이터베이스를 갖고 장기 저장장치에 차례로 저장이 되며, 의료진이 필요할 경우 조회를 원하면 중간에 사람 손을 거치지 않고 자동으로 단기저장장치나 워크스테이션으로 옮겨와 조회가 되는 것을 말한다(Fetching 또는 Pre-fetching). 반면에 Backup은 기술자나 관리자가 일정 기간이 되어 쌓인 영상들을 한번에 모아서 장기 저장 장치로 복제하는 것을 말한다. 따라서 Backup을 사용할 경우는 일정기간 이전의 영상들을 의료진이 워크스테이션에서 자동으로 조회할 수 없고, 반드시 중간에 기술자나 관리자가 Backup 저장된 영상들을 찾아 미리 단기저장장치나 워크스테이션에 옮겨 주어야 하므로 빠른 시간 내에 자동 처리가 불가능하다. 따라서 조회하려면 수십 분에서 수 시간 심지어는 일자를 넘기는 경우도 발생한다. 그러나 최근 PACS의 단기저장장치로만 사용되던 Magnetic Disc Array의 가격이 떨어지면서 Disk를 이용한 대용량 장치들이 보급됨에 따라 Archiving 기술의 Fetching 또는 Pre-fetching 기술의 중요성이 감소하는 추세이다.

① 의료 영상들을 디지털 상태로 받아 컴퓨터에 저장하는 것(Archiving/Backup)

② 데이터베이스로 관리

- 저장장치는 조회빈도와 저장기간에 따른 구분 : 단 · 장기 저장장치
- Archiving과 Backup은 동일한 저장장치 사용 : 외견상 분별은 안되나 소프트웨어적으로 업무 흐름과 기술적 차이

Archiving과 Backup의 차이점

- Archiving : 의료영상이 발생이 발생되면 소프트웨어적으로 자동으로 데이터베이스를 갖고 장기저장장치에 차례로 저장하여 의료진이 필요할 경우 조회를 원하면 중간에 인위적 조작이 필요없고, 자동으로 단기저장장치나 Workstation으로 옮겨와 조회한다.
- Backup : 기술자나 관리자가 일정기간이 되어 쌓인 영상들로 한번에 모아서 장기저장장치로 복제한다. Backup을 사용할 경우는 일정기간 이전의 영상들을 의료진이 Workstation에서 자동으로 조회할 수 없고, 중간에 기술자나 관리자가 Backup 저장된 영상들 찾을 수 있다. 다시 말해 미리 단기저장장치나 Workstation에 옮겨 주어야 함으로 신속한 시간 내 자동처리가 불가능하다.

[3] Communications(전송)

의료영상에서는 DICOM(Digital Imaging and Communications in Medicine)을 지원하는 통신 프로토콜을 준수하여야 한다. 1982년 ACR-NEMA(American College of Radiology-National Electronics Manufacturing Association) 위원회가 발족되어 이에 대한 연구가 진행되어 왔다. 1985년 1차 표준안이 나온 이후 1993년에 3차 표준안인 DICOM이 발표되어 현재 이 표준안을 채택한 PACS, Teleradiology 시스템이 보편화 되었다. DICOM을 사용해야만 **① DICOM 지원이 되는 영상 장비들 간의 연결이 가능하고, ② 국제적으로 공인된 표준 PACS protocol 이므로 높은 호환성이 보장되며, ③ 개방형 표준을 따르는 타 회사의 PACS와 Teleradiology 간의 호환성이 가능하다.** 이러한 국제적 표준인 DICOM을 따르지 않는 시스템의 경우 **① 개방형 PACS와 Teleradiology와의 연결과 확장이 불가능하고, ② 시스템 확장 시 업체선정에 많은 제한을 받으며, 만일 그 업체가 사업 포기 시 시스템의 유지 보수가 불가능하게 되고, ③ 타 의료기관과의 정보 교류가 안되며, ④ 향후 DICOM을 지원하는 장비로부터 자료를 받은 후 다시 자기 고유의 형태로 데이터 전환하는 비효율 등의 문제점이 발생한다.** DICOM 표준안은 상당히 복잡하다. 의료

장비와의 연계라든지, 데이터 접근방식 및 필름 프린트 방식, HIS로부터 예약환자 리스트를 받는 방식, 동영상 처리 방식과 압축방식 등 기술적으로 중요한 요소들이 있다. 그 중 DICOM Storage, DICOM Query/Retrieve, DICOM Print, DICOM Work list, DICOM JPEG Compression, DICOM CD-R 등이 중요한 개념이며, PACS와 Teleradiology는 물론이고 CT, MRI, DSA 등의 의료장비는 물론 필름 프린터를 구매할 경우 반드시 DICOM Conformance Statement를 요구하고 전문가에게 판단을 의뢰한 후 구매를 결정할 필요가 있다. 특히 일부 의료 영상 관리 프로그램을 제조 판매하는 업체들이 DICOM을 지원하지 않는 경우가 있으므로, 시스템 구매 시 각별히 주의하여야 한다.

① 네트워크(근거리통신망)

② 전송은 의료영상의 Network적인 Data 상호전송 및 수신 의미

③ DICOM을 지원하는 통신 프로토콜

- 의료영상에서 DICOM을 지원하는 통신 프로토콜을 준수해야 함
- 1991년 네트워크 개념을 추가시켜 Version 3.0(3차 표준안)
- DICOM이 발표되어 현재 이 표준안을 채택한 PACS, Tele Radiology 시스템이 보편화

④ DICOM 지원하지 않는 영상 장비들

- 컴퓨터, Video Capture Card, Network Card
- DICOM 전환 S/W로 구성된 DICOM Gateway, Secondary Capture, Digital Gateway 또는 Film Digitizer를 통해 영상자료 전송

[4] System

PACS는 의료장비와 같이 단순한 장비나 제품이 아닌 시스템이다. 많은 의료진들이 PACS를 장비나 제품적인 측면만 고려하여 시스템을 도입하고 있다. 일반 컴퓨터나 의료장비 차원에서 보면, PACS는 컴퓨터 하드웨어, 소프트웨어, 네트워크로 구성된다. 이중 가장 중요한 것은 소프트웨어임에도 불구하고, 국내 병원들이 PACS를 도입할 경우 소프트웨어 보다는 눈에 띄는 하드웨어와 네트워크 부분에 치중하는 경향이 많다. 소프트웨어 부분에는 OS(Operating System), DBMS(Database Management System), 개발 Tool, 그리고 응용프로그램이 있다.

OS, DBMS, 개발 tool들은 외국에서 수입되는 부분이고, 국내 PACS 업체들은 주로 PACS 응용프로그램을 개발한다. 이렇게 개발된 프로그램을 어떤 하드웨어와 소프트웨어 그리고 네트워크 구성을 하는가에 따라 시스템 구성이 달라지는 것이다. 이러한 장비와 제품을 병원 실정에 맞게 구성하기 위해서는 시스템 설계와 설치 계획이 필요하고, 프로젝트 운영 팀과 관리자가 필요하다. 또한 PACS와 의료장비 및 HIS와 연계하기 위한 시스템 통합기술과 인터페이스 기술이 필요하다. 의료진에 대한 교육과 시스템에 대한 이해 및 적절한 서비스가 뒤따라 주어야 한다. 그리고 의사, 간호사, 방사선사, 파일관리자 등 거의 모든 의료진이 과거 Analog 필름환경에서 새로운 디지털 네트워크 환경에 쉽게 적응하도록 하기 위해서는 교육과 훈련에 많은 시간과 비용을 투자해야 한다. 또한 설치된 시스템에 문제가 생길 경우, 병원 진료에 큰 차질을 초래할 수 있으므로, 시스템의 보증과 유지보수에 대한 계획이 있어야 한다. 이처럼 PACS 시스템을 원활히 가동하기 위해서는 PACS 회사는 물론 병원 의료진과 기술진이 모두 한 팀이 되어 움직여야 한다.

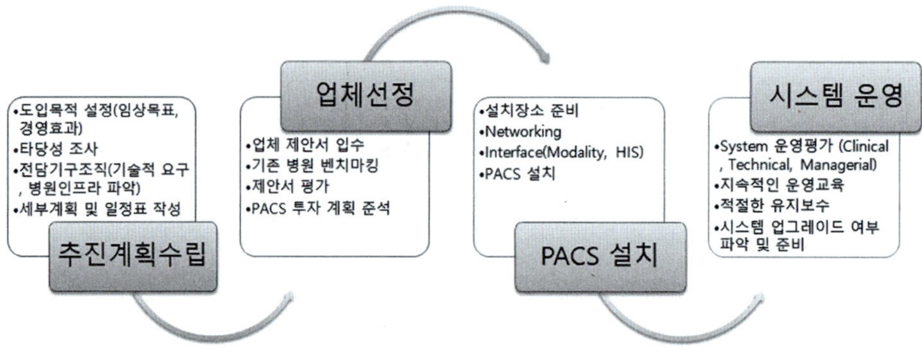

[그림 8-17] PACS 프로젝트 관리 절차

① 컴퓨터 하드웨어, 소프트웨어, 네트워크로 구성, 단순한 장비라기보다는 정보처리 하는 전산시스템의 의미

② 장비와 제품을 병원 실정에 맞게 구성하기 위해서는 시스템 설계와 설치 계획이 필요하고, 프로젝트 운영 팀과 관리자가 필요

③ 장비와 제품을 병원 설정에 맞게 구성의 목적으로 시스템 설계와 설치 계획이 필요하고 프로젝트 운영 팀과 관리자 필요

8.1.4 PACS의 필요성

[1] PACS의 특징

① 의학영상의 보관, 검색, 영상신호처리가 상당히 용의

② 대용량의 서버 및 초고속 전산망이 필요 : 비용 문제

③ ACR-NEMA DICOM이 표준

[2] PACS의 필요성

① 필름관리 문제

② 공간부족 문제

③ 필름 및 소모품 비용

④ 진료의 질적 향상(대기시간, 화상처리기법 등)

【표 8-4】 PACS의 특징 및 필요성

PACS의 특징	PACS의 필요성
- 의학영상의 보관/검색/영상신호처리 : 매우 용의 - 대용량 서버 및 초고속 전산망 필요 : 비용 문제 - ACR/NEMA DICOM이 표준	- 필름관리 문제 - 공간부족 문제 - 필름 및 소모품 비용 - 진료의 질적 향상 : 대기시간, 화상처리기법 등

8.1.5 PACS 도입시 기대효과

컴퓨터보조진단, 3차원 영상기술 활용, 연구 및 교육정보 제공하고, 병원정보시스템(HIS)과 통합 관리하고, 이러한 PACS 도입은 필름이 필요없는 Filmless를 구현할 수 있다.

필름 운영에 따른 시간, 경제적인 측면과 생산성을 고려할 때 PACS를 도입함으로써 비용절감과 생산성 향상을 기대할 수 있다.

[1] 비용절감측면(직 · 간접 비용절감)

(1) 필름과 현상정착액 비용

1999년 11월부터 필름 없는 PACS에 대하여 국내 의료보험 적용이 시작되면서, PACS별 의료보험 수가가 병원의 수익에 한 몫을 하게 되었다. 병원 전체에 걸쳐 PACS를 도입하게 되면 필름생성이 불필요하게 된다. 필름과 현상 정착액 등의 소모품 비용을 대폭 줄일 수 있다.

(2) 인건비

PACS를 통해 촬영 즉시 영상 조회가 가능하여 치료결정을 빠르게 하므로, 평균 재원일수를 줄일 병상 증설 효과가 있다. Gur 등의 보고에 의하면, 임상의들이 필름을 찾으러 방사선과 필름 보관실을 찾을 때 필름을 제대로 찾지 못하는 경우가 21%나 되며, 그 중 43%의 임상의 들이 환자진료에 지장을 받고, 17%에서 재원일수가 늘어난다고 하였다. 따라서 PACS를 도입으로, 환자진료지연을 막고, 경비를 절감과 진료 질적 향상을 도모할 수 있다고 한다. 필름분실이 없어 필름을 찾으러 다니는 의사들의 시간낭비를 막을 수 있고, 필름 시스템의 수작업으로 인한 업무 중복 및 지연을 감소시켜 예약, 촬영, 판독 및 영상 분배 등의 방사선과 업무수행을 효율적으로 실현하는 환경을 만들 수 있다.

방사선사들이 필름을 만든 후 정리할 필요가 없으므로 그 시간에 검사를 더 시행할 수 있으므로, 인건비 절감 및 방사선과 검사건수 증가로 인한 수익 증대를 기대할 수 있다.

(3) 필름 보관 및 관리비용

필름체계 병원의 가장 큰 문제는 매년 증가하는 촬영건수에 따라 늘어만 가는 필름 보관을 위한 공간 확보 문제이다. 병원 전체에 걸쳐 PACS을 도입하게 되면 필름생성이 불필요하게 된다. PACS운영 병원에서는 영상자료 보관을 위하여 고밀도 광디스크나 마그네틱 미디어를 사용하는 관계로 기존 필름보관실과 비교할 수 없을 정도로 작은 공간만 필요로 한다.

따라서 필름저장과 관리상의 문제점을 거의 해소하게 된다. 한국과 같이 부동산 가격이 비싼 나라에서는 PACS가 필름생산 및 보관관리를 위한 시설과 공간비용을 절감하는 측면에서 필름체계보다 경제성이 높다.

(4) 재촬영 비용 절감

필름의 경우 방사선량이 너무 적게 또는 많게 노출이 되어 진단에 필요한 적정한 화질을 갖추지 못하는 경우가 종종 발생한다. 이 경우 재촬영이 요구되며 환자의 입장에서 보면 불필요한 방사선 피폭을 다시 받게 되는 것이다. 또한 의료기관도 재촬영에 들어가는 필름과 인건비 등이 추가로 발생하게 된다. PACS을 운영하는 병원의 경우, 디지털 영상을 최적의 화질을 갖도록 영상처리가 가능하므로 필름체계보다 재촬영 비율은 현저히 낮아진다. 또한 판독과정에서 사용되는 이들 기능은 동일한 영상을 뼈 중심 또는 연부 조직 중심으로 변환조작이 가능하므로 추가 촬영을 줄일 수 있다.

(5) 레이저 필름 현상기와 영상 저장 장치 비용 절감

PACS를 도입하면 필름 생산량이 현격하게 줄게 되므로, 레이저 프린터와 현상기 등의 장비를 종전과 같이 과다 구매할 필요가 없고, 폐액 처리비용 및 장비유지관리비를 줄이게 된다.

- 필름과 현상정착액 비용
- 인건비 절약
- 필름 보관 및 관리비용
- 재촬영 비용 절감
- 레이저 필름 현상기와 영상 저장 장치 비용 절감

[2] 생산성 향상측면

(1) 외부 고객 만족(환자와 보호자)

PACS을 운영하는 병원은 촬영 즉시 디지털화 된 영상을 획득하여 단 시간에 검사를 요청한 임상과로 전송하므로 외래에서 당일진료를 효율적으로 할 수 있다. 또한 여러 과의 진료를 받는 환자라도 동시에 여러 의사들이 영상을 할 수 있어 필름으로 인한 진료 지연을 막을 수 있다. PACS의 도움으로 환자는 필름 결과를 보기 위한 재방문을 없앨 수 있다.

또한 방문회수를 줄일 수 있어 불필요한 시간과 비용 낭비를 줄일 수 있다. 특히 지방 환자의 경우 교통비와 시간소비를 줄일 수 있다. 입원환자의 경우 재원기간 단축에 따른 입원비용을 줄일 수 있고, 병원도 입원환자의 원활한 순환으로 경영수지 개선 효과를 얻을 수 있다.

(2) 내부 고객 만족

짧은 시간에 많은 환자를 진료해야 하는 국내 진료환경 하에서 PACS를 사용하여 필름을 사전 준비해야 하는 노력과 불편이 해소된다. 방사선과의 경우, PACS를 도입함으로써 촬영 후 지의 과정이 시간 단축되고, 판독률도 현저히 개선되고 있다.

PACS를 통해 판독 전 적정한 Quality를 갖추도록 보정하는 Verification과정을 거치고 판독 중에 Window Level조정과 여러 영상 처리를 하기도 한다. 임상의들도 필름을 찾으러 다니는 시간 낭비를 줄일 수 있어 환자 진료와 연구 교육 활동에 큰 도움을 받는다.

(3) 신속 정확한 판독

필름체계 병원에서는 영상자체가 Single Hardcopy인 관계로 동시에 여러 장소에 동일한 환자의 영상을 조회할 수 없다. PACS는 언제라도 쉽게 조회할 수 있어, 진료업무를 효율적으로 지원하며, 방사선과의 검사처리능력을 향상시킨다. PACS 운영체계는 환자별 전체 진료시간을 단축시켜 빠른 진단과 치료를 지원하므로 평균 재원일수를 단축하고 병상의 원활한 회전과 병실증설 효과를 가져 온다. PACS의 디지털 영상을 이용한 영상처리 기법들은 적극적으로 하면 진단율도 향상된다.

또한 PACS와 Teleradiology 보급 활성화로 지역 의료기관에서 대학병원의 전문의에게 신속한 의료자문이 가능하다.

(4) 필름 분실 방지

필름 관리에 따른 복잡한 업무과정에서 필름 분실이 흔치 않게 발생한다. 환자는 재촬영하거나 진료지연 등 불편을 겪게 된다. 이러한 문제로 인하여 환자로부터 항의를 받거나 심한 경우에는 의료분쟁까지 발전될 수 있다. 필름 분실은 병원과 담당 의사들에게 법정에서 크게 불리하게 작용할 것으로 생각된다.

PACS 도입으로 의료분쟁 발생에 따른 불이익을 예방할 수 있다.

【표 8-5】 직 · 간접 생산성 향상측면

직·간접 생산성 향상	직·간접 생산성 향상의 예
- 병상 및 외래 회전율 증가, 1회 방문으로 처방까지 도달하는 서비스 개선 - 필름 분실에 따른 재촬영술 감소, 방사선과 검사량의 증가, 연구 활성화 - 필름 저장, 관리에 따른 공간 및 인력 감축 - 의사·간호사·간호조무사 필름과 관련하여 발생했던 비효율적 시간 절약	- 양질의 영상기술 향상, 진료 대기시간 단축 - 실시간 검사결과 제공, 신속 정확한 판독 - 외부 고객 만족 : 환자와 보호자 - 내부 고객 마족, 피림 분실 방지

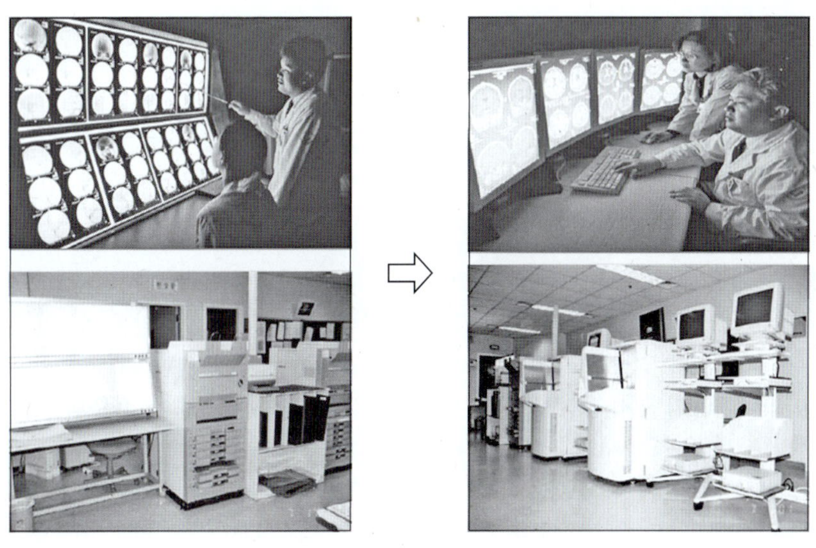

[그림 8-18] PACS 도입 후 변화

8.1.6 PACS의 구성요소

PACS는 영상획득부, 영상저장부, 영상조회부, 네트워크로 크게 네 부문으로 구성된다.

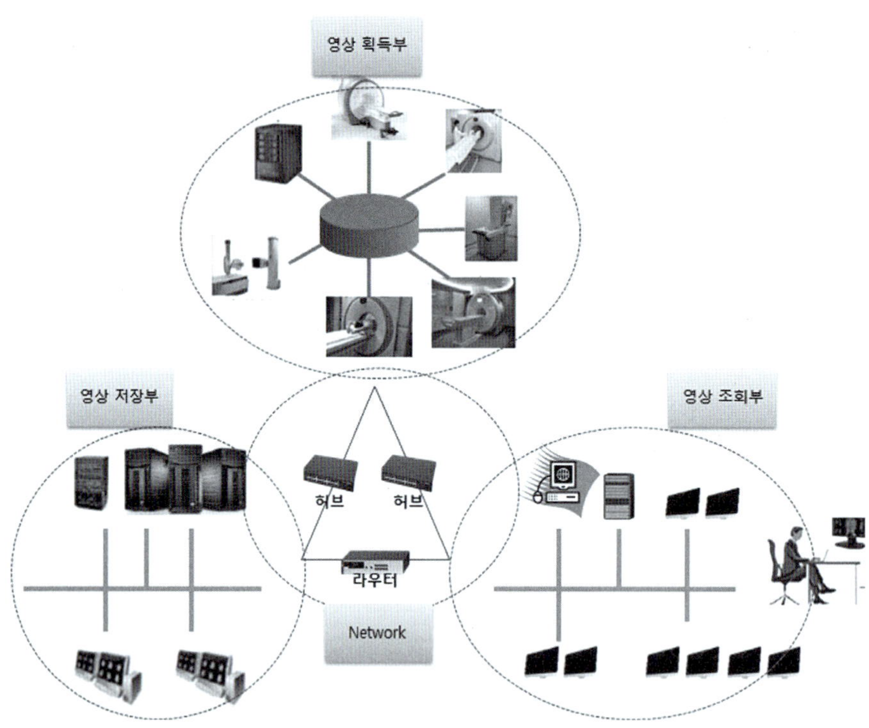

[그림 8-19] PACS의 4가지 주요부분

[1] 영상획득(Image Acquisition)

CT, MRI, DSA, 초음파 검사, 핵의학 검사, 내시경 검사, 조직병리 검사 등을 디지털 상태로 받아 중앙의 저장용 컴퓨터로 보내 주는 부문이다. CT, MRI, DSA, 핵의학검사 등은 최근 모두 장비 자체에서 DICOM 표준 방식을 따르는 디지털 형태로 영상을 내주고 있다. 이들 영상은 별다른 인터페이스 장비 없이 직접 중앙의 컴퓨터에 저장이 가능하다.

일반촬영의 경우는 CR(Computed Radiography)을 통해 간접적으로 디지털 영상을 받는다. DR (Direct Radiography)을 통해 일반촬영도 CT, MRI처럼 직접 디지털로 받을 수 있게 되었다. 초음파나 내시경 같은 아날로그 영상을 디지털로 변환하기 위해서는 중간에 Video Acquisition Gateway가 필요하다. 이와 같이 다양한 영상기기로부터 디지털 영상을 전송 받아 표준형식(DICOM)으로 저장하는 역할을 하며, 또한 촬영시의 조건을 나타내는 정보들을 분석하여 검사단위로 데이터베이스에 등록하고 병원정보시스템의 접수정보와 영상데이터를 정합하는 기능을 수행한다. 장비로부터 획득한 영상의 전송 실패에 대비하여 최소한 24시간 이상 분량의 영상 데이터를 영상 획득용 컴퓨터에 저장 가능하여야 하며 평균적으로 3~7일 정도 보관하고 있어야 한다.

또한 HIS-PACS Interface가 보편화 되면서, HIS로부터 DICOM Worklist 방식을 통해 검사 리스트와 정보를 전달 받아, 의료장비에서 키 입력하던 과정이 생략되어, 오타에 의한 데이터베이스의 일관성을 한층 높이게 되었다.

- 최근 의료장비는 의료영상을 외부로 전송을 위해 국제 표준인 DICOM 3.0을 지원
- DICOM 3.0이 지원하는 장비인 경우 DICOM 3.0 Module

[2] 영상저장 및 데이터베이스(Image Storage and Database)

영상저장 및 데이터베이스는 기존 필름보관실 기능을 컴퓨터로 처리하는 부분이다. 영상저장부는 획득된 영상을 장기간 저장하며 사용자 요청 시 신속하게 전송하는 기능을 수행한다. 입력된 의료 영상들을 디지털로 저장하고 데이터베이스를 이용하여 관리하는 부문이다. 이용 빈도에 따라 단기와 장기 저장장치로 구분할 수 있다. 단기 저장장치는 고속의 자기 디스크 어레이를 사용하며, 장기 저장 장치로는 자기 디스크 또는 광디스크나 디지털 테이프를 이용한다.

최근 수개월 간의 단기저장에 있는 영상들은 2~3초 정도의 빠른 속도로 검색이 가능하다. 그 이전의 장기저장장치에 있는 영상들은 물리적으로 영상을 검색하는데 수분가량이 소요된다. 따라서 검색 속도를 빠르게 하기 위하여 미리 과거 영상들을 장기에서 단기로 이동시키는 Pre-Fetching 기술이 활용되며, 이 과정에서 병목 현상이 생길 수도 있다. 그러나 최근 컴퓨터 저장기술이 괄목할 만한 발전으로, 중소형 병원에서는 장기저장장치로 저가의 디스크 어레이를 사용하기 시작하였고 대형 병원들도 이를 적극 검토하고 있다. 이렇게 디스크 어레이를 장기저장장치로 사용할 경우, Pre-fetching 작업이 필요 없고 수초 내로 신속하게 조회할 수 있는 장점이 있다. 저장장치의 저장 공간을 활용하고, 네트워크 전송속도와 조회속도를 빠르게 하기 위하여 영상 압축 기술이 활용된다.

(1) 영상저장부 구성

① Cache개념 : 단기저장장치

② 중급 접근빈도 : 중기저장장치

③ 영구저장 목적 : 장기저장장치

(2) 저장장치의 분류

① 단기저장장치

- 고속/고가의 저장장치가 주로 사용
- 접근빈도가 높은 영상에 주로 사용
- 방사선과 임상과에서 판독될 가능성이 높은 영상을 저장
- 영상표시부에 고속으로 영상 전송 위해 I/O 성능에 많은 비중을 둠
- 반복적 데이터의 읽기·쓰기 작업으로 파손 발생할 우려가 높음
- 데이터의 안전성을 고려하여 Mirroring 저장장치로 구성

② 중기저장장치 : 손실 또는 무손실 압축, 중급 접근빈도

③ 장기저장창치 : 단기저장장치에 비해 저속/저가의 장비가 많이 사용

[3] 영상전송(Network)

대량의 영상데이터를 신속히 전송해야 하는 PACS에서 통신망 성능은 매우 중요하다. CR영상(평균 8MB)은 2~3초 내에 조회되어야 하므로 최대 전송속도가 6~8Mbyte/sec 정도를 낼 수 있어야 한다.

의료 영상들은 의료 장비에 따라 보통 200Kbyte에서 16Mbyte 이상까지 파일 크기가 크므로 빠른 통신망을 사용하여야 한다. Network Backbone은 ATM 또는 100Mbps 또는 Gigabit Ethernet을

많이 사용하는 추세이다. 통신 프로토콜은 DICOM을 지원하는 것이 세계 표준 방식이다. 그리하면 여러 의료 장비와 PACS 시스템 간의 영상 교환은 물론, 시스템 확장과 관리 면에서 매우 유리하다.

① PACS에서 사용되는 네트워크 환경은 대량의 의료영상이미지의 전달 : 원활하게 하기 위해 계속적으로 고성능의 네트워크 환경을 구축

② PACS의 의료영상은 Network 상에서 영상은 압축된 상태로 전송 : Client에서 복원되어 사용되므로 Network 부하가 감소, 절대적인 영상의 양이 크므로 대용량 전송이 필요할 수밖에 없고, 현재 PACS의 Network는 Gbps급 네트워크 설치되고 있다.

③ 영상 데이터양을 고려한 고속의 전송망이 요구

④ 90년대 초에는 버스나 토큰링 방식보다는 Point-Point 방식을 선호

[4] 영상 조회부(Image Display)

PACS Viewer 또는 PACS Workstation으로(Viewer라 약함) 종래의 Hardcopy 필름 대신에 영상들을 컴퓨터 모니터상의 softcopy로 판독한다. Viewer는 진료에 필요한 여러 기능 들을 지원한다. 일반적으로 Viewer는 진단용과 임상용으로 구분한다. 진단용 Viewer는 방사선과 전문의들이 사용하는 것으로, PC의 사양이 높고 모니터는 2K 정도의 해상도를 갖는 2-4모니터 Workstation으로 구성된다. 최근에 소프트웨어 기술의 발달로 과거와 같은 4모니터 대신에 2모니터 Workstation이 일반화되었다. 임상용 Viewer는 전체 시스템의 경제성을 고려하여 HIS용 PC를 사용하고 있다. 임상용 Viewer에서도 화질을 잘 보기 위해서는 고가의 고해상도 흑백모니터를 사용하기도 한다. 한 화면에 여러 영상을 볼 수 있는 화면 분할 기능과 여러 검사를 동시 비교하는 기능, 또는 흉부 CT의 경우에서 서로 다른 Window Level로 폐와 심혈관을 비교하는 기능, 동화상 모드 기능, 화면 반전 기능들이 지원된다.

【표 8-6】 진단용 PACS 시스템의 모니터 세부사양

	판독용	조회용(임상용)
모니터 해상도	일반촬영 : 2,048×2,560 이상(14'×17')	일반촬영 : 1,024×1,600 이상 (LCD 사용 시 1,024×768)
모니터 밝기	65fL 이상 (초음파/핵 의학 검사시 65fL 이하 허용)	
모니터 크기	20' 이상	20' 이상 (LCD 사용 시 17' 이상)
모니터 떨림	70Hz 이상	70Hz 이상 (LCD 사용 시 70Hz 이상)

① 기술적 요소 : 고해상도/고휘도 모니터, 표시기법 및 처리속도

② 인간공학적 문제 : 영상 데이터양을 고려한 고속의 전송망이 요구

[5] 영상관리(Image & Management)

① 영상관리의 의미

- 영상관리 기능은 OCS Integration을 통해 환자의 정보를 근거로 영상의 흐름을 결정

② 영상관리의 기능

- Migration 기능 : STS(단기저장장치)에 영상이 더 이상 필요하지 않은 경우 삭제
- Archive 기능 : LTS(장기저장장치)로 영상을 저장
- Backup 기능 : Backup 저장장치로 영상을 저장

【표 8-7】 PACS와 영상의무기록시스템의 비교

의료영상저장 전송시스템(PACS)	영상의무기록시스템
- PACS의 구성요소 • 영상획득/영상저장/영상전송 • 영상조회/영상관리 - PACS의 구축절차 영상획득 → 영상저장 → 영상전송 → 영상조회 — 영상관리	- 영상의무기록시스템의 구성요소 • 기록편집/영상저장/기록색인 • 기록색인/검수/백업저장 - 영상의무기록시스템의 구축절차 기록편집 → 영상저장 → 기록색인 → 검수 → 백업저장

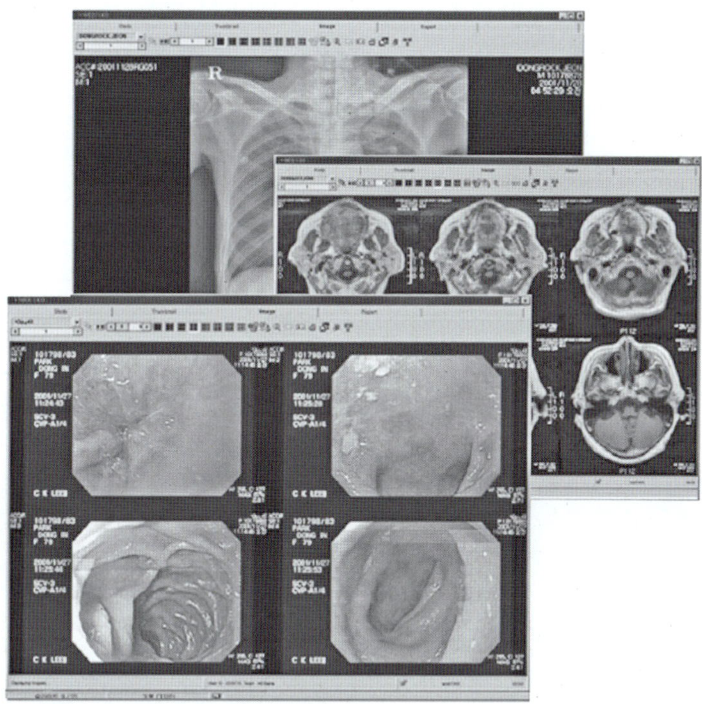

[그림 8-20] PACS 활용의 예

8.1.7 PACS의 발전과정

[1] 미국 PACS의 발전 과정

① 1982년 : ACR-NEMA 위원회가 발족되어 이에 대한 연구 진행. (ACR-NEMA : American College of Radiology와 National Electronic Manufacturing Association)

② 1985년 : 1차 표준안 나온 후 1988년 Version 2.0 발표

③ 1991년 : 미국 MDIS 시스템 사업(시초)

④ 1990년 : 미국 육해공군 장성들이 미군의료기관 내 필름 없는 의료영상체제 구축 제안, 미국 국방분야의 필요성에서 시작, 연방의료기관을 위한 MDIS 시스템 계약(Loral 및 Siemens사)

- 국방의료편제와 연방기관에 적합한 임상적으로 효율적인 필름 없는 의료영상기술을 구축
- 필름 없는 방사선과 업무를 위한 가격효율성과 질(Quality)에 대한 새로운 표준 제정
- 국방의학편제에 의료영상체제를 적용
- 1991년 말 미국 워싱턴주의 매디간 육군병원(대형병원급으로는 세계 최초 Full-PACS 구축)
- 오하이오주의 Wright-Patterson 공군병원, 텍사스주의 Brooke 육군병원과 애리조나주의 Luke 공군 병원에 MDIS 시스템이 구축

⑤ 1992년 이후

- 네트워크 개념 추가시켜 Version 3.0(3차 표준안)인 DICOM 발표
- 현재 이 표준안을 채택한 PACS, Tele Radiology 시스템이 보편화

【표 8-8】 미국의 PACS 발전 과정

년도	발전 과정
1982년	- ACR-NEMA 위원회가 발족되어 연구 진행
1985년	- 1차 표준안이 나온 후 1988년 Version 2.0 발표
1991년	- PACS 시초 → 미국 MDIS 시스템 사업 - 미국 국방분야의 필요성에서 시작 - 연구의료기관을 위한 MDIS 시스템 계약 - Loral 및 Siemens사 - 미국 워싱턴주의 매디간 육군병원 : 대형 병원급으로 세계 최초 Full-PACS 구축
1992년 이후	- 네트워크 개념 추가시켜 Version 3.0(3차 표준안) : DICOM 발표 - 현재 이 표준안을 채택한 PACS, Tele Radiology 시스템 : 보편화

[2] 국내 PACS의 발전과정

① 1994년 삼성서울병원 : 병원 내 1/3 PACS 적용(Loral사)

② 1998년 분당재생병원 : 국내 최초 병원전체 Filmless Hospital 구현(KCC사)

③ 1997년~1998년 IMF : 필름 값 폭등 → PACS 도입 적극 검토

④ 1999년 11월 : PACS에 대한 보험수가를 인정

⑤ 2000년도 초 일산 백병원(마로테크사), 중소형병원 최초 우리들병원(메디페이스 사) PACS를 임상운용

⑥ 2001년 11월 400병상 이상의 대형병원 110개 중 27개 병원(25%), 400병상 이하의 중 · 소형병원 260개 중 39개(15%)가 Filmless PACS를 설치 운영

⑦ 2005년 국내 PACS 시장 포화 전망

⑧ 한국 PACS 보급률 세계 1위

8.1.8 PACS 유사개념

[1] PACS 유사 개념

① 협의의 의미

- DIN/PACS(Digital Imaging Network/PACS) : 디지털 이미지 망기반
- HIPACS(Hospital-integrated PACS) : 병원 기반

② 광의의 의미

- MDIS(Medical Diagnostic Imaging Support) : 의학용 진단 이미지
- IMAC(Image Management and Communication) : 이미지 관리와 전송
- TDRS(Total Digital Radiology Service) : 방사선 이미지 보조
- IDSS(Integrated Diagnostic Support System) : 진단 보조 시스템
- CCMI(Comprehensive Computerized Medical Imaging) : 포괄적 의학 이미지

[2] Teleradiology(원격방사선영상진단)

Teleradiology은 방사선과 전문의가 없는 지역의료기관에서 촬영된 영상들을 통신망으로 전송 받아 방사선과 전문의가 판독을 하여, 원격지에서 신속하고 방사선과 진단이 가능하게 지원하는 시스템이다. Teleradiology의 도입에 따른 기대효과를 몇 가지 예를 들어 설명하고자 한다.

> ① 어느 도심에서 떨어진 지역에 환자가 발생하여 방사선 촬영을 하였다. 그러나 담당의사는 방사선과 전문의가 아니라 정확한 진단을 내리기가 어려웠다. 환자를 후송해야 되는지 판단이 서질 않는다. 이때 Teleradiology를 이용하여 전문 방사선과 의사에게 영상을 보내면 판독 결과를 당장 알 수 있고, 그에 걸 맞는 조치를 취할 수 있다.
> ② 야간에 병원 응급실에 환자가 도착하였을 경우에도 전문의가 병원으로 달려 오던가 구급차로 필름을 전문의 집으로 보내게 된다. 일단 입원 시킨 후 상태를 관찰해야 하거나, 귀가 조치 시켜 외래로 오게 할지를 판단하게 된다. 미국에는 야간 Teleradiology를 통한 여러 병원의 응급환자 영상들을 판독을 하는 방사선과 개업의도 있다.
> ③ 응급 환자를 후송할 경우 지금처럼 앰블런스에 환자와 필름을 동시에 보내면 후송 받을 의료기관은 환자의 상황을 잘 몰라 어떤 준비를 해야 하는지 판단이 서질 않는다. 이때 환자 후송 전에 Teleradiology를 이용하면, 적절한 수술준비를 하게 된다.
> ④ 학술목적을 위하여 전문의 간에 특수한 질병이나 희귀한 질병을 놓고 제2의 소견을 묻기 위하여 Teleradiology를 통해 상호의견을 교환하기도 한다.

환자의 입장에서 보면, 신속하고 정확한 방사선학적 진단을 받게 되므로, 불필요한 검사나 중복검사를 안 받아도 되므로, 환자들은 생명과 건강 유지에 큰 도움을 받고, 불필요한 병원 방문으로 인한 진료비용 또한 진료를 받기 위한 교통비나 시간 낭비로 인한 경제적 또는 정신적 손실을 줄일 수 있다. 많은 의료기관에서 경쟁적으로 의료장비 도입은 병원경영 압박이 되기도 한다.

Teleradiology를 이용하면 고가의 의료장비를 네트워크를 통하여 공유할 수 있게 된다. 시간과 공간의 제약을 뛰어 넘는 의료 서비스가 가능하므로, 지역 간 의료 질 차이를 극복하고 한 차원 높은 진료를 가능하게하며, 전체 국민 의료비 지출을 줄일 수 있다.

최근 컴퓨터 하드웨어, 소프트웨어, 반도체 메모리 기술, 멀티미디어 기술 및 인터넷을 포함한 통신 기술들이 굉장히 빠른 속도로 발전하고 있다. 국내에서도 PACS와 Teleradiology기술이 이미 상품화 되었다. 최근 의료장비들도 DICOM 표준방식을 지원하고 있다.

많은 의료기관에서 PACS와 Tele- radiology를 도입하고 있으며, HL7과 DICOM 표준 방식을 이용한 HIS와 PACS 연동도 보편화되는 추세이다. 1999년 말에 Filmless Full PACS가 의료보험 수가가 적용되면서, 많은 국내 병원들이 경쟁적으로 PACS를 설치하고 있으며, PACS의 보급률은 전 세계 1위라 해도 과언이 아니다.

PACS에 관한 기술은 공급업체에 주로 의존하고 있으며, 상대적으로 병원내의 PACS 전문인력은 적은 편이다. 따라서 급속도로 보급되는 PACS의 원활한 운용과 지속적인 유지보수 및 확장 등에 걸맞는 PACS 전문 인력 육성이 필요하다.

[3] PACS와 Teleradiology

PACS는 한 의료기관내의 X-선 영상, 초음파영상, 전산화단층촬영(CT)과 자기공명영상(MRI), 핵의학 영상과 전술한 임상에서 얻어지는 디지털 진단 영상들을 컴퓨터와 2km 이내의 근거리통신망(LAN)을 이용하여 컴퓨터에 저장 관리하고 전송하여 조회하는 시스템을 말한다. 반면에 Teleradiology는 2km 이상의 원거리에 떨어져 있는 의료기관 간에 원거리 통신망(WAN)을 통하여 디지털 진단 영상들을 전송하여 협의진료에 이용하는 시스템을 의미한다.

Teleradiology는 통신망을 상업적으로 지원하는 통신회사의 정보망과 통신장비를 이용하며, PACS는 병원 자체의 전산망을 이용한다. 먼 거리상의 디지털 전송을 수행하는 Teleradiology가 PACS보다 기술적으로 어려울 것으로 오해받을 수 있다.

그러나 Teleradiology는 통신회사에서 제공하는 원거리 통신망에 두 대 또는 수대의 단말기가 연결되어, 일일 수십 또는 수백 건 이내의 매우 제한된 영상들만을 전송하여 판독을 의뢰하는 시스템인 반면에 PACS는 병원 규모에 따라 수 십대 이상 수 백대의 영상 조회용 워크스테이션(Workstation)들이 하나의 근거리 통신망에 연결되어 운영되어야 하며, 연간 수 십만 건에서 수 백만 건에 달하는 방사선 검사들을 데이터베이스화 하여 저장, 관리하는 시스템으로 Teleradiology보다 훨씬 고성능 시스템을 요구한다.

[4] Telemedicine(원격의료)과 Teleradiology

Telemedicine이란 대화식 원격통신(Telecommunication)을 이용해 진단, 치료, 각종검사 등의 환자진료행위, 자문행위, 의학교육, 의료정보나 환자정보의 전송 등을 행하는 것을 말한다.

Telemedicine은 화상회의와 원격의료영상전송시스템의 두 가지 기술이 복합되어 사용되며, 이밖에 PACS와 HIS까지 연결을 고려하여 구축되어야 한다.

Telemedicine이야말로 의료업계에서 지향하는 미래의 병원 시스템이라 할 수 있으며, Teleradiology는 Telemedicine을 만드는 기본기술 중 하나로 서로 떨어진 지역 사이의 의료영상 전송을 담당하는 시스템인 것이다.

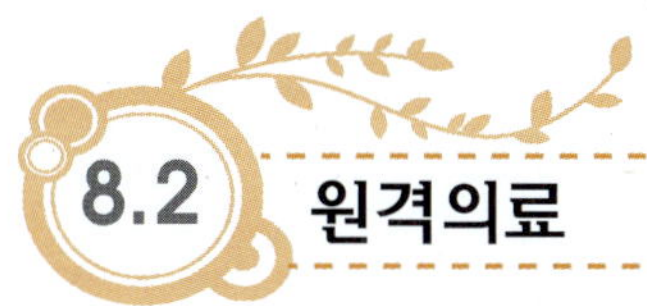

8.2 원격의료

8.2.1 원격의료의 개념

정보통신 기술의 발전이 의료에 미치는 영향 중에 하나가 원격의료(Telemedicine)이다. 말 그대로 멀리 떨어져 있는 의료인과 환자 사이, 의료인과 의료인 사이, 의료기관과 의료기관 사이에 정보통신 기술을 활용하여 의료행위를 하는 것이 원격의료이다.

원격의료의 형태에는 원격진단, 원격치료, 원격회의, 원격자문, 재택진료 등이다. 이런 원격의료는 의료인을 중심으로 한 형태이고 그 외에도 일반 사람들이 직접 활용할 수 있는 의료서비스 제공도 원격 의료에 포함시킬 수 있을 것이다. 즉 '가상병원'을 이용한 원격의료는 누구나 쉽게 활용할 수 있다는 점에서 가장 활용도가 높은 원격의료 형태이다. 가상병원을 접할 대상은 투석 환자, 심장질환자, 암환자, 수술 후 환자 등이다.

원격의료가 발전되려면 가장 핵심적인 요소가 전산망이다. 원격의료에 필요한 기능을 제공할 수 있고 필요한 사람이 쉽게 접근할 수 있는 전산망이 설치되어야 한다. 현재 미국을 비롯한 선진국들 뿐아니라 우리나라에서도 초고속망을 설치하고 있고 이 망의 최대 활용 분야가 의료분야일 수 있어 원격의료에 대한 관심이 높다.

우리나라 정부는 국가 정보화를 적극 추진하기 위해 1996년 6월 11일 '정보화촉진기본계획'을 확정하면서 '정보화 촉진 10대 과제'를 선정했는데 그 중의 하나가 '정보기술을 활용한 의료서비스의 고도화'이다.

또한 초고속정보통신망을 정보화촉진기본계획의 일환으로 1995년부터 추진하고 있다. 이에 따르면 제1단계 초고속정보통신망 제공, 2000년까지 의료기관의 50%를 초고속정보통신망으로 연결하였고, 현재는 대부분의 의료기관이 초고속정보통신망의로 연결되어 여러 IT 장비와 함께 고품질의 원격의료 환경을 구축하였다.

[1] 원격의료의 의미

IT, 통신, 컴퓨터, 공학 등의 기술 등 정보통신의 다양한 기술들과 의료서비스가 융합된 응용분야로 넓은 의미로는 원격의료는 의학영상, 소리, 동영상, 환자기록과 같은 전산화된 의료와 데이터를 한 지점에서 다른 지점으로 주고받은 것이다.

현재 피부과(Dermatology), 방사선과(Radiology), 외과(Surgery), 순환기기과(Cardiology) 및 재택진료 등 많은 분야에서 실용화되어 있다. 이러한 멀티미디어 정보통신 기술에 기초한 원격의료의 대략적인 개념도를 [그림 8-21]에 보였다.

원격의료가 발달한 미국의 경우 크게 원격의료가 활발하게 응용되고 있는 예는 다음과 같다.

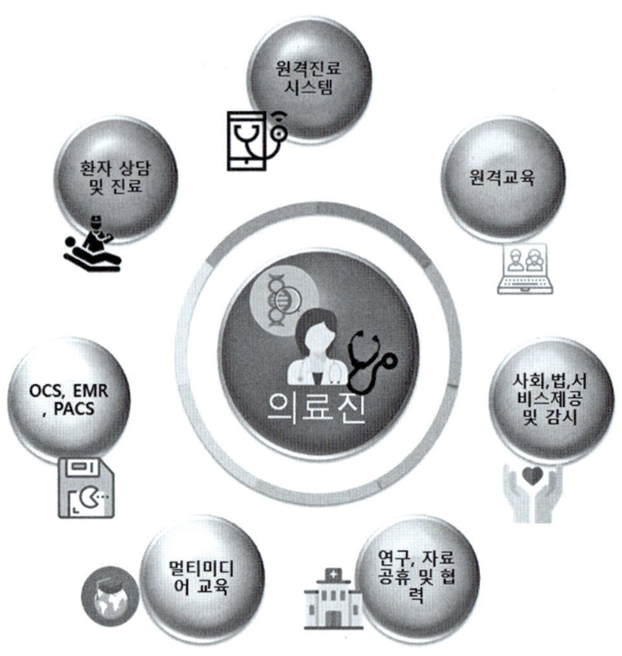

[그림 8-21] 원격의료 개념도

[2] 원격의료와 의료에서 초고속정보망

의료행위 자체의 상당한 부분은 정보를 다루는 작업이다. 또한 의료행위 자체가 많은 정보를 발생시킨다. 이들 정 보가 그 동안 의사가 대부분 독점하고 환자와 보험단체 및 국가가 일부를 공유할 정도로 폐쇄적으로 취급되었다. 아직도 의료정보의 상당 수는 개인의 인권과 관계되기 때문에 폐쇄적으로 취급되었으나 지금까지와는 달리 필요한 사람에게 상당 부분을 공유하는 것이 의료 발전에 필수이다. 의료정보의 특징 중의 하나가 시의성이 강하다는 것이다. 필요한 정보가 필요할 때 신속히 활용될 수 있어야 한다는 것이다.

이런 특징을 살려 의료정보가 의료 발전에 활용되려면 정보 전달체계의 혁명적 발전이 필요하고 이것이 초고속망이다. 즉 의료에서 발생되는 정보는 어느 것이나 초고속망을 통해 필요한 사람에게 전달될 수 있다면 이는 의료의 혁명적 발전을 가져올 수 있다. 현재의 정보 통신 기술의 발전이 이를 가능하도록 하고 있다. 특히 의료에서 중요한 데이터의 많은 부분이 영상 데이터인데 이 영상 데이터까지 초고속정보망을 통해 어려움 없이 전달될 수 있게 된 것이다.

실제로 가장 많이 응용될 분야로 임상 자료 데이터베이스 활용(23%) 환자증례 정리(16%), 결과 분석 정리(12%), 진료의 전산화(11%), 진료 프로토콜(11%) 그리고 EDI(10%) 등이었다. EDI는 청구(68%), 의료재료 정리(62%), 임금 및 송금(59%) 등에 활용되었다. 이들 중 24%가 좀 더 성능이 좋은 네트워크 선이 필요하다고 했고, 24%가 멀티미디어 기술이 필요하다는 등의 고급 통신기술이 필요할 정도로 초고속망을 요구하고 있었다. 이들의 57%가 진료실에 연결되어 있고 54%가 약국에 50%가 방사선과에 43%가 지역 진료실에 연결되어 있는 등 이제는 이런 전산망이 없으면 일상 업무에 지장을 받을 정도가 된 것이다. 정말로 의료에 정보망이 필수 요소로 활용되기 시작한 것이다.

[3] 우리나라의 원격의료 발전 내용

우리나라에서는 아직 초고속망이 일부 시범으로 설치되어 있어 활용 단계는 아니다. 계획은 국가전산망 계획 하에 보건복지망을 설치하자는 것이다. 정부는 이 망을 활용하여 보건의료 분야의 정보화를 조속히 확산시키기 위한 사업을 시행하고 있다.

1995년에는 보건소정보시스템, 감염병감시정보시스템, 응급의료정보시스템, 통합외래진료예약시스템, 혈액유통관리정보시스템, 장기이식정보시스템, 치매원격진료시스템, 의료보험정보망 등 의료관련 시스템, 원격진단시스템, 재택진료시스템 등을 개발했거나 개발 중에 있다.

교정시설이나 재택진료소 등에 원격의료를 적용하고, 환자운송에 시간, 비용 절감하고, 벽지의 응급상황의 환자데이터를 큰 종합병원의 전문가에서 전송하여 의사들이 지역적 종속성을 벗어나 환자기록과 진단영상을 상호 교류로 공동 의학연구나 토론 등이 가능하게 되었다. 이와 같이 의료종사자들에 대한 교육이 시간과 공간의 제약을 극복하여 원격의료을 활용하는데 많은 도움을 받고 있다.

[4] 우리나라 원격의료의 현황

의사와 환자 간 원격의료를 허용하는 내용의 의료법 개정안을 입법 예고한 보건복지부가 그간 개정안과 관련해 시민단체와 의료계 등이 제안한 의견을 반영해 개정안을 수정하고, 노인 · 장애인 등이 의료서비스를 보다 쉽게 접하게 하고 상시 관리로 만성 질환자에 대한 치료 효과를 높여나가기 위해 마련된 의료법 개정안은 동네의원 중심으로 원격 모니터링, 전문 상담 · 교육 및 진단 · 처방을 하고 의학적 위험성이 낮은 재진 환자들이 이용할 수 있도록 허용하고 있다.

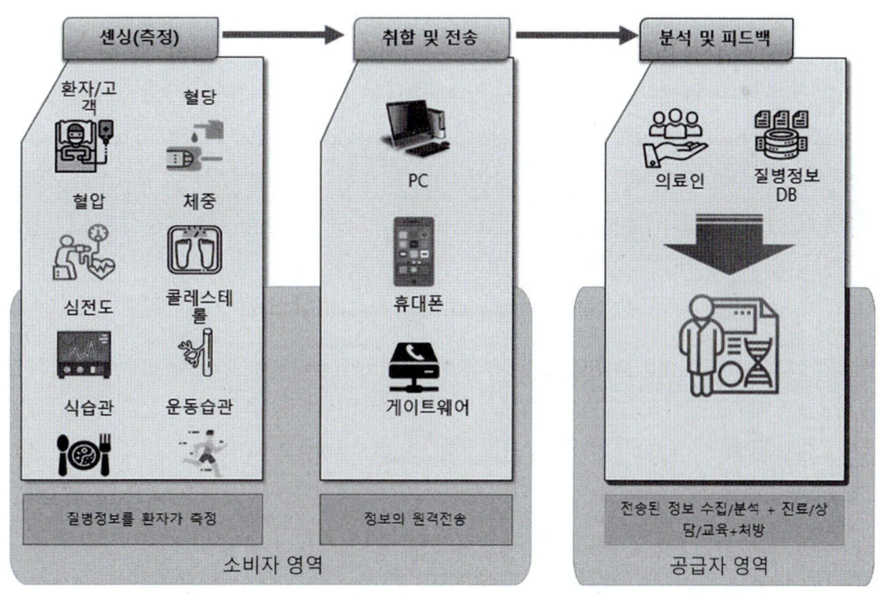

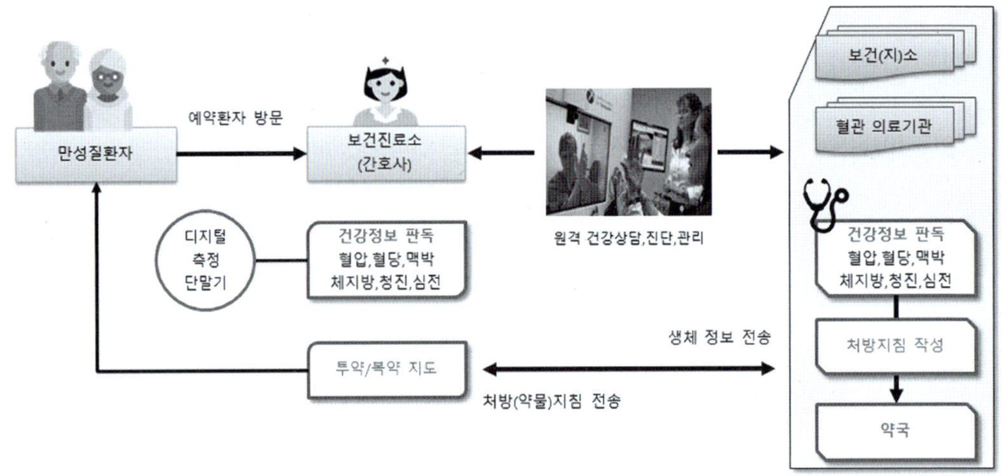

[그림 8-22] 우리나라 원격의료(자료 보건복지부)

2013년 12월 발표된 의료법 수정안은 이러한 개정안을 바탕으로 하여 원격의료가 의료시장 질서를 저해할 수 있다는 우려를 반영, 원격의료만 행하는 의료기관의 개설 · 운영을 금지하는 내용을 추가하고 위반 시 형사벌칙을 부과할 수 있도록 했다. 또 원격의료가 대면진료의 보완수단으로 활용되도록 원격의료 중에도 주기적으로 대면진료를 하도록 의무화했다.

또한 원격의료에 대한 안전성 우려를 감안해 원격 진단 · 처방이 가능한 질환을 의원급에서 주로 초진을 하는 의학적 위험성이 낮은 경증질환으로 한정했다. 노인 · 장애인의 경우 사전에 대면진료를 통해 건강상태를 잘 아는 상황에서만 원격 진단 · 처방이 가능하도록 했고, 대형병원 쏠림 우려를 없애기 위한 개선 방안도 추가됐다. 병원급 원격의료를 이용할 수 있는 '수술 · 퇴원 후 관리가 필요한 재택 환자'의 범위를 '질병상태 경과 관찰이 필요한 환자'에서 '신체에 부착된 의료기기 작동상태 점검 및 욕창 관철 등 지속적 관리가 필요한 환자'로 제한하여 축소했다.

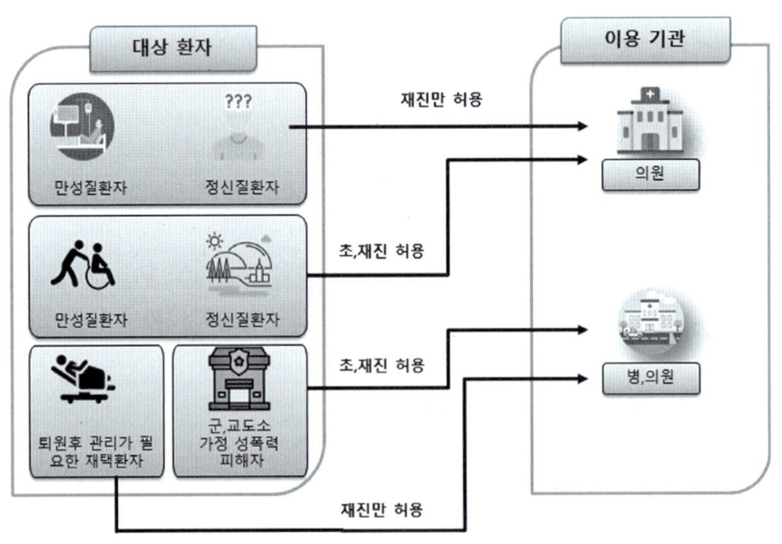

[그림 8-23] 원격의료 허용 의료기관 및 대상 환자(자료 보건복지부)

【표 8-9】 원격의료 도입 관련 의료법 개정안 수정 내용

구분	입법 예고안	수정안
원격의료 전문의료기관 제한	규정없음	신설 : 원격의료만 행하는 의료기관으로 운영 금지, 위반 시 형사벌칙
대면진료 원칙	규정없음	신설 : 같은 환자에 대한 원격 진단 및 처방 시 주기적인 대면진료 필요
초진제한	규정없음	신설 : 원격 진단 및 처방은 경증 질환에 한정. 신설 : 노인, 장애인은 대면진료로 건강상태를 잘 아는 의사
병원급 원격의료대상자 축소	수술 및 퇴원 후 질병 상태 경과 관찰이 필요한 재택환자	축소 : 수술 및 퇴원 후 신체에 부착된 의료기기 작동상태 점검 및 욕창관찰 등 지속적 관리가 필요한 환자
시범사업 및 시행시기	시범 사업 근거 없음, 공포 뒤 1년 후 시행	신설 : 시범사업 근거규정 연장 : 공포 뒤 1년 뒤 시행

★ 의료법

제34조(원격의료)
① 의료인(의료업에 종사하는 의사 · 치과의사 · 한의사만 해당한다)은 제33조제1항에도 불구하고 컴퓨터 · 화상통신 등 정보통신기술을 활용하여 먼 곳에 있는 의료인에게 의료지식이나 기술을 지원하는 원격의료(이하 "원격의료"라 한다)를 할 수 있다.
② 원격의료를 행하거나 받으려는 자는 보건복지부령으로 정하는 시설과 장비를 갖추어야 한다. <개정 2008.2.29, 2010.1.18>
③ 원격의료를 하는 자(이하 "원격지의사"라 한다)는 환자를 직접 대면하여 진료하는 경우와 같은 책임을 진다.
④ 원격지의사의 원격의료에 따라 의료행위를 한 의료인이 의사 · 치과의사 또는 한의사(이하 "현지의사"라 한다)인 경우에는 그 의료행위에 대하여 원격지의사의 과실을 인정할 만한 명백한 근거가 없으면 환자에 대한 책임은 제3항에도 불구하고 현지의사에게 있는 것으로 본다.

원격의료란 통신기기를 이용하여 원격지의 환자를 진단하고 치료하는 의료 시스템이다. 'IT 강국'이라는 수식어가 의료에 적용된다면 그 중심에 원격의료가 있을 것이며, 현재 원격의료는 공공 보건 및 공공의료의 차원에서 의료 취약지역 또는 도서지역 등의 주민을 대상으로 실시하여 왔으며 실제 미국에서는 미국항공우주국(NASA)에서 우주비행사의 건강을 감시하기 위해 원격의료행위를 시행하고 있다. 이러한 원격의료가 다시 새롭게 각광을 받기 시작한 것은 인터넷통신망, 의료영상전달시스템(PACS), 전자처방, 무선 및 이동통신망 등 정보통신기술의 발전, 경제수준의 향상, 육체적 및 정신적인 스트레스의 증가, 건강한 노령시기에 대한 욕구, 인터넷 활용 열풍, 편리성 추구, 의사의 부족, 의약분업, 대기시간, 높은 의료비용 등이 복합적으로 작용한 결과라 할 수 있다.

원격의료의 실시유형을 보면 원격상담(의사간)에 의한 진료, 원격검진(의사와 환자간)에 의한 진료 및 처방, 원격상담(의사와 환자), 원격수술, 원격처치, 원격의사교육, 원격간호 등이 있으며 이는 임상실험정보 및 영상자료 등 이 컴퓨터 및 통신장치를 활용하여 시간과 공간을 초월하여 의료정보를 교환하므로 원격의료가 가능하게 해준다.

- 원격진찰 · 처방 등 의료인과 환자 간의 원격의료를 허용
- 원격의료 대상환자의 범위를 규정 : 재진환자로서 노인 · 장애인 등 의료서비스 접근성이 상대적으

로 떨어지는 환자 대상

> 전체 446만명 : 신체적 소~외(노인, 장애인 등), 지리적 소외(도서 · 벽지 등 취약지역 거주자), 환경적 소외(교도소 수용자 등) 등 필요 최소한 범위만 허용

- 원격의료와 관련한 의사와 환자 간의 책임소재 명확화, 개인정보보호의무 명시 등 부작용 방지장치 마련

★ 의료법 개정 전후 제도 비교

【표 8-10】 의료법 개정 전후 비교

현행의료법	제약사항	개정안
- 원격의료 허용범위 의료인 간의 원격자문만 허용(의료법 제34조 제1항)	- 의료인 간의 원격진찰 · 처방 불가 - 의료인과 환자 간의 원격의료 불가	- 재진환자로서의 의료접근성이 떨어지는 환자(446만명) • 거리적 소외(도서 · 벽지 등), 신체적 소외(장애인 등), 환경적 소외(교도소 등), 지속적인 관리 필요(가정가호 등), 응급환자
- 원격의료 시설(원격진료실) 구비의무(의료법 제34조 제2항)	- 별도의 물리적인 공간 불필요 - 재택 · 응급상황 등 시설 구비 불가	- 물리적인 원격의료 시설 규정 폐지
- 원격의료 책임소재 불명확(의료법 제34조 제3, 4항)	- 원격지의사, 환자 장비 간의 책임소재 불명확	- 원격지 의사가 대면진료 수준의 책임을 지되, 통제할 수 없는 경우에는 그러하지 않음 • 환자가 의사의 지시 미준수 • 환자 장비 결함
- 원격의료기관 신고규정 부재	- 원격의료 실시현황 등 통계파악 불가능	- 원격의료기관 신고의무 도입
- 개인정보 보호 규정 부재	- 해킹 등 개인정보 유출 우려	- 개인정보 보호의무 도입
- 원격의료 위반시 규정 부재	- 명시적인 제재규정 부재	- 벌칙 및 과태료 규정 도입 • 개인정보 유출(벌칙) • 원격의료 허용범위 위반, 원격의료기기 미신고(과태료)

- 원격의료 허용범위

- 재진환자 정의(국민건강보험법)
  동일상병으로 동일 의료기관의 동일 진료과목 의사에게 계속해서 진료받고 있는 환자, 마지막으로 진료를 받은 후 90일이 지나면 초진환자임
- 원격의료에 사용되는 장비(의료법 시행규칙 제29조 개정)
  영상 · 음성 · 데이터를 송 · 수신할 수 있는 장비
  → 원격영상진료만 허용, 전화 · 이메일 등은 불가
- 필요한 경우, 혈압 · 혈당 등 환자의 생체정보를 측정하는 장비
  → 식약청에서 '의료기기 승인'된 장비만 사용
- 원격진료 실시 진료과목(미국사례)
  약 300개 진료과목이 실시 가능하며, 50개 진료과목(정신과, 비뇨기과, 정형외과, 통증의학과, 안과, 병리학, 심장내과, 소아 · 성인 · 노인과, 피부과, 이비인후과, 신장내과, 방사선과, 응급의학과,

재활의학과, 내분비내과, 류마티스내과, 소화기내과, 가정간호 등)이 활성화

★ 원격의료의 의료사고 및 책임에 대한 문제

현행 의료법에 정의되어 있지 않은 일부 원격의료 유형(의사-환자간 원격의료, 원격응급의료)의 경우 그 팩임 역시 정의되어 있지 않으나 의료법 제30조의 2 제3항에 의거 환자에 대하여 직접 대면하여 진료하는 경우와 동일한 책임을 지며, 환자의 과실을 인정할 만한 명맥한 근거가 없는 한 원격지 의사에게 책임이 있는 것으로 본다.

【표 8-11】 의료법에 근거한 원격의료유형별 책임성 분석

구분	유형	책임	비고(원격지 의료인 – 현지 의료인)
원격자문	보건기관 원격영상의학 판독	현지 의사	의사-의사
	민간의료기관 원격영상의학 판독	현지 의사	의사-의사
	원격 병리(해부) 판독	현지 의사	의사-의사
	원격 전문의 자문	현지 의사	의사-의사
	보건기관 중심의 만선질환 원격관리	현지 의사	의사-의사
		원격지 의사	의사-보건진료원
	보건기관 중심의 방문간호	현지 의사	의사-의사
		원격지 의사	의사-방문간호사
원격모니터	원격가정간호	현지 의사	의사-의사
		원격지 의사	의사-가정간호사
	고정형 생체정보 모니터링 건강관리	원격지 의사	의사-의사
	이동형 생체정보 모니터링 건강관리	원격지 의사	의사-의사
원격상담	정보시스템 기반의 온라인 원격의료	원격지 의사	의사-의사
원격지원	지역형 원격응급의료	원격지 의사	의사-응급구조사
	이동형 원격응급의료	원격지 의사	의사-훈련된 선원(또는 환자)

8.2.2 원격의료의 필요성

원격의료는 전 세계 수많은 사람들의 삶의 질을 바꾸어줄 수 있는 잠재력을 지니고 있다. 전문의료서비스를 받기 위해 멀리 떨어진 병원에 가야만 하는 환자들에게 전문적인 의료서비스를 보다 편리하게 받을 수 있는 과거에는 전혀 생각하지 못했던 새로운 수단을 제공한다. 응급상황에서는 이러한 접근수단은 삶과 죽음을 갈라놓는 결과를 발생하기도 한다. 긴급하게 진단과 처방이 필요한 환자에게 있어서 원격의료는 매우 중요한 역할을 한다. 원격의료는 또한 양질의 의료서비스의 혜택이 잘 미치지 않는 시골마을이나 개개인에게 폭넓은 의료서비스를 받게 해줄 수 있다. 게다가 낙후지역의 의료종사자들에게 지속적인 교육을 시킬 수 있으며, 원격지의 전문가와 함께 환자를 진료할 수 있는 수단을 제공하기도 한다. 재택진료는 원격진료의 가장 대표적인 한 부분이라고 할 수 있다. 만성질환자의 지속적 관리, 재택 노령자의 관리를 위하여서는 환자의 상태를 집에서 수시로 모니터링 할 필요성이 생긴다.

원격의료는 환자로부터 의료정보를 계측하는 진료기술과 발생된 의료 정보를 적절하게 전송하고 관

리하는 기술을 결합한 것이다. 기존의 진료의 방법과 다른 원격의료 및 재택 진료의 필요성을 요약하여 보면 다음과 같다.

(1) 의료의 위치 종속성을 극복할 수 있다.

지금까지의 진료는 환자가 병원 등의 의료기관을 방문하여 그곳에서 진찰과 여러 가지 검사 등을 통하여 의료정보를 만들어내고 이에 따라서 치료를 했다. 즉 통신의 기능을 이용하여 의사와 의료기기 또는 환자가 항상 같은 곳에 있어야한다는 위치의 종속성을 극복할 수 있다.

(2) 필요한 의료정보를 정확하고, 신속하며, 편리하게 얻을 수 있다.

의료정보는 대부분 환자의 생명과 건강을 다루기 때문에 신속한 정보의 전송을 필요로 한다. 집에서 거주하는 만성 환자의 경우에는 환자의 상태를 지속적으로 모니터링 하여 병원으로 보내면, 환자가 스스로 악화된 상태를 느끼기 전에 병원에서 지속적으로 전송되어온 환자의 진료정보에 근거하여 환자를 병원에 오게 할 수 있어 환자의 이상을 조기에 처치 및 치료할 수 있다.

(3) 의료의 범위를 확대한다.

현재의 의료의 범위는 대부분 병원 또는 의료 기관 내에서 이루어지는 것으로 인식되고 있다. 그러나 환자 및 건강 상태가 좋지 않은 사람들은 우리의 생활 주변 곳곳에 존재하고 있으며, 이 들이 병원에 오지 않고도 건강 상태 및 이상 유무를 측정할 수 있다면, 진료를 위한 공간을 집, 사무실, 자동차 등의 이동 공간과 같은 우리의 생활 주변까지 확대할 수 있다.

[1] 원격의료의 장점 및 효과

기존 의료체계에 원격의료가 도입됨으로 해서 얻어지는 효과는 의료서비스에 대한 손쉬운 접근이 가능하고 의료 서비스의 질을 향상시킬 수 있으며, 시간과 비용을 감소시킬 수 있다는 데에 있다.

첫째, 원격의료 또는 재택진료를 이용하여 집에 있는 환자에 대하여 전문의가 직접 그리고 저렴한 비용으로 진료를 할 수 있다. 즉 가장 적절한 수준의 진료가 가능하다는 것이다.

둘째, 지역적인 위치에 관계없이 가장 적절한 장소에서 가장 적절한 의료진에 의해 올바른 처치가 가능해진다.

셋째, 위치에 관계없이 다른 병원이나, 의료진과 상담을 하더라도 진료를 위한 검사의 불필요한 중복을 피할 수 있게 된다.

넷째, 데이터의 공유와 손쉬운 접근성으로 인해 지속적인 진료가 가능해진다.

다섯째, 인구가 적어 전문화되니 의료서비스가 미치지 않은 농어촌 등의 거주자도 대도시 인구밀집 지역 사람들과 똑같은 수준의 의료서비스를 받을 수 있게 해준다.

원격지, 낙도의 의료진들에게는 새로운 정보에 쉽게 접근할 수 있도록 해주며, 고립감을 해소해줌으로 해서, 대부분 대도시의 생활권에 집중되어 있는 의료진들이 개원 또는 진료를 주저하게 되는 낙도와 원격지에서의 의료서비스 지원자들의 수를 늘여줄 수 있는 것으로 기대하고 있다. 미국의 경우 원격의료를 도입하여 매우 다양한 효과를 보이고 있다.

【표 8-12】 원격의료의 장점

환자측	의사측
- 전문의사와 신속한 접속 - 시간 절약 - 지속적인 진료 - 쉽게 자문 가능 - 조기 진단 - 총 의료비의 감소	- 의료인의 효율적인 시간 활용 - 진료영역 확대 - 지속적인 진료 - 영상 자료 데이터베이스 - 신속, 편리한 진료의뢰 및 자문 - 자료의 공유

(1) 현장의료

원격의료가 크게 활용될 수 있을 것으로 기대되는 부분이 전쟁 중의 손상을 입은 군인에 대한 진료 등 병원 밖의 현장에서의 진료이다. 군인이 상처 입은 현장에서 군의관과 전문 의료진을 직접적으로 연결시켜 줌으로써 군인의 생명을 구하는데 크게 도움을 줄 수 있다. 미국 국방부의 통계에 따르면 원격의료는 군인의 사망률을 약 30~50% 정도 감소시킨다고 한다. 원격의료는 환자의 치료를 위한 긴급한 순간마다 적절하게 정확한 의료정보를 제공해 준다. 원격의료는 제한적으로 진단과 자문을 받고 있는 10~15만 군함 대원들에게 전문가의 진료를 받기 위한 중간역할을 하고 있다.

(2) 의료의 질적 향상

지역 내의 환자에 대한 일반적인 진료는 일반의가 담당하는데, 환자의 증상이 특이하거나, 혼자의 판단이 어려운 경우에는 원격진료를 이용하여 진료 정보를 교환하여 원거리의 전문의와 의견을 교환할 수 있다. 이와 같은 과정은 진단에서 오진의 확률을 줄일 수 있으며 환자에게 정확한 진단과 보다 적절한 치료 방법을 제공하여 의료의 질적 향상을 기대할 수 있다. 또한 원격의료는 지속적으로 의학 교육의 기회를 제공한다.

(3) 비용절감효과

원격의료 및 재택 진료는 여러 가지 각도에서 지출되는 의료비용을 줄일 수 있다. 환자가 병원을 방문함으로서 발생하는 이동 및 후송 비용 등의 관련 비용을 줄일 수 있다. 경증 환자 및 만성 질환자의에 대하여서는 병원에 계속 입원시키는 집에서 관리하게 되어 입원기간을 단축시켜 비용을 절감할 수 있다. 의료진이 환자를 방문하는 경우에도 재택진료를 이용한 지속적인 모니터링을 통하여 의사 또는 간호사 등의 개호 인력의 방문 횟수를 줄일 수 있다. 실제로 항공모함에서 원격 X-선의 사용으로 4개월 동안 10만 달러가 절약되었고, 텍사스에서는 2년 동안 원격의료를 통해 수감자의 타 의료 시설로의 이송비용 49만 5천 달러를 절약할 수 있었다.

[2] 원격의료의 응용분야

① 응급환자의 초기 평가와 진단

② 이송단계에서의 자료 전송

③ 치료, 진단 및 수술환자의 추적조사, 투여약물 검사

④ 전문의가 없는 지역환자에 대한 진료 및 상담

⑤ 환자 병력에 의한 일상적인 건강상담 및 검사
⑥ 진단이미지의 전송
⑦ 만성질환의 관리
⑧ 의료정보의 전송
⑨ 공중보건, 예방의학 및 환자교육

[3] 원격의료시스템 응용 기술

① 임상기술
② 의료교육
③ 정보관리
④ 의료행정서비스

[4] 원격의료의 요구사항

① 화상회의, 대규모 파일전송, 컴퓨터에 의한 실시간 데이터 시각화 : 이를 위한 고속 네트워킹
② 의학 및 교육 응용을 위한 네트워크화된 수퍼컴퓨팅 자원
③ 네트워크에 의한 공동협력 및 교육을 위한 시스템
④ 인증, 프라이버시, 자금이체 등을 지원하는 프로토콜 및 기술
⑤ 병원, 대학, 정부연구소의 정보 시스템간 상호 연동
⑥ 긴급구조대가 사용하는 무선 멀티미디어 통신 가능 휴대용 장비
⑦ 음성 명령과 전자펜 등의 사용하기 쉬운 멀티미디어 사용자 인터페이스
⑧ 네트워크라인 통한 전자적 의료 행위를 허가하는 규제 환경

[5] 원격의료의 기대효과

① 지역 간 의료 질적 차이를 극복하고 한 차원 높은 진료를 가능
② 원격지(시골, 낙도 지역) 방사선 진단 가능
③ 의료진(방사선과 전문의)의 시간/공간 제약 극복
④ 응급상황 대응
⑤ 학술목적, 특수 질병, 희귀한 질병에 대한 상호 의견 교환
⑥ 의료비 지출 감소(불필요한 검사 및 중복검사 방지, 과도한 의료장비 투자비용 절감)

[6] 원격의료 위한 표준화

① 표준화는 의료행위를 나타내는 용어의 표준화부터 진료기록 형식 및 서식 : 이를 정보를 통신하는 방법, 이에 필요한 기자재 등의 표준화 등을 포함
② 의료정보학의 표준화 노력
③ 국제적인 표준화 노력

[7] 원격의료의 문제점

① 비용발생 : 원격의료에 대한 비용 처리 부재, 비용·수익분석 부재

② 법·제도 : 원격의료의 모든 행위에 대한 법제도 전무하여, 과실·안전성 문제에 대한 대책 마련 중이다.

③ 기술적 장애 : 표준화가 걸림돌, 통신망·고가의 의료장비 연동문제

④ 문화적 장애 : 의사의 수용성, 거부감 문제

【표 8-13】 원격의료의 핵심 내용

원격의료의 필요성 및 응용	원격의료 장점 및 문제점
- 원격의료의 필요성 • 의료의 위치 종속성 극복 가능 • 상호 통합적 의료환경에 필요 • 필요한 의료정보 : 정확/신속/편리하게 획득 - 원격의료의 응용분야 • 만성질환 관리 • 예방의학 및 환자 교육 • 응급환자 초기평가와 진단	- 원격의료의 장점 • 지역불균형 해소 • 지속적인 진료 가능 • 의사 진료영역 확대 - 원격의료의 문제점 • 표준화 문제 • 원격의료 비용처리 문제 • 의사의 수용성 및 거부감 문제

8.2.3 원격의료의 형태

원격의료의 형태에는 원격진단, 원격치료, 원격회의, 원격자문, 재택진료, 원격교육 등이다. 이런 원격의료는 의료인을 중심으로 한 형태이고 그 이외에도 일반 사람들이 직접 활용할 수 있는 의료서비스 제공도 원격의료에 포함시킬 수 있을 것이다. 즉 '가상병원'을 이용한 원격의료는 누구나 쉽게 활용할 수 있다는 점에서 가장 활용도가 높은 원격의료 형태이다.

[1] 재택진료

원격진료시스템을 활용하여 환자가 집안에서 의료기관의 진료를 받는 것이다. 진료 내용은 주로 1차 진료의 범위를 벗어날 수는 없으나 특수 기능을 측정할 수 있는 모니터를 환자 집안에 설치할 수 있으면 특수 질환에 대한 지속적인 진료가 가능하다.

의료기관에서 진단과 수술 등 치료를 받은 다음에 계속적인 치료에 재택진료시스템을 활용하는 분야가 일 차적으로 가장 널리 활용될 것이다. 특히 진료의 '상담' 부분은 재택진료로 소화할 수 있을 것이다. 현재 정부에서 추진하는 주치의 제도에 재택진료시스템을 활용하도록 하면 주치의 제도를 쉽게 정착시킬 수 있을 것이다. 이를 위한 기기로는 의사의 경우 데이터베이스 서버, 및 컨퍼런스 소프트웨어와 비디오캡처 보드가 장착되고 마이크가 장착된 오디오 헤드셋 등을 갖춘 진료용 PC와 컬러 비디오카메라 등이, 환자 쪽에는 컨퍼런스 소프트웨어와 마이크가 장착된 오디오 헤드셋 등을 갖춘 환자용 PC 정도이다.

서울대학교병원 가정의학과, 산부인과 및 신경정신과에서 현재 추진하고 있는 시스템의 구체적인 내용은 다음과 같다.

- 원격진료의 가장 대표적인 한 부분
- 만성질환자의 지속적 관리, 재택 노령자의 관리
- 환자가 병원에 가는 횟수 감소
- 의료 인력이 환자를 방문하는 횟수 감소
- 환자의 상태를 신속하고 지속적으로 모니터링
- 고령인구의 급속한 증가와 상대적으로 이들을 관리할 의료인력층의 감소
- 국내 65세 인구 : 7% 초과(고령화사회 진입)
- 2020년경 : 고령사회

(1) 평생건강관리시스템

평생건강관리시스템은 재택진료센터에 있는 의사가 집에 있는 환자와 컴퓨터를 통해 쌍방향 대화 및 진찰을 할 수 있는 시스템을 말한다. 환자는 '컴퓨터 주치의'라는 프로그램을 이용하여 자신의 병력 사항을 기록할 수 있으며, 진료가 끝난 이후에는 멀티미디어 건강교육 자료 등을 이용해 스스로 학습할 수 있도록 구성했다.

건강교육 자료에는 질병에 대한 설명, 치료 시 주의할 점, 질병을 미리 예방하고 조기 진단하는 방법에 대한 자료를 얻을 수 있다. 이 시스템은 서울대학교병원 가정의학과에서 활용되고 있다.

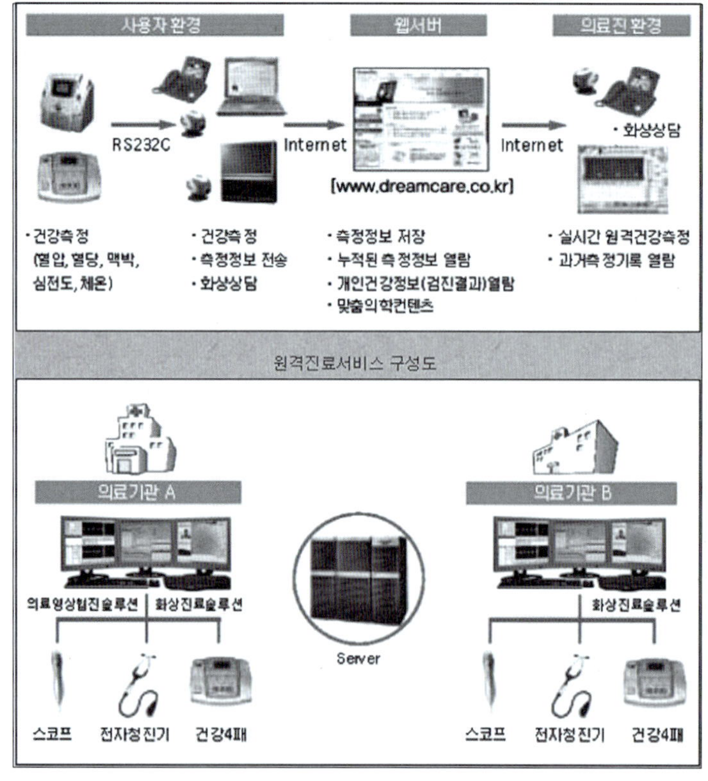

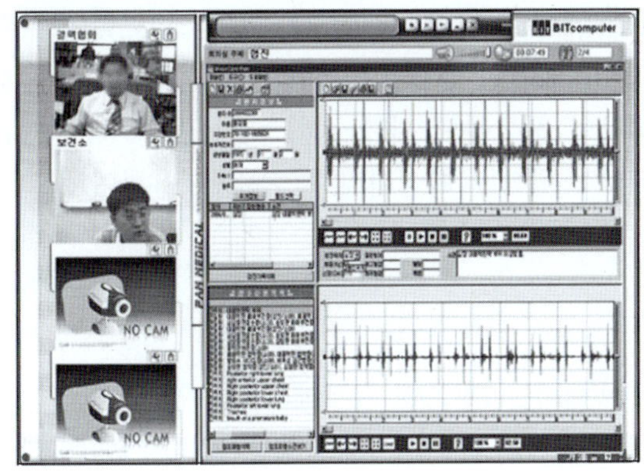

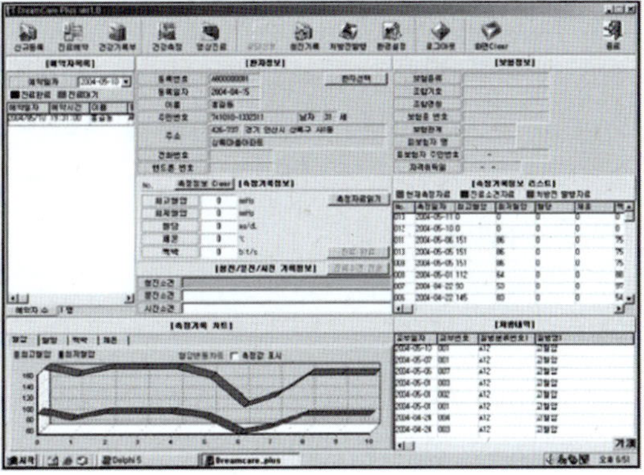

[그림 8-24] 서울대학교병원 가정의학과의 평생건강관리시스템의 예

(2) 재택산전관리시스템

여성에게 임신이란 지속적인 건강관리를 받아야 하는 특수한 상황이다. 재택산전관리란 산모가 집에서 필요 한 진료를 받는 형태를 말하는 것으로 현재 적절한 대상으로는 조기분만 진통의 위험성이 높은 산모와 1주일에 1회 이상의 비수축검사가 필요한 산모이다.

산전 재택진료를 통해 얻을 수 있는 효과는 첫째, 병원에 가지 않고도 진료를 받을 수 있다는 점이며 둘째, 원하는 시간에 기다리지 않고 필요한 진료를 받을 수 있고 셋째, 지역에 무관하게 진료를 받을 수 있다는 점이다. 넷째로는 거동이 불편한 산모이거나, 돌보아야할 아이가 있는 경우 특히 도움을 받을 수 있다.

현재 본 연구팀에 의해 개발된 재택산전관리시스템은 산모에게 사용법을 설명한 뒤 태아심음장치를 집에 가져가도록 한다. 컴퓨터의 지시에 따라 심음감시기를 부착시키고 약 30분 정도 태아의 심음 및 자궁의 수축 상태를 기록한 뒤 통신을 통해 해당 병원으로 전송시킨다. 병원에서는 약속된 시간에 판독을 하여 비정상이라고 판단되는 경우에는 전자우편이나 전화를 이용하여 산모에게 추후 조치에 필요한 내용을 알리게 된다. 이 시스템은 서울대학교병원 산부인과에서 활용하고 있다.

(3) 치매환자관리시스템

이 시스템은 홀로 집에 있는 치매환자, 특히 지방에 있는 환자에게 유용하다. 환자의 집에 응급 호출장치를 설치하여 임상적인 문제나 인식장애로 인해 사고가 발생할 때에 응급호출센터에 상근하는 숙련자가 즉각 대처할 수 있다. 환자를 돌보는 간호사나 인력이 필요할 때에는 응급호출센터에서 바로 연결할 수 있어 효과적 인 치료를 할 수 있다. 이 시스템은 서울대학교병원 신경정신과에서 활용되고 있다.

[2] 원격진료회의

원격 진료회의는 음성과 동영상을 상대방의 얼굴을 보면서 동시에 의견을 나눌 수 있는 원격 화상회의를 의료분야에 적용한 것이다. 원격의료에 있어서 회의를 통해 어떤 일을 수행할 것인지를 결정해야 하는데, 원격 진료 시스템을 통하여 화상회의만 수행할 것인지 아니면 진단에 필요한 의료정보의 교환을 함께 할 것인지 결정하고 알맞은 기능의 진료회의 도구를 사용해야 한다. 원격진료회의 도구는 사용 범위를 확정한 후 H.32X 계열을 사용할 것인지 고화질 코덱을 사용할 것인지를 결정해야할 것이다. 또 하나 중요한 점은 화상을 촬영하는 카메라의 품질에도 진단 정확도가 크게 좌우된다는 점도 간과해서는 안될 것이다. 최근에는 개인용 컴퓨터에 장착된 화상회의시스템을 이용하여 원격진료회의를 시행하기도 한다.

[3] WEB PACS

PACS(Picture Archiving and Communications System)는 DICOM 규격에 따라 이미지 데이터를 저장, 관리하고 있으며 10Mbps와 100Mbps급의 Ethernet을 통해 의료영상획득기기들, 진단방사선과, 각 임상 의사들을 하나로 연결하는 시스템이다. PACS는 관계형 데이터베이스를 이용하여 의료영상을 저장하거나 요청에 따라 검색하여 전송해주는 일을 한다.

PACS는 초기에 단일 의료기관 내에서 사용하도록 개발된 것이 일반적이나 PACS가 기본적으로 LAN 등을 이용한 정보 통신망을 이용한 것이기 때문에 그 기능을 자연스럽게 단일 기관 밖으로 확대시킬 수 있다. Web PACS는 인터넷을 통하여 다 지역 간의 의학영상의 저장 및 전송을 가능하게 하는 시스템이다. 방사선 전문의가 자신의 병원에서 촬영한 환자의 영상을 자신의 진료실뿐만 아니라 집이나 혹은 타 지역에 방문 시에도 볼 수 있게 해주는 시스템이다.

또한 단계별 진료 기관 간의 환자 이송이나, 지역적으로 떨어진 분원형태의 의료기관과의 긴밀한 컨설팅을 위하여서는 WAN(Wide Area Network)을 통해 의료 영상과 의료 정보를 교환해야 하는 경우가 빈번히 발생하므로 최근에는 원격 PACS까지를 PACS에 포함하여 개발하고 있는 추세이다.

[4] 원격교육

지역의료인들에 대해서 상대적으로 높은 수준의 전문가들이 원격 의료시스템을 통해 재교육을 실시하는 시스템이다. 원격교육은 양방향일 필요는 없지만 일대다 접속의 통신 시스템이 필요하다. 지속적인 원격교육을 통해 의료수준의 불균형과 지역 의료시설의 활성화를 이룰 수 있게 된다.

[5] 인터넷 가상병원

인터넷의 인기 속에 각 병원들은 증상에 대한 간단한 설명과 함께 환자들의 전자메일을 통한 상담에도 응답해준다. 현재 대부분의 가상병원에는 가장 기본적인 상담만이 이루어지고 있고 가정의학적인 정보들을 싣거나 고혈압, 당뇨, 신장병 등에 대한 기초적인 교육 등이 이루어지고 있다. 이들 가상병원을 더욱더 활성화하는 것이 바람직할 것으로 생각된다.

[6] 원격진단(Telediagnosis)

원격진단은 원거리 간의 의료인 및 의료기관 사이에 전문적인 의견 교환을 위해 사용되는 시스템이다. 원격진단의 요소는 원격화상회의, 원격방사선진단(Teleradiology), 원격병리진단(Telepathology)로 구성되어 있고, 원격방사선진단이란 정보 통신망을 통해 한 곳에서 촬영한 환자의 영상을 다른 곳으로 전송하여 진단케 하는 방식이다.

영상 진단 장비만 있고, 방사선과 전문의가 없는 경우에 영상을 방사선과 전문의에서 전송하여 판독하는 경우가 대표적인 경우이며, 전문 영상 진단 장비를 갖추지 않은 병원에 영상을 촬영하여 보내는 영상 촬영 전문 병원의 경우도 이를 적극적으로 활용하는 경우라고 할 수 있다.

원격 영상 진단이 가능하려면 일반적으로 기관 내에 PACS가 미리 설치되어 있어야 하며, 데이터 교환 기관 간의 데이터 프로토콜이 일치하여야 하며, 의료기관 간의 의료 수가가 우선 제정되어 있어야 한다. 원격 영상진단에는 진단방사선분야가 가장 활발하고 피부영상 및 내시경 영상을 이용한 다른 임상 분야로도 많이 확대되어 가고 있다.

(1) 외국의 현황

미국은 20여 개 주에서 원격의료 프로젝트가 수행되고 있는데, 그 중 오클라호마주에서는 세계에서 가장 큰 규모로 50개의 시골 병원과 대도시 병원을 T1 통신망으로 연결한 원격의료서비스를 1995년부터 시행하고 있다. 또한, 원격의료와 전자 의료 기록을 위한 연방 자금 지원이 계속 이어지고 있으며 원격 서비스에 접속하기 위해서는 고속 인터넷 연결이 필요하기 때문에 광대역 서비스를 필요로 하는 이들을 위해 보조금 등 예산 책정을 하였다.

미국의 경우 전체 진료 중 6건 중 1건을 원격의료에 의존하고 있다. 영토가 넓고 의료 서비스 가격이 비싸 다른 나라보다 일찍 대중화됐다. 스마트폰에 연결할 수 있는 웨어러블 심박 측정기 등 원격의료기기도 세계에서 가장 빨리 보급되고 있다.

일본에서는 일본은 2015년 원격의료를 전면 시행한 데 이어 올 4월부터는 의료보험 지원을, 7월 18일부터는 건강보험까지 적용하기 시작했다. 화상통화나 스마트폰 애플리케이션(앱)을 통한 원격진료는 실제 대면진료보다 비용이 70% 가량 저렴해 사용자가 늘어나는 추세다.

중국 역시 2016년부터 병원과 환자 간에 원격의료를 시작해, 현재는 바이두 · 알리바바 · 텐센트 등 IT 기업들도 원격의료 서비스에 투자하고 있다.

싱가포르 원격진료인 '링임디(RingMD)'는 스마트 폰이나 테블릿을 통해 증상을 입력한 후 의료진 목록에서 프로필과 진료 정보를 선택하면 이후 오전 9시~오후 5시 실시간 원격진료를 받을 수 있도록 시행하고 있다.

(2) 국내 현황

원격영상 진단은 1988년 한국통신의 지원으로 서울대학교병원과 연천보건소 간에 시범사업으로 진행된 바가 있다. 그 후 1994년 경북 울진 의료원과 경북의대병원 전남 구례 보건의료원과 전남의대병원 간에 T1급 케이블을 연결하여 환자와 의사, 의사와 의사가 대화를 나누며 진료할 수 있는 원격의료시스템을 구축하여 사용중에 있다.

최근에는 사물인터넷(IoT)과 빅데이터를 활용한 인슈어테크 등 신 기술이 급속도로 진보하였으나 실생활에서는 이를 체감하기 어려운 실정이다. 의료계 등의 반발에 막혀 의료정보를 활용한 신기술 활용은 아직 법제화조차 되지 않았기 때문이다.

[7] 원격진료 유비쿼터스

유비쿼너스(Ubiquitous)는 '어디에나 있는, 아주 흔한' 뜻으로써 원격진료 유비쿼터스는 의료가 병원 외 일상생활의 모든 환경 또는 어느 장소에도 존재한다는 의미로 환자, 노약자, 장애자들이 거처하는 주택을 대상으로 재택의료 및 모니터링을 하는 것을 의미한다. 원격의료가 시행될 경우 진료정보가 전자적 형태로 네트워크를 통하여 전송됨으로 환자에 대한 대량의 정보를 입력하고 전송 및 저장하는 과정에서 안전성과 비밀 보장 문제가 발생할 수 있으므로 정보 기술적인 보안 방법들이 적용되어야한다.

AHIMA에서 제시한 원격의료기록의 필수사항은 다음과 같다.

① 환자명

② 식별번호

③ 진료날짜

④ 의뢰 의사명

⑤ 협진 의사명

⑥ 협진 의사의 기관명

⑦ 시행된 진료의 유형

⑧ 환자의 동의서

⑨ 진료결과

⑩ 진단 또는 추정진단명

⑪ 향후 치료를 위한 권고사항

[8] e-health

인터넷 및 정보시스템과 결합된 의료의 형태를 의미. 무선인터넷 등이 발달하기 전에 널리 사용된 말로서 u-health와 종종 혼용되기도 하나 u-health를 구성하는 하나의 요소이다.

e-Health라는 용어는 인터넷의 발전과 함께 사용되기 시작했다. 개인적으로는 인터넷 기술에 힘입어 원격측정기술을 이용한 원격진료기술을 개별 맞춤형으로 발전시킨 것으로 정의하고 있다. 인터넷 및 정보기술과 보건의료의 만남으로 e-Health라는 개념이 만들어졌으며, WHO는 2004년 보건 분야에서 보건의료를 지역 및 원거리에서 지원하기 위하여 디지털 데이터를 활용하는 것으로 정의하였다.

e-health 정의

- 일반적 정의 : 소비자의 건강상태를 시공간을 초월한 언제 어디서나 파악할 수 있는 의료서비스 산업
- 협의의 정의 : 보건의료조직 전반의 보건의료 데이터와 정보를 전자적으로 교환
- 포괄적 정의 : 인터넷 및 정보통신 기술을 수단으로 하여 보건의료대상자에게 시공간을 가리지 않고 향상된 보건의료정보와 서비스를 제공하고 의료지식 정보화에 대한 정신, 사고방식, 태도 등을 모두 포함

e-health 문제점

- 개인의 정보가 타인에게 유출 될 문제
- 보건의료정보에 대한 보안 문제
- 윤리성과 자료의 신뢰성 문제

[9] U-health

원격진료가 인터넷의 발전으로 e-Health라는 개념으로 발전되었듯이 최근 유비쿼터스 기술의 발전으로 인해 e-Health가 u-Health라는 개념으로 진화했다. u-Health는 가상공간에 접속 가능하면서 환자가 소지할 수 있는 소형화된 장치(device)를 통해서 환자의 지속적인 건강정보를 체계적으로 수집하는 것이 가능해져 e-Health 시대의 단점을 극복할 수 있게 되었다.

e-Health 서비스에서는 제한적일 수밖에 없었던 환자의 정보를 기반으로 하는 맞춤형 건강정보 제공이 u-Health 장치와 이로부터 얻어지는 환자의 개별화된 그리고 지속적인 정보를 분석하여 환자에게 맞춤한 건강정보로 생성해 내는 프로그램(ClinicalDecision Support system, CDSS) 등의 발전으로 가능해졌다.

- u-health : 정보통신기술 환경을 이용하여 언제어디서나 건강상태의 수집, 처리, 평가, 진단, 치료를 위한 모든 활동 즉, 보건의료와 IT의 연결 서비스
- u-health care : 온라인으로 치료받을 수 있는 원격 의료기술을 활용해 시공간 제약없이 의료서비스를 받을 수 있는 건강관리 서비스

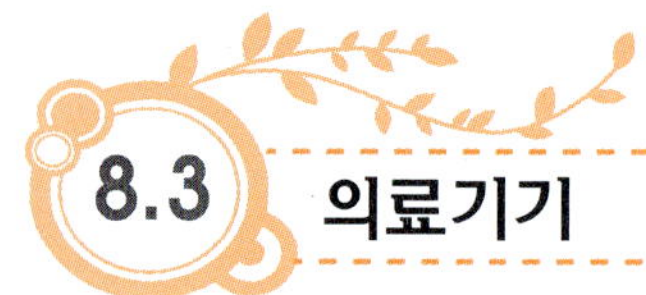

8.3 의료기기

8.3.1 의료기기의 개요

의료기기는 도구나 장비를 통하여 인체 또는 대상물로부터 필요한 정보를 추출하는 과정이라 할 수 있다. 인간의 감각기관을 통하여 직접 측정할 수 없거나 측정이 가능하지만 정량화가 어려울 경우, 여러 장비나 도구를 통하여 원하는 정보를 추출함으로써 의학적 의사결정을 지원하는 과정을 통틀어 의료기기라 할 수 있다. 20세기 이후, 급속한 기술의 발전은 인체에 대하여 그동안 측절할 수 없었던 많은 정보를 제공하여 주었으며, 21세기에 이르러 컴퓨터 및 정보공학의 발달은 의료기기와 의료정보시스템의 통합화 추세를 가속화시키고 있다. 완전한 전자의무기록시스템을 구성하기 위해서는 의료장비와 인터페이스도 앞으로 해결해야 할 숙제이다. 또한 원격진료 및 재택진료와 같은 미래 의료환경에 대응하기 위해서도 생체신호의 종류 및 의료장비를 통하여 얻을 수 있는 정보에 대한 지식이 요구된다. 따라서 본 장에서는 의료기기 기초적인 이론 및 의료장비의 특성을 이해하고 의료장비의 기초적인 동작원리를 살펴보고자 한다. 이장의 전반부에서는 의료기기와 관련된 기초적인 지식과 생체신호의 종류, 계측과 관련된 용어 등을 설명하였고, 후반부에서는 대표적인 진단용 의료장비에 대하여 설명하였다.

8.3.2 의료기기의 구성 요소

의료계측이 다른 일반적인 계측과 다른 점은 신호의 발생원이 생체조직이거나 생체조직에 내재된 에너지라는 것이다. 의료기기는 계측대상에 따라 접근방법이 매우 다양하지만 일반적으로 [그림 8-25]와 같은 요소로 구성되어 진다. 센서는 측정 대상으로부터 에너지 또는 정보를 다른 형태로(보통 전기적인 형태로) 변화시켜 준다. 이 신호는 계측자가 생체에 대한 정보를 얻어낼 수 있도록 증폭, 잡음제거 등 신호처리과정을 거쳐 표시되어 진다. 다음은 의료기기의 각 구성요소의 특성에 대한 설명이다.

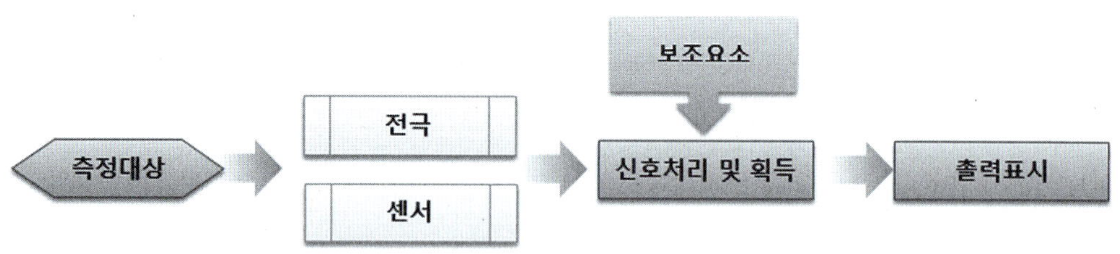

[그림 8-25] 의료기기시스템 구성요소

[1] 측정 대상(Measurand)

시스템이 측정하는 물리적인 량, 성질 또는 조건을 측정대상이라 하며, 의료기기에서의 측정대상은 인체의 상태를 파악할 수 있는 생체변수(Medical Parameter)를 일컫는다. 생체변수는 크게 물리적, 화학적, 전기적 변수로 분류할 수 있으며, 물리적변수(Physical Parameter)에는 힘, 압력, 음파, 유량, 온도 등이 있다. 화학적 변수(Chemical Parameter)에는 산소, 이산화탄소 등의 각종 기체의 농도 및 혈액, 소변, 뇌척수액 등의 체액에서의 각종 이온들의 농도가 있다. 전기적 변수(Electrical Parameter)에는 여러 가지 기관(심장, 뇌, 근육, 신경)에서 발생하는 생체전위(Biopotential)로서 심전도(ECG), 뇌전도(EEG), 근전도(EMG), 신경전도(ENG) 등이 있다.

① 물리적 변수(Physical Parameter) : 힘, 압력, 음파, 유량, 온도 등

② 화학적 변수(Chemical Parameter) : 산소, 이산화탄소 등의 각종 기체의 농도 및 혈액, 소변 뇌척수액 등의 채액에서의 각종 이온들의 농도들을 화학적 변수로 이용한다.

③ 전기적 변수(Electrical Parameter) : 여러 기관(심장, 뇌, 근육, 신경)에서 발생하는 생체 전위를 이용 심전도(ECG), 뇌전도(EEG), 근전도(EMG), 신경전도(ENG) 등의 기기에 이용된다.

[2] 전극 및 센서(Electrode and Sensor)

생체변수를 측정하는 방법은 전극을 사용하는 것과 센서를 사용하는 것으로 나뉠 수 있다. 일반적으로 전기적 변수는 전극을 이용하여 측정하지만, 물리적인 변수나 화학적 변수는 센서를 이용하여 측정량을 전기적 출력으로 변환시킨다. 생체신호용 전극은 이온에 의한 전류를 전기 시스템 내의 자유전자에 의한 전류로 변환시켜주는 일종의 변환기(Transducer) 역할을 한다. 전극은 측정하고자 하는 대상과 용도에 따라 여러 가지 형태가 있으나 일반적으로 심전도와 근전도 등을 측정하기 위해서는 일회용 표면전극을 많이 이용하고 있다. 일회용 전극인 신호를 충실하게 측정하기 위해 100mV 이내의 오프셋 전압과 150μV 이내의 잡음, 10Hz에서 2KΩ 이하의 임피던스와 같은 조건을 만족하여야 한다. 센서는 측정하고자 하는 대상에 따라 변위, 압력, 온도, 저항, 화학변수 등에 따라 매우 다양하며 하나의 대상을 측정하기 위하여 여러 센서를 조합하여 사용하기도 한다.

[3] 신호 처리 및 획득(Signal Conditioning and Acquisition)

보통 전극 및 센서의 출력은 직접 표시장치에 연결될 수 없으며, 적어도 신호의 증폭 또는 필터링 등의 간단한 신호 처리를 거쳐야만 한다. 이러한 신호 처리과정을 전처리(Preprocessing)이라 하는데, 만족스럽지 못한 전극 및 센서의 출력을 보상시킬 수 있으며, 잡음을 줄이기 위하여 반복된 신호의 평균을 취할 수도 있고, 취득한 정보를 시간영역(Time Domain)에서 주파수영역(Frequency Domain)으로 변환시키기도 한다. 예를 들어, 심전도 신호의 경우 인체에서 측정된 신호의 크기가 1mV정도이고 주파수가 205Hz 이하의 저주파 신호이다. 심전도 신호에는 불필요한 성분, 즉, 호흡에 의한 기저선 변동(Baseline Drift)이나 전력선에 의한 60Hz 잡음 등이 포함되어 있는데 이러한 잡음은 필터링에 의해 제거하는 과정이 필요하다. 최근 전자기술의 발전과 더불어 대부분의 의료장비에서 측정된 신호는 디지털 형태로 변환되어 처리된다. 전처리 과정 역시 디지털 형태로 신호처리과정을 수행할 수 있는데 DSP(Digital Signal Processor)에 의해 하드웨어적으로 구현되기도 하고 마이크로프로세서에 의해 소프트웨어적으로 구현되기도 한다. 생체신호의 전처리 과정 및 A/D변환(Analog to Digital conversion) 과정은 신호의 크기, 주파수 그리고 사용용도에 따라 장비의 설계가 달라진다. 심전도 장비의 경우 모니터링 장비에 비하여 진단용 장비는 매우 정밀한 증폭단이 필요하며, 따라서

신호의 왜곡을 가져올 수 있는 불필요한 아날로그 필터의 사용을 배제한 설계가 요구된다. A/D변환 역시 모니터링 장비의 경우 12bit 이하의 해상도와 초당 500회 이하의 샘플링이면 충분하지만 진단용 장비의 경우 16bit 이상의 고해상도와 초당1,000회 이상의 고속 샘플링을 할 수 있는 변환기가 요구된다.

[4] 출력 표시(Output Display)

계측 결과는 계측자가 인지할 수 있는 형태로 표시되어야 한다. 표시의 가장 좋은 형태는 계측자가 정보를 어떻게 이용하는가에 따라서 숫자 또는 그래프, 이산적 또는 연속적, 일시적 또는 영구적으로 될 수 있다. 사용자의 조작방법과 출력표시방법은 인간공학적 지침과 의료기기 설계를 위한 관습적 사용법에 따르도록 하여야 한다.

[5] 보조 요소(Auxiliary elements)

의료기기에 있어서 효율적인 신호계측 및 정보의 원활한 관리를 위해서 위와 같은 필수적인 요소 외에 교정장치, 제어장치, 저장 및 전송장치 등의 보조요소가 필요하다. 교정장치(Calibration Element)는 계측신호의 보정을 위해서 측정 대상과 같은 성질을 갖는 교정신호를 발생시키는 장치로 신호의 입력 또는 처리과정의 초기 단계에 가해져야 한다.

제어장치(Control Element)는 측정대상을 접속, 신호처리부의 조정, 출력의 표시, 저장, 전송의 흐름을 지시하기 위해서 필요하다. 저장장치(Storage Element)는 측정된 데이터의 분석이나 여러가지 형태의 신호처리 방법의 적용을 위해서 필요하며, 신호처리 전후 단계에서 신호를 저장하게 된다. 측정된 데이터 및 결과의 저장 및 원격지 공유를 위해서는 자료의 전송이 필요하며, 이 경우에는 전송수단에 따른 정보 형태의 변환이 요구된다.

8.3.3 의료기기의 동작 방식

여러 가지 생체변수를 측정하는 의료기기는 측정하는 생체변수의 성격, 측정의 연속성 등에 따라 [표 8-14]와 같이 그 동장 방식을 분류할 수 있다.

【표 8-14】 의료계측기기의 동작 방식 분류

측정대상의 특성	측정의 연속성	측정센서의 특성	측정정보의 신호 형태	측정정보의 처리방법
직접 계측 간접 계측	표본화 계측 연속 계측	발생 센서 변조 센서	아날로그 방식 디지털 방식	실시간 처리 지연시간 처리

[1] 측정대상의 성격 : 직접 계측 – 간접계측(Direct-Indirect Modes)

직접 계측은 측정대상(생체변수)을 직접 센서에 의해서 측정하는 방법으로, 측정대상이 쉽게 접근할 수 있으며 측정시 피검자에게 큰 고통을 주지 않는 경우에 사용된다. 대부분의 생체전위신호(심전도, 뇌전도 등)와 혈압, 혈액가스 측정 등이 직접 계측 방식에 속한다. 원하는 측정대상이 직접 접근하기에 불가능한 경우 그 측정대상과 알려진 관계에 있는 다른 측정대상을 계측함으로써 원하는 측정대상을 정량적으로 계측하는 방법을 간접 계측이라 한다. 예로 심박출량 측정시 호흡과 혈액가스의 농도를 이용하거나 염료희석법을 이용하는 것 등이다.

[2] 측정의 연속성 : 표본화 계측 – 연속 계측(Sampling-Continuous Modes)

표본화 계측은 측정대상이 천천히 변하는 경우에 적당한 간격을 두고 데이터를 취하는 방법으로, 신체의 이온 농도, 체온 등의 계측에 이용된다. 연속 계측은 측정대상의 파형, 주파수 성분 등에 대한 정보가 중요한 경우 연속적으로 데이터를 취하는 방법으로 심전도, 뇌전도 등의 계측이 대표적인 예이다.

[3] 측정센서의 성격 : 발생 센서 – 변조 센서(Generating-Modulating Sensors)

발생 센서는 신호의 출력을 측정대상으로부터 취한 에너지로부터 만들어 내는 측정방식에 사용되는 센서이다. 예를 들어 광다이오드 같은 경우 외부로부터의 추가적인 에너지 유입이 없이 센서에 입사되는 광량에 의해서 센서의 출력을 결정하기 때문에 광다이오드는 발생 센서라 할 수 있다.

반면에 변조 센서는 센서 외부로부터의 에너지 흐름을 측정대상에 의해 변형되도록 하여 센서의 출력이 변하도록 하는 센서이다. 광도전성 소자는 입사된 광량에 의해 저항이 변하게 되므로 이의 측정을 위해서는 외부로부터 별도의 에너지(전위)를 가하여 센서에 흐르는 전류의 변화를 측정해야 하므로, 광도전성 소자는 변조 센서이다.

[4] 측정정보의 신호형태 : 아날로그 방식 – 디지털 방식(Analog-Digital Modes)

측정정보를 가진 신호의 형태가 연속적이며 동작범위 내에서 임의의 값을 지니는 경우 이를 아날로그 방식이라 하며, 신호가 이산적이며 유한개의 값을 가지는 경우를 디지털 방식이라 한다.

대부분의 전극 및 센서에서의 출력신호는 아날로그 형태이지만, 디지털 신호처리의 장점을 살리기 위해 아날로그 신호의 디지털 신호로의 변환이 필요하다.

디지털 신호처리기(컴퓨터)를 아날로그 센서 또는 아날로그 표시기에 접속시키기 위해서는 아날로그-디지털 변환기(ADC : Analog-Digital Converter) 또는 디지털-아날로그변환기(DAC : Digital-Analog Converter)가 필요하다.

디지털 동작방식의 장점은 높은 정확도, 반복성, 신뢰성, 잡음에 대한 면역성 등을 들 수 있다. 디지털 표시방법이 높은 정확성과 쉽게 읽을 수 있는 장점을 가지고 있으나, 아직도 많은 임상의들은 일정 제한 범위 안에서의 생리변수의 변화를 관찰하거나 급박한 변화 형태의 관찰을 위해서는 아날로그 표시방법을 선호하고 있다.

[5] 측정정보의 처리방법 : 실시간 처리 – 지연시간 처리(Real time-Delayed time Modes)

센서로부터의 신호 발생 시 신호를 측정하여 결과를 표시하는 방식을 실시간 처리방식이라 한다. 그러나 평균법 또는 신호변환방법에 의한 신호처리를 하는 경우 결과나 나오려면 상당량의 신호입력이 요구되기 때문에 출력이 나오기까지는 시간이 필요하다. 이를 지연시간방식이라 하며, 이는 출력에 따른 긴급한 피드백이나 제어를 필요로 하지 않는 경우에 적합한 방식이다.

8.3.4 의료기기의 동작 특성

[1] 정적 특성(Static Characteristics)

① 정확도(Accuracy) : 얼마나 측정값이 참값에 가까운가?

② 정밀도(Precision) : 얼마나 정밀한 단위까지 측정할 수 있는가?

③ 해상도(Resolution) : 측정 가능한 가장 작은 증가분

④ 재현성(Reproducibility) : 여러 번 측정했을 때 동일한 수치가 나오는가?

⑤ 정적감도(Static Sensitivity)

⑥ 영점표류(Zero Drift)

⑦ 감도표류(Sensitivity Drift)

⑧ 선형성(Linearity) : 입출력 곡선의 직선성

⑨ 입력범위(Input Range)

⑩ 입력 임피던스

[2] 동적 특성(Dynamic Characteristics)

① 0차 기기(Zero-order Instrument)

② 1차 기기(Frist-order Instrument)

③ 2차 기기(Second-order Instrument)

【표 8-15】 의료계측기기의 동작 특성

정적 특성	동적 특성
- 정확성/정밀도/해상도 - 재현성/정적감도/영점표류 - 감도표류/선형성/입력범위 - 입력 임피던스	- 0차 기기 - 1차 기기 - 2차 기기

[3] 생체신호의 정의

자연에 존재하는 모든 개체들 간의 정보전달의 수단으로 정보를 전달할 수 있는 검출이 가능한 물리적 양의 변환하여 측정한다.

탐구 대상인 인체로부터의 다양한 생체신호가 여러 가지 형태로 전달하여 현재의 기술적 한계에 의해 그 중에 일부만 사용하고 있다.

생체신호를 적당한 방법으로 수집하고 처리하여 그 안에 담겨진 정보를 최대한 획득하는 일을 생체신호의 처리라 한다.

[4] 생체신호의 종류

① 기초생체 정보 : 체온, 혈압, 맥박 등

② 심전도(ECG,EKG) : 심장의 전기적 활동을 기록, 심장질환 진단, 고혈압 등

③ 근전도(EMR) : 근육의 전기적 활동을 기록, 재활의학, 당뇨병, 신경RP 질환 진단 등

④ 뇌파도(EEG) : 뇌 신경계의 전기적 활동을 기록한 파형, 신경외과, 정신과 등

[5] 생체신호처리의 목적

① 정보기술을 통하여 임상의의 인간적 한계를 극복할 수 있는 정보를 제공하여 직관적인 관찰과 경험적인 판단의 한계를 극복할 수 있도록 도와준다.

② 보이지 않는 정보를 제공함으로써 진단에 결정적인 정보를 제공

③ 주파수 분석, 파형분석, 잡음제거 등을 이용하여 특수처리(데이터 재구성, 카오스이론, 인공지능 기법) 등을 통하여 임상의의 지각능력을 높여줌

④ 컴퓨터를 이용하여 장시간의 신호를 기록하고 처리

⑤ 디지털 데이터의 전송을 통하여 원격의료/진단/자문

⑥ 다양한 형태(표, 그래프 등)의 표현을 통하여 새로운 진단기준을 제시하여 자동경로로 담당자의 부주의를 보완하며 적절한 행동을 추천한다.

[6] 신호의 특성에 따른 분류

① 결정론적 신호

- 주기 신호 : 주기적으로 반복되는 신호파형
- 준주기 신호 : 거의 주기적으로 반복되는 신호파형
- 비주기 신호 : 일회적으로 발생하는 신호파형

② 통계론적 신호

- 정적신호 : 통계적 특성이 시간에 따라 변하지 않는 신호
- 비정적 신호 : 통계적 특성이 시간에 따라 변화는 신호

[7] 신호의 차원에 따른 분류

① 1차적 신호 : y=f(t), 심전도, 근전도, 뇌파

② 2차적 신호 : z=g(x,y), 영상(이미지)

③ 3차적 신호 : z=g(x, y, t), 동영상

【표 8-16】 신호의 특성에 따른 분류

결정론적 신호	통계론적 신호
- 주기 신호 : 주기적으로 반복되는 신호파형 - 준주기 신호 : 거의 주기적으로 반복 신호파형 - 비주기 신호 : 일회적으로 발생하는 신호파형	- 정적신호 : 통계적 특성, 시간에 따라 변하지 않는 신호 - 비정적 신호 : 통계적 신호, 시간에 따라 변하는 신호

8.3.5 의료기기의 종류 및 특성

임상에서 기초적으로 사용하는 장비는 활력징후(Vital Signs)를 측정할 수 있는 장비로 청진기, 체온계, 혈압계 등을 들 수 있다. 지금까지 이러한 장비는 주로 기계적인 형태로 구성되어 있으며 아날로그 정보를 제공하여 왔으나, 최근 의료장비의 전자화/첨단화와 더불어 센서, 마이크로프로세서 등을 내장한 디지털 시스템이 개발되어 사용되어지고 있다.

이외에 임상에서 일반적으로 사용되는 필수 의료기기기기는 기능적으로 심혈관계 생체변수 측정장비, 호흡관련 장비, 뇌와 관련된 장비, 근전도 장비 그리고 각종 화학적 분석장비 등으로 나눌 수 있다. X선, 초음파 등을 이용한 의료 영상장비와 방사선 장비 등은 다음 장에서 다루기로 한다. 다음은 임상에 사용되고 있는 장비와 장비에 대한 개요이다.

[1] 심전계(ECG : Electrocardiograph)

1887년 Waller에 의해 인간의 심전도가 최초로 기록된 이후, 심전도 관련 장비와 연구는 의공학 분야 연구 대상의 중심에 있어 왔다. 단순한 심전도 기록계에서부터 심전도 자동진단 장비에 이르기까지 많은 연구가 있어 왔으며, 현재에도 다양한 연구가 시도되고 있다. 심전계는 심장의 여러 부위에서의 전기적인 탈분(Depolarization)과 재분극(Repolarization)이 전파되는 과정을 기록하는 장비이다. 심전도는 측정방법에 따라 체표면에 전극을 부착하여 심장의 전기적인 활동을 기록하는 'Electrocardiogram', 심장에 직접 전극을 부착하여 측정하는 'Cardiac Electrogram' 등으로 나뉠 수 있으나 일반적으로 심전도라 하면 전자를 가리키는 것이다.

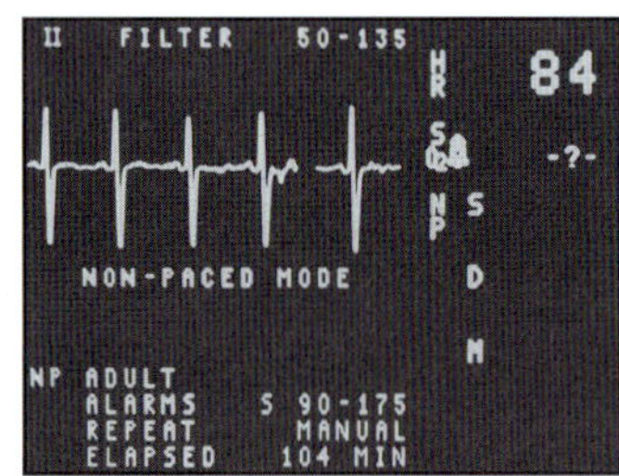

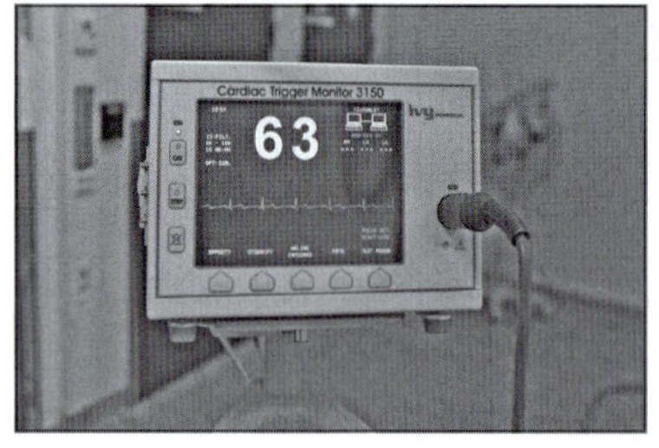

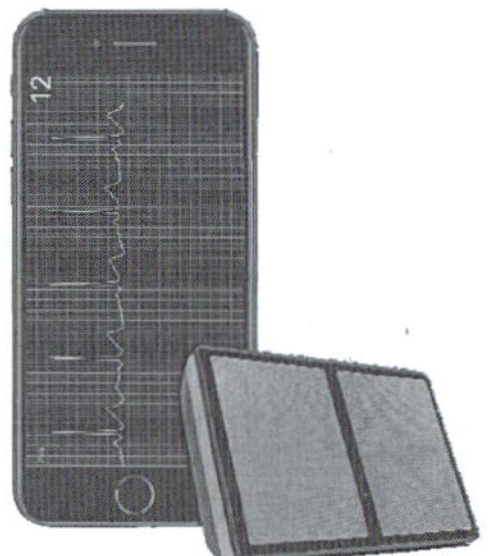

[그림 8-26] 고정형 및 이동형 심전도기 예시

[2] 환자감시장치(PMS : Patient Monitoring System)

환자감시장치는 임상에서 가장 일반적으로 사용하는 장비로 심전도, 혈압(NIBP/IBP), 호흡, 맥박 산소 포화도, 등의 생체 기초 파라메타를 연속적으로 화면에 표시하고 환자의 상태를 감시할 수 있는 기초 장비이다. 제조회사별로 기능 및 사양은 다양하지만 일반적으로 1 또는 3채널 심전도 모니터를 기반으로 설계되어 있다. 평균 심박수(Heart Rate), 혈압, 산소 포화도를 숫자로 표시하고, 각 파라메타에 대하여 상한과 하한 값을 설정할 수 있어 일정범위를 벗어날 경우 경보를 울린다.

환자감시장치는 각각 독립적으로 운영될 수도 있고, 여러 대를 중앙 모니터 장비에서 통합하여 모니터링 및 관리를 할 수도 있다.

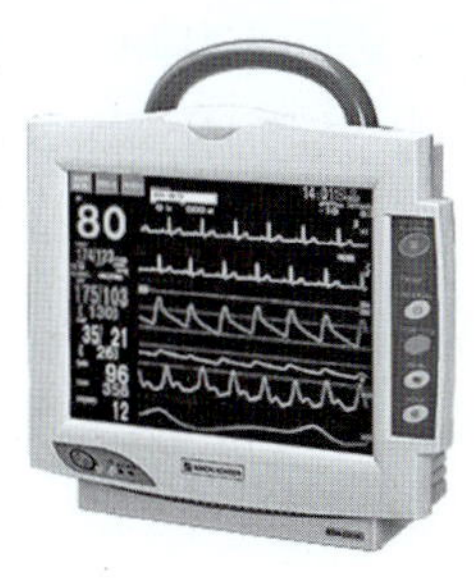
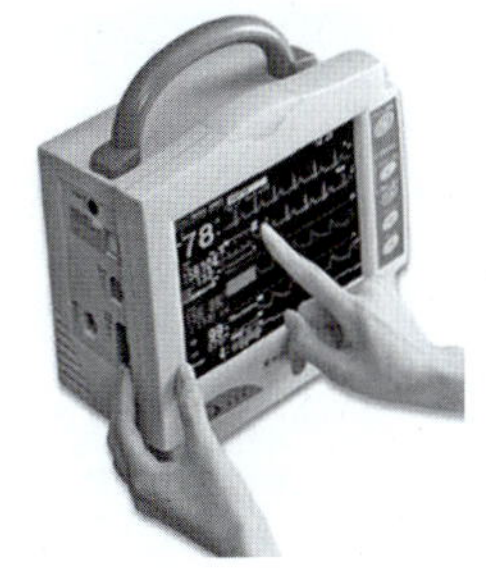
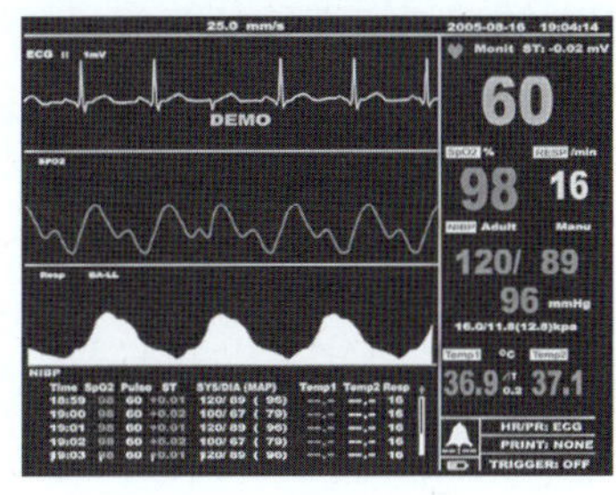

[그림 8-27] Patient Monitoring System

[3] 혈압측정 장비

환자의 혈압을 측정하는 것은 가장 일반화된 임상측정의 하나로 외래 진찰실로부터 수술실에 이르기까지 거의 모든 임상분야에서 시행되고 있다. 인체에 혈압을 측정하는 방법은 크게 직업(관혈적, Invasive) 계측방법과 간접(비관혈적, Noninvasive) 계측 방법이 있다.

가장 일반적인 혈압측정법은 압력커프, 압력계, 청진기를 이용한 간접측정 방식이다. 이 방법은 커프의 압력에 의한 혈류의 소리(Korotkoff Sound)나 맥박을 감지함으로써 비교적 간단하게 혈압을 측정할 수 있다. 최근 디지털 혈압계는 청진기 대신에 마이크로폰과 전자 압력계를 이용하여 제작된 것이다. 그러나 이 방법은 유아나 저혈압 환자인 경우 정확한 측정이 어렵고 호흡이나 혈관의 긴장도에 의해 오차가 발생할 수 있다. 정확한 측정을 위해서는 도자(Catheter)나 특수한 바늘과 유도선(Guide-Wire)을 혈관 내에 직접 삽입하는 직접 측정법이 있다.

직접 측정법은 혈압원과 외부의 센서를 유체로 채워진 도자로 연결하여 압력을 측정하는 방법과 소형화된 센서를 혈압원 가까이 직접 삽입하는 방법으로 나누어진다. 센서는 스트레인 게이지(Strain Gauge)나 압전소자, 광전소자, 선형적 가변 차동변압기, 가변유도용량기 등을 사용하고 있다.

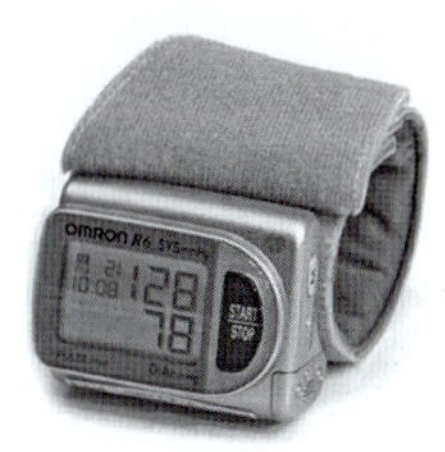
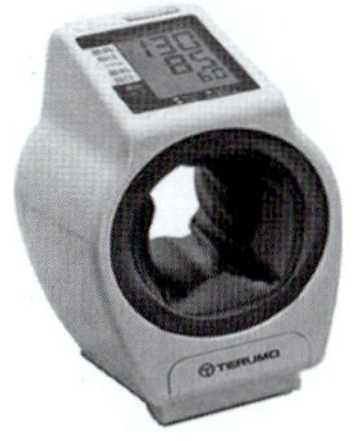

[그림 8-28] 혈압 측정 장비

[4] 혈류측정(Blood Flow Measurement)

혈류는 혈압보다 환자의 상태를 더 정확히 나타내주는 파라메터이나 측정하기가 어렵다. 혈류를 측정하는 방법은 크게 나누어 현재 임상에서의 표준방법인 희석법(열, 염료, Fick방법), 전자유량계(Electromagnetic flowmeter) 등의 관혈적인 방법과 초음파, 임피던스, 광등을 이용한 비관혈적인 방법이 있다. 이들 중에서 가장 정확한 방법은 전자유량계를 이용한 측정 방법이나 측정하고자 하는 혈관을 노출시켜야 하므로 주로 동물실험에 많이 사용된다. 초음파는 측정된 혈류의 속도에 혈관의 단면적을 곱하여 혈류를 측정하는데 비관혈적이며 비교적 정확하나, 피부근처에 위치한 혈관에만 적용가능하며 장비가 고가이고 고도의 측정기술을 요하는 단점이 있다.

광혈량측정법(Photo-Plethysmograph)은 정량적인 혈류량을 측정할 수는 없지만 매우 간단한 방법으로 펄스의 속도나 심장의 박동률 등을 검출할 수 있다. 광혈량측정법은 광원에서 발생된 빛이 인체 구조물을 통과할 때 발생하는 투과율 또는 반사율의 변화를 광센서를 이용하여 측정한다.

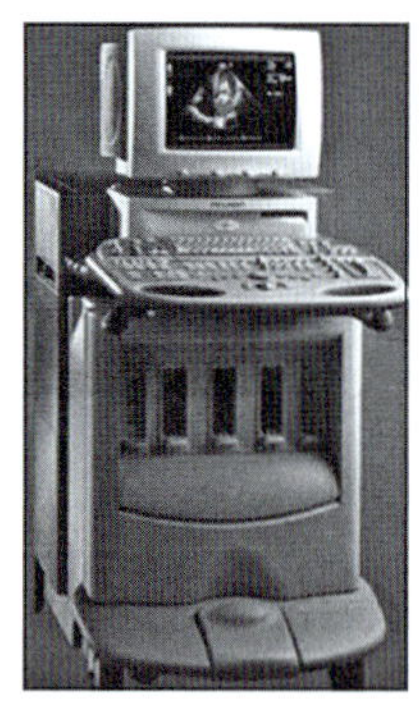

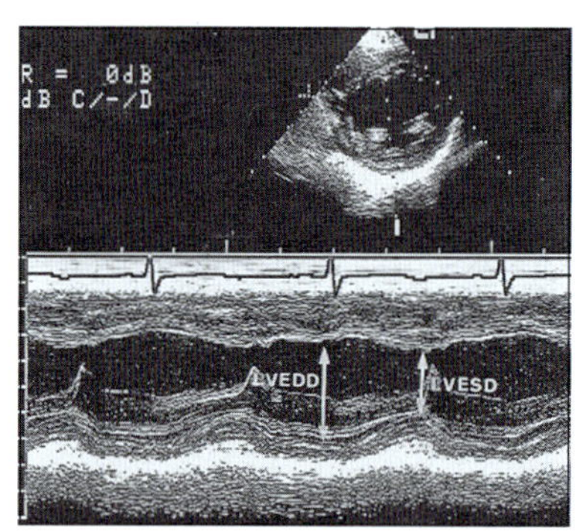

[그림 8-29] 혈류 측정 장비

[5] 호흡계측 장비(Pneumograph)

호흡을 측정하는 방법은 크게 임피던스를 이용한 방법과 스트레인게이지를 이용한 방법, 그리고 온도센서를 이용한 방법 등이 있다. 피검자가 호흡을 하면 흡기와 호기 시에 흉곽체적의 변화가 일어나게 된다. 체적의 변화는 기계적인 부피의 변화뿐만 아니라, 전기적인 임피던스 값도 변화를 시킨다.

임피던스법은 피검자의 흉부에 전극을 부착시키고 호흡에 따른 전기적 임피던스의 변화를 측정하는 방법이고 스트레인게이지법은 체적의 변화를 직접 전기적인 저항 값으로 변화시켜 측정하는 방법이다.

위의 방법보다 간편한 방법은 온도 센서를 이용한 방법이다. 피검자의 코 끝에 서미스터(Thermister)와 같은 온도 센서를 부착하여 흡기와 호기시에 발생하는 공기의 온도 차이를 측정한다. 이 방법은 호흡량을 정량적으로 측정하기는 어려우나 피검자의 호흡속도나 호흡 유지여부를 판별하기에는 충분하다.

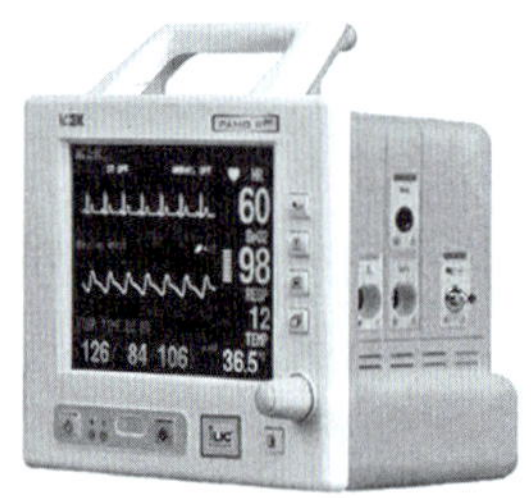

[그림 8-30] 호흡 계측 장비

[6] 근전계(EMG : Electromyograph)

근전도란 근육의 전기활동을 기록한 것으로서 근육의 생리학적 또는 병태 생리학적 상태와 지배신경들의 활동 양식을 조사하여 근육 및 그를 지배하는 신경의 상태를 진단하는데 이용되고 있다. 근전도 신호는 거의 직류에 가까운 성분에서 수 KHz에 이르는 성분까지 비교적 넓은 주파수 범위를 가지고 있으며 진폭도 전극의 종류에 따라 100μV에서 수십 mV에 이르기까지 다양하다. 따라서 근전도 증폭기는 넓은 주파수 대역에서 균일한 이득을 가지고 있어야 하며 전극의 종류에 따라 이득을 조정할 수 있어야 한다. 만약 근전도용 침전극을 사용할 경우, 전극의 표면이 표면전극에 비하여 매우 작으므로 임피던스가 높다. 따라서 신호를 충실하게 재생하기 위해서는 증폭기의 임피던스가 높아야 한다.

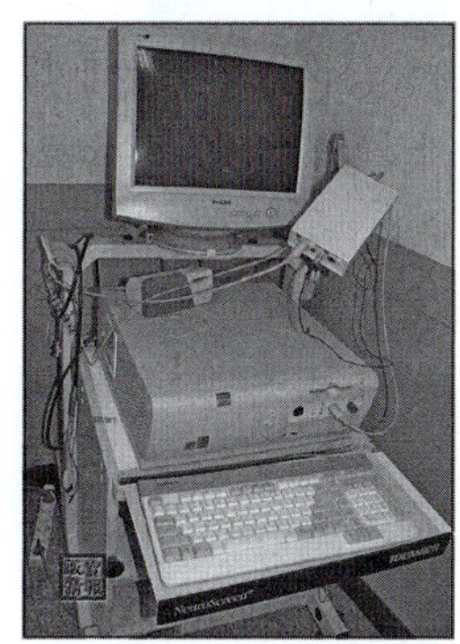

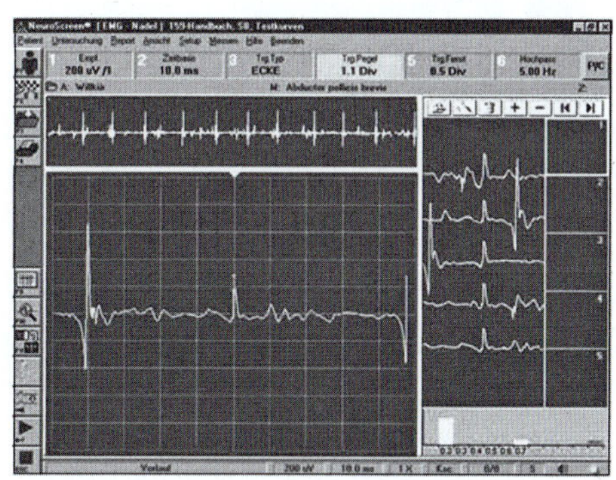

[그림 8-31] 근전계 장비

[7] 뇌파계(EEG : Electroencephalograph)

뇌파는 뇌의 대뇌 피질에서 발생되는 자발성 전위이며 일반적으로 두피에 부착된 전극으로부터 유도된다. 두피상에서 측정되는 뇌파의 전위는 수 μV에서 300μV 정도이며 주파수 대역도 100Hz 이하의 저주파 신호이다. 일반적으로 뇌파계에서는 8에서 32개소의 뇌파를 동시에 측정하며 측정시 빛과 소리로 감각기관을 자극하여 안정 상태와 비교하기도 한다.

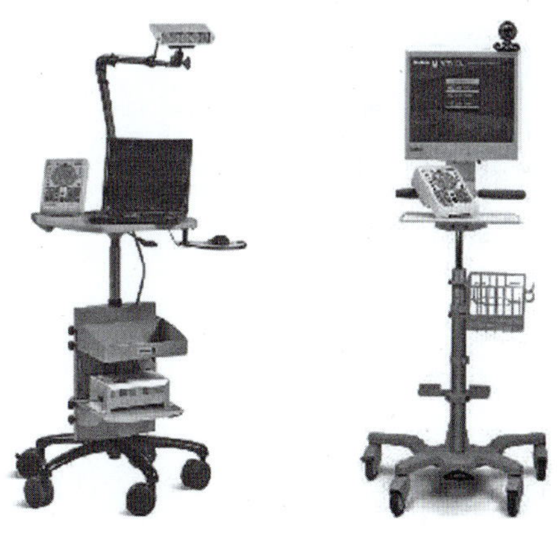

[그림 8-32] 뇌파계 측정 장비

[8] 농도측정(Concentration Measurement)

혈액이나 소변 등의 체액에 많은 종류들의 이온이 존재하는데 이러한 이온들의 농도를 측정함으로써 여러 질병을 진단하는데 많은 도움이 된다. 이들 중 중요한 이온들로는 암모니아, 칼슘, 염소, 질소, 칼륨, 나트륨, 알루미늄, 마그네슘, 수온 등으로서, 각 이온의 농도를 측정하기 위해 각기 다른 전극을 사용하며 유리전극이 많이 쓰인다. 실제에 있어서 이온의 농도가 직접 측정되는 것은 아니고 이온의 활동성이 측정되어 이온의 농도가 계산되는 것이다.

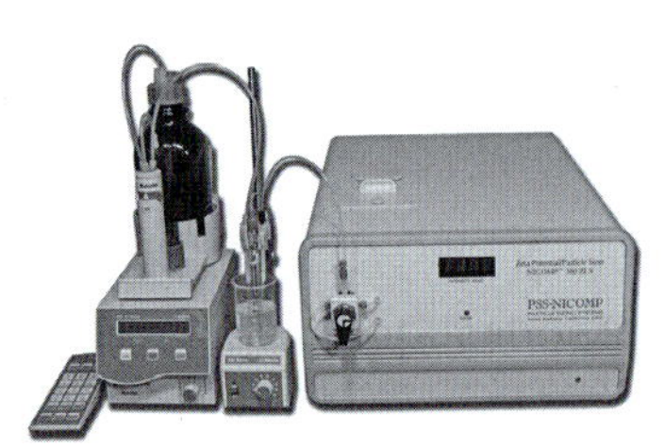

[그림 8-33] 농도 측정 장비

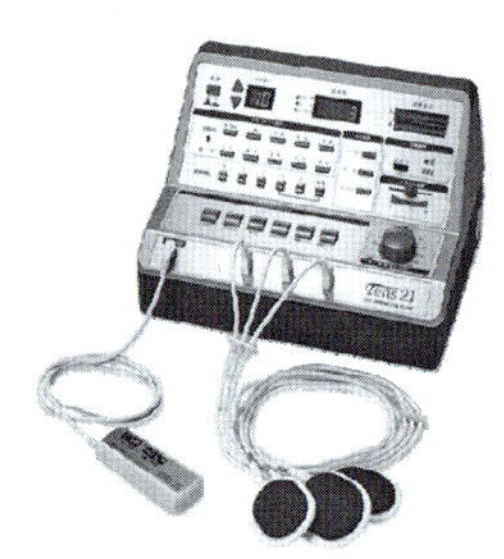

[그림 8-34] 경피 신경 자극 치료 장비

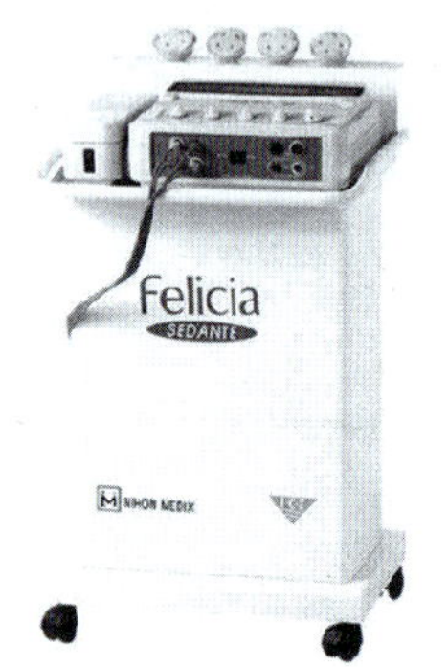

[그림 8-35] 간섭파 전류 치료 장비

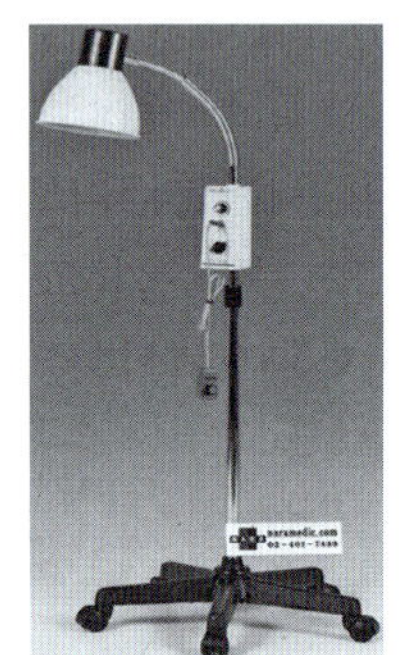

[그림 8-36] 자외선 발생 장비

[제9장]

데이터베이스

9.1 의료데이터베이스

9.1.1 데이터베이스의 개요

[1] 데이터베이스의 정의

데이터베이스(Data Base)란 논리적으로 연관된 하나 이상의 자료의 모음으로 그 내용을 고도로 구조함으로써 검색과 갱신의 효율화를 꾀한 것이다. 즉, 몇 개의 자료 파일을 조직적으로 통합하여 자료 항목의 중복을 없애고 자료를 구조화하여 기억시켜 놓은 자료의 집합체라고 할 수 있다.

이 용어가 처음 사용된 것은 1963년 6월 미국 SDC(System Development Corporation)가 산타모니카에서 개최한 '컴퓨터 중심의 데이터베이스 개발과 관리'라는 심포지엄 제목에서 공식으로 사용되었다.

이 심포지엄에서 발표된 많은 논문들은 대부분 자료 파일에서 정보를 쉽게 검색하는 작업에 관련된 것들이었으며, 데이터베이스란 단순히 자기 테이프와 같은 보조기억장치에 저장된 자료 파일의 의미로 쓰였다.

현대적인 의미의 데이터베이스 개념을 확립한 사람은 당시 제너럴일렉트릭사(社)에 있던 C.바크만으로 그는 1963년 IDS(Integrated Data Store)라는 데이터베이스 관리시스템을 만들었다.

현실 세계에 근거를 둔 여러 데이터를 통합하는 관점에서 서로 관련성이 있는 정보의 중복을 최소화하여 하나의 저장 공간에 기록함으로써 다수의 사용자로 하여금 필요한 정보를 공유하도록 하는 정보의 집합체이고, 서로 관련이 있는 자료들의 집합으로 컴퓨터에 의해 처리되는 자료 관리 시스템

① 통합된 데이터(Integrated Data) : 통합이란 원칙적으로 같은 자료의 중복이 없는 총괄적인 집약을 의미

② 저장된 데이터(Stored Data) : 저장이란 자기 테이프나 자기 디스크와 같은 컴퓨터 기억 매체에 수록하는 것을 의미

③ 운영 데이터(Operational Data) : 데이터베이스에 있는 자료는 운영 데이터로, 운영이란 단순한 자료가 아닌 조직의 고유 기능을 수행하기 위해 필요한 자료

④ 공용 데이터(Shared Data) : 한 조직에서 여러 응용 프로그램이 공동으로 소유, 유지 가능한 데이터

보건의료분야의 데이터베이스는 모든 의사결정에서 데이터는 중심적인 역할을 수행하므로 데이터는 신뢰할 수 있고 완전하며, 구조화가 잘되어야 하고, 처방전이나 진료내역 및 진료비, 약품, 의료소모품 등 다양한 구조를 가진 자료를 통합하여 저장하고 관리해야 한다. 자료의 종류에 따라서는 장기간 저장을 해야 하고 임상연구나 진단에 관한 의사결정을 지원하기 위하여 필요자료 및 의학영상자료도 저장하여 필요시 즉시 추출할 수도 있어야 한다.

[2] 의료데이터베이스의 내용에 따른 분류

의료데이터베이스는 그 안에 저장되어 데이터의 내용에 따라 세부적으로 환자 데이터베이스, 진료 데이터베이스, 약품 데이터베이스, 입퇴원 데이터베이스, 수납 데이터베이스 등으로 다양하게 구분할 수 있다. 다음의 분류는 의료분야 전문가들의 업무내용 등을 중심으로 임의로 분류한 것으로, 필요에 따라 이 분류보다 더 큰 그룹으로 분류할 수도 있고 더 세부적으로 분류할 수도 있다.

① 환자 데이터베이스 : 환자의 이름, 주민등록번호, 주소, 전화번호, 보험가입정보 등 병원에 서 환자관리를 위해 필요한 기본적인 데이터가 저장되어 있는 데이터베이스

② 진료 데이터베이스 : 병원에서 환자를 진료한 일시, 진료내용, 처방내역, 검사내역 등 환자 진료 시 발생하는 모든 의무기록사항이 저장되어 있는 데이터베이스

③ 수납 데이터베이스 : 환자 진료비 수납과 관련된 세부적인 내역이 저장되어 있는 데이터베이스

④ 입퇴원 데이터베이스 : 입원환자의 입원과 퇴원에 관한 상세한 내역이 저장되어 있는 데이터베이스

⑤ 질병 데이터베이스 : 질병의 증상, 원인, 진단, 치료, 간호, 예방방법 등 질병 중심의 다양한 정보가 저장되어 있는 데이터베이스

⑥ 약품 데이터베이스 : 약품의 성분, 용도, 사용법, 상호작용, 부작용, 등 약품에 관한 다양한 정보가 저장되어 있는 데이터베이스

⑦ 검사 데이터베이스 : 검사의 목적, 방법, 검사 시 유의사항 등 검사에 관한 다양한 정보가 저장되어 있는 데이터베이스

⑧ 의료기기 데이터베이스 : 의료기기의 용도, 사용법, 부작용 등 의료기기에 관한 다양한 정보가 저장되어 있는 데이터베이스

⑨ 의료보험 데이터베이스 : 의료보험료 청구에 관한 세부 내역이 정보가 저장되어 있는 데이터베이스

⑩ 의료기관 데이터베이스 : 병원, 보건진료소 등 의료기관의 위치, 진료내용, 의료인, 규모 등 의료기관에 관한 다양한 정보가 저장되어 있는 데이터베이스

⑪ 의료관련기관 데이터베이스 : 보건소, 건강보험관리공단 등 의료분야 관련 기관의 위치, 주요 업무 등 의료기관을 제외한 의료분야 관련 기관에 관한 다양한 정보가 저장되어 있는 데이터베이스

⑫ 건강관리 데이터베이스 : 운동, 식이요법, 생활습관 등 질병예방 및 건강관리에 관한 다양한 정보가 저장되어 있는 데이터베이스

⑬ 의료관계법규 데이터베이스 : 의료분야 관련 법규에 관한 상세한 정보가 저장되어 있는 데이터베이스

⑭ 병원관리 데이터베이스 : 회계내역 등 병원경영에 필요한 다양한 정보가 저장되어 있는 데이터베이스

⑮ 의료분야 전문가 데이터베이스 : 의료인, 약사, 의료기사, 사회복지사 등 의료관련 직종 종사자에 관한 다양한 정보가 저장되어 있는 데이터베이스

⑯ 의료분야 문헌 데이터베이스 : 의료분야의 연구에 필요한 각종 문헌정보가 저장되어 있는 데이터베이스

⑰ 의료뉴스 데이터베이스 : 의료분야의 최신 뉴스가 저장되어 있는 데이터베이스

[3] 데이터베이스의 필요성

데이터의 양이 방대해 지면서, 그에 대한 자료의 조회나 삭제, 변경 등의 어려움이 많아진다. 이를 데이터베이스로 관리하면 그에 대한 인력, 시간 등의 비용을 줄일 수 있으며, 효율적인 관리 또한 가능하기 때문에 사용하는 것이다.

① 일반적으로 데이터는 구조화되어 있지 못하여 기록이 중복되고 기록 양식이 상이하며, 또한 검색 및 수정에 어려움이 있는 등 효율적인 업무 추진에 많은 지장을 초래한다.

② 늘어나는 데이터양의 관리가 점차 어려워져 과거의 파일시스템으로는 이를 감당하기가 어렵게 되었다.

③ 의료기관 및 기업 등에서도 조직의 규모가 수직적 또는 수평적으로 커짐에 따라 데이터를 통합적이며, 생산적인 정보 창출을 위해서는 발전적인 방법이 필요하게 되어 산업 전반에 걸쳐 보다 선진적인 데이터베이스관리시스템 구축이 요구되고 있다.

[4] 데이터베이스의 목적

자료 관리의 필요성으로 늘어나는 데이터양과 관리가 점차 어려워져 과거의 파일처리시스템(File Processing Systems)으로는 이를 감당하기가 어렵게 되어 [표 9-1]과 같은 목적으로 데이터베이스가 활용되고 있고, 데이터베이스 정의가 함축하고 있는 의미와 설계 시 고려 사항은 [그림 9-1]과 같다.

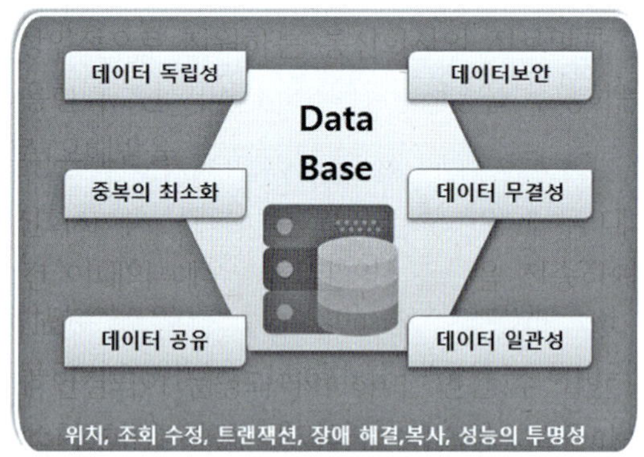

[그림 9-1] 데이터베이스 설계시 고려사항

(1) 데이터의 독립성(Data Independence)

논리적 독립성은 데이터베이스의 논리적 구조 변경이 응용 프로그램에 영향을 미치지 않는 성질을 의미하고, 물리적 독립성은 데이터베이스의 물리적 구조 변경이 데이터베이스의 논리적 구조나 응용 프로그램에 영향을 주지 않는 성질을 의미한다.

(2) 중복의 최소화(Minimal Redundancy)

데이터베이스의 경우 자동적으로 중복이 배제되는 것이 아니라 동일한 데이터의 중복을 최소화시킴으로써 데이터를 처리할 때 드는 저장공간 절약 및 데이터 수정 사항에 대해서도 신속하게 적응할 수 있도록 변화된 데이터를 대상으로 업무를 처리할 수 있다. 따라서 데이터의 집중 관리가 가능하며 저장 경비가 절감된다.

(3) 데이터 공유(Data Sharing)

여러 응용 프로그램이 데이터베이스내의 데이터를 공동 사용하며, 신규 프로그램도 기존의 데이터를 활용할 수 있다.

(4) 데이터 보안(Security)

데이터베이스 안의 데이터는 아무나 접근할 수 있는 것이 아니라, 데이터를 소유한 사람이나 데이터에 대한 접근이 허가된 사람만이 접근할 수 있다. 데이터에 접근 시 사용자의 계정에 따라서 다른 권한을 갖도록 함으로써 데이터가 수정되거나 파괴되는 것을 방지하고, 취급 시 권한과 한계를 정의함으로써 보안이 유지된다.

(5) 데이터 무결성 유지(Integrity)

데이터베이스에 들어 있는 통합된 데이터의 정확성을 보장하는 데이터베이스의 목적 중의 하나가 무결성이다. 중앙 통제에 의한 갱신과 검증 프로그램의 운용으로 여러 파일의 데이터가 서로 일치하지 않는 현상인 데이터의 불일치를 없앨 수 있는데, 이러한 불일치의 문제는 무결성의 결핍을 나타내는 데이터 관리상의 중대한 약점이다.

(6) 일관성(Consistency)

파일처리 방식에서 여러 곳에 중복되어 관리되던 파일들은 데이터베이스 방식을 도입함으로써 하나의 논리적 구조로 통합된다. 일반적으로 데이터 항목의 각 값이 데이터베이스에 중복 없이 한번만 기록될 때 데이터의 일관성 유지가 훨씬 용이해진다.

데이터 항목의 중복을 허용하지 않아야 하나 현실적으로 불가능할 경우 서로 다른 항목에 나타난 자료는 일치해야 한다.

【표 9-1】 데이터베이스 목적

구분	의미
데이터의 독립성	논리적 독립성, 물리적 독립성
중복의 최소화	동일한 데이터를 공동 사용할 수 있도록 중복을 최소화
데이터의 공유	서로 다른 사용자가 서로 다른 목적으로 동일한 시간에 동시에 사용 가능
데이터의 보안	사고로부터 안전을 보장할 수 있으며 비밀의 유지가 가능
데이터의 무결성	데이터의 정확성을 의미
데이터의 일관성	데이터 항목의 중복을 허용하지만 서로 다른 항목에 대한 자료의 일관성
데이터의 표준화	데이터의 자료의 표준화

[5] 데이터베이스의 특징

데이터베이스가 가지는 몇 가지 특성을 살펴봄으로써 그 뜻을 보다 명확히 할 수 있다. 첫째 똑같은 자료를 중복하여 저장하지 않는 통합된 자료이며, 둘째 컴퓨터가 액세스하여 처리할 수 있는 저장장치에 수록된 자료이며, 셋째 어떤 조직의 기능을 수행하는 데 없어서는 안 되며 존재 목적이 뚜렷하고 유용성 있는 운영 자료이기 때문에 임시로 필요해서 모아 놓은 데이터나 단순한 입출력 자료가 아니라는 점이며, 넷째 한 조직에서 가지는 데이터베이스는 그 조직 내의 모든 사람들이 소유하고 유지하며 이용하는 공동 자료로서 각 사용자는 같은 데이터라 할지라도 각자의 응용 목적에 따라 다르게 사용할 수 있다는 점이다.

① 실시간 접근(Real-Time Accessibility) : 질의에 대한 실시간 처리 및 응답을 처리할 수 있도록 지원

② 계속적인 변화(Continuous Evolution) : 삽입, 삭제, 갱신을 통해서 현재의 정확한 데이터를 동적으로 유지

③ 동시 고유(Concurrent Sharing) : 여러 사용자가 동시에 공유

④ 내용에 의한 참조(Content Reference) : 위치나 주소가 아닌 데이터 내용, 즉 값에 따라 참조

데이터베이스에는 다양한 정보가 수록되어 있으며, 사용자는 데이터베이스관리시스템(DBMS)을 이용하여 데이터의 읽고/쓰기를 제한하거나, 보고서 작성 또는 데이터의 활용도를 분석할 수 있다. 데이터베이스의 장단점의 [표 9-2]와 같다.

【표 9-2】 데이터베이스의 장 · 단점

장점	단점
- 데이터관리의 용이성 - 데이터 중복을 최소화한다. - 데이터 공용할 수 있다. - 일관성을 유지할 수 있다. - 무결성을 유지할 수 있다. - 데이터의 보안이 보장될 수 있다. - 표준화가 가능하다.	- 전산화 비용의 증가와 시스템의 복잡화 - 재교육이 필요하게 되고 패키지 운용 요원이 필요 - 병원 내 하드웨어와 소프트웨어의 추가구입 및 운용비용이 증가 - 집중 관리로 데이터 백업 비용이 증가 - 데이터 종속성과 구조적 종속성 - 운영비의 오버헤드가 발생한다. - 자료처리 방법이 복잡해 질 수 있다. - 예비, 회복, 기법이 더 어려워진다. - 시스템에 취약성이 존재한다.

[6] 데이터베이스의 구조

① 논리적 구조(Logical Organization) : 일반 사용자의 관점에서 본 구조로 데이터의 논리적 배치를 의미한다.

② 물리적 구조(Physical Organization) : 저장 장치의 관점에서 본 데이터의 구조로서, 저장된 데이터의 물리적 배치를 표현한 것이다.

[7] 데이터베이스 시스템 기본 구성

① 데이터 : 데이터는 환자, 질병, 진단 또는 다른 어떤 것에 관한 있는 그대로의 사실을 의미한다. 병원은 매일 매일 엄청난 양의 데이터를 환자나 병원조직에서부터 발생되는데 가공되지 않은 데이터를 말한다.

② 하드웨어 : 데이터베이스가 물리적으로 저장될 저장장치, 저장장치와 연결된 입 · 출력 장치, 장치 제어기, 그리고 입 · 출력 채널 등을 들 수 있다.

③ 소프트웨어 : 물리적 데이터베이스와 사용자를 연결시켜 주는 소프트웨어를 데이터베이스관리시스템(DBMS)이라고 한다. 이 시스템은 데이터의 관리에 대한 대부분의 사항을 효율적으로 지원해 준다.

④ 사용자 : 개인 사용자나 규모가 작은 업체의 경우에는 한 명의 사용자가 직접 데이터베이스를 설계하고 구축, 그러나 대형의 데이터베이스를 설계하고, 구축하여 사용하는 데는 응용프로그래머와 같은 다수의 사람들이 관여하게 된다.

【표 9-3】 데이터베이스의 구성

요소	의미
데이터	데이터베이스를 구성하는 자료
하드웨어	컴퓨터 본체를 포함한 디스크 장치
소프트웨어	DBMS(Database Management System)
사 용 자	단말기 사용자와 응용프로그램 작성자

[8] 데이터베이스의 장단점

데이터베이스 장점은 다음과 같다.

① 데이터 중복 최소화

② 데이터 공유

③ 일관성, 무결성, 보안성 유지

④ 최신의 데이터 유지

⑤ 데이터의 표준화 가능

⑥ 데이터의 논리적, 물리적 독립성

⑦ 용이한 데이터 접근

⑧ 데이터 저장 공간 절약

데이터베이스 단점은 다음과 같다.

① 데이터베이스 전문가 필요

② 많은 비용 부담

③ 데이터 백업과 복구가 어려움

④ 시스템의 복잡함

⑤ 대용량 디스크로 액세스가 집중되면 과부하 발생

[9] 데이터베이스를 구성하는 요소

필드, 레코드, 파일, 파일시스템으로 데이터베이스는 구성된다. 필드(field)는 데이터를 구성하는 기본단위로써 환자의 성명, 전화번호, 주소, 진단명 등이 해당되고 레코드(record)는 환자 개인자료 현황으로써 여러 개의 필드의 집합으로 구성된다. 그리고 파일(file)은 여러 개의 레코드의 집합으로 데이터베이스 내에 데이터 저장을 위한 최소 단위인 논리적 레코드들로 작게 나누어지며 컴퓨터 파일

체계는 데이터를 디스크에 물리적 레코드 형태로 저장한다. 파일 시스템은(file system)은 각각의 파일 단위로 업무와 관련된 데이터를 저장하며 이러한 파일들을 처리하기 위한 독립적인 어플리케이션과 상호 연동되어 있어야 한다. 그러나 데이터 중복성과 데이터 종속성의 문제가 있다.

9.1.2 데이터 모델링

[1] 데이터 모델링 개념

실세계에 존재하는 유·무형의 데이터를 추상화한 것으로 데이터의 구조, 특성, 데이터 간의 관계, 제약조건 등을 나타낸 것

① 목적

- 사용자 요구사항에 대한 정확한 이해
- 사용자, 설계자, 개발자 간의 의사소통 수단
- S/W 유지보수 비용 절감

② 데이터 모델링의 의미

현실세계를 데이터베이스로 표현하기 위해서는 개념구조와 논리구조를 거쳐 실제 데이터를 저장할 수 있는 물리구조로 변환되어야 한다. 이 과정을 데이터베이스 설계라 하며, 중요한 핵심은 데이터 모델이다.

【표 9-4】 데이터 모델링의 의미

구분	의미
정보 모델링	현실 세계의 실체를 데이터베이스로 저장하기 위해서 개념 세계의 개체로 추상화하는 과정을 의미하며, 이 과정에서 얻은 결과를 정보 구조라 한다.
데이터 모델링	정보 모델링에서 생성된 정보 구조를 DBMS가 이해할 수 있는 논리적인 데이터 구조로 변환하는 과정을 의미한다.
데이터 구조화	논리적 데이터 구조를 컴퓨터에 저장하도록 물리적 데이터 구조로 변환하는 과정부터 구조화라 한다.

현실 세계와 데이터베이스 관계는 [그림 9-2]와 같다.

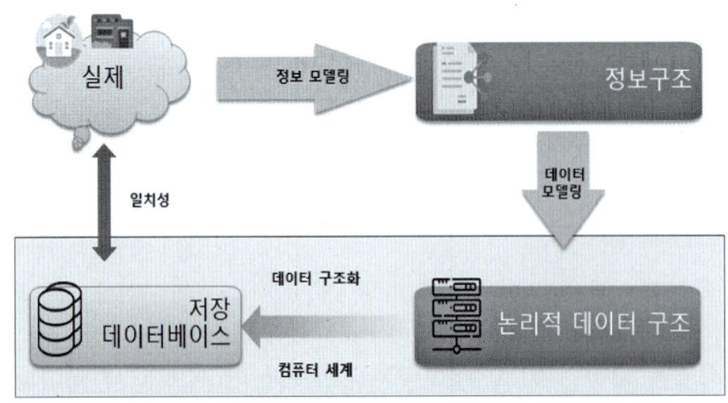

[그림 9-2] 현실세계와 데이터베이스 관계

[2] 데이터 모델링 분류

현실 세계를 데이터베이스로 표현하기 위해서는 개념 구조와 논리 구조를 거쳐 실제 데이터를 저장할 수 있는 물리 구조로 변환되어야 한다. 이 과정을 데이터베이스 설계라 하며, 중요한 핵심은 데이터 모델이다.

① 데이터 모델의 종류(현실세계의 모델링)
 - 개념적 데이터 모델(Conceptual Data Model)
 - 논리적 데이터 모델(Logical Data Model)
 - 물리적 데이터 모델(Physical Data Model)

② 데이터 모델의 구성요소(D = <S, O, C>)

개념적 데이터 모델로 데이터 속성들로 기술된 개체 타입들 간의 관계를 이용하여 현실 세계를 표현하는 방법이다. 현실 세계에 존재하는 실체(Reality)의 의미로부터 개념으로 표현한 개념세계로 사용자가 데이터를 인식하는 방식에 대한 개념을 제공한다. 현실 세계를 표현하는데 가장 중요한 추상적 개념은 개체와 함께 관계를 이용하는 것이다.

 - 구조(Structure) : 데이터의 구조, 정적 성질(추상적 개념)로서, 개체 타입과 이들 사이의 관계를 명세
 - 연산(Operation) : 동적 성질로서, 개체 인스턴스에 적용 가능한 연산에 대한 명세
 - 제약조건(Constraint) : 데이터에 대한 논리적 제약으로 개체 인스턴스의 허용 조건을 의미하며, 구조(S)로 부터 파생되는 의미상 제약

【표 9-5】 데이터 모델의 세 가지 구성요소

구분	의미
구조 (Structure)	데이터베이스에 표현될 대상으로서의 개체 타입과 개체 타입들 간의 관계(Relationship)를 기술한 것이다. [예] "의사와 환자" 개체타입 간의 담당의사라는 관계
연산 (Operation)	데이터베이스에 표현될 개체 인스턴스(Instance)를 처리하는 작업에 대한 명세로서 데이터베이스를 조작하는 기본 도구이다.
제약조건 (Constraint)	데이터베이스에 허용될 수 있는 개체 인스턴스에 대한 논리적인 제약사항을 의미한다. 이것은 데이터 조작에 대한 한계를 규정한다.

[3] 개체와 관계

① 개체(Entity) : 데이터베이스에 저장될 실세계의 개체나 개념을 의미하고, 단독으로 존재하며, 다른 것과 구분되는 객체

② 속성(Attribute) : 개체(Entity)의 특성을 표현

③ 관계(Relationship) : 두 개의 개체들 사이의 연관성을 의미하고, 개체집합의 구성원소인 인스턴트 사이의 대응성(Correspondence) 즉, 사상(Mapping)을 의미하고, 사상의 원소수(Mapping Cardinality)로 현실 세계의 다양한 관계를 분류하는 기준(1:1, 1:n, n:m)

 - 개체 관계 : 개체 간의 연관 상태를 기술

- 속성 관계 : 개체에 속하는 속성 간의 관계
- 개체-속성 관계 : 개체의 특성을 기술

9.1.3 개체-관계 모델

개체-관계 모델(E-R Model : Entity-Relationship Model)은 현실 세계의 개념적 표현으로서, 개체 타입을 기본 개념으로 현실 세계를 개념적으로 표현하는 방법으로 1976년 P. Chen이 제안하였다.

[1] 개체-관계 모델

E-R 모델의 그래픽 표현으로 개체타입(Entity Type)을 표현하는 사각형, 관계 타입(Relationship Type)을 표현하는 다이아몬드, 속성(Attribute Type)을 표현하는 타원, 그리고 이들을 연결하는 링크로 구성된다. [그림 9-3]에서 개체 대한 속성과 레이블(Label)은 관계의 사상 원소수를 표현 1:1, 1:n, n:m으로 표현한다.

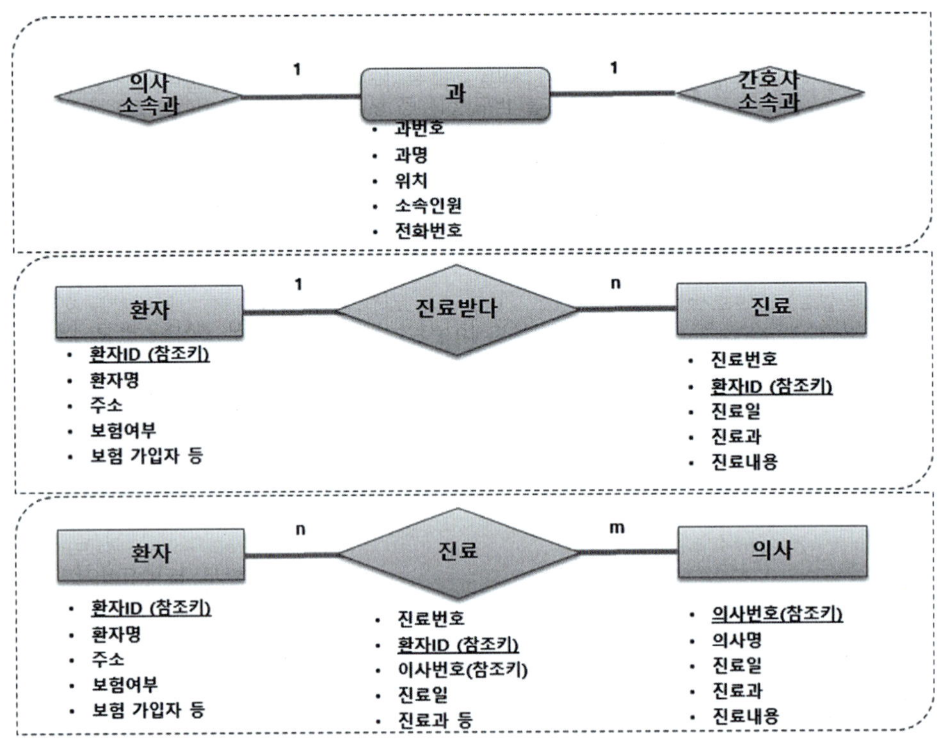

[그림 9-3] E-R 다이어그램의 관계 변환의 예

9.1.4 데이터베이스 모델

데이터베이스 모델은 데이터를 정의하고 데이터들 사이의 관계를 규정하며, 데이터의 의미와 데이터에 가해진 제약 조건을 나타내는 개념적 도구들을 말한다. [그림 9-4]에서는 데이터베이스 기술의 발전 과정에 대해 보여 주고 있다.

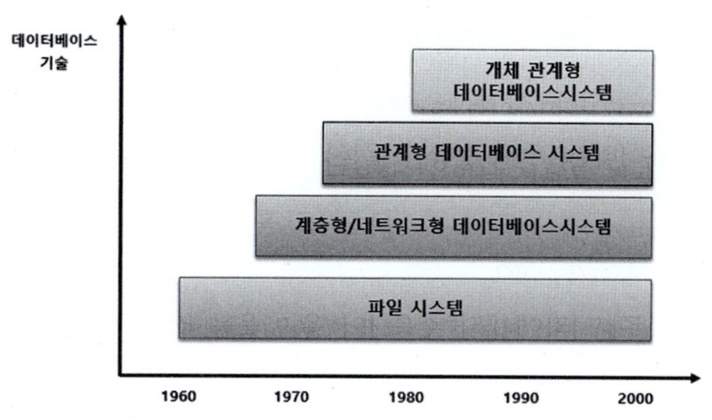

[그림 9-4] 데이터베이스 기술의 발전 과정

[1] 관계 데이터 모델(Relational Data Model)

일반 사용자로 하여금 데이터베이스가 관계, 즉 테이블의 집합으로 되어 있고, 개체(Entity) 집합과 개체 집합 사이에 어떤 특성 연관성과 더불어 다양한 관계의 의미를 잘 파악하여 표현하는 모델로 데이터베이스 설계에서 중요한 관건이다. 의사와 환자와의 관계 데이터 모델의 성립은 [그림 9-5]와 같다.

데이터와 데이터들 간에 존재하는 관계를 표현하기 위해서 테이블(Table)을 사용한다. 테이블은 릴레이션(Relation)이라고 불리며, 각각 고유한 이름을 갖는다.

성 명	면허번호	진료과목	진료요일
김요한	1324-3427	정형외과	월, 수
정상민	2435-3434	내과	월, 수, 금
배세준	6490-6531	성형외과	화, 목
양익승	7555-8714	산부인과	토, 일

(a) 의사 테이블

성 명	진료과목	성 별	주 소	전화번호
김권미	산부인과	여	경기도 안양시	010-9922-3136
김웅	정형외과	남	전남 광양시	010-1258-4321
이창우	내과	남	광주시 용봉동	010-3345-5678
김영권	성형외과	여	전남 담양군	010-4356-7890
강소엽	이비인후과	남	서울시 역삼동	010-6216-2304
김현옥	피부과	여	광주시 화정동	010-4432-1972

(b) 환자 테이블

[그림 9-5] 관계형 데이터베이스 예

【표 9-6】 관계 데이터 모델의 장 · 단점

구분	의미
장점	① 데이터의 독립성과 구조적 독립성을 지원한다. ② 구조가 단순하며 사용이 편리하다. ③ 데이터의 다 대 다(n : m) 관계를 표현할 수 있다. ④ 데이터베이스 설계와 관리가 다른 모델보다 편리하다. ⑤ 다른 데이터베이스로 변환이 쉽다.
단점	① 다른 모델에 비해 DBMS 성능이 떨어진다. ② 데이터 종속성과 구조적 종속성, 강력한 질의 처리 등을 해결하기 위해 H/W와 OS 등에 부담이 따른다. ③ 장애 발생시 회복 과정이 복잡하다.

【표 9-7】 관계 데이터 모델의 용어 의미

용어	의미
관계 (Relation)	정보를 추출하는데 주요한 역할을 하는 관계는 현실 세계를 개념 세계로 표현할 때 구성 원소 사이에 1:1, 1:n, n:m의 사상을 의미
속성 (Attribute)	데이터의 가장 작은 논리적 단위로서 파일 구조상의 테이블의 열을 나타내는 데이터 항목 또는 데이터 필드와 같은 의미
튜플(Tuple)	테이블의 행을 튜플이라고 하며, 행의 수가 n인 경우 n-튜플을 의미
도메인 (Domain)	속성들이 나타날 수 있는 값의 집합, 예를 들어 성별의 도메인은 남과 여를 의미
기본 키 (Primary Key)	한 DB 내에서 모든 튜플을 유일하게 구별할 수 있는 속성을 의미
후보 키 (Candidate Key)	두 개 이상의 조합을 이루어서 비로소 유일하게 튜플을 구별할 수 있는 키
데이터 이상 (Data Anomaly)	DB 사용시 오류의 수정, 삭제, 변동 시 발생하는 이상 현상(해결책 : 정규화)

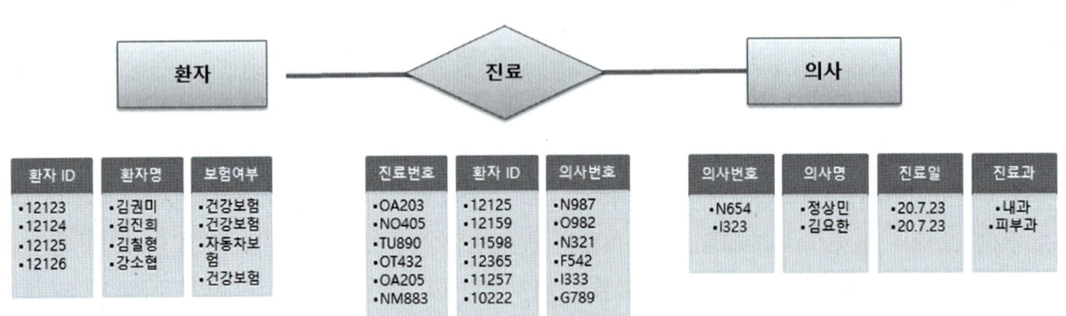

[그림 9-6] 관계 데이터 모델

[2] 네트워크 데이터 모델(Network Data Model)

계층형 모델에서 획일적인 트리 구조 형성을 위하여 가한 제약 사항을 탈피하여, 서로 관련 있는 세그먼트(Segment)들이 그물처럼 연결하여 전체 구조를 하나의 망처럼 구성한 모델이다. 관계를 표현하는 집합으로 구성되며, Bachman 다이어그램(1969)이라고도 하며, 레코드 타입 간의 관계에 대한 도형적 표현 방법이다. 레코드 타입은(개체 타입)을 표현하는 사각형과 레코드 타입 간의 1:n 관계를 표현하고 화살표로 구성되어 있다. 네트워크형 모델의 장·단점은 [표 9-8]과 같다.

【표 9-8】 네트워크형 모델의 장·단점

장점	단점
① 다양한 검색을 할 수 있다. ② 데이터 접근과 유연성이 계층 모델 보다 우수하다.	① 프로그램 작성이 복잡하며, 데이터의 독립성을 유지하기 어렵다. ② 데이터베이스 구조 변경시에는 관련된 모든 응용 프로그램을 수정해야 한다.

스키마 다이어그램의 그래프 형태인 데이터 모델로, 허용되는 레코드 타입과 관계성을 명세하고, 두 레코드 타입 간의 1:n 관계는 오너(Owner)-멤버(Member) 관계이다. 예를 들어 3개의 레코드 형식인 환자, 진료과, 의사와 접수, 등록, 진료, 처방의 관계를 나타내면, 다음 [그림 9-7]과 같다.

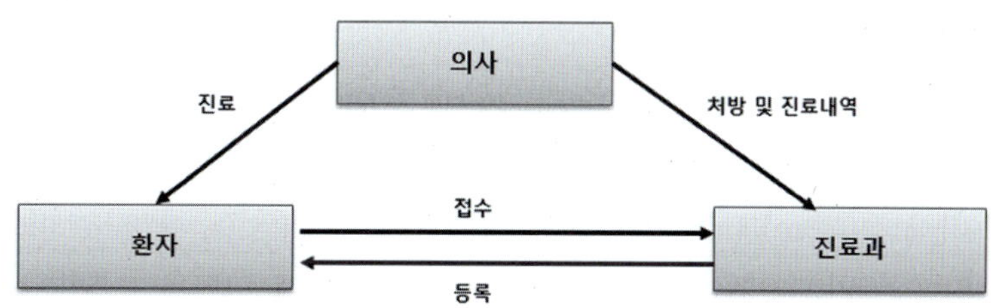

[그림 9-7] 네트워크형 모델의 예

[3] 계층 데이터 모델(Hierarchical Data Model)

스키마 다이어그램이 트리 형태인 데이터 모델로 서로 링크(Link)를 사용하여 자료와 자료 사이의 관계성을 표시한다. 데이터 관계는 속성(Attribute) 관계와 개체(Entity) 관계를 갖는다. 개체는 [그림 9-8]에서 환자의 이름이나 주소 등이 각각을 의미하며, 속성은 각 개체가 자신을 표현하기 위한 고유의 특성을 의미한다.

이 모델은 몇 개의 자 노드(Child Node)와 하나의 부 노드(Parent Node)를 가지며, 데이터 레코드 사이에서 자연적인 계층 형태를 갖는 구조에 적합하다. 계층형 모델의 장·단점은 다음 [표 9-9]와 같다.

【표 9-9】 계층형 모델의 장·단점

장점	단점
① 사용자가 쉽게 이해하고 사용하기 쉽다. ② 제한 사항이 많기 때문에 다른 모형보다 사용하기가 쉽다. ③ 미리 정의된 관계를 통해서 성능 예측이 단순하다.	① 제한 사항으로 자료 구조가 복잡해진다. ② 엄격한 구조로 인하여 레코드 추가, 삭제가 매우 복잡하다. ③ 전체 삭제하는 경우 세그먼트의 정보 손실이 발생한다. ④ 선형 검색 방법으로 탐색하므로, 동시에 양방향에서 대칭적 검색은 어렵다.

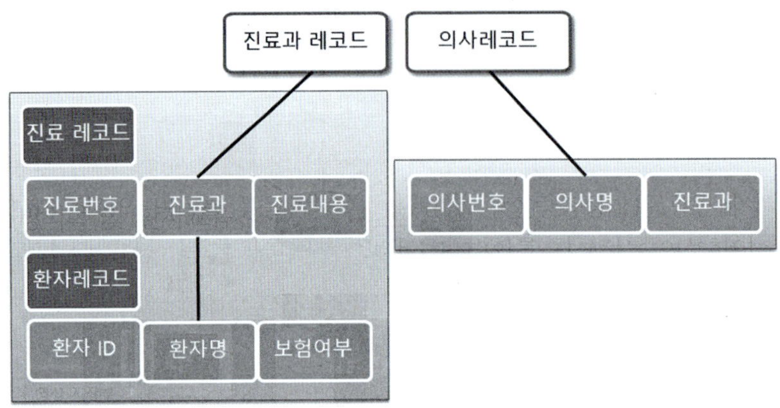

[그림 9-8] 계층형 모델의 예

[4] 객체지향 데이터 모델(Object-Oriented Data Model)

캡슐화(Encapsulation), 계승(Inheritance), 다형성(Polymorphism) 등의 객체 지향 개념을 지원하는 데이터 모델로 객체, 객체 식별자, 속성과 메소드, 클래스, 클래스 계층, 복합 개체 등을 포함한다.

객체 지향 모델에 따라 객체의 상태(State)와 행위(Behavior), 그리고, 관계(Relationship)가 정의되는 객체의 집합이다. 객체 지향 데이터베이스 관리 시스템(Object-Oriented DBMS)은 객체 지향 데이터 모델을 직접 지원하는 시스템이고, 객체 지향 데이터베이스를 정의하고, 처리할 수 있는 데이터베이스 시스템으로 스키마 정의, 객체 조작어, 질의어를 제공한다.

[5] 객체관계 데이터 모델(Object-Relational Data Model)

객체 지향 개념과 관계 개념을 종합한 모델로서 관계 테이블, 질의, 메소드, 클래스, 계승, 캡슐화, 복합 객체 등을 지원한다. 객체 관계 데이터베이스는 객체 관계 모델에 따라 정의된 릴레이션과 객체 집합이다.

객체 관계 데이터베이스 관리 시스템(Object-Relational DBMS)은 객체 관계 데이터 모델을 지원하는 DBMS로 ORDBMS의 공통적인 인터페이스 SQL2이 제공한다.

9.1.5 데이터베이스관리 시스템

[1] 예전의 자료 처리 시스템의 문제점

① 논리적 파일 구조와 물리적 파일 구조 간에 1:1 사상된다.

② 물리적 데이터 구조에 대한 접근 방법을 응용 프로그램에 구현하여야 한다.

③ 응용 프로그램은 하나의 파일만을 단독으로 사용하게 된다.

④ 자료 처리 시스템의 문제점은 데이터의 종속성과 중복성이다.

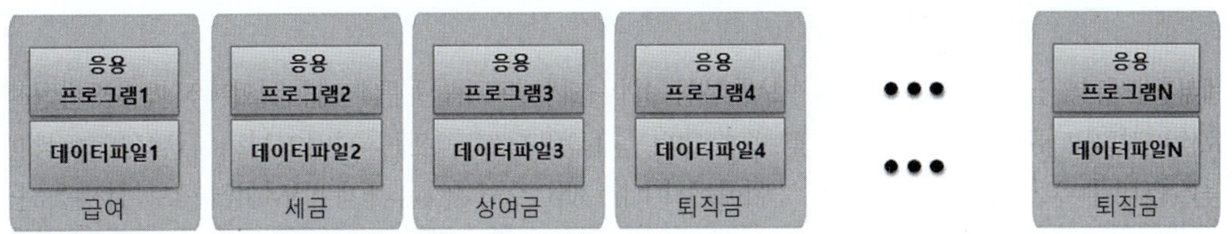

[그림 9-9] 예전의 자료 처리 시스템

- 데이터 종속성(Data Dependency) : 응용 프로그램과 데이터 간에 상호 의존 관계로 이루어져 있고, 데이터의 구성 방법이나 접근 방법의 변경으로 관련된 응용 프로그램도 같이 변경된다.
- 데이터 중복성(Data Redundancy) : 한 시스템 내에 같은 내용의 데이터가 중복되어 저장, 관리된다.

[2] 데이터베이스 관리시스템(DBMS : Data Base Management System)

데이터베이스 관리 시스템은 응용 프로그램과 데이터의 중재자로, 모든 응용 프로그램들이 데이터베이스를 공유할 수 있도록 관리해 주는 소프트웨어 시스템(Software System)이다. 응용프로그램과 DBMS 사이의 관계는 다음 [그림 9-10]과 같고, 데이터베이스 시스템의 구성요소는 다음과 같다.

① 데이터베이스(DB)

② 데이터베이스 관리 시스템(DBMS)

③ 데이터베이스 언어

④ 데이터베이스 사용자 : 데이터베이스 관리자, 응용 프로그래머, 일반 사용자

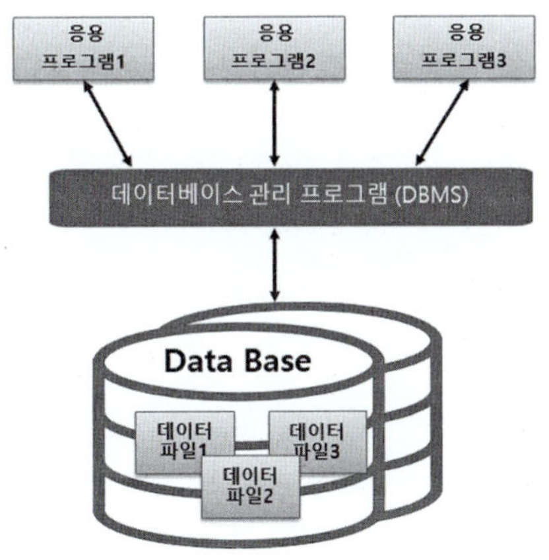

[그림 9-10] 데이터베이스관리시스템(DBMS)

㉮ 파일시스템(File system)에서 생성된 데이터의 종속성과 중복성의 문제를 해결하기 위해 제안된 시스템이다.

㉯ 데이터베이스 구성, 접근방법, 유지관리 등에 대한 모든 책임을 지고 있는 소프트웨어 시스템이다.

㉰ 데이터베이스 사용자가 데이터 언어로 표현한 데이터베이스 접근 요구를 접수해서 이것을 조사

분석한 후 컴퓨터가 이해할 수 있는 형태로 변환한다.

㉣ 사용자가 데이터 파일들을 물리적으로 구현하지 못하도록 보호하고, 저장 · 검색 · 데이터의 관리를 더 쉽게 할 수 있도록 운영체제와 독립적인 인터페이스를 제공해준다.

[3] DBMS의 필수 기능

① 정의 기능(Definition) : 하나의 저장 형태로 여러 사용자의 관점을 만족시키기 위해 데이터를 조작하는 기능으로, 응용 프로그램과 데이터베이스 사이의 인터페이스를 위한 수단을 제공한다.

- 정의 기능의 요건 : 데이터 모델 기술, 물리적 저장에 관한 명세, 물리적/논리적 사상 명세

② 조작 기능(Manipulation) : 데이터베이스를 이용하는 사용자의 요구에 따라 체계적으로 데이터베이스를 접근하고 데이터 조작어를 사용하여 데이터베이스를 조작하는 기능으로 데이터의 검색, 삽입, 삭제, 갱신 등의 연산 작업을 지원하는 도구를 통해 구현시키는 기능이다.

- 조작 기능의 요건 : 사용이 쉽고 자연스러운 도구, 연산의 완전한 명세 기능, 효율적인 접근

③ 제어 기능(Control) : 다수의 사용자가 공용으로 데이터베이스를 사용하기 때문에 항상 그 내용을 정확하고 안전하게 유지할 수 있도록 하는 기능으로 데이터의 정확성과 안전성을 유지하는 기능을 제공한다.

- 주요 제어 기능 : 무결성, 보안, 병행수행제어, 회복

【표 9-10】 DBMS와 파일시스템 비교

DBMS	파일시스템
- 데이터 모델/조작 - 데이터 공유 - 동시성제어 - 장애복구 - 보안성 - 확장성	- 파일은 디스크에 데이터/코드/텍스트 등을 저장하는 단위 - 파일시스템은 운영체제(OS)가 기능을 담당 - 모든 데이터베이스는 파일 형태로 디스크에 저장 - DBMS를 사용하지 않고 응용 프로그램에서 직접 데이터베이스를 관리

[4] DBMS의 종류

① 네트워크형(Network DBMS)

② 계층형(Hierarchical DBMS)

③ 관계형(Relational DBMS)

④ 객체지향형(Object-oriented DBMS) 등

[5] 데이터베이스 언어

데이터베이스를 정의하고 액세스하는 수단을 말하며, 데이터 언어라고도 한다. 데이터베이스 언어의 의미는 다음 [표 9-10]과 같다.

① 데이터 정의어(DDL : Data Definition Language) : 데이터 정의어는 DB를 구축하는데 필요한 매크로(macro)와 특수 명령어로 구성된 독립된 언어이다./Create, Alter, Drop

② 데이터 조작어(DML : Data Manipulation Language) : 데이터 조작어는 응용 프로그램이 데이터베이스의 데이터를 사용자에게 제공하기 위한 조작 방법 등을 제공한다. 데이터 처리를 위한 연산의 집합으로 데이터의 검색, 삽입, 삭제 변경 연산 등이 있다./Select, Insert, Delete, Update

- 절차적 데이터 조작 : 사용자가 어떤(what) 데이터를 원하고 그 데이터를 얻기 위해 어떻게(how) 처리해야 하는지도 설명
- 비절차적 데이터 조작 : 사용자가 어떤 데이터를 원하는지만 설명, 선언적 언어(declarative language)라고도 함

③ 데이터 제어어(DCL : Data Control Language) : 데이터베이스를 제어를 정의하고 기술하는 언어이다./Grant, Revoke, Commit, Rollback

- 관리를 위한 도구 : 데이터 보안, 데이터 무결성, 데이터 회복, 병행수행

④ 질의어(Query Language) : 단말 사용자가 데이터베이스 파일과 범용 프로그래밍 언어로 사용 가능한 자연어로 구성되어 대화식으로 데이터베이스를 쉽게 이용하도록 만든 언어이다.

【표 9-11】 데이터베이스 언어의 의미

구분	의미
데이터 정의어 (DLL)	데이터베이스의 정의 및 수정을 목적으로 사용하는 언어
데이터 조작어 (DML)	- 절차적 데이터 조작어 - 비절차적 데이터 조작어
데이터 제어어 (DCL)	데이터베이스를 공용하기 위한 데이터 제어를 정의하고 기술하는 언어
질의어 (SQL)	단말 사용자가 데이터베이스 파일과 범용 프로그래밍 언어를 정확히 알지 못하므로, 사용 가능한 자연어로 구성되어 대화식으로 데이터베이스를 쉽게 이용하도록 만든 언어

[6] 데이터베이스 시스템 사용자의 역할

① 일반 사용자(End User) : 비절차적 질의어(DML)을 통한 데이터베이스 접근이 가능하다.

② 응용 프로그래머(Application Programmer) : 호스트 프로그래밍 언어 데이터 조작어를 삽입시켜 데이터베이스를 접근한다.

③ 데이터베이스 관리자(DBA) : 데이터 정의어(DDL)와 데이터 제어어(DCL)를 통해 데이터베이스를 정의하고 제어하는 사람 또는 집단으로 데이터베이스 시스템의 전체적인 관리와 운영을 책임진다.

- 데이터베이스 설계와 운영 : 데이터베이스의 구성 요소를 결정, 스키마의 정의, 저장구조와 접근방법 선정, 보안 정책 수립, 백업/복원 절차 수립, 데이터베이스 무결성 유지, 성능향상과 새로운 요구에 대응한 재구성, 데이터 사전의 유지관리
- 행정 및 불평 해결 : 데이터의 표현과 시스템의 문화에 있어서 표준을 설정하고, 사용자의 요구 및 불평을 해결한다.
- 시스템 감시 및 성능 분석 : 시스템 자원 이용도, 병목현상, 장비 및 시스템 성능 감시, 사용자 요구의 변화, 데이터 사용추세, 각종 통계 등을 분석한다.

9.1.6 데이터베이스의 설계

[1] 데이터베이스 설계 단계

① 데이터베이스의 생명주기(Life Cycle) : 데이터베이스의 생명주기는 [그림 9-13]의 데이터베이스 설계 단계와 같이 요구 조건 분석, 설계, 구현의 데이터베이스 설계 단계 이후 운영, 감시 및 개선 단계로 나누어 볼 수 있다. 이와 같이 데이터베이스의 생명 주기는 프로젝트가 시작할 때부터 시작되어 이후 프로젝트가 수행할 소프트웨어 프로세스들을 통해 소프트웨어는 양적 및 질적으로 성장하게 된다.

② 데이터베이스 설계 단계 : 데이터베이스 설계는 사용자의 요구조건에서부터 데이터베이스 구조를 만들어 내는 일련의 과정을 의미한다.

③ 데이터베이스 설계 작업은 다음과 같이 두 종류로 구분되며, 일반적으로 설계는 병행적으로 진행된다.

- 데이터 중심 DB 설계 : DB의 내용과 구조를 설계
- 처리 중심 DB 설계 : 데이터의 처리와 응용(트랜잭션)을 설계

④ 데이터베이스 설계 과정에서 고려해야 할 주요 사항은 다음과 같다.

- 데이터의 일관성(Consistency)
- 효율성(Efficiency)
- 회복(Recovery)
- 무결성(Integrity)
- 보안(Security)
- 확장성(Expansive)

[2] 데이터베이스 스키마(Schema)

데이터베이스 스키마는 데이터베이스의 구조를 가리키는 용어이다. 데이터베이스 관리 시스템에서 데이터베이스를 정의하여 하나의 데이터베이스를 생성하면, 데이터베이스 관리 시스템 내의 자료 사전에 데이터베이스를 정의한 내용, 즉 데이터베이스 스키마가 저장된다.

데이터베이스 스키마는 관점에 따라 [그림 9-11]과 같이 일반적으로 3단계 레벨, 즉 내부 스키마, 개념 스키마, 외부 스키마로 구분하여 나타낸다. 내부 스키마는 데이터베이스의 물리적 정의 미여, 개념 스키마는 데이터베이스의 논리적 정의이며, 외부 스키마는 개념 스키마 중에서 사용자가 접근하는 부분만 정의한 것으로 뷰(View)라고도 한다.

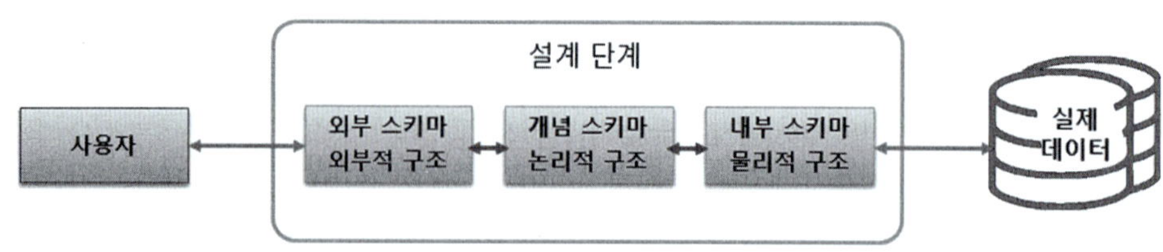

[그림 9-11] 데이터베이스의 스키마 3단계 레벨

스키마란, 데이터베이스의 구조(개체, 속성, 관계)에 대한 정의와 이에 대한 제약 조건 등을 기술한 것으로 컴파일되어 데이터 사전에 저장된다.

[그림 9-12]에서와 같이 외부, 내부, 개념 스키마 단계별로 레코드 형태에서 목적에 맞춰서 필드 형태로 모아지고, 최종 데이터베이스에 저장된다.

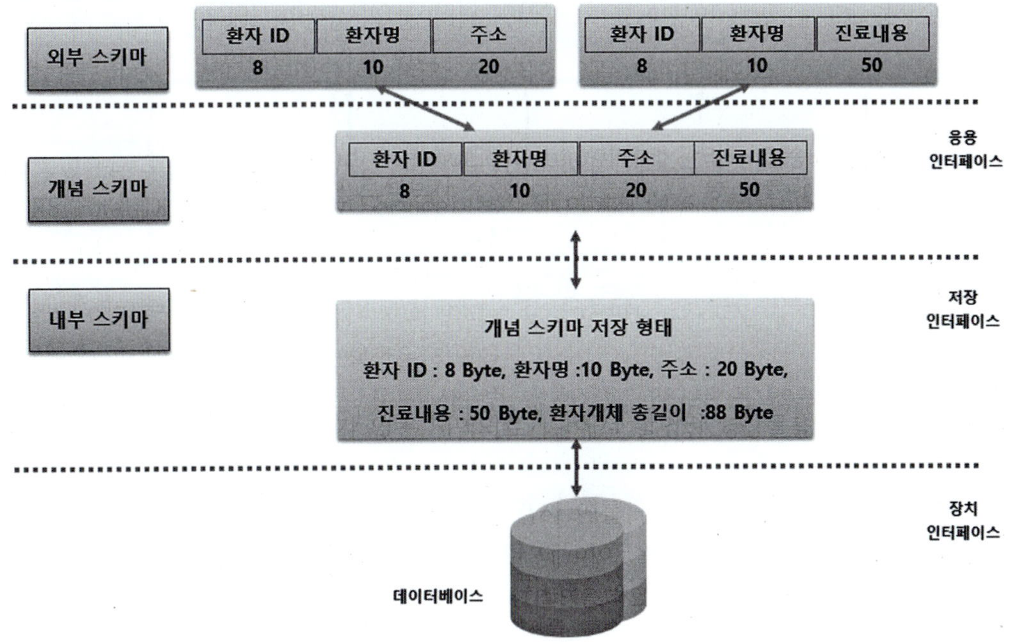

[그림 9-12] 데이터베이스 세부 스키마 구조

① 스키마는 데이터베이스의 논리적 구조를 전체적으로 명시한 것을 의미한다.

② 스키마에는 개체 사이의 속성, 개체, 관계, 데이터의 구조와 조작 방법, 데이터 값들이 갖는 제약 조건 등에 관한 정의를 포함한 의미를 갖는다.

③ 데이터베이스 스키마(Database Schema) : 데이터의 성질, 형식, 또는 데이터 간의 관계 등 데이터 정의의 집합 즉, 데이터베이스를 구성하는 필드, 레코드, 파일의 형과 이들 간의 관계 등 데이터베이스의 전체적인 설계를 의미한다. 스키마의 분류에 의한 의미는 [표 9-12]와 같다.

【표 9-12】 스키마의 분류에 의한 의미

구분	의미
외부 스키마 (External Schema)	데이터베이스의 논리적 구조로서, 공용의 의미보다는 어느 특정 응용에 국한된 논리적 데이터 구조로 전체 데이터베이스의 한 논리적 부분으로 간주할 수 있기 때문에 서브스키마라고도 한다.
개념 스키마 (Conceptual Schema)	데이터베이스의 전체적인 논리 구조로서, 모든 응용 프로그램이나 사용자들이 필요로 하는 데이터를 종합한 조직 전체의 데이터베이스 구조로 한 개만 존재한다. 단순히 스키마라고도 한다. 접근권한, 보안정책, 무결성 규칙을 명세한다.
내부 스키마 (Internal Schema)	물리적 저장장치의 입장에서 본 데이터베이스의 구조를 말한다. 내부 레코드의 형식, 인덱스의 사용법, 저장 데이터 항목의 표현 방법, 내부 레코드의 물리적 순서 등을 기술한다.

[3] 요구조건 분석

데이터베이스 설계의 첫 번째 단계는 데이터베이스에 대한 잠재적 사용자를 식별하고 사용자가 원하는 데이터베이스의 용도를 파악하는 것이다. 논리적·물리적 구조를 어떻게 만드느냐 하는 문제를 고려하여 데이터베이스 설계 단계별로 수행되어야 할 작업을 중심으로 요약하여 기술하면 [그림 9-13]과 같다.

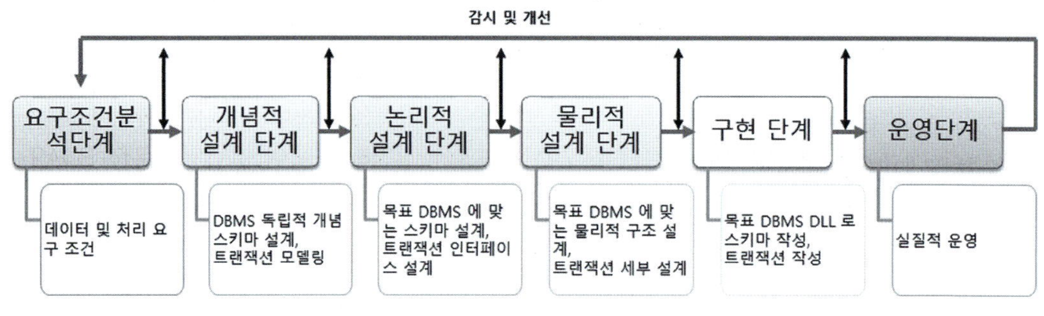

[그림 9-13] 데이터베이스 설계 단계

① 요구 조건 내용

- 정적 정보 구조 : 개체, 속성, 관계성, 제약 조건
- 동적 DB 처리 요건 조건 : 트랜잭션 유형, 실행빈도
- 범 기관적 제약 조건 : 경영 목표, 정책 규정 등
- 요구 조건 명세서 작성 및 기법 검토

② 개념적 설계(Conceptual Design)

이 단계에서는 요구 조건 분석 단계에서 생성되는 명세서를 바탕으로 특정 DBMS에 독립적인 표현으로 전체 데이터베이스의 구조를 개념적으로 설계하는 단계로 개념 스키마 모델링과 트랜잭션 모델링을 병행적으로 수행한다.

- 개념 스키마 모델링 : 데이터의 조작과 표현을 중심으로 한 데이터 중심 설계
- 트랜잭션 모델링 : 응용을 위한 데이터 처리에 주안점을 둔 처리 중심 설계

개념적 설계 단계에서는 개체-관계 모델(Entity-Relationship Model)을 주로 사용하고, 여기서 생성되는 결과물을 개념데이터베이스 스키마(Schema)라 한다.

③ 논리적 설계(Logical Design)

논리적 설계는 개념적 설계 결과로부터 만들어진 구조(E-R 모델)로부터 특정 목표 DBMS가 처리할 수 있는 데이터베이스 스키마를 생성하는 단계이다.

이 스키마는 요구 조건 명세를 만족해야 될 뿐만 아니라 무결성이나 일관성 제약 조건도 만족하여야만 된다. 이 논리적 설계는 다음과 같은 게 간계의 세부 과정을 거쳐 수행된다.

【표 9-13】 논리적 설계의 3가지 세부단계의 의미

구분	단계명	의미
1단계	논리적 데이터 모델 변환	개념적 설계 단계에서 생성된 DBMS에 독립적인 개념스키마, 즉 정보구조를 목표 DBMS에 맞는 논리적 데이터 모델로 변환
2단계	트랜잭션 인터페이스 설계	입출력과 기능적 형태만 정의된 트랜잭션, 즉 응용 프로그램에 대한 인터페이스를 설계
3단계	스키마 평가 및 정제	설계된 스키마를 평가하고 정제하는 것이다. 설계된 스키마를 정량적 정보와 성능평가 기준에 따라 평가해 본다.

④ 물리적 설계(Physical Design)

논리적으로 설계로 생성된 논리적 데이터베이스 구조로부터 효율적이고 구현 가능한 물리적인 데이터베이스 구조를 설계하는 것이다.

- 물리적 설계의 옵션 선택 시 고려 사항 : 응답시간, 저장공간 효율화, 트랜잭션 처리도

【표 9-14】 물리적 설계의 3가지 세부단계의 의미

구분	단계명	의미
1단계	저장레코드 양식 설계	데이터의 타입, 데이터 값의 분포, 사용될 응용, 접근 빈도들을 고려하여 결정
2단계	레코드 집중 분석 및 설계	레코드 집중은 저장 공간에 레코드들이 물리적으로 집중 저장되도록 할당하여 물리적 순차성을 이용할 수 있도록 하는 것을 의미
3단계	접근 경로 설계	접근경로는 물리적 저장 장치 위에 저장된 데이터의 검색과 조장을 가능하게 하는데, 저장구조와 탐색기법이 기본 요소가 된다.

⑤ 데이터베이스 구현

데이터베이스의 구조가 컴퓨터 내에서 정의되고 구현된 후 실제 데이터가 적재되는 단계이고, 데이터베이스 트랜잭션은 이 시점에서 응용 프로그래머에 의해 구현된다.

9.2 데이터웨어하우스

9.2.1 데이터웨어하우스의 개요

[1] 데이터웨어하우스 배경

정보화 사회에서 오늘날의 기업은 효율적으로 경쟁하기 위해서 경쟁사들보다 시장 상황을 잘 파악할 수 있는 능력과 이를 바탕으로 중요한 사업 방향을 과학적이고 효율적으로 의사결정 할 수 있는 환경을 필요로 하고 있다. 일반적으로 데이터들은 여러 가지 형태를 가지고 있으며, 그 속성 또한 저장된 데이터베이스에 따라 다양하고 방대하다.

기업의 측면에서 보면 고객, 매출, 생산 데이터들은 이 기종 플랫폼과 다양한 원천으로부터 수집되는 경우가 많기 때문에 정보 관리에 어려움이 생기며, 데이터 검색과 분석을 수행하려면 문제의 심각성은 더해지고 있다. 그러나 이렇게 많은 데이터 중에서 정작 경영진이나 분석가들의 의사결정을 위한 데이터와 정보는 단순히 요약된 정보만을 필요로 한다.

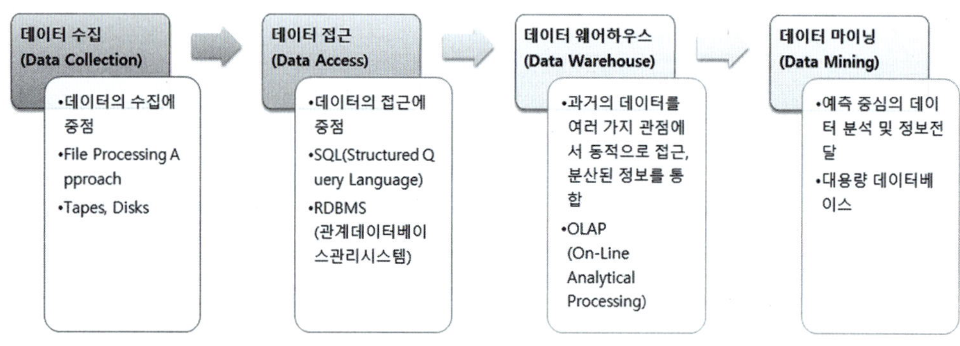

[그림 9-14] 데이터 관련 기술의 발전

[2] 데이터웨어하우스의 필요성

① 데이터웨어하우스의 의료분야 활용의 필요성

- 다양한 진료 및 연구 지원
- 병원 내 분산된 데이터의 통합
- 다양한 진료 및 연구 지원
- 신속 정확한 의사결정지원
- 병원경영정보의 정확한 파악

의료분야에 있어서 처방전달시스템(OCS), 의료영상저장전송시스템(PACS), 전자의무기록(EMR)의 도입으로 의료기관에 데이터가 축적됨에 따라 이들 데이터를 의학연구, 병원의 지식경영(Knowledge

Management)에 활용할 필요가 있다. 이러한 기존 시스템의 문제점을 보완하기 위하여 통합데이터베이스 방식의 시스템이 제안되기도 하였으나, 이러한 비정형화 된 결과 생성을 위한 프로그래밍, 개발기간의 장기화 등의 단점으로 새로운 시스템을 요구하게 되었다. 기존 데이터베이스와 데이터웨어하우스 차이점은 다음 [표 9-15]와 같다.

【표 9-15】 기존 데이터베이스와 데이터웨어하우스 차이점

구분	기존 데이터베이스	데이터웨어하우스
기능	업무프로세스	의사결정
데이터 형태	기능별 상세 데이터	주제별 요약 데이터
데이터 조작	Read/Write/Update/Delete	Read Only
지향방향	신속한 처리	다차원 분석 제공

② 데이터웨어하우스가 등장할 수 있었던 기술적 요인

- 대형컴퓨터 성능의 급속한 발전
- 대용량 병렬 컴퓨팅을 지원하는 관계형데이터베이스관리시스템(RDBMS)의 등장
- 많은 데이터웨어하우스 도구 출현
- 데이터하우징에 소요되는 대규모 데이터를 관리 가능

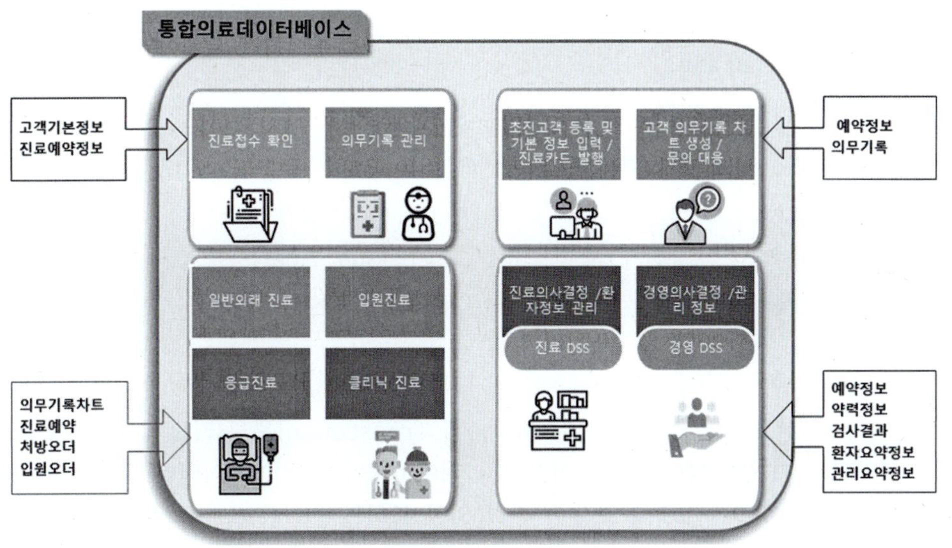

[그림 9-15] 통합의료데이터베이스

[3] 데이터웨어하우스 정의

데이터웨어하우스(DW : Data Warehouse)는 1980년대 중반 IBM이 자사의 하드웨어를 판매하기 위해 처음으로 도입했던 개념으로, IBM은 「정보창고」의 의미로 인포메이션 웨어하우스(Information Warehouse)라는 용어를 사용하였다. 이후 이 개념은 많은 하드웨어, 소프트웨어 및 툴(Tool) 공급

업체들에 의해 이론적, 현실적으로 성장하였으며, 1980년대 후반 W. H. Inmon에 의해 최초로 데이터 접근 전략으로 데이터웨어하우스 개념을 사용함으로써 많은 관심과 집중을 받게 되었다. 데이터웨어하우스는 여러 사람들이 다양한 정의를 내려왔으나, 한편으로는 너무 학문적이고 추상적이어서 이해하기가 어려운 부분이 많았다.

① W. H. Inmon(1992)의 정의 : "기업의 의사결정 과정을 지원하기 위한 주제 중심 적이고 통합적이며 시간성을 가지는 비휘발성 자료의 집합"

② Kelly(1994)의 정의 : "기업 내의 의사결정지원 어플리케이션들을 위한 정보 기반을 제공하는 하나의 통합된 데이터 저장 공간"으로 정의함. 기업 내의 상이한 많은 어플리케이션들이 동일한 정보를 공유하게 하는 웨어하우스의 측면을 강조함

③ 포우(Poe, 1994)의 정의 : 데이터웨어하우스를 운영시스템과 연계하여 "의사결정 지원에 효과적으로 사용될 수 있도록 다양한 운영 시스템으로부터 추출, 변환, 통합되고 요약된 읽기 전용 데이터베이스"로 정의함

이상의 정의들로 보면 데이터웨어하우스는 의사결정에 필요한 정보처리 기능을 효율적으로 지원하기 위한 통합된 데이터를 가진 양질의 데이터베이스이다.

[4] 데이터웨어하우스가 가져야할 기본적인 조건

① 수년간의(Historical Data)

② 조직내부에서 산재한 내부 데이터와(Internal Data)

③ 외부 데이터를(External Data)

④ 주제별로 통합하여(Subject-Oriented)

⑤ 별도의 프로그래밍 없이(End-User Computing)

⑥ 실시간으로(On-Line)

⑦ 다양한 각도에서 분석을 가능하게 하고(Multi-Dimensional Analysis)

⑧ 관점에 맞게 재설계하여 구축한 통합 시스템이다(Total System).

[5] 데이터웨어하우스의 역할

① 데이터웨어하우스는 비즈니스 트랜잭션(Business Transaction)을 처리하기 위한 운영시스템으로부터 선별되어 가공된 데이터들로 이루어진 데이터베이스이다. 데이터웨어하우스는 읽기전용 데이터들로 이루어져 의사결정에 도움을 주기 위한 조회만이 가능하고, 갱신이나 삭제가 일어나지 않는다는 것을 기본 전제로 한다.

② 데이터웨어하우스는 궁극적으로는 여러 곳에 분산되어 있는 대량의 기업 비즈니스 데이터를 하나로 통합해 의사결정지원시스템(DSS : Decision Support System)이나, 온라인 분석 시스템(OLAP : On Line Analytical Processing)의 원천(Source)으로 사용할 수 있도록 데이터를 저장 관리하는 시스템의 역할을 수행한다.

③ 데이터의 변형 과정으로 통합된 데이터를 시계열적으로 또는 다양한 관점에서 정보 분석을 가능하게 한다.

④ 데이터웨어하우스는 기업, 학교, 의료기관 등에서 운영하는 여러 시스템에서 발생하는 다양한 데이터에 대한 중앙 창고의 역할을 하며, 이 데이터를 수년간 모아 별도의 프로그램 없이 통합, 분석할 수 있도록 디자인한 별도의 분석 전용 데이터베이스이다.

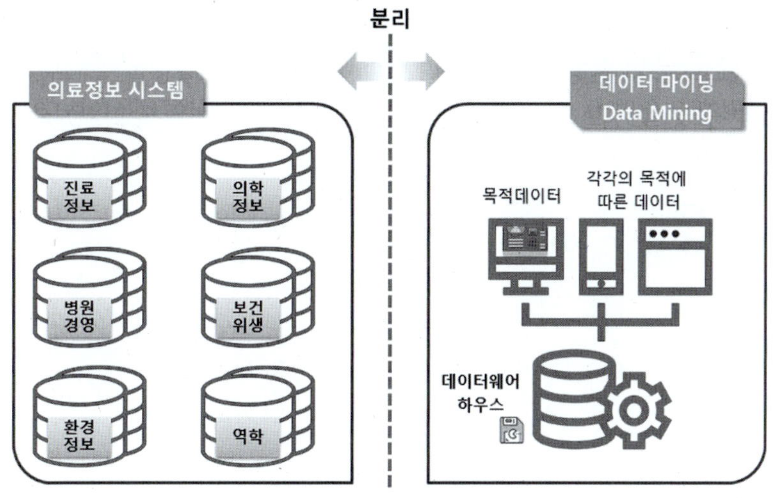

[그림 9-16] 데이터웨어하우스의 기본 구성

[6] 데이터웨어하우스 목적

데이터웨어하우스는 기존 정보를 활용해 더 나은 정보를 제공하고, 데이터의 품질을 향상시키며, 조직의 변화를 지원하고 비용과 자원관리의 효율성을 향상시키는 것을 주목적으로 하고 있다. 데이터웨어하우스는 사용자의 의사결정을 지원하기 위해 기업이 축적한 많은 데이터를 사용자 관점에서 주제별로 통합하여 운영시스템과 사용자 사이의 별도의 장소에 저장해 놓은 데이터베이스로 이해할 수 있다.

- 첫째, 운영시스템을 보호하고 사용자 질의에 신속한 응답성능을 제공할 수 있다.
- 둘째, 여러 시스템에 산재된 데이터들이 웨어하우스로 모아지고, 통합되어 사용자는 자신들의 필요로 하는 데이터가 어디에 있는지 신경쓰지 않고 필요한 데이터를 쉽게 가져다 사용할 수 있다.
- 셋째, 데이터는 웨어하우스로 옮겨오기 전에 정제 및 검증과정을 거치게 되어 사용자는 양질의 데이터를 사용할 수 있다.

9.2.2 데이터웨어하우스의 특징

[1] 데이터웨어하우스의 바탕 개념과 특징

- 첫째, 기존 업무운영 시스템은 성능과 안정성을 위해 시스템 자체에 최적화되어 있으나 데이터웨어하우스는 분석하고자 하는 데이터를 중심으로 재구성, 최적화되어 있다.
- 둘째, 표준화된 분석 기준을 제공하여 항상 신뢰할 수 있는 수치를 제공할 수 있다.

- 셋째, 대용량의 데이터베이스 서버에 5년에서 10년 간 데이터를 보관함으로써 장기간의 추이분석을 통한 의사결정을 할 수 있다.
- 넷째, 분석 전용으로 별도로 존재하는 시스템이므로 기존 업무운영 시스템에 전혀 부담을 주지 않는다.

[2] W. H. Inmon이 정의한 데이터웨어하우스의 특징

① 주제지향성(Subject Oriented)

② 통합성(Integrated)

③ 시계열성(Time Variant)

④ 비휘발성(Non-volatile)

【표 9-16】 데이터웨어하우스 특징

특징	의미
주제지향성	업무중심이 아닌 주제 중심
통합성	혼재한 DB로부터의 데이터 통합
시계열성	시간에 따른 변경 정보를 나타냄
비휘발성	데이터 변경 없이 리포팅을 위한 read only 사용

(1) 주제지향성

데이터웨어하우스 내의 데이터는 일상적인 트랜잭션을 처리하는 어플리케이션과 기능들을 중심으로 하는 운영시스템의 데이터와는 달리 정보 이용자 관점에서 접근이 가능한 일정한 주제별 데이터로 분류 가능한 특징을 지닌다. 예를 들어 금융기관에서의 운영시스템은 대출, 예금, 은행, 카드 신탁 처리 등과 같은 어플리케이션과 기능들을 중심으로 디자인 되어있지만, 데이터웨어하우스 방식에서는 고객 거래처, 상품, 활동 등과 같은 주제 영역을 중심으로 조직화된다. 따라서 데이터웨어하우스의 데이터는 의사결정시스템에 사용되지 않은 데이터는 저장하지 않는 반면, 운영시스템의 데이터는 의사결정 분석자의 의도와는 관계없는 즉시적인 요구를 만족시킬 수 있는 상세 데이터를 포함하게 된다.

(2) 통합성

데이터하우스에 보관되는 데이터는 어플리케이션 환경에서 발생되는 다양한 운영 데이터를 표준적이고 일관된 웨어하우스용 데이터베이스로 변환되어야 하며, 이를 위해서는 데이터웨어하우스 내의 데이터는 고도의 통합과 데이터에 대한 품질 보증과 과정이 필요하다. 이러한 통합성은 데이터의 이름 작성 방법, 일관된 변수 측정, 일관된 코드화 구조, 일관된 물리적 특성 등 여러 가지 면에서 나타난다. 예를 들어, 기존의 어플리케이션 중심의 운영 환경에서는 남자와 여자를 남/여, Male/Female, 1/0 등으로 다양하게 적용할 수 있으나, 데이터웨어하우스에서는 이들을 통합할 필요가 있다(예 : 남자와 여자는 '남'과 '여'로 통합). 이러한 데이터의 통합을 위한 운영시스템의 데이터베이스 내에서 데이터 변환 작업은 데이터웨어하우스 구축의 중요한 작업 중 하나를 차지하게 된다.

(3) 시계열성

데이터웨어하우스에 있는 모든 데이터는 일정 기간 동안 정확성을 유지한다. 이러한 특성은 액세스

순간에 데이터의 정확성이 유지되는 운영시스템과는 매우 다르다고 볼 수 있다. 즉, 데이터웨어하우스에는 과거의 데이터와 현재의 데이터를 동시에 유지한다는 점에서 시간 가변적이라고 볼 수 있는 것이다.

데이터웨어하우스의 시계열성은 어떤 자료가 시간에 따라 변경되어야 하는 것이 아니고, 시간에 따른 변경을 항상 반영하고 있어야 함을 의미한다. 이러한 데이터웨어하우스의 데이터는 일정한 시간동안 데이터를 대변하는 것으로 스냅 샷(Snap Shot)이라고 할 수 있으며, 데이터의 구조상 「시간」이 아주 중요한 요소로 작용한다. 따라서 데이터 구조상에 데이터하우스의 데이터에는 수시적인 갱신이나 변경이 발생할 수 없다. 즉, 데이터웨어하우스란 데이터를 정보로 활용할 수 있도록 저장해 놓은 창고라 할 수 있으며, 이와 같은 목적은 의사결정을 지원하는데 있다. 일반적으로 데이터웨어하우스의 데이터는 5~10년 정도의 장기간의 데이터를 나타내며, 운영시스템에서는 60~90일 정도의 짧은 시간 간격을 가진다.

(4) 비휘발성

데이터웨어하우스용 데이터는 한 시점에서 대량의 데이터가 적재되고 액세스 되는 반면 데이터의 갱신이 발생하지 않은 조회전용 데이터로 데이터웨어하우스에서는 수행과정에서 단지 두 가지 오퍼레이션(Operation)을 갖게 되는데, 첫째는 데이터를 로딩(Loading), 하는 것이고, 두 번째는 데이터를 읽는 것 즉, 액세스(Access) 하는 과정이다. 일반적인 운영시스템에서의 데이터 갱신과 삭제는 이루어지지 않고, 데이터웨어하우스에 일단 데이터가 로드되면, 읽기 전용형태의 스냅 샷 데이터로 존재하게 되는 것이다. 따라서 데이터웨어하우스에는 운영시스템에서 새로운 데이터를 주기적인 일괄작업으로 새롭게 로드 하는 작업 외에는 수시로 변하지 않는 비휘발성의 특징을 갖게 된다.

9.2.3 데이터웨어하우스의 활용

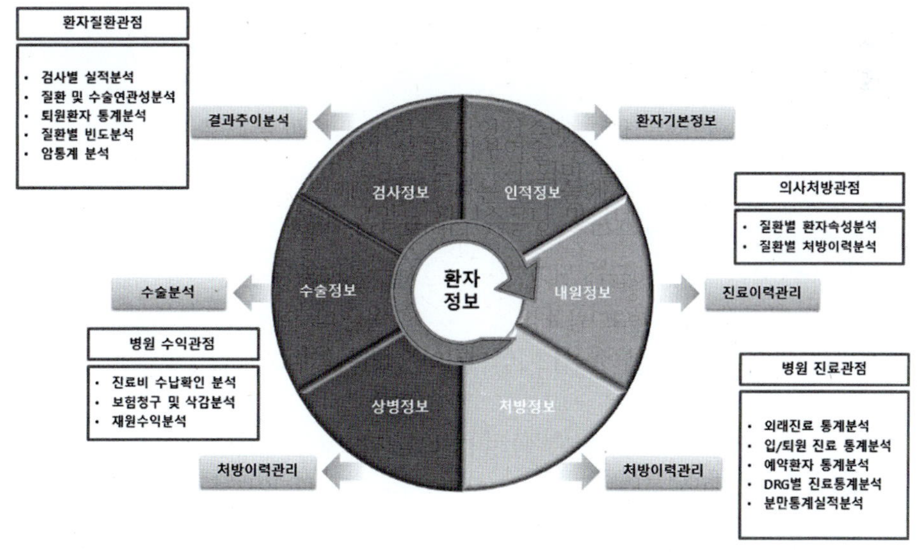

[그림 9-17] 데이터웨어하우스의 구축 분야

[1] 데이터웨어하우스의 구축 시 고려사항

① 정보시스템 팀과 현업의 조화와 협조로 시작되어야 한다. 정보시스템 팀은 현업의 요구사항을 충분히 반영해야 하며 현업도 요구사항을 현실적으로 조정할 수 있도록 IT의 능력에 대한 이해가 있어야 한다.

② 최고 경영층의 의지가 중요하다. 데이터웨어하우스의 효과에 대한 강한 믿음과 중요성을 인식할 수 있어야 한다.

③ 성급하게 진행해서는 안 된다. 데이터웨어하우스를 2~3년 내에 끝내겠다는 생각보다는 시간적인 여유를 가지고 구축에 대한 충분한 검토와 과정을 거쳐 구축하는 것이 바람직하다.

④ 처음부터 과도한 투자를 해서는 안 된다. 이것은 데이터웨어하우스가 병원에 어느 정도 기여할 것인지 정확히 알 수 없는 상황에서 과도한 투자는 병원 경영의 경제적 상황을 악화시킬 수 있다.

[2] 데이터웨어하우스 구축 8단계

① 실행계획 수립

② 데이터 모델 검토

③ 데이터 성격규정

④ 데이터 변화 프로그램 작성

⑤ 소스데이터 추출

⑥ 메타데이터 설정

⑦ 데이터 액세스 도구지원

⑧ 운영환경 점검 및 테스트

[3] 성공적인 데이터웨어하우스를 위해 지켜야 할 사항

① 업무시스템과의 융합을 꾀한다.

② 멀티미디어도 포함한다.

③ 시스템 성능 목표치를 설정한다.

④ 데이터 질의 향상을 꾀한다.

⑤ 데이터 분석 가능한 인재를 육성한다.

⑥ 메뉴 형식의 분석 시스템도 만든다.

⑦ 회사 전체가 하나가 되어 실천한다.

⑧ 항상 시스템과 데이터 정비, 인재 육성을 빠뜨리지 않는다.

[4] 데이터웨어하우스의 구축 효과

① 첫째, 일상적인 분석 업무에 대해서는 사원에서 임원에 이르기까지 쉽게 데이터에 접근해 분석하고자 하는 정보를 얻을 수 있다.

② 둘째, 수시로 발생하는 비정형 분석에 대해서도 짧은 시간에 효과적으로 데이터를 검색할 수 있

는 OLAP 기술을 이용해 기존 프로그래밍 방식보다 훨씬 쉽게 정보를 얻을 수 있다. 이는 데이터웨어하우스의 구조가 분석을 위해 최적화·표준화된 차원과 구조를 제공하기 때문이다.

③ 셋째, OLAP 등에서 제공하는 기능을 이용해 예측, 시뮬레이션 등과 같은 여러 가지 고급 분석을 할 수 있다.

④ 넷째, 데이터웨어하우스가 기업의 정보 인프라로 자리 잡음에 따라 기존의 업무 방식에서 볼 수 없었던 새롭고 다양한 분석이 가능하다.

【표 9-17】 데이터웨어하우스 활용 효과

활용부서	정성적 효과	정량적 효과
의무기록실	- 의사진료정보 요구에 신속한 대응 - 사용자 정보접근이 용이 - 다차원적 정보분석 - 보고 및 업무통계처리 시간절약	3일~5일 ⇨ 10분 이내
수술실	- 수술실 운영 및 세션 관리 용이 - 보고 및 업무통계처리 시간절약	1주 ⇨ 15분 이내
적정진료실	- 데이터분석 및 통계처리 시간절약 - 타부서 요청없이 통계보고서 생성용이 - 병원표준화 심사 등 QI자료관리 편리 - 진료의뢰센터 업무효율화	통계처리업무 : 6일 ⇨ 8시간 진료의뢰센터업무 : 5일 ⇨ 3일
경영관리	- 데이터 생성기간 및 보고기간 절약 - 각종 분석자료 공유 - 대외적 보고자료 생성시간 절약 - 자료취합시간 절약	통계처리업무 : 7일 ⇨ 1시간 자료취합업무 : 5일 ⇨ 10분

[5] 데이터웨어하우스 구축 사례

① 의료분야에서 데이터웨어하우스 구축 사례인 환자관리시스템이 있다. 이 시스템은 데이터하우징 기술에 의해 재개발되어 데이터마이닝 기법을 적용하여 치료결과에 어떠한 요인이 얼마나 중요한지를 유추해내고, 치료 후 혈압 조절과 비조절의 특성을 분류 규명함으로써 새로운 치료 전략을 수립하였다.

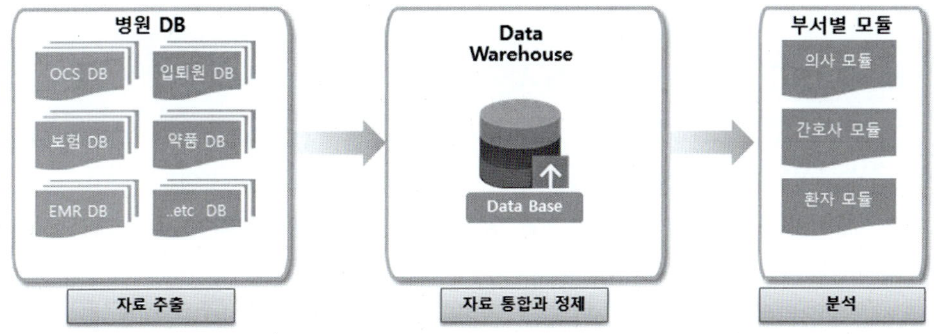

[그림 9-18] 데이터웨어하우스를 이용한 환자관리시스템

② 구축 사례 시스템의 구성 : [그림 9-18]의 환자관리시스템은 여러 개의 원시 데이터베이스들과 데이터웨어하우스, 의사, 간호사, 환자의 3개의 모듈로 구성되어 있다. 의사 모듈은 세계보건기구(WHO)에 근거한 임상처방을 기초로 한 진단 정보를 제공하며, 데이터베이스를 검색하여 여러 증상에 해당하는 환자들을 검색하고, 약제처방의 결과 발생되는 혈압의 변이에 대한 통계량 및 개개 환자의 자세한 특성을 검색할 수 있는 시스템이다.

[6] 데이터마트

데이터마트(DM : Data Mart)는 데이터웨어하우스에서 구축한 데이터 속에서 한 가지 주제 또는 부서를 중심으로 구축한 소규모 단일 주제의 데이터웨어하우스로서 예측 가능한 질의에 대하여 빠르게 응답할 수 있는 데이터를 제공하는 시스템을 말한다. 즉, 데이터마트는 일반적인 데이터베이스 형태를 갖고 있는 다양한 정보를 사용자의 요구 항목에 따라서 체계적으로 분석, 기업의 경영활동을 돕기 위한 시스템이다.

병원에서 사용되는 데이터 마트는 사용자와 주제영역에 따라 다르게 구성할 수 있으나 보통 병원에서 발생하는 환자의 진료기록, 수입이나 환자의 통계 분석, 검사 및 치료결과 분석, 약품/진료/재료분석, 인건비/회계/직원 인사정보 분석과 병원 경영지원을 위한 데이터가 데이터마트로 구성된다.

[7] 데이터마이닝

데이터마이닝 기술을 이용하여 데이터웨어하우스에 존재하는 대량의 데이터 사이에 묻혀 있는 전력적인 정보를 발견하고 유용한 패턴을 찾아내는 것이다. 또한 일정한 규칙을 추론하여 효율적인 의사결정을 제공하고 효과를 예측할 수 있게 한다. 데이터마이닝은 주로 통계학, 데이터분석 및 경영정보 분야 등에서 사용되어 왔다.

[8] 온라인분석처리(OLAP : On-line Analytical Processing)

온라인으로 다차원적인 분석을 하는 온라인 분석시스템이 구축된 데이터웨어하우스에 OLAP 도구를 활용하여 대규모 데이터를 실시간으로 분석 처리할 수 있다. 이러한 OLAP 도고는 가공되지 않은 데이터를 기업의 실제 비즈니스 관점을 반영하여 정보로 변환하여 기업의 분석가, 관리자, 중역들이 신속하고 일관적이며, 상호작용 가능한 액세스를 통해 이들 정보를 다양한 각도에서 분석 함으로써 기업 정보에 대한 통찰력을 얻을 수 있게 한다.

OLAP는 최종 사용자가 다차원 정보를 직접 접근하여 대화식으로 정보를 분석하여 의사결정에 활용하는 과정으로 대규모 데이터에 대한 실시간 분석처리시스템에서 데이터웨어하우징의 지원도구이다.

① OLAP의 기능 : 요약테이블 생성, 메타데이터 관리 용이, Drag and drop 기능

② MOLAP : 적은 용량에 적합한 OLAP 구현 방식으로 다차원 데이터베이스를 중심으로 다차원적 분석을 할 수 있도록 만들어짐

③ ROLAP : 관계형 데이터베이스에서 다차원 분석이 가능하게 만들어진 OLAP

[9] 추출 · 변환 · 로드(ETT : Extraction, Transformation, Transportation)

ETT는 데이터웨어하우스(DW) 구축 목적으로 기간계 OLTP 시스템에서 데이터 추출하여 DW에서 원하는 형태로 변환, DW에서 최종적으로 만들어진 테이블을 Fact라고 한다.

ETT방법은 기간계 시스템의 종류나 데이터의 추출 시기, 데이터의 양과 질 등을 사용자의 요구조건 등에 따라 다양한 형태로 추진 가능하다.

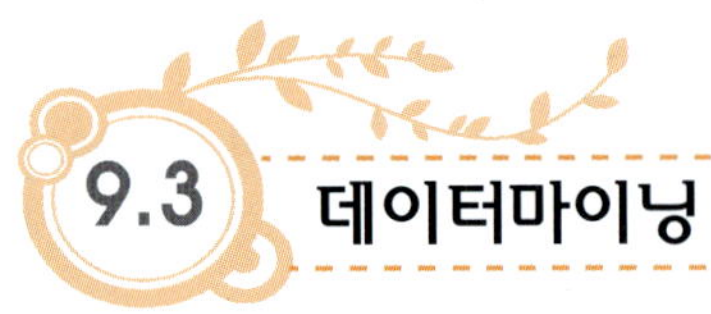

9.3 데이터마이닝

9.3.1 데이터마이닝의 개요

[1] 데이터마이닝 배경

1980년대 대부분의 기업이 고객과 경쟁자 및 제품에 대한 데이터를 담고 있는 데이터베이스를 정보 인프라로 인식하고 구축하게 되었으며 SQL이나 질의(Query) 도구로는 찾아내기 어려운 정보를 포함하는 방대한 규모의 데이터베이스를 형성하게 되어 네트워크 사용의 증가로 다수의 데이터베이스에 대한 접근이 용이해졌으며 고객의 소비 행위를 파악함으로써 이제까지 알 수 없었던 새로운 지식을 얻을 수 있게 되었다.

[2] 데이터 마이닝의 등장 배경

① 지속적으로 증가하는 데이터를 효과적으로 분석하여 정보화하려는 시도발생

② 기존의 데이터베이스 관리시스템의 한계발생

③ 이미 알려져 있는 정보뿐만 아니라 전혀 예상하지 못한 그리고 쉽게 드러나지도 않는 정보들을 데이터베이스나 데이터웨어하우스로부터 찾아내기 위해서 정보나 지식 추출의 방법으로서 데이터마이닝(Data Mining) 등장하게 됨

[3] 데이터마이닝 필요성

최근 들어 데이터마이닝은 통계학, 경영정보학, 컴퓨터공학, 의료정보학 등의 학문분야를 중심으로 필요성이 대두되고 있는 데이터마이닝의 동향이다.

- 첫째, 현장에서 대용량의 실제 데이터 문제를 직접 해결해 줄 수 있는 능력의 요구
- 둘째, 실무와 연구의 차이에 대한 괴리감 해소

의료분야에서도 의사, 환자, 보험회사 등과의 관계는 기존의 고객·공급자 모델을 적용하기에는 부적절하며, 장기간에 걸친 관계를 설정하는 것이 중요하다. 기존의 고객을 특성별로 정확히 파악하는 것에는 여러 가지 기법들이 활용된다. 최근에는 데이터베이스에 저장하여 활용하는 기법들이 사용된다. 이렇게 수집된 자료들은 데이터마이닝 과정을 통하여 고객을 적절한 그룹으로 나누고, 이를 바탕으로 캠페인을 실행하여 수집된 자료를 바탕으로 보다 정확한 고객 군으로 분류하게 된다. 특히 의료분야의 경우에 신규 환자에 대한 병원의 신뢰성을 증대시키고, 수익성 있고 충성도가 높은 환자들을 효과적으로 선별하여 관리하기 위하여 이러한 고객관리 기법을 적절하게 활용하는 것이 중요하다.

[4] 데이터마이닝 정의

데이터 마이닝(Data Mining)은 '데이터를 캐낸다'는 뜻으로 수많은 데이터가 저장된 방대한 데이터베이스 또는 데이터 웨어하우스 속에서 데이터 간의 상관관계 분석, 시간에 따른 유형분석, 특징 기

준에 따른 분할 및 분석 등을 통해 의사결정자에게 유용한 정보를 찾아내는 활동을 말한다. 즉, 데이터 마이닝은 대량의 데이터 사이에 존재하는 관계, 패턴을 발견하고 규칙을 추론함으로써 의사결정을 지원하고 그 효과를 예측하기 위한 기법이다.

9.3.2 데이터마이닝의 특징

[1] 데이터마이닝의 특징

① 데이터마이닝은 대용량(Massive)의 관측 가능한 자료를 취급
실험 자료는 가설 검정 등의 구체적인 문제에 답하기 위하여 여러 요인들이 통제되고 조작된 가운데 만들어진다. 그러나 관측 자료는 시간의 흐름에 따라서 비계획적으로 축적되며, 자료 분석을 염두 해 두고 수집되지 않은 것이 일반적이다.

② 데이터마이닝은 경험적 방법에 근거하고 있다.
많은 데이터마이닝 기법들은 이론적 원리에 기초하여 개발되었다기보다는 경험에 기초하여 개발되었다. 이러한 기법들은 그 특성이 수리적으로 밝혀지지 않은 것들이 많다.

③ 데이터마이닝은 일반화(Generalization)에 초점을 두고 있다.
일반화는 예측모델이 새로운 자료에 얼마나 잘 적용되도록 하는 것인가를 의미한다. 따라서 일반화는 데이터마이닝 기법의 비정형성을 어느 정도 해결하고, 또는 보완하여 주는데 도움을 주고 있다. 추론이 통계모형들의 초점이라 하면, 일반화는 데이터마이닝의 초점이라 할 수 있다.

[2] 데이터 마이닝 관련 분야

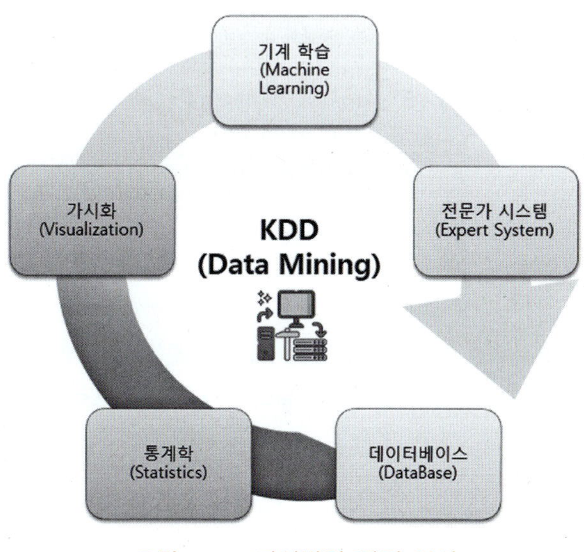

[그림 9-19] 지식발견 관련 분야

① 데이터베이스 내의 지식발견(KDD : Knowledge Discovery in Database),

② 데이터마이닝(Date Mining)

③ 데이터 채취(Date Dredging)

④ 지식추출(Knowledge Extraction)

⑤ 정보발견(Information Discovery)

⑥ 정보수학(Information Harvesting)

> KDD라는 용어는 1989년의 첫 번째 KDD 워크샵에서, 「지식」이 데이터를 기반으로 하는 발견(Data driven Discovery)의 최종 생산물임을 강조하기 위해 만들어진 신조어로서, 특히 데이터마이닝의 고급 수준의 응용을 강조하고 데이터에서 지식을 발견하는 넓은 의미의 프로세스를 지칭한다. 즉, KDD는 데이터로부터 유용한 지식을 발견하는 전체적인 프로세스를 의미하지만 데이터마이닝은 원시데이터에서 패턴 같은 의미에서 유용한 정보 혹은 지식을 추출하는 특별한 알고리즘을 사용하는 지식발견의 한 단계로 간주된다.

[3] 데이터 마이닝의 일반적 정의와 사용되는 주요 용어

① 잠재적으로 유용하고, 새롭고 타당성 있으면서 궁극적으로 데이터에서 이해할 수 있는 패턴을 찾아내는 단순하지 않은 프로세스

② 데이터마이닝의 정의에서 사용한 주요 용어들의 의미를 살펴보면 다음과 같다.

【표 9-18】 데이터마이닝의 정의에서 사용되는 주요 용어

용어	의미
데이터	데이터베이스내의 사례를 나타내는 사실의 집합
패턴	사실의 부분집합으로 사실을 묘사할 수 있는 언어의 표현
프로세스	데이터마이닝이 여러 단계로 구성되어 있고 각 단계는 데이터 준비, 탐색, 지식 평가, 정제, 변경 후 반복을 하는 작업을 포함
단순하지 않다	탐색이나 추론이 포함된다는 의미
잠재적으로 유용	발견된 패턴은 유용한 함수를 통해서 측정되어진 것처럼 잠재적으로 유용한 행동을 유도해 낼 수 있어야 한다는 의미
새로운	데이터는 현재의 가치를 이전의 가치나 기대했던 가치와의 비교하고, 지식은 새로운 발견이 과거의 발견과의 어떤 변화된 관계를 비교하여 측정
타당성	발견된 패턴은 어느 정도의 확실성을 가지고 새로운 데이터에 대해 적합해야 한다는 의미

9.3.3 데이터마이닝의 기능

데이터마이닝의 기능은 일반적으로 분류(Classification), 예측(Predication), 군집(Clustering), 연관성(Association), 순차패턴(Sequential Pattern) 등의 5가지 기능으로 나누어 볼 수 있다.

[1] 분류

(1) 분류(Classification)의 정의 및 대상

분류는 가장 많이 사용되는 데이터마이닝 작업의 기능으로서 새로운 대상의 특징들을 조사하고 이를 미리 정해진 부류(Class)들 중의 하나로 배정하는 것을 의미한다.

분류의 대상은 데이터베이스내의 레코드(Record), 즉 데이터웨어하우스의 모든 데이터가 되며 이 데

이터들에 각 부류의 코드를 할당하는 일을 분류라고 한다.

(2) 분류의 특성 및 사용 알고리즘

분류는 경우가 일어날 가능성이 높은 집단과 낮은 집단의 분류에 많이 이용되며 대출 신청자들의 신용 위험도를 높음, 중간, 낮음으로 분류 등에 활용될 수 있다. 분류를 구현하기 위한 알고리즘과 기법은 다음과 같다.

- 의사결정트리(Decision Tree Analysis)
- 신경망분석
- 회귀분석

[2] 예측(Predication)

(1) 예측의 정의

분류, 순차패턴과 유사하나 단지 산정 되는 대상을 미래의 가치 또는 예측되는 미래 행위에 따라 데이터를 분류하는 점이 다르다.

(2) 예측의 특성 및 사용 알고리즘

주로 어떠한 흐름을 분석하고 이를 토대로 향후의 변화를 예측하는데 이용된다. 고객의 잠정 이탈 예측이나 어떤 전화 가입자들이 부가 서비스를 주문할 것인지를 예측작업에 활용할 수 있다. 예측을 구현하기 위한 알고리즘과 기법은 다음과 같다.

- 의사결정트리
- 신경망 분석

[3] 군집(Clustering)

(1) 군집의 정의

군집은 여러 다른 특성을 가지는 전체 데이터를 동질성을 가진 몇 개의 Subgroup/Cluster/Segmentation들로 나누는 것으로 다양한 형태의 데이터가 모여 있는 각 데이터베이스 내의 요점을 얻기 위한 수단으로 이용된다.

(2) 군집의 특성 및 사용 알고리즘

몇 개의 그룹으로 분류한다는 점에서 분류와 유사하지만 군집은 미리 정해진 부류에 의존하지 않으며, 주로 데이터마이닝의 여러 기법을 사용하기 이전에 데이터 분류 등의 사전 작업에 이용된다.

군집은 백화점 등에서 고객을 유사한 특성을 가진 집단으로 분류하여 특성에 맞는 상품 및 서비스를 제공하는 등에 활용으로 군집을 구현하기 위한 알고리즘과 기법은 다음과 같다.

- 군집분석(Clustering Analysis)
- 신경망(Neural Network)

[4] 연관성(Association)

(1) 연관성의 정의

일반적으로 교차 판매(Cross Selling)를 위해 사용되어지며, 다수의 다양한 사건들 중 두 가지 이상의 사건이 동시에 일어날 가능성 및 패턴을 발견하는 것이다.

(2) 연관성의 특성

연관성의 목적은 데이터베이스 내의 데이터 간에 존재하는 항목 간의 유용한 관련 규칙을 발견하고자 할 때 이용하는 것이다. 연관성은 주로 동시에 판매될 가능성이 높은 상품들의 연관성을 발견하거나 패키지 기획, 상품진열순서 결정 등에 활용할 수 있다.

[5] 순차패턴(Sequential Pattern)

(1) 순차패턴의 정의

순차패턴은 다수의 다양한 사건들 중 어떠한 규칙성을 가지고 시차적으로 일어나는 사건의 패턴을 발견하는 것이다.

(2) 순차패턴의 특성과 사용 알고리즘

한 상품의 판매 후 이어서 판매될 가능성이 높은 상품을 판별하는데 활용하고, 순차패턴 분석 기법 사용한다.

9.3.4 데이터마이닝의 활용

[1] 데이터마이닝의 의료분야 활용

모든 환자의 인구통계학적, 환경적, 계층별, 지역별 등의 일반적 자료와 각 환자의 과거 진료기록이나 유전적 형질의 특성과 같은 개인적 자료가 공유되는 경우 데이터 마이닝이 적용된다면 질병의 자동진단 체계 및 예방 의료체계는 보다 쉽게 수립될 것이다. 데이터마이닝의 의료분야 활용 의미는 [표 9-19]와 같다.

【표 9-19】 데이터마이닝의 의료분야 활용 의미

구분	의미
환자 마케팅	기존의 환자군의 특성을 이용하여 어떤 환자들이 재진율이 높고, 그 원인이 무엇인지를 알려주는 등 환자의 의료기관 이용 특성을 근거로 환자에 대한 마케팅을 실시
의료시설 배치	데이터 마이닝을 이용하여 환자의 동선을 파악할 수 있으므로 이에 근거하여 의료시설을 재배치하면 환자들의 동선을 줄이면서 병원의 혼잡도를 완화
미수금 관리	미수금 발생 확률이 높은 환자를 기존자료에 근거하여 입원시부터 미수금이 발생하지 않도록 중점관리 할 수 있도록 하여 병원의 미수금 발생을 줄일 수 있다.
진료행위 프로토콜 개발	의사들의 진료행위와 치료결과에 근거하여 가장 효율적인 치료패턴을 찾아주므로 이에 근거하여 진료행위 프로토콜을 만들 수 있고, 나아가 의료의 질 향상을 도모할 수 있다.

진료비삭감 예방	기존의 진료비 삭감 내역을 분석하여 삭감의 원인을 찾아주어 이에 근거하여 진료비 삭감을 막을 수 있는 방안을 찾아 병원의 진료비 삭감에 대한 손실을 방지
진료 진단	검사결과와 각종 진단자료에 근거하여 의사들의 정확한 진단을 도와줄 수 있다.
재원일수 및 진료비 예측	기종 환자들의 재원일수 및 진료비 자료에 근거하여 새로운 환자가 입원시에 이들의 재원일수와 진료비를 예측할 수 있다.
자원사용량 예측	병원에서 필요로 하는 각종 의료자원을 예측하여 병원의 효율적인 물자관리에 기여할 수 있다.
추정 예산	각종 자료에 근거하여 병원에서 필요로 하는 예산을 추정하여 줄 수 있다.
의학 연구	각종 의학연구를 지원할 수 있다.

[2] 데이터마이닝 기법의 종류

데이터마이닝 기법에는 공학, 토목, 통계학 등 폭넓은 분야의 수법이 응용된다. 각각의 기법들은 다음과 같다.

① 시장바구니 분석(Market Basket Analysis) : 구매고객이 누구인지, 그들이 왜 그 물건을 구매했는지에 대한 물음에 대한 답을 주는 분석으로 연관성에 대한 규칙의 표현이다.

② 사례기반추론(Case Based Reasoning) : 사례기반추론이란 과거에 있었던 사례(케이스)들의 결과를 바탕으로 새로운 사례의 결과를 예측하는 기법이다. 사례기반추론을 이용하기 위해서는 일반적으로 과거의 사례와 사례들 사이의 유사 정도를 측정하기 위한 유사도 척도가 준비되어야 한다.

③ 군집 분석(Automatic Cluster Detection) : 데이터 간의 유사도를 정의하고 그 유사도에 가까운 것부터 순서대로 합쳐 가는 방법으로, 유사도의 정의에는 거리나 상관계수 등 여러 가지가 있다. 군집 분석에는 차례대로 합쳐 가는 계층적 방법 이외에, 요인 분석 등으로 미리 군집을 예상하여 합쳐 가는 비계층적 방법도 있다.

④ 연관성 분석(Link Analysis) : 시장바구니분석, 상품의 배치 전략, 관련 상품의 묶음 판매, 품목 간의 유의한 관계 규칙 발견한다.

⑤ 의사결정 나무 분석(Decision Tree) : 분석과정 이해가 용이하고, 분석과정이 나무구조로 표현한다. 관심 대상을 몇 개의 소집단으로 분류하고, 분석에 사용되는 알고리즘으로 C4, C5, CHAID가 있다.

⑥ 인공신경망(Artificial Neural Networks) : 데이터마이닝과 의사결정지원에 있어 널리 활용되며 예측, 분류, 군집 분석 등에 주로 적용되는 기법이다.

⑦ 유전자알고리즘 : 적자생존 원칙에 의해 우성 유전자만이 살아남는 자연계 현상을 탐구하여 이론화 시킨 것이다. 유전 알고리즘은 풀고자 하는 문제에 대한 가능한 해들을 정해진 형태의 자료구조로 표현한 다음, 이들을 점차적으로 변형함으로써 점점 더 좋은 해들을 만들어 낸다.

자료수집 → 탐색 → 자료변환 → 모형화 → 평가

[제10장]

의료전산일반

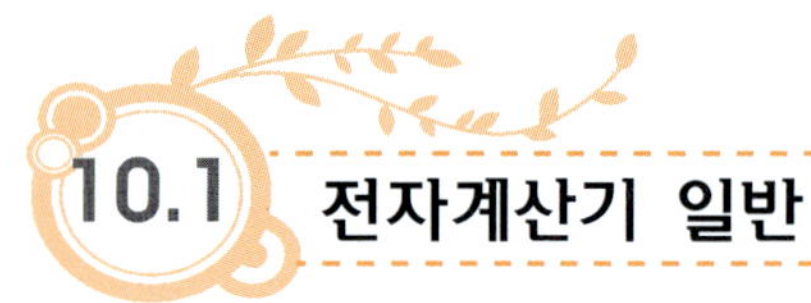

10.1 전자계산기 일반

10.1.1 컴퓨터 시스템의 구성

[1] 하드웨어의 기본

(1) 전자계산기의 개념

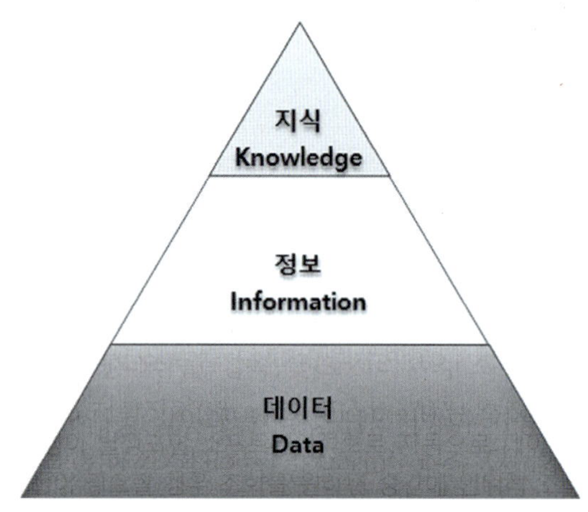

[그림 10-1] 자료와 정보

① 자료(Data) : 실세계에 존재하는 모든 사물, 상황의 상태로 가공 처리되지 않은 단순한 기록이다. 예로 일상의 수치, 문자, 기호, 이미지, 소리 등이 있다.

② 정보(Information) : 자료를 가공 처리하여 특정 상황의 의미를 갖게 하는 것으로 가치 평가된 자료이다. 즉 자료에 의미를 부여한 것이다.

③ GIGO(Garbage In Garbage Out) : 컴퓨터의 정확성과 수동성을 의미하는 말로, 올바른 자료를 입력해야 올바른 결과를 얻는다는 의미이다.

(2) 전자계산기의 발달 과정

인류사회에서 인구가 증가하므로 정치, 경제, 사회, 문화 전반적 분야에서 생겨나는 폭발적인 정보량을 처리하는 것은 사람의 힘으로 해결하는데 한계에 이르러 이를 효율적으로 처리하기 위해 컴퓨터의 힘은 절대적인 필요한 도구로 사용되고 있다.

【표 10-1】 정보의 파급영역

최초	- 인류의 등장(생각하는 사람) - 불, 석기 - 수렵시대(의식주) - 토기, 청동기	2백만년 전
제1의물결	- 농경시대(촌락, 운동의 법칙, 천문학) - 철기, 동력	3천년 전
제2의물결	- 공업시대(에너지, 동력기관, 대량생산) - 시계, 인쇄, 전신, 자동화의 물결	3백년 전
제3의물결	- 정보시대(반도체, 소프트웨어) - LSI, VLSI, GLSI, ULSI, 컴퓨터, 통신 - 고도정보화시대(컴퓨터 문화) - 네트워크, 뉴미디어, 인공지능 - 지적복합시대, 유비쿼터스 환경 - 지식베이스 정보시스템	20년 전 현재 20년경 후

① 기계식 계산기

- 치차식 계산기(Toothed Wheels)[B. Pascal] : 톱니바퀴 계산원리를 이용한 덧셈과 뺄셈연산을 하는 최초의 기계식 계산기
- 가감승제 계산기[W. G. Leibniz) : 사칙연산이 가능한 계산기
- 차분기관(Difference Engine) 해석기관(Analytic Engine)[C. Babbage] : 컴퓨터의 5대 장치(입력, 출력, 기억, 제어, 연산)를 가지고 있으며, 오늘날 컴퓨터의 개념 확립
- 펀치카드 시스템[H. Hollerith] : 미국의 인구 조사와 국세 조사에 사용
- MARK-I[H. Aiken] : 세계 최초의 전기 기계식 계산기

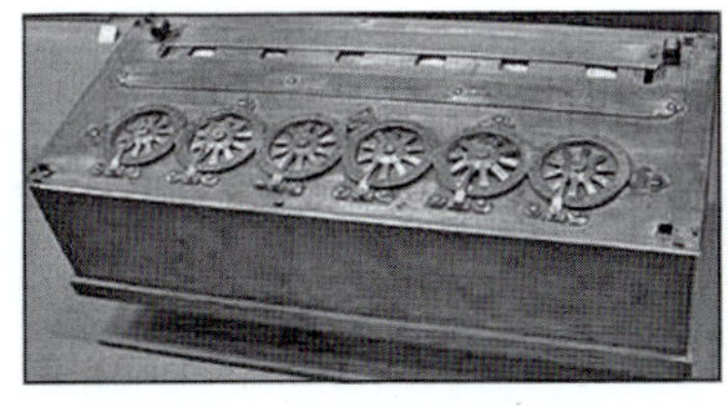

파스칼의 톱니바퀴식 계산기

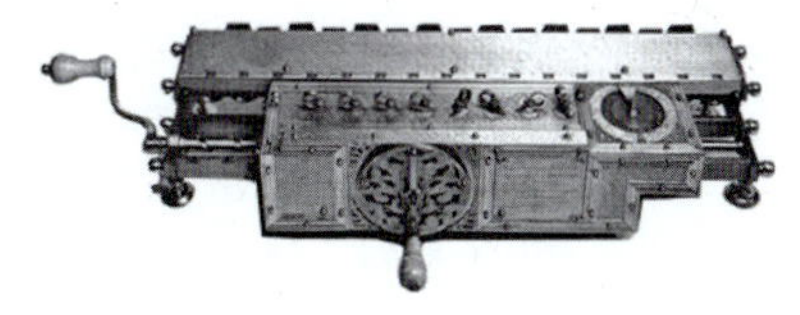

라이프니츠의 계산기

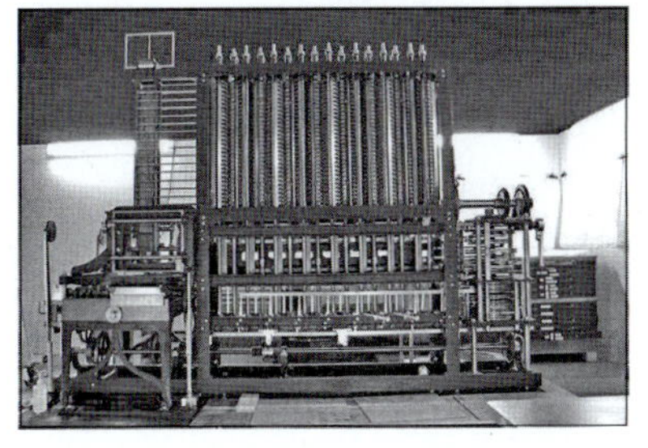

베비지의 해석기관

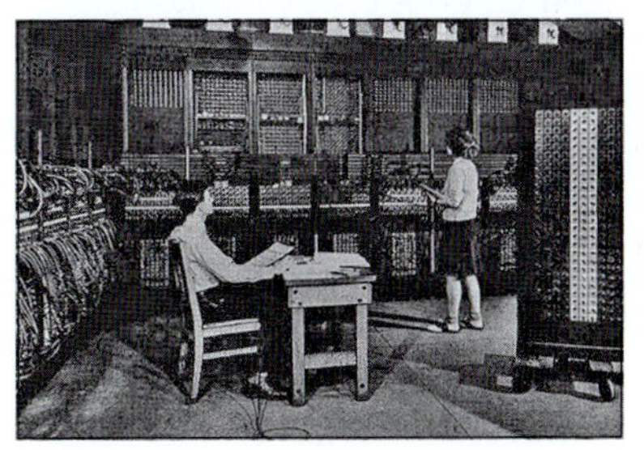

MARK-I

[그림 10-2] 기계식 전자계산기의 분류

② 전자계산기

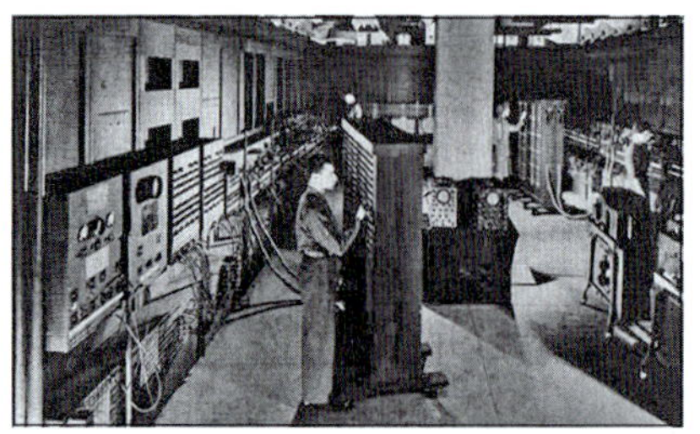

ENIAC

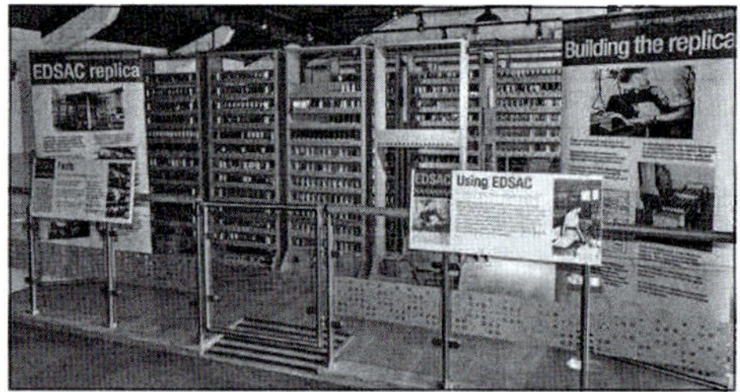

EDSAC

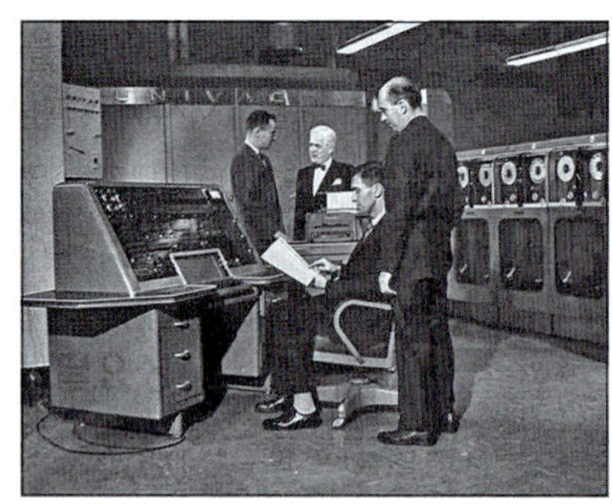

UNIAVC

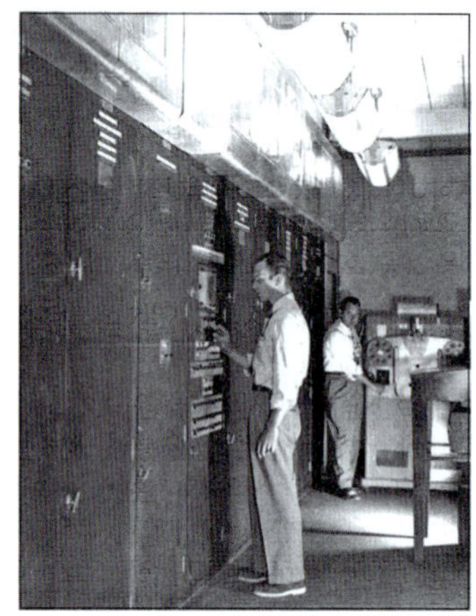

EDVAC

[그림 10-3] 전자식 전자계산기 분류

- ENIAC [Eckert, Mauchly] : 세계 최초의 전자계산기, 프로그램 외장방식 사용
- EDSAC [M. Wilkes] : 세계 최초의 프로그램 내장방식을 채택한 컴퓨터
- UNIVAC-I [Eckert, Mauchly] : 세계 최초의 상용 컴퓨터
- EDVAC [J. Von Neuman] : 프로그램 내장방식과 2진 표현을 채택한 컴퓨터

③ 세대별 발전과정과 특징

【표 10-2】 컴퓨터의 세대별 특징

구분	제1세대	제2세대	제3세대	제4세대	제5세대	제6세대
연도	1943~1956	1957~1964	1965~1971	1972~1989	1982~1990	2000~
기억소자	진공관	트랜지스터	집적회로 (IC)	고밀도 집적회로 (LSI)	초고밀도 집적회로 (VLSI)	광소자 (ULSI)
처리속도 단위	ms	μs	ns	ps	fs	as

처리속도 단위	10^{-3}	10^{-6}	10^{-9}	10^{-12}	10^{-15}	100
특성	부피가 큼 신뢰성이 낮음	전력 감소, 소형화, 신뢰성향상	소형화, 기억용량 증대	미니화, 대형화, 가격저렴	초미니화, 초대형화, 인공지능	추리 판단, 말하는 컴퓨터, Datawarehouse
	조작자 운전	일괄처리	다중처리, 시분할방식	가상운영 체제, 시분할방식	병렬처리	병렬처리

[2] 소프트웨어의 기본

(1) 소프트웨어의 개념

소프트웨어란 프로그램 혹은 기계를 움직이는 단계별 명령어들의 집합으로 프로그램 보편성과 그 자체로서의 가치를 가진다.

(2) 소프트웨어의 구성

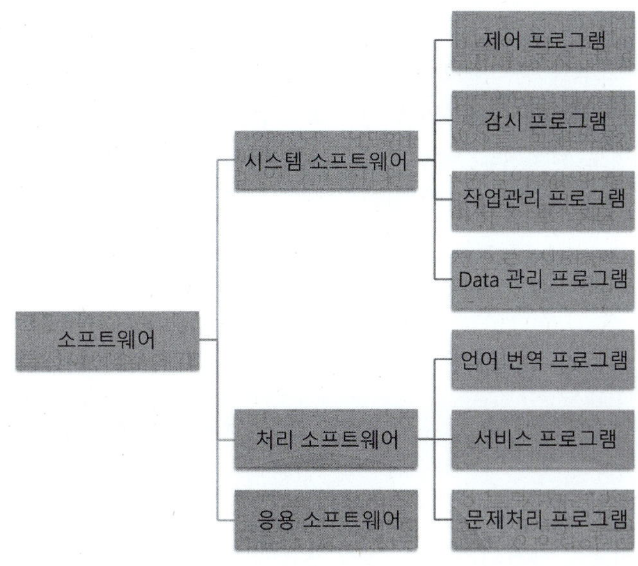

[그림 10-4] 소프트웨어의 구성

① 시스템 소프트웨어

컴퓨터 하드웨어를 관리하고 응용 소프트웨어를 실행하는 데 필요한 프로그램들을 시스템 소프트웨어라 하며, 각종 하드웨어 및 주변 장치들을 구동하는 데 필요한 장치 구동기(Device Driver), TCP/IP를 비롯하여 시스템을 네트워크로 연결하는 데 필요한 각종 소프트웨어, 컴파일러, 디버거(Debugger), 프로그램 개발도구 등이 있다.

② 응용 소프트웨어

운영체제와 시스템 소프트웨어를 이용하여 사용자에게 유용한 환경을 제공한다.

(3) 프로그램 언어 번역과정

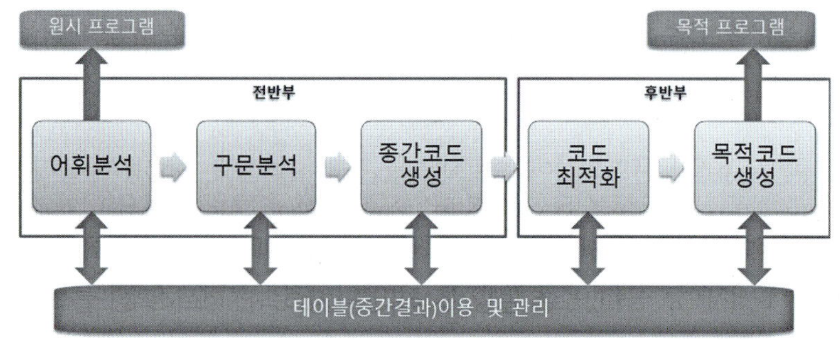

[그림 10-5] 프로그램 언어변역 과정

① 컴파일러(Compiler)

컴파일러는 고급 프로그래밍 언어(C, C++, 자바 등)로 작성된 프로그램을 받아 목적 기계에 적합한 프로그램을 만드는 프로그램이다.

컴파일러 작업과정은 크게 전반부와 후반부로 나눌 수 있다. 전반부는 원시 프로그래밍 언어에 관련된 부분으로, 원시 프로그램을 분석하고 중간 코드를 생성하는 부분이다. 후반부는 프로그래밍 언어보다는 목적 기계에 의존적이며, 전반부의 원시 프로그램에 대한 분석을 종합하여 특정 기계에 적합한 목적 프로그램(기계어로 된 실행 가능한 모듈)을 생성하는 부분이다. 따라서 컴파일러의 전반부는 언어에 따라 달라지고 후반부는 언어가 동일해도 대상 기계에 따라서 달라진다.

- 어휘분석(Lexical Analysis) : 프로그램의 각 문장을 의미를 갖는 최소 문장 단위인 토큰(Token), 즉 상수, 변수, 연산자, 지정어 등으로 구분한다.
- 구문분석(Syntax Analysis) : 토큰들이 만드는 문장 또는 문법적 구성을 분석하여 파싱(Parsing) 한다.
- 중간코드 생성(Intermediate Code Generation) : 각 문장의 의미들을 파악하여 중간 형태의 코드를 생성한다.
- 코드 최적화(Code Optimization) : 목적 코드를 효율적으로 만들어 목적 코드의 실행시간을 줄이거나 목적코드가 차지하는 메모리의 양을 줄일 수 있도록 중간 형태 코드를 수정한다.
- 목적 코드 생성(Object Code Generation) : 앞 단계에서 만든 결과를 가지고 CPU가 이해하고 실행할 수 있는 기계어 코드를 생성한다.

> 원시 프로그램(Source Program) → 번역(Compile) → 목적 프로그램(Object Program) → 링커(Linker) → 적재 모듈(Load module) → 로더(Loader) → 실행

② 인터프리터(Interpreter)

한 문장씩 번역하여 실행하기 때문에 원시 프로그램에 한 문장씩 읽어온다. 인터프리터를 사용하면 번역하면서 실행하기 때문에 실행시간이 길어지는 단점이 있다. 그러나 번역시 프로그램에서 사용되

는 변수들의 값, 주소, 자료형(Type)을 알 수 있기 때문에 인터프리터는 만들기가 쉽고, 디버깅(프로그램의 오류를 잡아내는 작업) 기능을 쉽게 제공할 수 있는 장점이 있다.

- HTML언어, 자바스크립트, 리눅스의 명령어 해석기 등에 사용된다.

③ 링커(Linker)

하나의 프로그램을 여러 개의 모듈로 나누어 설계하는 모듈화 방법이 많이 사용되기 때문에, 일반적으로 여러 개의 모듈이 모여서 하나의 프로그램을 구성한다.

여러 개의 모듈을 함께 실행될 수 있도록 하는 것을 링크(Link 또는 Linking)라고 하고, 이 일을 수행하는 프로그램을 링커(Linker 또는 Linking Editor)라고 부른다.

링커는 모듈 내에 다른 모듈에서 정의된 기호(외부 기호)를 참조하는 외부 참조가 있으면 이 외부기호에 값(상대주소)을 주어 각 모듈들을 연결한다. 이와 같이 만들어진 모듈을 적재(Load) 모듈이라고 부르고, 적재 모듈은 로더에 의해서 메모리에 적재된다.

④ 로더(Loader)

프로그램들을 메모리에 놓고 실행할 수 있도록 준비하는 프로그램이다. 로더는 번역된 프로그램을 메모리로 옮기고 제어 기능을 부여한다.

적재 모듈이 실제 적재되는 메모리 주소를 프로그래머가 지정해 줄 수도 있고, 운영체제가 임의의 주소를 지정해 줄 수도 있다. 전자를 절대 로더(Absolute Loader), 재배치 로더(Relocate Loader)라고 한다.

[3] 컴퓨터 하드웨어 구성

① 입력장치(Input Unit) : 프로그램이나 데이터를 컴퓨터 내부로 읽어 들이는 장치

② 출력장치(Output Unit) : 컴퓨터 내부의 처리한 결과를 인간이 알아보거나 사용할 수 있는 출력매체로 보내는 장치

③ 기억장치(Memory Unit) : 입력장치를 통해 읽어 들인 자료나 컴퓨터 내부에서 계산 처리된 결과를 기억하는 장치(주기억장치와 보조기억장치로 구분)

④ 제어장치(Control Unit) : 입력, 출력, 기억, 연산 장치의 모든 동작들을 감독 및 통제하는 장치

⑤ 연산장치(ALU : Arithmetic and Logic Unit) : 연산을 담당하는 장치로 산술연산과 논리연산을 담당하는 장치

10.1.2 자료의 표현 및 연산장치

[1] 수의 변환

(1) 진법의 표기

① 2진수(Binary Number) : 0, 1

② 8진수(Octal Number) : 0, 1, 2, 3, 4, 5, 6, 7

③ 10진수(Decimal Number) : 0, 1, 2, 3, 4, 5, 6, 7, 8, 9

④ 16진수(Hexadecimal Number) : 0, 1, 2, 3, 4, 5, 6, 7, 8, 9, A(10), B(11), C(12), D(13), E(14), F(15)

(2) 진법의 변환

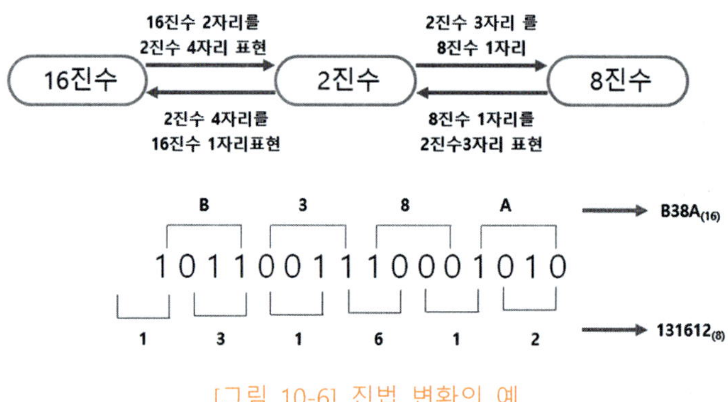

[그림 10-6] 진법 변환의 예

(3) 보수

기수(基數) n의 보수(Complement)란 주어진 수치의 각 자리의 값을 n-1에서 감산하고 그 결과의 최하위의 자리에 1을 가산하여 구하는 수이다. 전자계산기에서 뺄셈을 덧셈으로 해결하기 위해 사용하고, 뺄셈은 보수의 덧셈으로 해결 가능하다.

① 2진수의 보수

- 1의 보수(1's Complement) : '1'은 '0'으로, '0'은 '1'로 바꾼다.
- 2의 보수(2's Complement) : 1의 보수를 취한 후 '1'을 더한다.

② 10진수의 보수

- 9의 보수 : 각각의 자리를 '9'에서 뺀다.
- 10의 보수 : 9의 보수를 취한 후 '1'을 더한다.

(4) 2진 부호화

① 가중치 코드(Weighted Code)

- 각 자릿수마다 고유값인 가중치를 가진 코드이다.
- 8421 코드 : 가중치(Weighted) 코드의 대표로 0~9까지의 10진수를 4비트의 2진수로 표현하는 코드이다.

② 비가중치 코드(Non-Weighted Code)

- 각 자릿수마다 가중치를 가지지 않는 코드이다.

- 3초과 코드(Excess-3 Code) : 비가중치 코드의 대표로 8421코드에 10진수 '3'을 더해서 만들어지는 코드이다.
- 그레이 코드(Gray Code) : 다른 코드보다 에러율이 적어 입·출력장치나 A/D 변환기 및 주변장치에 많이 사용된다. 이 코드의 특성은 연속되는 수는 1비트씩 변해가면서 새로운 코드가 된다.

③ 자기 보수 코드

- 자기 보수라는 것은 어떤 3초과 코드 값이 주어졌을 때 이 값을 부호와 1의 보수로 취한 값이 2초과 코드에 존재함을 나타낸다.
- 코드의 1의 보수를 취한 값이 10진수 9의 보수인 코드이다.
- 종류 : 3초과 코드, 2421 코드, 51111 코드 등이 있다.

【표 10-3】 수의 2진 부호화

10진수	8421 코드	그레이 코드	자기보수코드			오류검출
			3초과	2421	51111	2-5진
0	0000	0000	0011	0000	00000	01 00001
1	0001	0001	0100	0001	00001	01 00010
2	0010	0011	0101	0010	00011	01 00100
3	0011	0010	0110	0011	00111	01 01000
4	0100	0110	0111	0100	01111	01 10000
5	0101	0111	1000	1011	10000	10 00001
6	0110	0101	1001	1100	11000	10 00010
7	0111	0100	1010	1101	11100	10 00100
8	1000	1100	1011	1110	11110	10 01000
9	1001	1101	1100	1111	1111	10 10000

④ 오류 검출 및 교정 코드

- 2-5진(Biquinary) 코드
  가중값을 갖는 7비트 코드로 2개의 '1'과 5개의 '0'으로 구성되며 앞의 2비트와 뒤의 5비트에 각각 한 개의 '1'이 존재한다. 이런 원리를 이용하여 한 장소에 다른 장소로 신호를 전송하는 도중에 발생하는 오류를 감지하게 된다. 5043210 코드라고도 하며 오류 검출을 위한 코드로 사용된다.
- 패리티 체크 비트(Parity Check Bit) : 1비트 착오 검출용으로 사용하며, 정보 표현 가지 수는 증가하지 않는다. 데이터 코드에 1개의 패리티 비트를 추가해서 사용한다. 2개의 비트가 동시에 오류를 발생하면 검출이 불가능하다.
- 해밍 코드(Hamming Code) : 1비트에 대한 에러 검출 및 교정이 가능한 코드(단일 에러 정정 코드)

[2] 자료의 표현

(1) 자료표현의 단위

① 비트(Bit : Binary Digit) : 2진수 0 또는 1로써 정보표현의 최소 단위

② 니블(Nibble) : 4비트로서 16진수 1자리

③ 바이트(Byte) : 8비트로서 문자표현의 최소 단위이고, 기억용량의 단위

【표 10-4】 자료의 표현 단위

단위	크기
KB(Kilo Byte) : 킬로 바이트	2^{10}Byte = 1,024Byte
MB(Mega Byte) : 메가 바이트	2^{20}Byte = 1,024KByte = 1,048,576Byte
GB(Giga Byte) : 기가 바이트	2^{30}Byte = 1,024MByte
TB(Tera Byte) : 테라 바이트	2^{40}Byte = 1,024GByte
PB(Peta Byte) : 페타 바이트	2^{50}Byte = 1,024TByte
EB(Exa Byte) : 엑사 바이트	2^{60}Byte = 1,024PByte
ZB(Zeta Byte) : 제타 바이트	2^{70}Byte = 1,024EByte

④ 워드(Word) : 하나의 단어를 의미하는 것으로 여러 개의 바이트가 모여서 구성된다.

- Half Word = 2Byte = 16bit	- Full Word = 4Byte = 32bit	- Double Word = 8Byte = 64bit

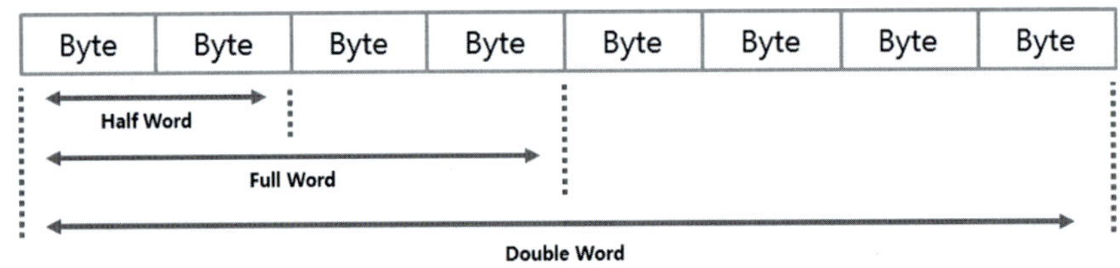

[그림 10-7] 비트, 바이트와 워드의 관계

⑤ 필드(Field) : 자료처리의 최소 단위, 항목(Item)이라고도 하고, 문자(Character)나 워드(Word)로 구성

⑥ 레코드(Record) : 연관성 있는 데이터를 하나로 묶어놓은 단위로 하나 이상의 필드로 구성

⑦ 파일(File) : 같은 종류의 레코드들이 보조기억장치에 기록되어있는 단위로 고유의 이름을 가진다.

⑧ 데이터베이스(Database) : 연관된 파일들의 집합을 의미

(2) 자료의 외부적 표현(문자 데이터)

① BCD(Binary Coded Decimal) Code(2진화 10진 코드) : 2비트의 Zone 비트와 4비트의 Digit 비트로 64개의 문자표현 가능

② ASCII(American Standard Code for Information Interchange) Code(미국표준 정보교환 코드) : 3비트의 Zone 비트와 4비트의 Digit 비트로 128개의 문자표현 가능

③ EBCDIC Code(Extended BCD)(확장 2진화 10진 코드) : 4비트의 Zone 비트와 4비트의 Digit 비트로 256개의 문자표현 가능

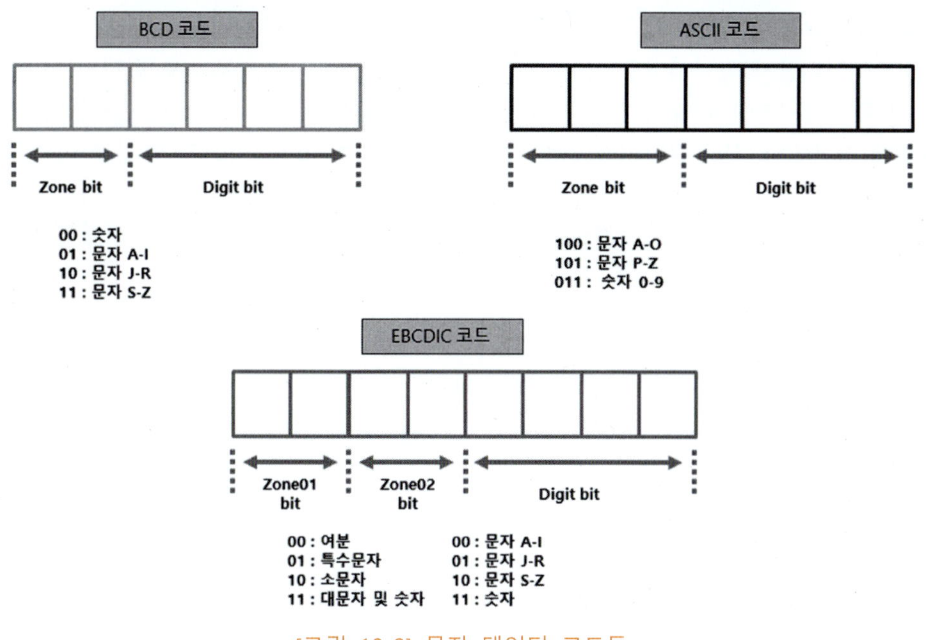

[그림 10-8] 문자 데이터 코드들

(3) 자료의 내부적 표현(숫자 데이터)

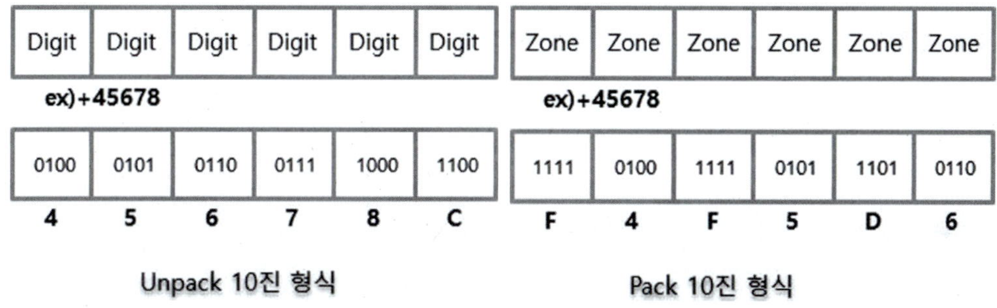

[그림 10-9] 숫자 데이터 코드들

① Zoned 10진 형식(Unpack 10진 형식)

한 바이트 내에 존 부분에는 1111(=F)이 들어가고 디지트 부분에는 10진수 값이 8421 코드 형식으로 8비트 모두가 한 자리의 10진수를 나타낸다. 그리고 각 데이터를 나타내는 바이트 중에 최하위 바이트의 존 부분이 그 데이터의 부호를 나타낸다.

- 입출력 형식일 때 사용되며 연산은 불가능하다.
- 연산할 때는 팩형으로 변환해야 하므로, 처리시간이 많이 소요되고 메모리가 낭비되는 결과가 된다.

② Pack 10진 형식

팩형 십진(Packed Decimal) 표현은 1바이트에 두 개의 10진수를 표현하는 방법으로 다음과 같이 구성된다.

③ 고정 소수점(Fixed Point)표현

2진 정수 데이터를 고정된 n비트 길이로 표현하기 위해 사용된다. n비트로 표시되는 하나의 정수에서 1비트는 부호를 나타내기 위해 사용되고 나머지 n-1 비트는 수의 양을 나타내는 고정 소수점 표현에 사용된다. Half Word나 Full Word에 데이터를 표현하며, 두 개의 차이점은 표현 범위가 넓어진다는 점이다. 정수의 표현이 크기에 제한을 받는 이유는 워드나 바이트의 크기나 수에 제한을 받기 때문이다.

④ 음수 표현 방법

㉮ 부호와 절대치(Signed Magnitude)

정수의 부호를 1비트만 사용하고 나머지는 수의 양을 보관한다. 따라서 음수를 표현할 때 절대치는 변동이 없고 부호 비트만 달라진다. 그러므로 음수인지 양수인지는 부호비트를 보아 '0'이면 양수, '1'이면 음수를 나타낸다.

㉯ 부호화 1의 보수(1's Complement)

음수 표현은 전체 비트를 '1'로 채워 절대치 표현값을 뺀다.

예) -57은 절대값이 57이므로 2진수로 0011 1001이 된다. 따라서 -57은,

```
  1111 1111
- 0011 1001   (-57의 절대값)
-----------
  1100 0110   (1의 보수방식으로 표현된 -57)
```

결과를 보면 알 수 있듯이 부호화 1의 보수를 구할 때는 '1'은 모두 '0'으로, '0'은 모두 '1'로 바꾸면 된다.

㉰ 부호화 2의 보수(2's Complement)

음수 표현은 부호화 1의 보수에 '1'을 더하면 된다. 부호화 절대치와 부호화 1의 보수방식은 '0'의 값을 표현하는 데 '+0'과 '-0'의 두 가지가 존재하나 부호화 2의 보수는 하나의 '+0'만 존재한다.

(4) 부동 소수점(Floating Point) 표현

매우 큰 수나 아주 작은 수를 표현(지수 처리에 적합)한다. 정수부분과 실수 부분을 나누지 않고 한 군데로 모아 소수점의 위치를 정해 이용하는 방식이다. 따라서 그 표현에서 소수부(Fraction)와 지수부(Exponent)로 구성되는 데, 소수부는 유효숫자(Mantissa)를 나타내고 지수부는 소수점의 위치를 나타낸다.

- Full Word나 Double Word에 표현되며, 두 개의 차이점은 정확도 차이이다.
- 소수점 앞에 유효숫자의 자리수를 일정하게 하는 정규화 과정이 필요하다.
- 지수부는 일반적으로 7개의 비트를 사용하므로, 지수부에 표현할 수 있는 수는 0~127승까지이다. 그러나 지수는 양수승과 음수승이 있으므로 지수의 표현 범위는 -64~63승이다.
- 고정 소수점에 비해 복잡하고, 실행 시간이 많이 걸린다.
- 부동 소수점 전문계산 프로세서 : 코프로세서(Co-Processor)가 필요하다.

(5) 논리자료의 표현

기억장소 표기로 1비트만으로 충분히 표현이 가능하나 실제로 기계에 표현할 때 주소문제 등으로 인하여 가능한 최소 단위인 1바이트나 1워드를 사용하게 된다. 논리상수의 값은 참과 거짓을 나타내는 자료이고, "참(True) : 1", "거짓(False) : 0"와 같이 표현한다.

(6) 포인터 자료의 표현

포인터(Pointer)란 주소기억공간에 저장한 자료의 주소로 링크(Link)라고 말하는데, 다음 자료의 위치를 현재의 자료에서 알 수 있도록 하기 위하여 포인터를 사용한다. 즉, 현 자료의 포인터는 다음 자료의 위치를 가리킨다.

10.1.3 연산 장치와 명령어

[1] 연산장치(ALU)

(1) ALU

① ALU(Arithmetic Logic Unit)의 기능

- 덧셈, 뺄셈, 곱셈 및 나눗셈의 산술연산과 AND, OR, NOT 등의 논리연산, 그리고 자리 이동(Shift Operation) 등을 하는 장치이다.
- 뺄셈은 보수를 이용하면 덧셈으로 바꾸어서 계산할 수 있다.
- 곱셈과 나눗셈도 각각 덧셈과 뺄셈으로 바꾸어서 수행할 수 있기 때문에 병렬 가산기(Adder, 덧셈기)만 있으면 4칙 연산을 할 수 있다.
- 논리 장치는 AND, OR, NOT 게이트로 구성할 수 있으며, 이런 논리 장치만으로도 모든 논리 연산을 할 수 있다.
- 산술장치에는 누산기(Accumulator)가 포함된다. 누산기는 연산에 필요한 데이터를 일시 저장하거나 연산장치에서 계산한 결과를 일시 저장하는 데 쓰이는 레지스터(Register)이다.

② 연산의 구분 및 종류

- 입력데이터의 수에 따라
  - 단항연산 : MOVE, SHIFT, ROTATE, COMPLEMENT연산 등
  - 이항연산 : 사칙연산, AND, OR연산 등
- 데이터의 성격에 따라
  - 수치적연산 : 사칙연산 및 산술 SHIFT연산 등
  - 비수치적연산 : AND, OR, NOR, 논리 SHIFT, ROTATE, MOVE 등

[2] 명령어 형식

(1) 오퍼랜드

연산을 수행하는 데 필요한 데이터 혹은 데이터 주소로 각 연산은 한 개 혹은 두 개의 입력 오퍼랜드

들과 결과 오퍼랜드를 포함한다.

OP Code (Operation Code)	Operand		
	I	R	Address

[그림 10-10] 명령어 형식

① OP-Code(연산 코드) : 4칙 연산, 자리이동(Shift), 보수(Complement) 등의 동작을 정의하며, n개의 비트로 구성하면 최고 2n개의 동작을 할 수 있다.

② I : 모드(Mode) 비트(1비트)로서 '1'일 경우 간접번지, '0'일 경우 직접번지가 된다.

③ R : 레지스터의 모드비트로 N비트일 경우 2N개의 레지스터가 있음을 의미한다.

④ Address : 찾아갈 메모리의 번지(주소)를 명시한다.

⑤ MBR(Memory Buffer Register) = 누산기와 같다.

⑥ MAR(Memory Address Register) = PC(Program Counter)의 크기와 같다. PC는 다음에 수행한 명령어의 주소를 가진다.

(2) OP-Code의 기능

① 함수연산기능 : 산술연산(ADD, Shift, Complete) + 논리연산(NOT, AND, OR)

② 전달기능 : CPU와 메모리 사이의 정보교환

- LOAD(FETCH) : 메모리 → CPU로 가져온다.
- STORE : CPU → 메모리로 기억시킨다.

③ 제어기능 : 프로그램의 수행순서를 의도에 따라 변경시키는 기능

④ 입·출력기능 : 자료를 메모리로 입력하고, 메모리에 기억된 내용을 출력장치를 통해 출력한다.

(3) 주소지정의 종류

① 0-주소방식(OP-Code로만 구성)
명령어에 나타난 연산자 수행에 있어서 입력 데이터들의 출처와 연산 결과를 기억시킬 장소가 고정되어 있거나 특수한 구조상의 기능에 의해서 그 주소들이 정해져 있다면 명령어 내에 데이터의 주소를 지정할 필요가 전혀 없고 OP-Code만 나타내면 된다. 스택(Stack) 구조에서 사용, PUSH(삽입)와 POP(삭제) 명령이 필요하다.

② 1-주소방식(OP-Code, Address로 구성)
모든 연산은 누산기(Accumulator)에서 이루어지며, LOAD와 STORE 명령이 필요하다.

③ 2-주소방식(OP-Code, Address1(결과), Address2로 구성)
가장 일반적인 형식으로 3-주소방식과 같이 범용 레지스터(GPR : General Purpose Register)을 이용한다. 각 주소 영역은 레지스터나 메모리의 주소를 지정한다.

④ 3-주소방식(OP-Code, Address1(결과), Address2, Address3로 구성)

이항연산의 경우 필요한 데이터는 2개이고 계산 결과를 저장한 메모리 주소가 필요하므로 최대한 3개의 주소를 지정해야 한다. 이러한 형식에 3-주소 방식을 사용한다. 이 방식에서는 프로그램의 길이는 짧아지지만, 명령어의 길이는 길어지는 단점이 있다.

⑤ 4-주소 방식(OP-Code, Address1(결과), Address2, Address3, NIA로 구성)
3-주소 명령어에 다음에 처리할 명령어의 주소(NIA : Next Instruction Address)를 추가한 것이다. 따라서 모든 명령어들은 일종의 분기 명령어이므로 무조건 분기(Unconditional Jump) 명령어나 프로그램 카운터가 별도로 필요없다.

(4) 주소지정의 종류

① 즉시주소 지정(Immediate Addressing) : 명령의 오퍼랜드가 실제 데이터이다.

② 직접주소 지정(Direct Addressing) : 명령의 오퍼랜드 내의 주소가 실제 데이터의 주소이다.

③ 간접주소 지정(Indirect Addressing) : 번지필드가 지정한 곳에 유효번지가 기억되어 있어 한 번 더 주기억장치의 주소를 지정해주는 방식이다.

④ 상대주소 지정(Relative Addressing) : 기준번지(Base) + 변위번지(Offset)에 의해 주소를 결정하는 것으로 복잡하나, 주소부분이 짧고 메모리 이용 효율이 높다.

10.1.4 제어장치

[1] 마이크로 오퍼레이션(Micro Operation)

① CPU 내에서 기계적인 동작에 필요한 일련의 신호들로 하나의 클록 펄스 동안에 실행되는 기본적인 동작을 말한다.

② 명령어 수행을 위해서 명령어에 대한 처리 조작을 세분화시켜 상태 변환을 할 수 있도록 하는 동작을 말한다. 그러므로 명령어의 수행은 CPU의 상태변환으로 이루어지고 CPU의 상태변환은 마이크로 오퍼레이션의 수행으로 이루어진다.

③ 한 개의 명령어는 여러 개의 마이크로 오퍼레이션들이 동작되어 실행된다.

④ 마이크로 오퍼레이션 동작을 순서대로 발생하기 위해서는 제어 신호(Control Signal)가 필요하다.

(1) 마이크로 오퍼레이션의 종류

① R → R : 기억된 자료가 처리나 변형없이 또 다른 레지스터로 이동(MAR ← PC)된다.

② F(R,R) → R : 두 개의 레지스터에 기억된 자료가 F, 즉 연산기에 의하여 변경된 후 그 결과가 레지스터로 이동(AC ← AC + MBR)된다.

(2) 마이크로 동작

레지스터에 저장된 데이터에 대해서 수행되는 기본적인 동작을 말한다.

① 레지스터의 전송 마이크로 동작 : 하나의 레지스터에서 다른 레지스터로 데이터를 전송하는 동작이다.

② 산술 마이크로 동작 : 레지스터에 저장된 데이터에 대해 산술 동작을 수행한다.

③ 논리 마이크로 동작 : 데이터 비트열 사이에 이루어지는 2진 연산이다.

④ 시프트 마이크로 동작 : 레지스터 내용에 대한 자리 이동 동작을 실행한다.

- 종류 : 직렬 전송 시프트, 논리 시프트, 순환 시프트(Rotate), 산술 시프트

(3) 마이크로 사이클 타임(Micro Cycle Time)

한 개의 마이크로 오퍼레이션을 수행하는데 걸리는 시간으로서 CPU의 속도를 표시하고, 한 개의 마이크로 오퍼레이션은 CPU 클록(Clock)의 발생주기의 간격 시간 내에 실행된다. 일련의 동작을 제어하기 위해서 규칙적 간격의 타이밍 신호를 발생시키는 데, 제어하는 방식에 따라 동기식과 비동기식으로 나눌 수 있다.

① 동기 고정식(Synchronous Fixed) : 모든 마이크로 오퍼레이션 중에서 수행시간이 가장 긴 것을 마이크로 사이클 타임으로 정의하는 방식이다.

② 동기 가변식(Synchronous Variable) : 수행시간이 유사한 마이크로 오퍼레이션끼리 묶어서 각 집합에 대해 서로 다른 마이크로 사이클 타임을 정의하는 방식이다.

③ 비동기식(Asynchronous) : 모든 마이크로 오퍼레이션에 대하여 서로 다른 마이크로 사이클 타임을 정의하는 방식이다.

[2] 명령어 사이클(Instruction Cycle)

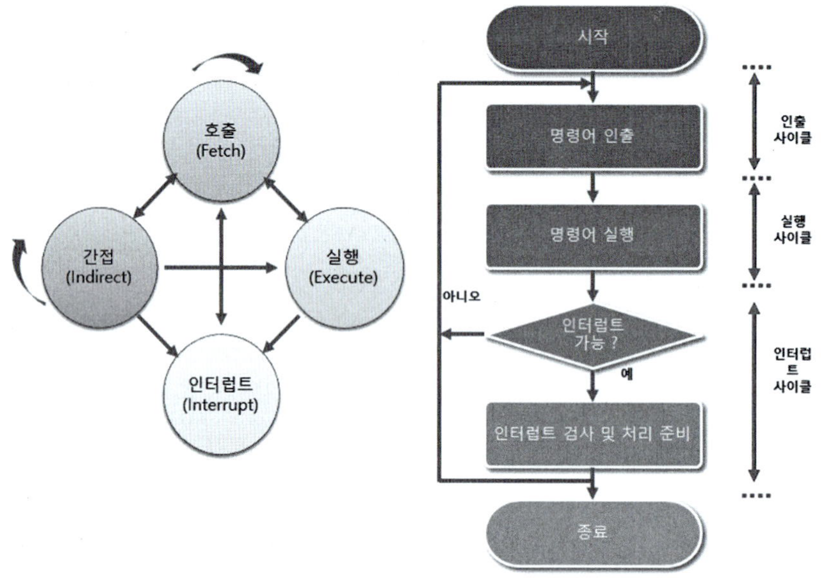

[그림 10-11] 인터럽트 사이클이 추가된 명령어 사이클

한 명령의 실행 과정이 하나 이상의 머신 사이클(Machine Cycle)로 이루어지는 끝내기까지 소요되는 전체 시간을 말한다. 명령 사이클은 인출 사이클(Fetch Cycle)과 실행 사이클(Execute Cycle)로 구분된다.

(1) 인출 사이클(Fetch Cycle)

하나의 명령어 수행을 위해 기억장치로부터 하나의 명령을 CPU 내의 명령 레지스터로 가지고 오는 사이클이다.

(2) 실행 사이클(Execute Cycle)

해독된 명령을 실행하기 위하여 제어 신호를 순차적으로 발생시켜 해당 명령을 실행하는 사이클이다.

10.1.5 기억장치

[1] 메모리의 계층구조

메모리의 계층구조를 살펴보면, [그림 10-12]는 전형적인 기억장치 계층을 보여주고 있는 데, 상위 계층으로 올라갈수록 비트당 가격이 높아지고, 용량이 감소하며, 접근시간이 짧아지고, CPU에 의한 접근 빈도는 높아진다.

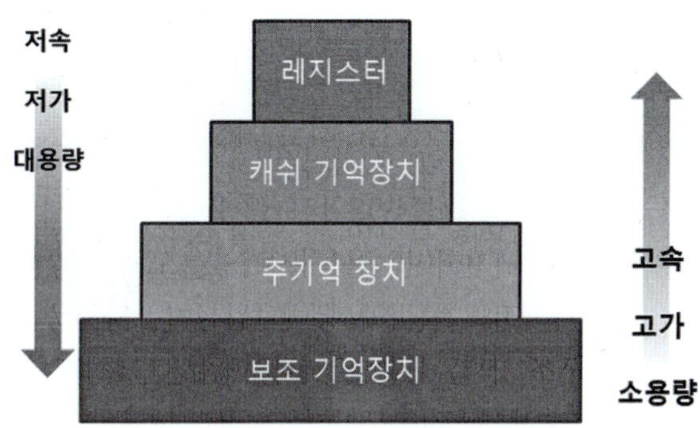

[그림 10-12] 메모리의 계층구조

[2] 주기억장치의 종류

CPU가 처리할 또는 처리된 프로그램과 데이터를 기억하는 장치인 메모리는 전원이 인가되는 경우에만 데이터를 저장할 수 있는 램(RAM)과 비휘발성의 롬(ROM), 그리고 두 가지 장점을 살린 하이브리드로 구분할 수 있다.

(1) ROM(Read Only Memory)

전원이 OFF되어도 기억된 내용이 지워지지 않는 비휘발성 메모리로 읽기만 가능하다.

① Masked ROM

제조회사에서 필요한 내용을 기록한 것으로 자료를 변경할 수 없다. 프로그램 된 데이터와 명령의 세트를 포함한다. 롬의 내용은 칩이 생산되기 전에 먼저 결정되어야 했으며 실제 이 데이터를 이용하여 칩 내부의 트랜지스터들을 배열하였다.

② PROM(Programmable ROM)

프로그램이 되지 않은 PROM의 내용을 보면 데이터가 모두 '1'로 되어 있다. 롬 라이터(ROM Writer)라는 별도의 장비를 이용하여 PROM에 데이터를 쓸 수 있다. 롬 라이터는 PROM의 입력 핀에 전기 신호를 인가하여 데이터를 한 워드(Word)씩 쓰게 된다. 이와 같은 방식으로 PROM을 프로그램하면 그 내용은 결코 변경할 수 없다.

③ EPROM(Erasable and Programmable ROM)

EPROM은 계속해서 내용을 지우고 다시 프로그램 할 수 있다. EPROM의 내용을 지우려면 롬을 강한 자외선에 노출시키면 된다. 롬의 윗부분에는 자외선을 내부 반도체에 전달하기 위한 투명한 창이 있다. 이와 같은 방식으로 칩 전체를 초기상태(프로그램이 안 된 상태)로 초기화시킬 수 있다.

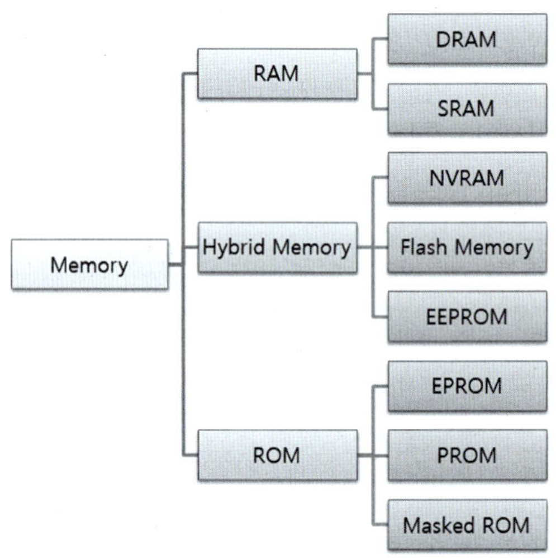

[그림 10-13] 메모리의 종류

(2) RAM(Radom Access Memory)

전원이 On일 때만 자료를 보존할 수 있는 휘발성 메모리 읽고 쓰기가 가능하다.

① SRAM(Static RAM)

- 기억소자로서 플립-플롭(Flip-Flop)을 이용한다.
- 작은 용량, 고가이고, DRAM보다 다소 더 빠르므로 고속의 캐쉬(Cache) 기억장치에 많이 사용한다.
- 칩에 전원이 인가되는 한 데이터를 계속 보존한다. 그러나 전원이 잠시라도 중단되면, 그 내용이 영원히 지워진다.

② DRAM(Dynamic RAM)

- 캐퍼시터(Capacitor)에 전하(Charge)를 충전하는 방식으로 데이터를 저장하는 기억소자들로 이루어져 있다.
- DRAM은 데이터의 저장상태를 유지하기 위해 캐퍼시터를 주기적으로 재충전(Refresh)해 주는 회로가 필요하다.

- 데이터의 수명이 무척 짧아 전원이 계속 공급되더라도 일반적으로 1/4초 미만이다.
- DRAM의 소자는 SRAM의 소자보다 더 간단하고 작으므로 용량이 큰 주기억장치에 많이 사용한다.

SRAM은 DRAM 보다 4배 정도 빠른 접근(Access) 시간을 가지고 있지만 개별 단가는 훨씬 비싸다. 일반적으로 접근 속도가 매우 빨라야 하는 곳에서는 SRAM이 사용된다. DRAM은 바이트 당 가격이 낮기 때문에 많은 양의 램이 필요한 곳에서 아주 좋다.

(3) 하이브리드 메모리

롬과 램의 장점을 결합하여 여러 종류의 메모리가 개발되고 있다. 하이브리드 메모리 중에서 EEPROM과 플래시(Flash)는 롬에서 유래했으며, NVRAM(Nonvolatile RAM)은 SRAM에서 유래했다.

① EEPROM(Electrically EPROM)

전기적 성질을 이용해 기록된 내용을 지우고 다시 쓸 수 있다. 내부적으로는 EPROM과 유사하지만 내용을 지우는 작업은 자외선 대신에 전기적인 방식으로 이루어진다.

② 플래시(Flash) 메모리

높은 집적도, 낮은 가격, 비휘발성, 빠른 속도(읽기는 빠르지만 쓰기는 느림), 전기적으로 다시 프로그래밍이 가능한 특징을 가지고 있다. 소프트웨어 관점에서는 플래시 메모리와 EEPROM은 매우 유사하다. 주요한 차이점은 플래시 메모리는 바이트 단위가 아니라 섹터 단위로 데이터를 지울 수 있다는 것이다. 일반적으로 섹터 크기는 256Byte에서 16KByte 정도이다.

③ NVRAM(비휘발성 램)

NVRAM은 일반적으로 SRAM과 배터리 백업으로 구성되어 있다. 시스템의 전원이 들어오면, NVRAM은 일반 SRAM과 같이 동작한다. 시스템의 전원이 나가면 NVRAM은 배터리를 전원으로 사용하여 저장되어 있는 내용을 보존한다.

지금까지 살펴 본 메모리들의 특징을 요약하면 [표 10-5]와 같다.

【표 10-5】 명령어 형식 메모리의 특징

메모리의 종류	휘발성	기록 가능	삭제 단위	상대 가격	상대 속도
SRAM	○	가능	바이트	고가	고속
DRAM	○	가능	바이트	보통	보통
Masked ROM	×	불가	없음	저가	고속
PROM	×	프로그래밍이 한번만 가능	없음	보통	고속
EPROM	×	프로그래밍이 여러 번 가능	칩 전체	보통	고속
EEPROM	×	가능	바이트	고가	읽기는 빠르나 쓰기는 느림
Flash	×	가능	섹터	보통	읽기는 빠르나 쓰기는 느림
NVRAM	×	가능	바이트	고가	고속

[3] 보조기억장치

① 종류 : MT(Magnetic Tape), Floppy Disk, MD(Magnetic Disk) 등

② 액세스 방법에 따라

- 순차접근기억장치(SASD) : 데이터를 순차적으로 접근하는 기억장치. 예) 자기테이프
- 직접접근기억장치(DASD) : 모든 정보에 대한 접근시간이 어느 정도 일정. 예) 자기디스크

③ 자기디스크 관련용어

- 탐색시간(Seek Time) : 자료를 읽고 쓰기 위해 지정된 실린더의 트랙까지 이동하는 시간
- 검색시간(Search Time) : 트랙까지 이동한 후 특정한 섹터까지 읽기 · 쓰기 헤드가 도달하는 시간
- 전송시간(Transmission Time) : 헤드가 접근한 섹터와 주기억장치간 자료전송에 걸리는 시간

[4] 기타 기억장치

(1) 캐쉬(Cache) 메모리

빠른 CPU와 이보다 느린 주기억 장치 간의 속도차이를 줄이기 위해 사용되는 메모리이다. CPU가 메모리에 접근할 때 원하는 정보가 캐쉬에 기억되어 있을 때 적중(Hit)되었다고 하며, 그렇지 않을 경우에는 실패(Miss)하였다고 한다.

캐쉬를 가진 컴퓨터의 성능을 나타내는 척도의 하나로 적중률(Hit Ration)을 이용하는데, 이것은 프로그램 수행 중에 메모리에 접근하는 횟수, 즉 적중하는 횟수와 실패하는 횟수의 합으로 적중한 횟수를 나눈 것으로 0.95~0.99 정도가 우수한 것이다.

(2) 연상(Associative) 메모리

메모리에 저장된 내용에 의하여 접근할 수 있는 메모리이다. 메모리에 저장된 데이터를 주소에 의하여 접근할 때 요구되는 시간을 줄이기 위해서 사용한다. 내용지정메모리(CAM : Content Addressable Memory)이라고도 한다.

(3) 가상(Virtual) 메모리

제한된 주기억장소의 용량을 보조기억장치를 이용하여 사용자는 용량의 제한없이 큰 프로그램을 사용할 수 있게 해주는 것으로 기억용량의 한계극복을 위해 사용된다.

CPU에 의해 참조되는 가상번지를 실기억 장소의 실주소로 바꿔주는 번지 매핑(Mapping)을 해주어야 한다. 가상기억장치에는 주소공간이 메모리 공간보다 크다.

10.1.6 입력 및 출력장치

[1] 입출력에 필요한 기능

(1) 입출력 장치

- 입력 기능과 처리 결과를 출력 매체로 출력시키는 동작을 수행하는 장치
- 입출력 모듈에 연결된 외부 장치

(2) 종류

【표 10-6】 입 · 출력장치의 종류

구분	종류
입력 장치	카드판독기, OMR, OCR, 키보드, 마우스, 스캐너, 라이트 펜 등
출력 장치	프린터, 모니터, XY-플로터 등
입출력 장치	자기 테이프, 자기 드럼, 자기 디스크, 플로피 디스크 등

(3) 입출력 인터페이스

입출력 인터페이스(Input Output Interface)란 메모리나 레지스터와 같은 저장 장치와 외부 입출력 장치 간의 2진 정보를 전송할 수 있는 방법을 제공하는 장치로 주변 장치와 CPU나 메모리 사이에서 신호 변환이 필요하고 속도를 보상하기 위해서 사용한다.

① 데이터의 흐름 속도 조정(데이터 버퍼링)

② 제어 신호의 논리적 변환

③ 제어 신호의 물리적 변환

④ 오류 제어

[2] 입출력 장치 지정 방식

(1) 입출력 포트

입출력 포트(I/O Port)는 CPU가 CPU에 접속된 복수의 입출력 장치를 구별하기 위해 붙인 논리적인 주소로, 장치와 데이터 버스 사이에 위치하므로 데이터 버스와 같은 비트 수로 구성된다.

(2) 입출력 포트 구성방식

① 분리형 I/O방식(Isolated I/O)

- 메모리와 입출력 장치가 다른 주소를 사용하는 방법
- 별도의 입력 명령어와 출력 명령어를 제공해야 한다.
- 주소 버스로 지정하여 사용할 수 있는 전체 주소 공간은 메모리 맵형처럼 영향을 받지 않으므로 메모리 맵형보다 입출력 속도가 빠르다.

② 기억장치-사상 또는 메모리 맵형 I/O(Memory-Mapped I/O)

- 메모리의 주소를 입출력 장치에 할당하는 방법
- 인터페이스 레지스터를 메모리의 일부로 간주
- 인터페이스 레지스터에 할당된 주소는 메모리 워드용으로 사용할 수 없기 때문에 이용 가능한 메모리 범위는 줄어든다.
- CPU는 메모리 주소를 다루는 데 사용하던 같은 명령어로 인터페이스 레지스터의 입출력 데이터를 처리하기 때문에 별도의 입출력 명령어가 없다. 따라서 입출력 포트가 메모리 주소 공간의 일부인 경우로 메모리의 데이터에 대한 명령어와 같은 명령어를 포트에 대해서도 실행 가능하다.

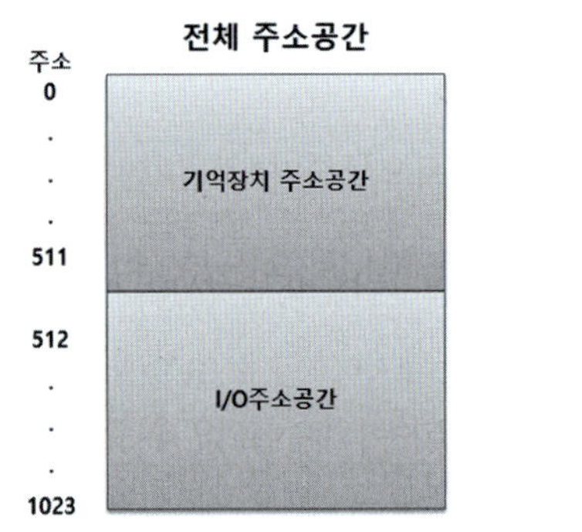

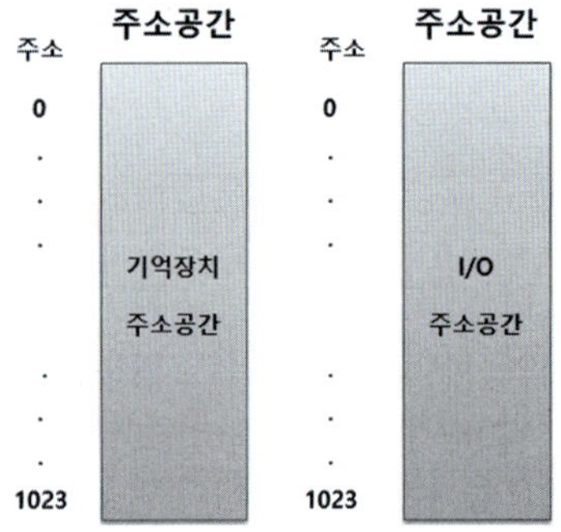

기억장치-사상 I/O에서의 주소공간 할당　　분리형 I/O에서의 주소공간 할당

[그림 10-14] 입출력 장치 지정 방식

(3) 데이터 전송

① 직렬 전송(Serial Transfer) : 정보의 각 비트가 차례대로 한 번에 한 비트씩 전송

② 병렬 전송(Parallel Transfer) : 정보의 각 비트마다 별도의 전송 통로를 통해서 동시에 전송

(4) 데이터 전송 모드

① 프로그램된 I/O(Programmed I/O) : 입출력 명령어들(프로그램)을 사용해서 입출력 전송을 제어하는 방법이다.

② 인터럽트에 의한 I/O : 주변 장치는 데이터를 전송할 준비가 되면 인터럽트를 요청하고, CPU는 수행 중이던 작업을 중지하고 입출력 전송을 수행한다.

③ 직접 메모리 접근(DMA, Direct Memory Access)에 의한 I/O : 주변 장치와 메모리 사이에서 짧은 시간에 많은 양의 데이터를 전송하기 위해서 주변 장치가 직접 메모리 버스를 관리하도록 하는 방법이다.

(5) 비동기 데이터 전송(Asynchronous Data Transfer)

① 스트로브 제어(Strobe Control) : 한 개의 제어선을 사용해서 스트로브는 유용한 데이터가 버스에 있음을 목적지 장치(Destination Device)에게 알리는 방법이다.

② 핸드셰이킹(Handshaking) : 전송을 시작한 장치에 응답하는 제2의 제어 신호를 전송함으로써 스트로브 제어 방법의 문제를 해결하였다.

[3] DMA 및 채널

(1) DMA

DMA(Direct Memory Access)는 전송처리 처리속도를 높이기 위해 CPU를 거치지 않고 입출력 장치와 메모리 사이에 데이터를 직접 전송하는 방법이다. 이 방식에 의한 입출력에서는 메모리와 입출력 장치 간에 데이터 입출력이 일어나기 때문에 CPU는 명령을 수행하여 이에 필요한 정보를 DMA 제어기에 알린다. 이때 필요한 정보는 입출력장치 번호, 동작의 종류, 기억장치의 주소, 입출력 매체의 주소와 정보의 양(블록의 크기)이다. 이 정보를 DMA 제어기에 전달하는 것은 프로그램에 의한 출력 방식에 의존한다.

(2) 채널

채널(Channel)이란 데이터 처리의 고속성을 위해 메모리와 입출력 장치에 설치한 데이터 입출력 전용 장치(직접 데이터의 전송을 담당)로 CPU와 마찬가지로 메모리에 기억되어 있는 명령어를 수행하는 기능과 자료를 위하여 메모리에 접근할 수 있는 기능이 있다.

① CPU의 계속적인 간섭없이 입출력 장치와 메모리 사이의 데이터 전송을 담당하는 전용 프로세서이다.

② DMA 개념을 확장한 방법이다. 채널과 DMA의 차이점은 DMA는 매 입출력 시 한 개의 블록에 대한 처리를 하지만 채널은 하나의 명령어에 의하여 여러 개의 블록을 입출력할 수 있다.

③ I/O 프로세서와 비슷한 개념이지만 채널은 자체적인 메모리를 가지고 있지 않다.

④ 종류

- 셀렉터 채널(Selector Channel) : 입출력 동작의 시작부터 종료까지 하나의 입출력장치의 전용인 것처럼 운영되는 채널이다.
- 멀티플렉서 채널(Multiplexer Channel) : 다수의 입출력 장치를 접속하여 폴링에 의해 동시에 입출력 동작을 할 수 있는 채널로 저속장치에 사용하면 셀렉터 채널보다 더 효과적이다.
- 블록 멀티플렉서 채널(Block Multiplexer Channel) : 셀렉터와 멀티플렉서 채널의 복합형으로 입출력 전송은 데이터가 블록단위로 이루어지며, 이는 한 번에 한 바이트씩 전송되는 멀티플렉서 채널과 다르다. 어느 한 장치에 대한 채널 프로그램의 명령어 수행 중에도 다른 장치의 채널 프로그램 명령어를 수행하기 위해 전환할 수 있다.

[4] 인터럽트 체제와 동작 원리

(1) 인터럽트의 개념

컴퓨터가 수행하는 동안 응급사태가 발생했을 때 CPU는 현재의 처리를 중단하고 응급사태를 처리하는 과정을 인터럽트라 한다.

(2) 인터럽트의 종류

① 외부 인터럽트(External Interrupt)

② 내부 인터럽트(Internal Interrupt)

③ 소프트웨어 인터럽트(Software Interrupt)

(3) 인터럽트 동작 과정

① 인터럽트 체제의 구성 요소

- 인터럽트 요청신호
- 인터럽트 처리(Interrupt Processing) 기능
- 인터럽트 취급 루틴(Interrupt Service Routine) 기능

② 동작과정

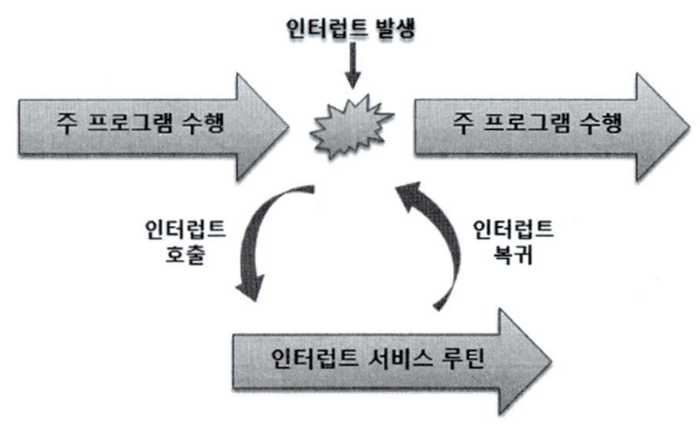

[그림 10-15] 인터럽트 처리

- CPU가 어떤 프로그램을 순차적으로 실행하는 도중에 외부로부터 인터럽트 요구가 들어오면,
- CPU는 원래의 프로그램 수행을 중단하고,
- 요구된 인터럽트를 위한 서비스 프로그램(인터럽트 서비스 루틴 : Interrupt Service Routine)을 먼저 수행하게 된다.
- 인터럽트에 대한 처리가 끝나면, 원래의 프로그램으로 복귀(Return)하여 수행을 계속한다.
- 인터럽트가 들어왔을 때 CPU는 그 것을 인식할 수 있어야 하며, 어떤 장치가 인터럽트를 요구하였는지 확인하여 해당 인터럽트 서비스 루틴을 호출하여 수행하고,
- 서비스가 종료된 다음에는 중단되었던 원래 프로그램의 수행을 계속할 수 있어야 한다.

(4) 인터럽트처리의 종류

① 폴링(Polling) 방식

- 주기적 검사방식이라고 하며, 인터럽트 유무를 플래그(Flag)에 담아서 소프트웨어적으로 우선순위가 높은 인터럽트를 알아내는 방법

② 데이지 체인(Daisy Chain) 방식

- 인터럽트를 발생하는 모든 장치를 직렬로 연결하는 방법
- 하드웨어적으로 인터럽트를 처리

③ 벡터 인터럽트(Vector Interrupt) 방식

- 인터럽트 발생시 인터럽트 발생 장치가 인터럽트 서비스 루틴의 시작 주소를 알려주어 인터럽트 분기 번지가 결정되는 방식

(5) 일반적인 인터럽트 우선순위

정전 인터럽트 → 기계고장 인터럽트 → 외부 신호 인터럽트 → I/O 인터럽트 → 명령실행 결과 이상 및 프로그램 검사 인터럽트→ 감독 프로그램 호출(SVC : SuperVisor Call) 인터럽트

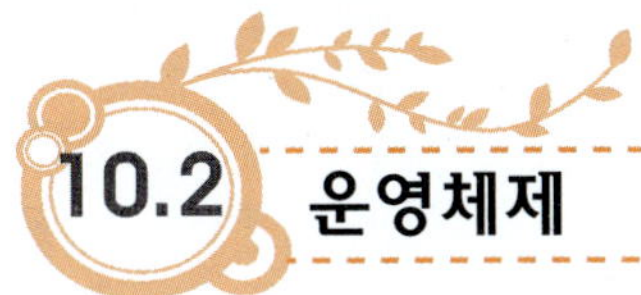

10.2 운영체제

10.2.1 운영체제의 개요

[1] 운영체제의 개념 및 종류

(1) 운영체제의 개념

① 운영체제의 정의

운영체제(OS : Operation System)란 제한된 컴퓨터 시스템의 자원을 보다 효율적으로 관리, 운영함으로써 사용자들에게 편의성을 제공하고자 하는 시스템 소프트웨어이다.

② 운영체제의 역할

- 사용자와 컴퓨터 시스템 간의 인터페이스 제공
- 사용자 간의 하드웨어 공동 사용 허용
- 사용자 간의 데이터 공유
- 프로세서, 메모리, 입·출력 장치 관리
- 컴퓨터 시스템의 오류 처리 담당

③ 운영체제의 목적

- 사용의 편리성 : 사용자로 하여금 컴퓨터의 하드웨어와 각종 정보를 효율적으로 관리하여 컴퓨터를 보다 편리하게 사용할 수 있도록 제공한다.
- 시스템 성능의 향상 : 성능의 최대 발휘를 목적으로 하며 다음의 기준으로 판단
  - 처리능력(Throughput) : 일정 단위 시간 동안 컴퓨터가 처리하는 작업의 양
  - 응답시간(Turn Around Time) : 한 작업을 처리할 때 입력으로부터 결과가 출력될 때까지의 경과 시간
- 사용의 용이성(Availability) : 사용자가 필요로 하는 컴퓨터를 적절한 때에 얼마나 빨리 사용할 수 있도록 할 것인가?
- 신뢰도(Reliability) : 컴퓨터가 어느 정도 정확하게 동작하는가?

④ 구성

- 제어 프로그램(Control Program)
  - 감시 프로그램(Supervisor Program)
  - 데이터 관리 프로그램(Data Management Program)
  - 작업 제어 프로그램(Job Control Program)
- 처리 프로그램(Processing Program)
  - 언어 번역 프로그램(Language Translator Program)

• 서비스 프로그램(Service Program)

[2] OS의 종류

(1) 일괄처리 시스템(Batch Processing System)

1950년대 초기의 컴퓨터 처리방법 중 하나로 여러 개의 작업들을 한 개의 그룹 또는 일괄적으로 묶어 자동적으로 처리할 수 있는 상주 모니터(Resident Monitor)라 부르는 운영체제에 의해 시행되었다. 실행중인 작업과 대화할 수 없기 때문에 상주 모니터에게 어떤 프로그램에 어떤 데이터를 가지고 수행될 것이라는 정보를 알려주기 위해 작업제어 카드(Job Control Card)를 제공해야 했다. 작업 시작과 완료 사이의 반환시간이 늦다.

(2) 다중 프로그래밍 시스템(Multi Programming System)

하나의 CPU에 여러 개의 프로그램을 실행시킴으로써 짧은 시간에 많은 작업을 수행할 수 있게 하여 시스템의 효율을 높여 주는 것으로, 여러 개의 프로그램을 동시에 주기억 장치에 적재시켜 수행함으로써 CPU의 유휴(Idle) 시산을 줄일 수 있다. 여러 개의 작업을 준비 상태에 두고 관리하므로 실행할 작업을 선정하기 위해 기억장치 관리 기법이나 CPU 스케줄링 기법이 필요하다.

(3) 다중 처리 시스템(Multi Processing System)

하나의 공용 기억장치를 통하여 두 개 이상의 프로세서를 제어하는 시스템으로, 여러 CPU 사이의 기억장치 공유를 어떻게 지원할 것이며 여러 CPU의 스케줄링을 결정하기 위한 방법, 신뢰성과 병행 계산, 동일 자원을 요구한 CPU들 사이의 경쟁을 제어하는 문제들을 고려해야 한다.

(4) 시분할 시스템(Time Sharing System)

CPU의 시간을 각 단말기가 동일하게 분할하여 사용하는 시스템으로, 실제는 복수의 사용자들이 하나의 컴퓨터를 공유하지만 각 사용자들은 각각 하나의 컴퓨터를 소유하고 있는 듯한 느낌을 준다. 여러 개의 프로그램을 주기억 장치에 적재시키고 한 번에 하나의 사용자만을 CPU 내에 두기 위한 교체기법인 스와핑(Swapping)을 사용한다.

(5) 실시간 시스템(Real Time System)

처리 대상 데이터가 발생하는 즉시 처리하여 결과를 산출하는 방식으로 실시간시스템은 실시간장치를 시스템을 계속 감시하여 장치의 상태가 바뀔 때 그와 동시에 제어동작을 구동시키는 시스템이다. 이 시스템은 프로세스 제어시스템과 같이 입력에 대한 응답이 신속히 출력으로 나와서 이것에 의해 후속의 소자에서 입력 정보를 받을 수 있게 하는 시스템이다.

(6) 분산처리 시스템(Distributed Processing System)

지역적으로 분산되어 있는 여러 대의 컴퓨터가 프로세서 사이의 특별한 데이터 링크를 통해 교신하면서 한 조직 내의 동일한 업무를 수행하고 정보 교환을 위해 네트워크로 상호 결합된 시스템이다. 분산처리 시스템에서는 다른 컴퓨터의 자원 공유, 특정 컴퓨터에 작업의 부하가 심하면 부하가 적은 컴퓨터로 연산을 이동시키는 부하 분산, 한 컴퓨터의 고장이 나머지 컴퓨터들에 영향을 주지 않도록 하드웨어와 데이터를 적절하게 중복 시켜 신뢰성을 향상시키는 방법 등이 필요하다.

10.2.2 운영체제 프로세스 관리

[1] 프로세스의 개념

(1) 프로세스

① 프로세스의 개요

프로세스(Process)는 시스템에서 진행 중에 있는 모든 활동을 의미한다. 프로그램 그 자체는 프로세스가 아니다. 즉, 하나의 프로그램은 단순히 보조 기억장치에 저장된 파일의 내용으로서 수동적인 단위를 의미하는 데 반해, 하나의 프로세스는 다음 명령어를 수행하도록 지정하는 프로그램 카운터(PC)를 가진 능동적인 단위를 의미한다.

② 프로세스의 정의

- 현재 실행중이거나 곧 CPU에 의해 실행이 가능한 프로세스 제어블록(PCB : Process Control Block)를 가진 프로그램
- 비동기적 행위, 순차적 실행, 능동적 개체, 수행 중의 작업
- 목적 또는 결과에 따라 발생되는 사건들의 과정
- 지정된 결과를 얻기 위한 일련의 계통적 동작
- 프로세스가 할당하는 개체로서 디스패치(Dispatch)가 가능한 단위

(2) 프로세스의 상태

① 프로세스 상태

- 보류상태(Pending) : 작업이 제출되어 스풀 공간인 디스크에 수록되어 있는 상태
- 준비상태(Ready) : CPU를 할당받을 수 있는 상태로서 CPU가 프로세스 자신을 처리해 주기를 기다리고 있는 것
- 실행상태(Running) : 프로세스가 CPU를 차지하고 있는 상태로서 CPU에 의해 프로세스를 수행하고 있는 것. 부모 프로세스는 모든 자식 프로세스들이 종료될 때까지 기다린다.
- 대기상태(Blocked) : 프로세스가 CPU를 차지하고 실행되다가 입출력 처리와 같은 사건이 발생하게 되면 CPU를 양도하고 입출력 처리가 완료될 때까지 대기 큐에서 대기하고 있는 상태
- 완료상태(Terminated) : 프로세스가 CPU를 할당받아 주어진 시간 내에 수행을 종료한 상태, 문장이 실행을 마쳤을 때 부모 프로세스에게 실행 결과를 돌려준다.

② 프로세스의 상태 전환

㉮ 보류상태 → 준비상태

작업이 시스템에 제출되면 보류 상태로서 스풀러(Spooler)에 의해 디스크에 수록된 후, 작업 스케줄러(Job Scheduler)에 의해 실행될 작업을 준비 리스트의 맨 뒤에 삽입하여 보류상태에 있는

프로세스를 준비상태로 전환

㉯ 준비상태 → 실행상태 : 디스패치
준비 상태의 프로세스들 중에서 우선순위가 가장 높은 프로세스를 선정하여 CPU를 할당함으로써 실행상태로 전환

㉰ 실행상태 → 준비상태 : 문맥교환(Context Switching)
CPU의 지정된 할당 시간을 모두 사용한 프로세스는 다른 프로세스를 위해 다시 준비 상태로 돌아간다.

㉱ 실행상태 → 대기상태 : Block(블록)
실행중인 프로세스가 입출력 명령을 만나면 인터럽트가 발생하여 입출력 전용 프로세서에게 CPU를 양도하고 자신은 대기 상태로 전환

㉲ 대기상태 → 준비상태 : Wake Up
입출력 완료를 기다리다 입출력 완료 신호가 들어오면 대기 중인 프로세스는 준비 상태로 전환

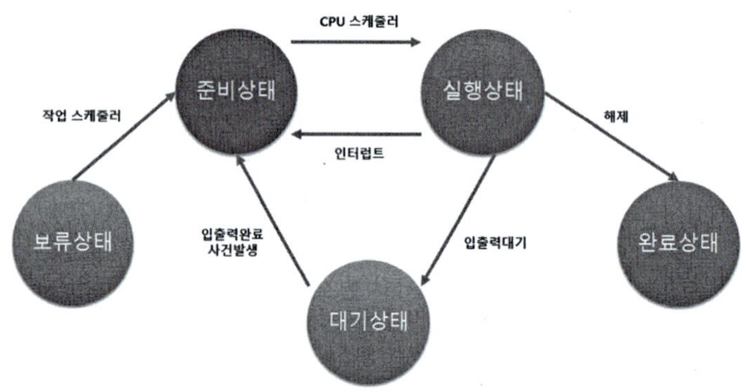

[그림 10-16] 프로세스 상태도

(3) 프로세스 제어블록

프로세스 제어블록(PCB)이란 운영체제에 프로세스에 대한 중요한 정보를 제공해 주는 자료구조 테이블이다.

① PCB 수록 내용
- 프로세스의 현재 상태 : 보류, 실행, 준비, 대기, 정지 등의 상태
- 프로세스 번호 : 프로세스의 고유 번호
- 프로그램 카운터 : 프로세스가 다음에 실행할 명령어의 주소
- 프로세스의 우선순위 : 프로세스 스케줄링을 할 때 실행될 우선순위
- 각종 레지스터 : 누산기, 인덱스레지스터, 스택레지스터 등 범용레지스터와 상태코드 정보
- 기억장치 관리정보 : 경계 레지스터나 페이지 테이블들을 포함
- 계정 정보(회계정보) : CPU가 사용된 시간량, 시간의 범위, 계정번호, 작업 또는 레지스터 번호
- 입출력 상태 정보 : 입출력 요구들, 입출력 장치들과 개방된 파일 목록 등

② PCB의 관리

프로세스 생성 시에 만들어지며 모든 프로세스는 각각 고유한 PCB를 가지게 되고 수행이 완료된 프로세스인 경우에는 해당 PCB도 함께 삭제된다.

[2] 병행 프로세스

(1) 주요 개념

① 경쟁조건(Race Condition)

- 공유메모리 : 함께 동작하는 프로세스들은 종종 메모리를 공유
- 경쟁 조건 : 2개 이상의 프로세스들이 공유 메모리에 읽기 · 쓰기를 하고, 그 결과가 어떤 프로세스에 언제 실행되느냐에 따라 달라질 수 있는 상황

② 상호배제(Mutual Exclusion)

- 경쟁조건을 피하기 위한 방법
- 상호배제 : 한 프로세스가 공유 메모리 혹은 공유 파일을 사용하고 있을 때 다른 프로세스들이 사용하지 못하도록 배제시키는 제어기법

③ 임계영역(Critical Section)

- 공유 메모리가 참조되는 프로그램의 부분이며, 두 프로세스가 한 버퍼에 있는 데이터를 동시에 접근하여 읽기 · 쓰기를 하고자 할 때의 버퍼
- 시간 종속 오류를 다루는 최초의 고급 수준 언어구조
- 임계영역 문제 : 프로세스들이 서로 유기적으로 사용해야 하는 프로토콜을 설계와 각 프로세스는 그 임계구역에 들어갈 수 있는지의 여부를 미리 요청
- 해결 : 동기화 장치 또는 세마포어(Semaphore) 수행 순서를 잘 조절하여 2개 이상의 프로세스가 동시에 임계영역에 들어가지 않도록 한다면 경쟁 조건을 피할 수 있다.

④ 상호배제를 위한 요구조건

- 상호배제조건 : 두개 이상의 프로세스들이 동시에 임계영역에 있어서는 안 된다.
- 진행조건 : 임계영역 바깥에 있는 프로세스가 다른 프로세스의 임계영역 진입을 막아서는 안 된다.
- 한계대기조건 : 어떤 프로세스도 임계영역으로 들어가는 것이 무한정 연기되어서는 안 된다. 프로세스들의 상대적인 속도에 대해서는 어떠한 가정도 하지 않는다.

(2) 세마포어(Semaphore)

① 세마포어의 개요

복잡한 문제에 있어서 상호배제를 해결하기 위한 동기화 도구로 신호기라는 뜻으로 각 프로세서에 제어신호를 전달하여 순차적으로 진행하기 위한 동기화 구현한다. Dijkstra-Dekker의 알고리즘을 n개의 프로세스로 확장하여 상호배제 문제를 소프트웨어로 해결한다.

(3) 모니터(Monitor)

상호배제에 대한 문제를 확실히 해결하여 여러 프로세스들이 자원을 안전하고 효과적으로 공유할 수

있도록 한 기법

① 목적 : 동기화를 자동적으로 제공하기 위함이다.

② 특징

- 모니터는 상호배제를 엄격하게 실시하여 한 순간에 하나의 프로세스만 모니터 내에서 수행하고, 순차적으로만 사용할 수 있는 공유자원을 할당하는데 사용한다.
- 데이터, 프로시저를 포함하는 병행성 구조로 정보의 은폐(Information Hiding) 기법 : 모니터 내부의 변수는 모니터 내부에서만 접근가능하다.
- 모니터는 프로세스들이 추상 자료형을 안전하고 효과적으로 공유할 수 있게 한다.

[3] 교착상태

(1) 교착상태(Deadlock)의 정의

① 하나 또는 둘 이상의 프로세스가 더 이상 계속할 수 없는 어떤 특정 사건(자원의 할당과 해제)을 기다리고 있는 상태

② 둘 이상의 서로 다른 프로세스가 요구한 자원을 할당받아 점유하고 있으면서 상호간에 상대방 프로세스가 가지고 있는 자원을 요구하는 경우

(2) 교착상태 발생의 4가지 필요조건

① 상호배제(Mutual Exclusion) 조건

- 프로세스가 사용 중이면 다른 프로세스는 반드시 기다려야 한다.
- 프로세스들이 자원을 배타적으로 점유하고 있어서 다른 프로세스들이 그 자원을 사용할 수 없도록 만든다.

② 점유와 대기(Block And Wait) 조건 : 부분할당

- 프로세스들은 동일한 자원이나 다른 종류의 자원을 부가적으로 요구하면서 이미 어떤 자원을 점유하고 있다.
- 대기조건 : 프로세스가 자원을 요청할 때 그 프로세스는 어떠한 자원도 할당받지 않은 상태여야 한다.

③ 비선점(Non-Preemption) 조건

- 자원은 사용이 끝날 때까지 이들을 갖고 있는 프로세스로부터 제거될 수 없다.
- 자원들은 그들을 점유하고 있는 프로세스로부터 벗어나지 못하고 단지 프로세스들 자신이 점유한 자원을 해제할 수 있다.

④ 환형대기(Circular Wait) 조건

- 프로세스와 자원들이 원형을 이루며 각 프로세스는 자신에게 할당된 자원을 가지면서 상대방의 자원을 상호 요청하는 경우

(3) 교착상태의 연구 분야

① 교착상태의 예방(Deadlock Prevention)

- 교착상태의 발생 가능성을 사전에 모두 제거하도록 시스템을 조절하여 예방하지만 가장 명료한 해결책으로 널리 사용되지만 자원의 비효율적인 이용 결과를 초래할 수 있다.
- 교착상태 발생 필요조건의 네 가지 중 하나를 부정함으로써 수행된다.

② 교착상태의 회피(Deadlock Avoidance)

- 교착상태 발생 가능성을 인정하고 교착상태가 발생하려고 할 때, 이를 적절히 피해가는 방법으로 예방보다는 좀 더 덜 엄격한 조건을 요구한다.

③ 교착상태의 발견(Deadlock Detection)

- 불안정 상태가 만들어졌을 때 검출 알고리즘을 실행하여 원하는 것이든지 아니든지 교착상태가 발생하도록 허용하여 교착상태가 일어났는지를 판단하고, 교착상태와 관련된 프로세스와 자원을 조사하여 결정해 내는 방법이다.
- 프로세스와 자원을 결정해 내면 교착상태를 시스템으로부터 제거할 수 있다.

④ 교착상태의 회복(Recovery From Deadlock)

- 시스템으로부터 교착상태를 제거하여 이후로는 시스템이 교착상태에 빠지지 않고 잘 진행되게 한다.
- 교착상태에 빠진 프로세스가 완료되고 그 프로세스에 할당된 자원을 회수할 수 있도록 한다.
- 교착상태 발생 확률이 작거나 회복비용이 적게 소요되는 컴퓨터 시스템에서 사용할 때 유리하다.

[4] CPU 스케줄링

(1) 스케줄링 분류

① 선점(Preemptive) 스케줄링

- 한 프로세스가 CPU를 차지하고 있을 때 우선순위가 높은 다른 프로세스가 현재 프로세스를 중지시키고 자신이 CPU를 차지할 수 있는 경우, 높은 우선순위를 가진 프로세스들이 빠른 처리를 요구하는 시스템에서 유용하다.
- 빠른 응답시간을 요구하는 시분할 시스템에도 유용하다.
- 높은 우선순위 프로세스들이 들어오는 경우 오버헤드를 초래한다.

② 비선점(Non-preemptive) 스케줄링

- 한 프로세스가 CPU를 할당받으면 다른 프로세스는 CPU를 점유 못한다.
- 짧은 작업을 수행하는 프로세스가 긴 작업이 종료될 때까지 기다려야 한다.
- 모든 프로세스들에게 공정하고 응답시간의 예측이 가능하다.

(2) 스케줄링 방식

① FIFO(First-In First-Out) 스케줄링 : 비선점 방식

- 프로세스들은 대기 큐에 도착한 순서대로 CPU를 할당 받아 일단 프로세스가 CPU를 차지하면 완

료될 때까지 수행한다.

- 일괄처리 시스템에서 주로 사용하며 작업 완료 시간을 예측하기 용이하지만 짧은 작업이 긴 작업을 기다리게 하므로 대화형 사용자에게는 적합하지 않다.
- 중요하지 않은 작업이 중요한 작업을 기다리게 하여 불합리하다.

② 라운드로빈(Round Robin) 스케줄링 : 선점 방식

- FCFS(First-Come First-Served)에 의해서 프로세스들이 보내지며 각 프로세스는 같은 크기의 CPU 시간을 할당받는다.
- 프로세스가 할당된 CPU 시간(타임 슬라이스)이 만료될 때까지 처리를 완료하지 못하면 그 CPU는 대기 중인 다음 프로세스로 넘어가며, 실행중이던 프로세스는 준비 상태 큐의 가장 뒤로 보내진다.
- 시분할 방식에 효과적이며 할당 시간의 크기가 매우 중요하고, 할당 시간이 너무 크면 FIFO 스케줄링과 같게 되고, 작으면 문맥교환이 자주 일어난다.

③ SJF(Shortest Job First) 스케줄링 : 비선점 방식

- 준비 큐 내의 작업 중 수행시간이 가장 짧다고 판단되는 것을 먼저 수행하지만 FCFS보다 평균 대기시간을 감소시키나 큰 작업은 시간 예측이 어려움이 있다.
- 짧은 작업에 유리하다.

④ SRT(Short Remaining Time) 스케줄링 : 선점 방식

- 준비 큐 내의 가장 짧은 시간이 소요된다고 판단되는 프로세스를 먼저 수행하고, 남은 처리 시간이 더 짧다고 판단되는 프로세스가 준비 큐에 들어오면 언제라도 실행중인 프로세스가 선점된다.
- 시분할 시스템에 유용하며 서비스를 받은 시간을 기록해야 한다.
- 긴 작업은 SJF보다 대기 시간이 길다.
- 이론적으로 대기시간 최소

⑤ HRN(Highest Response Ratio Next) 스케줄링 : 비선점 방식

- 긴 작업과 짧은 작업 간의 지나친 불평등을 어느 정도 보완한 기법으로 한 작업이 CPU를 차지하면 그 작업은 완료될 때까지 실행한다.
- 짧은 작업이나 대기시간이 긴 작업은 우선순위가 높아진다.

⑥ 다단계 큐(Multi-level Queue) 스케줄링 : 선점 방식

- 작업들을 여러 종류의 그룹으로 나누어 여러 개의 큐를 이용하는 기법으로 그룹화된 작업들은 각각의 준비 큐에 넣어두고 각 큐의 독자적인 스케줄링에 따라서 CPU를 할당한다.
- 한 큐에서 다른 큐로의 작업 이동이 불가능하다. 즉 각 큐들 간에 작업 이동 불가능

⑦ 다단계 피드백 큐(Multi-Level Feedback Queue) 스케줄링 : 선점 방식

- 입출력 위주와 CPU 위주인 프로세스의 특성에 따라 서로 다른 CPU의 타임 슬라이스 부여하여 짧은 작업에 유리하며 입출력 위주의 작업에 우선권을 준다.
- 하위단계 큐일수록 할당시간은 커진다.

10.2.3 운영체제 기억장치 관리

[1] 주기억 장치 관리

(1) 개요

① 용어

- 주기억 장치 : Cpu가 명령이나 자료를 직접 인출 혹은 반환할 수 있는 기억장치의 부분
- 가상기억장치 : 특정 컴퓨터 시스템에서 주기억 장치의 이용 가능한 기억 공간보다 훨씬 큰 주소 지정을 할 수 있도록 하는 기법
- 단일 사용자 시스템 : 한 사람이 Cpu와 모든 주기억 장치를 할당받아 사용하는 기법
- 동적적재(Dynamic Loading) : 기억장치의 효율을 높이기 위해 사용하며 사용되지 않는 루틴은 주기억장치에 적재되지 않는다.
- 동적연결(Dynamic Linking 또는 Late Binding) : 언어 서브루틴 라이브러리들과 같은 시스템 라이브러리의 연결이 수행 시간까지 지연
- 절대로더(Absolute Loader) : 기계어로 된 프로그램을 미리 지정된 주기억 장치에 적재
- 재배치로더(Relocate Loader) : 적재시간에 주기억 장치의 사용 여부에 따라 운영체제가 주기억 장치의 임의의 주소에 프로그램을 적재
- 링킹로더(Linking Loader) : 프로그램 적재 시 필요한 프로그램들을 결합하여 목적 프로그램을 주기억장치에 적재
- 연결편집기(Linkage Editor) : 링킹로더의 기능과 더불어 목적 프로그램을 디스크에 보관

② 기억장치 관리 정책

㉮ 반입정책(Fetch Strategic) : 프로그램이나 데이터를 보조기억장치에서 주기억장치로 적재될 시기를 결정하는 정책

- 요구(Demand) 반입정책 : 프로그램이나 데이터에 대한 요구가 있을 때 주기억 장치로 가져오는 방식
- 예상(Anticipatory) 반입정책 : 요구가 없어도 앞으로 필요한 것이라 예상되는 내용을 주기억장치로 미리 가져오는 방식

㉯ 배치정책(Placement Strategic) : 프로그램이나 데이터를 주기억장치의 어디에 위치시킬 것인가를 결정하는 정책

- 최초적합(First-Fit) : 주기억장치 공간 중 프로그램을 저장할 수 있는 최초의 유용한 공간에 우선적으로 할당하는 방법
- 최적적합(Best-Fit) : 주기억장치의 가용공간 중 프로그램을 저장할 때 가장 작은 공간이 남는 분할에 할당
- 최악적합(Worst-Fit) : 주기억장치 가용공간 중 가장 큰 공간에 프로그램을 할당

㉰ 교체정책(Replacement Strategic) : 새로 입력되는 프로그램이나 데이터에 필요한 기억장소 확보를 위해 기존의 주기억장치에 적재되어 있던 프로그램 중에서 어느 프로그램을 새로운 프로그램

과 교체시켜야 하는가를 결정하는 정책

③ 기억장소 할당

- 연속 기억장치 할당 : 각 프로그램이 주기억장치 내에 인접되어 연속된 하나의 블록을 차지하도록 배치
- 불연속 기억장치 할당 : 하나의 프로그램이 여러 개의 블록으로 나뉘어 분산 배치되는 방법

[2] 가상 기억장치의 구성

(1) 가상 기억장치(Virtual Memory)

주기억장치에서 이용 가능한 공간보다 더 큰 저장 공간을 보조기억 장치에 생성하여 마치 주기억장치의 연속된 공간처럼 사용하는 기억장치이다. 사용자의 논리적 기억장치를 실기억 장치로부터 분리시킨 것으로 요구 페이징(Demand Paging)으로 구현하고, 실행중인 프로세스에 의해 참조되는 주소를 기억장치에서 사용할 수 있는 주소와 분리한다.

① 페이징(Paging) 기법

- 가상 기억장치 내의 프로그램과 데이터를 일정하고 고정되게 분할한 용량을 주기억장치에 사상시킨다.
- 입력되는 페이지는 사용 가능한 페이지 프레임의 어느 곳에나 위치할 수 있다.
- 페이징 : 가상 기억장치를 고정된 크기의 블록으로 나눈 페이지를 주기억장치에 사용
- 페이지 프레임 : 주기억장치의 분할된 블록
- 일정한 크기의 블록인 페이지 단위로 분할된 사용자 프로그램 전체를 미리 적재해 놓고 실행하는 것을 순수 페이징(Pure Paging)이라 하고, 프로그램의 실행중 필요할 때 요구되는 한 페이지씩을 적재하여 실행하는 것을 요구 페이징이라 한다.

② 세그멘테이션(Segmentation) 기법

- 가상 기억장치를 가변(Variable) 크기의 블록으로 나누어 주기억장치에 사용
- 가변 블록 크기로서 세그먼트와 관련된 가상 기억장치를 구성
- 세그먼트는 컴파일러나 어셈블러에 의해서 만들어지는 프로시저, 배열 등과 같은 프로그램의 논리적 부분이다.

③ 페이징 · 세그멘테이션 혼용 기법

- 세그먼트가 너무 가변적인 길이이고, 때로는 그 크기가 너무 커서 주기억장치에 적재할 수 없는 경우가 발생할 수 있다는 문제점을 극복하기 위한 방안
- 하나의 세그먼트를 정수배 부분의 페이지로 다시 분할. 즉 세그먼트를 페이지화하는 것을 의미
- 변환 과정이 진행됨에 따라 실패할 수 있는 많은 단계가 존재
- 참조된 페이지들은 부분적인 연관 기억장치에 있다.

[3] 가상 기억장치의 관리

(1) 가상 기억장치의 관리 기법

① 반입정책 : 보조기억장치에서 실기억장치로 사상(Mapping)한 페이지나 세그먼트의 적재시기를 선택하는 정책

② 배치정책 : 보조기억장치로부터 적재된 내용을 실기억장치의 어느 위치에 배치할 것인가를 결정하는 정책

③ 교체정책 : 실기억장치로 들어오는 페이지의 기억공간 확보를 위해 실기억장치의 어느 페이지를 가상 기억장치로 돌려보낼 것인가를 결정하는 정책

(2) 페이지 교체 알고리즘

① 최적교체 알고리즘

- 다른 페이지 교체 기법들이 얼마나 최적성을 갖는지 비교하는데 사용
- 현 페이지가 참조된 시점에서 그 이후로 가장 오랫동안 사용되지 않는 페이지를 교체

② 선입선출(FIFO) 교체 알고리즘

- 각 페이지가 참조된 때와 관계없이 주기억장치에 가장 먼저 들어온 페이지를 교체
- 단점 : 중요 페이지가 오랫동안 페이지 프레임을 차지했다는 이유로 교체될 수 있다. 그 이유는 가장 오래 있었던 페이지는 앞으로 계속 사용될 가능성이 있기 때문이다.

③ 2차 기회 페이지 교체 알고리즘(SCR : Second Chance Replacement)

- 페이지의 참조비트가 '0'이면 교체하고 참조비트가 '1'이면 '0'으로 바꾼 다음 큐로 피드백 시켜 두 번째 기회를 부여한 후 다음 페이지를 조사

④ LRU(Least Recently Used) 교체 알고리즘

- 한 프로세스에서 사용되는 각 페이지마다 카운터를 두어 현 시점에서 가장 오랫동안 사용되지 않은 페이지를 제거
- 단점 : 시간 오버헤드가 발생, 실제로 구현하기 복잡하다.

⑤ LFU(Least Frequently Used) 알고리즘

- 사용된 빈도(호출 횟수)가 가장 적은 페이지를 교체, 지역성(Locality) 문제 발생
- 단점 : 바로 불러온 페이지가 교체될 수 있다. 그 이유는 가장 드물게 이용되는 페이지가 가장 최근에 주기억장치로 옮겨진 페이지일 가능성이 있기 때문이다.
- 지역성 : 어떤 프로세스가 실행되는 동안 기억장치 내의 모든 정보를 균일하게 참조하는 것이 아니라, 현재 실행되는 주소 부근에서 국부적인 부분만을 집중적으로 참조함을 의미한다.

⑥ NUR(Not Used Recently) 교체 알고리즘

- 최근에 사용되지 않은 페이지를 교체, 2개의 비트를 둔다(참조 비트, 변형 비트).
- 단점 : CPU에 의해 참조되고 있는 페이지의 참조비트를 '0'으로 설정한 순간에 선택할 수 있으므로 현재 실행중인 페이지도 교체할 수 있다.

⑦ 워킹세트(Working Set)

- 프로세스가 최근 참조하는 페이지들의 집합에 속하지 않는 페이지를 모아 놓는 방법으로 집합에 속하지 않는 페이지를 교체
- 매번 기억장치를 참조하고 나서 페이지 집합을 변경해야 한다.

⑧ 페이지 부재 빈도(PFF : Page Fault Frequency)

- 현재 페이지 부재와 바로 전의 페이지 부재 사이의 시간을 관찰하여 그 시간이 지금까지의 최소 시간보다 크다면 그 사이에 호출되지 않았던 페이지들을 모두 제거하고, 지금까지 최적기간보다 작다면 들어오려는 페이지를 그 프로세스의 상주 페이지 집합에 첨가
- 페이지 부재가 일어날 때만 페이지 집합을 변경
- 프로세스의 변화에 따라 유동적으로 상주 페이지 집합을 변경할 수 있다.

[4] 보조 기억장치

(1) 자기 테이프(Magnetic Tape)

① 원리 : 자성 물질이 칠해진 테이프가 자기 테이프 구동장치의 헤드를 지날 때 전류를 변화시켜 테이프에 정보를 기록한다.

② 특성 : 많은 양의 데이터 저장 가능하고, 속도가 느리고 순차접근을 하므로 데이터 보관용으로 사용한다.

- 순차처리만 가능(SASD : Sequential Access Storage Device)

(2) 자기 디스크(Magnetic Disk)

① 구조 : 원형 금속판에 자성체를 입힌 것으로 트랙, 섹터, 실린더로 구성

- 트랙(Track) : 디스크의 중앙을 중심으로 그려진 동심원
- 섹터(Sector) : 트랙을 부채꼴 모양으로 분할한 것
- 실린더(Cylinder) : 각 면의 같은 위치에 있는 트랙들의 모임 또는 디스크 중앙으로부터 같은 거리에 있는 트랙의 모임

② 접근시간

- 탐색시간(Seek Time) : 헤드를 적정 트랙으로 이동하는데 걸리는 시간
- 회전지연시간(Rotational Delay Time) : 헤드가 트랙으로부터 데이터가 있는 섹터에 접근하는데 걸리는 시간
- 헤드 활성화시간(Head Activation Time)
- 전송시간(Transmission Time) : 데이터를 전송하는 데 걸리는 시간

(3) 디스크 스케줄링 기법

① FCFS(First Come First Serviced) 스케줄링 : 가장 먼저 입력된 요청이 우선적으로 서비스를 받는 방법. 디스크 대기 큐에 대기하고 있는 각 요청들의 트랙 위치에 대한 고려가 전혀 없기 때문에, 탐색시간이 많이 걸리게 되는 문제점 발생

② SSTF(Shortest Seek Time First) 스케줄링

- 탐색 거리가 가장 짧은 요청을 먼저 처리하는 방법
- 처리량이 큰 목표인 일괄처리 시스템에 유용하나 응답시간의 편차가 크므로 대화형 시스템에는 부적합
- 탐색 시간의 극소화, 극단적일 경우 기아(Starvation) 상태 발생 가능

③ SCAN 스케줄링

엘리베이터 알고리즘이라고 하며, SSTF가 갖는 응답시간의 편차와 차별을 극복하기 위한 방법으로 헤드가 디스크의 한쪽 끝에서 다른 한쪽 끝으로 이동해 가면서 요청된 트랙에 대한 서비스를 한다. 이 방법은 한쪽 방향의 끝으로 움직일 때 그 방향으로 더 이상의 요청이 없더라도 계속해서 한쪽 끝까지 이동한 후에 방향을 바꾸어 헤드를 이동해 나감

④ LOOK 스케줄링

SCAN 스케줄링과 마찬가지로 헤드를 디스크의 양쪽 끝을 왕복하면서 동작하지만, 움직이고 있는 방향 쪽으로 더 이상의 요청이 없으면, 그 위치에서 방향을 바꾸어 다른 한쪽으로 헤드를 이동해 나간다.

⑤ C-SCAN(Circular) 스케줄링

헤드의 이동이 항상 어느 한쪽 방향으로 움직일 때에만 요청을 서비스하여 가장 안쪽과 가장 바깥쪽 실린더에 대한 차별을 해결한다. 디스크 트랙의 한쪽 끝을 다른 한쪽 끝과 연결해 놓은 것처럼 생각하고 헤드를 환형(Circular)으로 접근시킴

⑥ N-Step SCAN 스케줄링

헤드가 한쪽 방향으로 이동해 가면서 요청을 서비스하다가 다시 반대 방향으로 오면서 이전에 도착했던 요청들을 서비스한다. 반대 방향으로 헤드가 진행할 때 서비스를 받기 위한 요청들을 대기행렬에 저장시킨다.

⑦ 에센바흐 기법(Eschenbach Scheme)

헤드는 C-SCAN처럼 움직이는데 예외로 모든 실린더는 그 실린더에 요청이 있든 없든 전체 트랙이 한 바퀴 회전할 동안 서비스 받는다.

⑧ SLTF(Shortest Latency Time First) 스케줄링

- 회전지연시간의 최적화를 위한 기법
- 섹터 큐잉(Sector Queing)이라고 부름
- 여러 트랙에 대한 많은 요구들 중 가장 짧은 회전지연시간을 갖는 요청에 대해 먼저 서비스
- 헤드가 특정 실린더로 오면 헤드를 더 이상 움직이지 않고 이 실린더에 대한 모든 요청을 서비스

10.2.4 분산 시스템 및 병렬처리 시스템의 기본

[1] 개념 및 특징

(1) 다중 처리기 시스템

다중 처리기 하나의 주(Master) 처리기와 여러 개의 종속(Slave) 처리기들로 구성된다. 주처리기는

연상뿐만 아니라 입출력 등 시스템의 전반적인 제어를 담당하며, 종속 처리기는 주처리기의 지시에 따른 연산이나 미리 정해진 특정 작업만을 수행한다.

① 다중 처리기의 장점

- 신속한 처리 능력
- 고장 허용(Fault Tolerant) : 부분적인 고장의 경우에도 프로그램이나 부분적인 시스템의 동작이 허용
- 융통성
- 모듈 단위의 확장

(2) 처리기와 기억 장치와의 관계에 따른 분류

① 강결합(Tightly Coupled) 시스템

여러 개의 프로세서가 하나의 운영체제 아래에 하나의 공유 메모리를 이용하여 처리하는 방식(다중 처리기)으로 프로세스 간의 통신은 공유 기억장치를 통하여 이루어진다.

② 약결합(Loosely Coupled) 시스템

둘 이상의 컴퓨터 시스템이 통신 회선을 통해 연결되어 처리하는 방식으로 각 시스템은 자신만의 운영체제와 기억장치를 가지고 독립적으로 동작하며 필요한 경우 서로 통신할 수도 있다. 프로세스 간의 통신은 메시지 전달이 원격 프로시저 호출(Remote Procedure Call)을 통하여 이루어진다.

(3) 다중 처리기 상호연결 방법

① 시분할 공유 버스 : 프로세서, 메모리, I/O장치 등이 하나의 버스를 통해 연결

② 크로스바 교환(Cross Bar Switch) 행렬 : 공유 버스 시스템에서 버스의 수를 증가시킨 구조

③ 다중포트 메모리 : 크로스바 교환 행렬과 시분할 공유 버스를 혼합한 형태

(4) 분산 처리 시스템

분산 처리 시스템은 데이터 처리 장치 및 데이터베이스가 지역적으로 분산되어 수행되는 동시에 정보 교환을 위해 네트워크로 상호 결합된 시스템이다. 통신 회선으로 연결된 다수의 컴퓨터와 단말기에 작업과 자원을 분산시킨 후 이를 각 처리기가 직접 또는 간접으로 통신하여 처리한다.

① 분산 처리 시스템의 장점

- 자원 공유의 용이성 : 제한된 자원을 네트워크로 연결된 여러 지역에서 여러 컴퓨터들에 의해 공유
- 점진적인 확장 : 점진적으로 컴퓨터를 네트워크에 추가함으로써 업무량 증가에 효과적으로 대처
- 높은 성능 : 여러 노드에서 하나의 작업을 나누어 병렬로 처리함으로써 높은 처리율을 얻을 수 있다.
- 신뢰성 : 중앙 집중식 처리 시스템에 비해 신뢰도를 향상시킬 수 있다.
- 가용성 및 고장 허용 : 자원을 네트워크상의 여러 곳에 분산 배치함으로써 가용성을 높이고 고장 시 다른 복제본 데이터나 컴퓨터를 사용할 수 있다.

② 분산 처리 시스템의 단점

- 통신 설비의 신뢰도, 데이터 처리 서비스 비용과 질적 변동이 심하다.
- 자료의 안정성과 완전성을 보장하기 어렵다.
- 시스템의 보호가 어렵다.

(5) 분산 운영체제

분산 운영체제란 하나의 운영체제에서 모든 컴퓨터가 관리된다. 이에 반해 네트워크 운영체제(NOS : Network Operating System)는 분산된 자원을 서로 공유하는 컴퓨터 운영체제의 묶음이다.

분산 운영체제에서는 어떠한 작업을 효율적으로 처리하기 위하여 일종의 이주(Migration) 방법을 택한다. 즉, 한 장소에서 다른 장소로 데이터와 프로세스를 이동시키는 것을 말한다.

① 분산 운영체제의 특징

- 각각의 운영체제는 무시되고 하나의 단일 운영체제에 의해 구현하고, 일관성 있는 설계가 가능
- 네트워크의 유지 및 수정이 비교적 용이
- 신뢰성 때문에 근거리 네트워크(LAN)에서 많이 이용

(6) 분산 파일 시스템

분산파일 시스템은 클라이언트/서버 기술을 바탕으로 하고, 가용성(Availability)을 높이기 위해 복제(Replication) 기법을 사용한다. 즉 병행처리와 고장에 대한 회복을 위해 복제된 서버들을 둔다.

여러 곳에 흩어져 있는 클라이언트, 사용자, 응용들에게 공통된 서비스를 제공함으로써 위치 투명성(Location Transparency)을 제공한다. 위치 투명성을 위해 클라이언트들이 서버들의 위치와 이름을 모르고도 접근할 수 있도록 이름서비스(Naming)을 제공한다.

① 분산 파일 시스템의 실례

- NFS(Network File System) : Sun Microsystems사의 운영체제와 독립적인 네트워크 파일 시스템이고, 다양한 운영체제 하에서 다양한 로컬 및 분산 파일 시스템을 지원하기 위해 운영체제와 파일 시스템 사이에 추상적인 인터페이스인 가상파일 시스템(VFS : Virtual File System)을 정의한다. RPC(Remote Procedure Call)/XDR(external Data Representation)를 통해 이기종 하드웨어와 소프트웨어로 구축된 컴퓨터 시스템들 사이에 구조화된 정보를 전달할 수 있는 메커니즘을 제공하고 있다.
- LOCUS : UCLA에서 개발한 기존 운영체제의 수정이 아닌 완전히 새로운 분산운영제로 확장에 주안점을 둔 유닉스에 상향 호환성을 가지고, LOCUS 파일 시스템은 클라이언트와 응용에게 단일 트리 구조의 이름 계층을 제공하여 시스템 내 모든 컴퓨터들의 모든 객체(파일, 디렉토리, 실행 파일, 장치)들의 위치를 모르고도 이름만으로 접근할 수 있도록 해 주고 있다.
- AFS(Andrew File System) : 카네기 멜론 대학의 학문적인 분산 컴퓨팅 환경인 Andrew의 분산 파일 시스템으로 AFS 파일을 접근하기 위해 NFS처럼 VFS 인터페이스를 사용한다.

[2] 병렬 처리 시스템

(1) 병렬처리 시스템의 개요

① 의미 : 다중처리 시스템에서 하나 또는 그 이상의 운영체제가 여러 개의 프로세서를 관리하며, 동시에 수행하는 시스템

② 병렬처리 시스템의 발전단계

- 1단계 : 단일 프로세서 컴퓨터에 병렬기법 도입
- 2단계 : 운영체제를 단일 컴퓨터의 운영에서 벗어나 복수의 연산소자 및 네트워크까지도 운영
- 3단계 : 병렬화를 묵시적으로 나타내는 새로운 언어의 개발 요구
- 4단계 : 사용자와 같은 레벨에서 통신할 수 있도록 높은 레벨의 사용자 인터페이스 제공

RISC(Reduced Instruction Set Computers)

단순한 명령어 세트를 지원하는 프로세서를 의미한다. 사용자 명령어를 해독하고 실행하는 것을 전적으로 하드웨어 회로에 의존한다. 모든 명령어를 하드웨어적으로 수행하면 전체회로가 복잡해지게 되므로 사용자 명령 세트를 기본적인 명령들만으로 축소 정의함으로써 마이크로프로세서 설계를 단순화하고 처리 속도를 빠르게 하였다.

(2) 병렬 처리 시스템의 분류

① SISD(Single Instruction stream Single Data stream) : 하나의 명령어에 의해 하나의 데이터만 처리하는 것으로서 폰 노이만(Von Neumann) 방식이라고 한다.

② SIMD(Single Instruction stream Multi Data stream) : 하나의 명령어로 동시에 많은 데이터를 처리하는 것으로서, 프로세서들이 동시에 동일한 처리를 요구하는 많은 데이터들을 처리할 수 없으므로 배열 프로세서(Array Processor)와 같은 특별한 경우에 유용하다.

③ MISD(Multi Instruction stream Single Data stream) : 여러 프로세서들에 의해 각각의 명령어들이 하나의 데이터에 적용되는 것으로서 이론적일 뿐 실제 사용하지 않는다.

④ SISD(Single Instruction stream Single Data stream) : 여러 명령어 배열을 여러 데이터 대열에서 각각 동작하게 하는 것으로서 진정한 의미의 병렬 프로세서(멀티 프로세서)라고 한다.

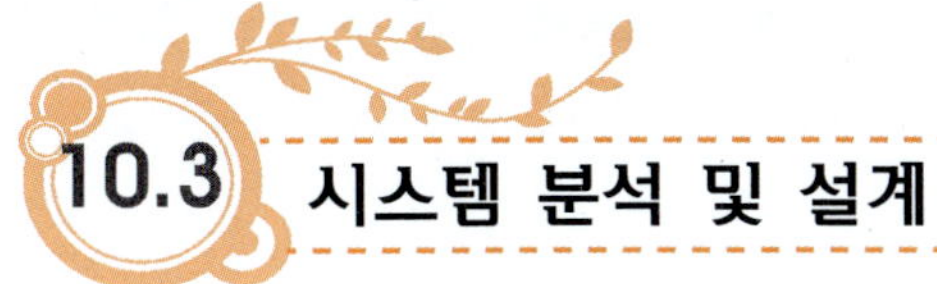

10.3 시스템 분석 및 설계

10.3.1 시스템의 개요

[1] 시스템의 정의

시스템은 어떤 목적을 위하여 하나 이상의 기능 요소가 상호 관련하여 유기적으로 결합된 것으로, 각 요소는 시스템 내부의 다른 요소들과 관계를 가지고 시스템의 공통 목표를 위하여 함께 작용한다.

[2] 시스템의 기본 요소

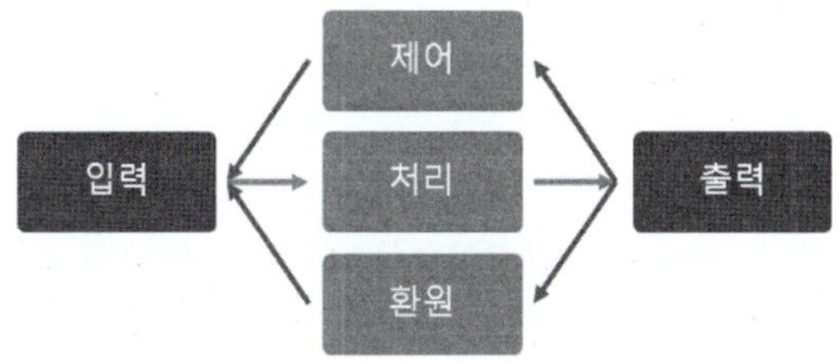

[그림 10-17] 시스템의 기본요소

① 입력(Input) : 정보를 처리하기 전에 미리 준비하는 행위

② 처리(Process) : 준비된 입력 정보를 가공하는 행위

③ 출력(Output) : 가공하여 생성된 결과를 저장하는 행위

④ 제어(Control) : 입력으로 출력까지 과정 관리

⑤ 환원(Feedback) : 환류, 피드백이라고도 하며, 처리된 결과를 평가하여 불충분할 경우 목적 달성을 위해 다시 입력하여 반복 처리하는 기능

[3] 시스템의 특성

① 목적성 : 올바른 결과를 얻기 위한 명확한 기준

② 자동성 : 자동으로 처리하도록 시스템을 설정해 주는 것

③ 제어성 : 신뢰성이 높은 결과를 얻기 위한 관리 작업

④ 종합성 : 요구 사항에 만족하도록 전체적인 목적과 기능을 추구

[4] 정보 시스템의 유형

(1) 일괄처리 시스템(Batch Processing System)

자료처리를 일정한 시점까지 지연하고 있다가 그 동안 수집된 자료를 한꺼번에 처리하는 방식이다.

이 시스템은 컴퓨터 이용 형태로서 오래된 방법이지만, 컴퓨터의 처리 효율을 높일 수 있고, 일정 시점 단위로 처리해야 하는 업무에는 여전히 유용한 방법으로 이용되고 있다.

예) 급여계산이나 일정기간 동안의 시계열 자료 처리

(2) 온라인 시스템(On-Line System)

컴퓨터 시스템의 주변 장치들이 중앙처리장치(CPU)와 직접 연결되어 데이터를 바로 전송해서 처리해주는 시스템으로 모든 주변 장치들이 CPU 제어 아래에 있게 된다. 즉, 입력 자료가 그 발생원에서 직접 컴퓨터에 들어가고, 출력 자료도 그것을 사용하는 곳에 직접 전송된다.

(3) 실시간 시스템(Real-Time System)

신속한 처리를 요구하는 시스템에서 사용하는 것으로 데이터 처리 요구가 발생하자마자 즉시 처리해서 요구 업무에 적용할 수 있는 시스템이다.

예) 인공위성 자세제어, 미사일 제어, 은행의 창구업무

(4) 시분할 시스템(Time Sharing System)

여러 명의 사용자가 단말기를 통하여 중앙의 컴퓨터 시스템을 동시에 사용하는 방식으로 CPU의 시간을 잘게 분할하여 여러 사용자에게 배분한다.

(5) 다중 프로그래밍 시스템(Multi Programming System)

시분할 시스템에서 독립적으로 작동할 수 있는 입출력 장치를 유지하면서 다수의 컴퓨터 프로그램을 동시에 실행하는 것으로 어느 한 순간에서 볼 때는 하나의 프로그램만을 실행하고 있는 것 같지만 실질적으로는 복수 프로그램을 동시에 실행하고 있다. 2개 이상의 프로그램을 주기억장치에 기억시키고, CPU를 번갈아 사용하면서 처리하여 컴퓨터 자원을 최대로 활용하는 처리기법이다. 하나의 프로그램이 처리되다가 주변장치의 처리를 기다리는 시간을 활용하여, 다른 프로그램을 수행하는 방법을 사용한다. 프로그램의 처리 순서는 우선순위에 따라 결정된다.

(6) 분산처리시스템(Distributed Processing System)

여러 개의 분산된 데이터 저장장소와 처리기들을, 네트워크로 연결하여 서로 통신을 하면서 동시에 일을 처리하는 방식이다. 이렇게 여러 개의 데이터 저장장소와 처리기들을 가지면 여러 처리기들이 동시에 여러 작업을 수행함으로써 성능이 향상될 수 있고, 데이터도 복사본을 여러 곳에 여분으로 유지함으로써 신뢰도를 올릴 수 있으며, 네트워크에 새로운 처리기 등을 첨가함으로써 쉽게 시스템의 확장을 꾀할 수 있다는 등의 장점이 있다.

[5] 시스템의 개발 단계

시스템 조사 → 시스템 분석 → 시스템 설계 → 시스템 구현 → 실행 → 유지보수

(1) 시스템 조사

① 사용자가 직면하고 있는 문제점을 발견하고, 그에 대한 해결책이 있는가를 찾아내어 그에 대한 개선안을 제시하며, 이용자의 요구사항을 명확히 설정하는 단계

② 문서작성은 시스템 규격서, 개발 계획서를 작성한다.

③ 시스템 조사 방법 : 면담 조사, 앙케이트 조사, 관찰 조사 등

(2) 시스템 분석

① 사용자의 업무 내용, 작업 형태 및 문제점을 파악하고, 사용자가 새로운 시스템에 무엇을 요구하고 있는가를 이해하는 단계이다.

② 문서작성은 요구 사양서를 작성한다.

(3) 시스템 설계

① 개요 설계 : 분석 내용을 보고 처리 전반에 관한 개략적인 설계도를 작성

코드 설계 → 출력 설계 → 입력 설계 → 파일 설계 → 프로세스 설계

② 상세 설계 : 구체적인 작업 순서를 결정

코드 설계 → 입력 설계 → 출력 설계 → 파일 설계 → 프로그램 설계

(4) 구현 단계

① 프로그래밍 언어를 이용하여 실제적으로 코딩하는 단계

② 단위 시험(Unit Test)이 이루어진다.

(5) 실행 단계

① 새로 설계된 시스템에 대해 시험, 문서화 및 운용을 수행

② 개발된 모듈을 통합하는 통합시험(Integration Test), 사용자가 자신의 환경에서 실제 상황 하에 시험하는 수락시험(Acceptance Test) 등이 있다.

③ 출력물은 시험계획서, 시험결과서이다.

(6) 유지 보수 단계

① 시스템에 대해 필요한 개선 및 수정 사항에 대해 시스템을 보완, 감시 및 평가하는 단계

② 출력물은 소프트웨어 문제보고서, 유지보수 요청서 등이 있다.

③ 유지보수 단계는 모든 단계 중 가장 많은 비용과 끊임없는 노력이 필요하다.

10.3.2 코드설계

[1] 코드 설계의 개요

(1) 코드의 정의

코드(Code)는 데이터의 사용 목적에 따라 식별, 분류, 배열하기 위한 숫자, 문자 혹은 기호 등을 말한다.

(2) 코드의 기능

【표 10-7】 코드의 기능

기본 기능	3대 기능	부가 기능
- 표준화 - 간소화	- 분류 - 식별 - 배열	- 연상 - 암호화 - 오류 검출

- 표준화 기능 : 표현과 처리 방법이 표준화된다. 하나의 기준에 따라 데이터를 공통적으로 사용할 수 있다.
- 간소화 기능 : 복잡한 것을 짧고 간단히 표현한다.
- 분류 기능 : 데이터를 같은 특성이 있는 것끼리 그룹별로 나누는 것이다.
- 식별 기능 : 특정 항목을 정확히 찾아낸다. 다른 데이터와 구별이 되어 혼란을 방지하는 것으로 코드와 데이터 사이의 관계가 1:1 관계를 유지하도록 한다.
- 배열 기능 : 데이터를 일정한 기준에 따라 순서대로 나열하는 것이다.
- 연상 기능 : 코드만 보고 대상이 되는 데이터를 쉽게 파악할 수 있도록 한다.
- 암호화 기능 : 내용을 변형하여 의미를 감춘다.
- 오류 검출 기능 : 코드를 이용하여 오류를 찾아낼 수 있도록 한다.

(3) 코드의 목적(특징)

① 고유성

② 분류 편리성

③ 배열의 효율성

④ 간결성

⑤ 유지보수 편리성

⑥ 독립성

⑦ 추가 · 삭제 편리성

[2] 코드의 종류

(1) 순차 코드(Sequence Code)

- 코드화 대상 데이터를 발생 순서, 크기 순서 등의 일정 기준에 따라 차례로 일련번호를 붙이는 방법

- 가장 단순한 코드로 자료의 변경이 적고 대상의 크기(수)만을 파악하고자 할 때 적합하다.

【표 10-8】 코드의 장단점

장점	단점
- 단순 명료 - 적은 자릿수 - 추가용이 - 고유성 및 기억용이	- 항목 수가 많은 경우 코딩이 어려움 - 분류하기 부적당 - 삽입이 불가능

(2) 구분 순차 코드(블록 코드)

- 순차 코드에 보완을 하여 분류 효과를 두드러지게 한 코드로서, 몇 개의 블록으로 나누어 각 블록 안에서 순서를 부여한다.
- 간단한 분류가 가능하고 블록별 삽입이 가능하다.

예) 사원번호 : 기본적인 분류기능 + 순서코드 → 사원20

(3) 십진 분류 코드(Decimal Code)

- 코드화 대상을 10진으로 분류하고 각각을 10진으로 중분류 · 소분류 해가는 방법
- 코드의 확장은 쉬우나 전산처리가 힘들고 도서 분류에 사용한다. 이 코드는 코드를 부여할 대상의 범위가 넓어 얼마나 많은 데이터가 발생할지 모를 경우에 효과적이다.

예) 공학(400) - 전산학(472) - 소프트웨어 공학(4727)

(4) 그룹 분류 코드(Group Classification Code)

- 코드화 대상을 소정의 기준에 따라 대분류 · 중분류 · 소분류로 구분하여 각 그룹 안에서 순차 번호를 부여하는 방법
- 트리 구조를 갖는 정보의 표현과 처리에 적합하다.

【표 10-9】 그룹 분류 코드의 장단점

장점	단점
- 분류 기능이 명확 - 융통성이 좋다. - 기계처리(전산처리) 적당 - 체계적	- 자릿수가 많다.

예) 부서별 코드 : 첫 번째 자리 : 부서명, 두 번째 자리 : 과, 세 번째 자리 : 계
111 : 총무부 인사과 행정계 112 : 총무부 인사과 기획계
121 : 총무부 경리과 경리계 122 : 총무부 경리과 서무계

(5) 표의 숫자식 코드(유효 자릿수 코드)

- 코드화 대상 항목의 중량, 면적, 용량, 거리 등의 물리적 수치를 직접 코드에 적용시키는 방법

예) 날짜코드 : 120903 : 2012년 9월 3일

(6) 연상 코드

- 코드 값을 보면 어떤 대상을 의미하는가를 연상할 수 있도록 그 대상의 의미가 코드의 이름에 그대로 반영된 것
- 대상의 약어를 코드의 일부로 사용하며 자릿수가 길어져 경제성은 다소 떨어진다.
  예) 한국 : KOR, 인천공항 : ICN, 대한항공 : KAL

[3] 오류 형태와 검출

(1) 오류의 형태

① 오자 오류(Transcription Error) : 하나의 숫자나 문자의 잘못된 표기로 발생한 오류

② 전위 오류(Transposition Error) : 입력시 좌우 자리를 바꾸어 발생한 오류

③ 이중 오류(Double Error) : 전위 오류가 2개 이상 발생한 오류

④ 랜덤 오류(Random Error) : 오자 오류나 전위 오류가 두 가지 이상 결합되어 발생한 오류

(2) 오류 검출 방법

① 사람에 의한 검사 : 입력된 값을 코드북과 눈으로 대조하여 확인하는 방법으로 시간이 많이 걸리고 신뢰도가 떨어진다.

② 체크 디지트(Check Digit) 검사 : 코드의 맨 앞자리나 끝자리에 검사를 위한 숫자를 추가하여 이를 컴퓨터가 자동적으로 검사하도록 하는 방법으로 홀수(Odd) 또는 짝수(Even) 패러티 검사(Parity Check) 등이 있다.

③ 프로그램에 의한 검사

㉮ 공란(Blank)검사

㉯ 중복(Duplication) 검사

㉰ 순서(Sequence) 검사

㉱ 형식(Mode)검사

㉲ 합계(Sum) 검사

㉳ 범위(Range) 검사

㉴ 반향 검사(Echo Check) : 수신한 데이터를 송신측에 되돌려 보내 송신자가 원래 데이터와 비교하여 검사

[4] 코드 설계 순서

코드 대상 항목 결정 → 코드 목적의 명확화 → 코드 대상 확인 → 사용 범위 결정
→ 사용 기간 결정 → 코드 대상의 특성 분석 → 코드화 방식 결정 → 코드의 문서화

10.3.3 입출력 설계

[1] 입력 설계

(1) 입력 방식

① 천공 카드(Punch Card)

② 마크에 의한 입력 : OMR

③ 문자에 의한 입력 : MICR, OCR

④ 키보드 입력

⑤ 음성에 의한 입력

⑥ 포인팅 입력

⑦ 터치 스크린

⑧ 그림 입력 장치 : 스캐너, 디지타이저

(2) 입력 설계 순서

> 입력 정보 발생의 설계 → 수집방법과 경로 설정 → 입력 방식 선택
> → 입력 정보 내용 설계 → 입력 매체의 상세 설계

(3) 사용자 인터페이스 설계방법

① 메뉴 방식

- 사용자로 하여금 선택 사양 중 하나를 선택할 수 있도록 해준다.
- 선택 방법은 선택 사양의 이름이나 해당 번호의 키보드 입력, 아이콘과 마우스 사용, 터치 스크린에 손가락으로 선택하는 방법이다.
- 초보자와 중급 사용자에게 적당한 방식이다.
- 배우기 쉽고 사용자층이 비교적 다양한 경우에 적합하다.
- 메뉴 선택 시간이 입출력 속도를 제한하며 대량의 자료입력에 부적절하다.
- 선택만 가능해 자료의 융통성이 떨어지는 편이다.

② 명령어 방식

- 사용자가 키보드를 이용해서 문자를 입력시키는 방법이다. 프롬프트(Prompt)가 위치한 곳에 자료나 명령을 입력하고 화면에 프롬프트만 띄우므로 설계가 간단한 초창기부터 사용된 입력방식이다.
- 입출력 속도와 효율이 가장 뛰어나다.
- 사용법에 숙련된 전문적인 사용자에게 적합하다.
- 복잡한 명령어들을 배워야 한다.
- 사용자가 오류를 범하기 쉽기 때문에 도움말 기능이나 오류 메시지를 제공해야 한다.

③ 질의 응답 방식

- 대화형 시스템의 질문에 사용자가 응답하는 대화방식으로 긍정 또는 부정(Yes/No), 정량적인 대답(숫자)을 사용한다.

④ 직접조작 방식

- 사용자에게 간략화 된 작업환경을 보여주고, 그 속에 있는 객체를 직접 조작함으로써 원하는 작업을 수행하는 방법이다.
- 배우기 쉽고 사용하기 편리하며 정보출력의 그래픽화가 용이하나, 표준방법이 없으며, 아이콘의 설계가 어려울 수 있다.

⑤ 항목 채우기(Form Filling) 방식

- 화면에 자료 입력영역을 표시하고, 직접 입력할 수 없는 메뉴 방식을 개선하며 대량의 정보를 입력할 때 효과적이다. 보통 메뉴방식과 함께 사용되며 중급 이상의 사용자에게 적합하다.

⑥ 아이콘 방식

- 화면은 사용자가 일하는 작업환경을 의미하며 수행할 작업이나 항목을 아이콘으로 형상화한다. 수행 가능한 아이콘들이 화면에 진열되며 수행할 항목을 선택도구로 지정하여 실행한다.

⑦ 그래픽 인터페이스(GUI : Graphic User Interface) 방식

- WIMP(Window, Icon, Menu, Pointing device), 즉 윈도우, 아이콘, 메뉴, 마우스를 이용한 입력방식으로 오늘날 윈도우 기반 컴퓨터 시스템, 스마트 폰에서 사용되고 있다.

[2] 출력 설계

(1) 출력방식

① 인쇄 방식 : 프린터, 플로터, 등

② 디스플레이 방식 : CRT, LCD, 등

③ 음성 출력 : 자동응답장치, 음성합성장치, 등

④ 매체 출력 : 카세트 테이프, CD, DVD, 등

⑤ 신호 출력 : 원격제어 장치, 로봇제어 장치, 수치제어 기계, 등

(2) 출력 설계 순서

출력 목적의 정의 → 출력 분배방식의 결정 → 출력 방식의 결정 → 출력 내용의 설계 → 출력 매체의 작성

10.3.4 파일 설계

[1] 파일의 개념

① 파일(File) : 하나의 단위로서 처리되는 서로 관련 있는 레코드의 집합을 의미한다.

② 레코드(Record) : 여러 개의 항목이 모여서 하나의 단위로 취급될 수 있는 연관성을 가진 데이터로서 파일의 구성요소이다. 일반적으로 레코드는 논리적 레코드와 물리적 레코드로 구분되는데, 논리적 레코드는 프로그램에서 처리되는 1개의 레코드의 단위를 의미하며, 물리적 레코드는 레코드를 입출력하는 단위로서 몇 개의 논리적 레코드로 구성되며, 보통 블록(Block)이라고도 한다.

[2] 용도에 의한 파일 분류

(1) 데이터 파일 : 파일을 구성하는 내용이 데이터

① 마스터 파일(Master File) : 전표 처리에서 원장, 대장에 해당하는 파일

② 트랜잭션 파일(Transaction File) : 마스터 파일을 갱신 또는 조회하기 위하여 만들어진 파일

- 기록 파일(History File) : 원상 복귀를 위한 보관용 파일
- 요약 파일(Summary File) : 합계 복귀를 위한 보관용 파일
- 트레일러 파일(Trailer File) : 마스터 파일을 양방향 레코드로 작성하여 2개로 만들어진 파일

(2) 프로그램 파일 : 파일을 구성하는 내용이 프로그램

① 제어 프로그램(Control Program) : 데이터 관리, Job 관리 기능, Task 관리 기능

② 처리 프로그램(Processing Program) : 언어 번역 프로그램, 서비스 프로그램, 사용자 프로그램

(3) 작업 파일 : 파일을 구성하는 내용이 작업용 보조 자료

① 중간 임시 파일

② 체크 포인트 파일

[3] 편성에 의한 파일 분류

(1) 순차(Sequential) 파일

- 논리적인 순서에 따라 순차적으로 레코드를 기록
- 기억 공간의 활용률이 높고 어떤 매체에도 편성 가능
- 레코드 삽입이나 삭제 시 복사나 이동하는 시간이 필요
- 삽입, 삭제와 같은 작업이 빈번하지 않은 작업에 효과적이고 성적이나 급여 파일에 적당

(2) 색인 순서(Indexed Sequential) 파일

색인(Index)을 사용하여 레코드를 바로 찾아가는 방식으로 색인은 레코드 키 값에 찾아갈 수조를 합한 것이다. 서적 처리와 임의처리가 모두 가능하고, 추가, 삭제 시 순차파일처럼 전체를 복사할 필요가 없다. 색인으로 인한 접근 시간 저하와 기억 공간의 낭비 초래하여 오버플로(Overflow)가 많아지면 재편성 작업 필요하다. 직접 처리도 수행되어야 하므로 직접 처리용 매체로만 가능하다.

① 색인 영역(Index Area)

- 트랙(Track) 색인 영역

- 실린더(Cylinder) 색인 영역
- 마스터(Master) 색인 영역

② 기본 자료 영역(Prime Data Area)

③ 오버플로 영역(Overflow Area)

- 실린더(Cylinder) 오버플로 영역
- 독립된(Independent) 오버플로 영역

(3) 랜덤(Random) 파일

특정 항목을 키로 정해 놓고 적절한 방법을 이용하여 자료 저장할 주소를 계산하여 운영체제가 키 주소 변환을 자동으로 지원한다. 자료의 양과 관계없이 모든 레코드가 평균 접근 시간 내에 검색 가능하고, 충돌 해결할 방법을 마련해야 하고, 여유 공간을 확보가 필요하다. 계약이나 거래가 빈번한 작업에 적용한다.

① 해싱함수(Hashing Function) : 자료가 저장될 주소계산을 위해 필요로 하는 함수 : 나머지법, 중간 제곱법, 접지법, 진법 변환법

② 해싱기법의 문제

- 충돌(Collision) : 서로 다른 레코드가 동일한 홈 주소를 산출하는 현상
- 동의어(Synonym) : 충돌이 일어난 레코드의 집합

③ 충돌(오버플로)의 해결책

- 재해싱(Rehashing), 선형 방법(Linear Method), 개방 주소(Open Addressing), 체인법(Chaining), 오버플로(Overflow) 기법

[4] 레코드의 형식 비교

(1) 블록화 고정 길이

① 전송 효율이 높음

② 프로그램이 쉬움

③ 경제성이 높음

(2) 블록화 가변길이

① 전송 효율이 높음

② 길이 항목이 추가됨

③ 프로그램이 어려움

④ 경제성이 높음

(3) 비블록화 고정 길이

① 전송 효율이 떨어짐

② 프로그램이 쉬움

③ 경제성이 낮음

(4) 비블록화 가변 길이

① 전송 효율이 떨어짐

② 길이 정보가 추가됨

③ 프로그램이 어려움

④ 경제성이 낮음

10.3.5 프로세서 및 프로그램 설계

[1] 프로세스 설계의 기본

프로세스(Process)는 출력을 생성하기 위한 프로그램 모듈의 흐름으로 모듈에서 생성된 결과는 다음 모듈로 입력된다. 프로세스 설계는 입력 정보와 파일 정보를 가지고 출력 정보를 얻을 때까지의 과정에서 처리의 흐름과 정보의 흐름을 명확하게 하는 것을 목적으로 한다.

(1) 흐름도(Flowchart)

[그림 10-18]에서와 같이 공정의 처음부터 끝까지의 진행과정을 약속된 기호나 도형을 이용하여, 그 흐름을 기술한 것을 흐름도라 한다.

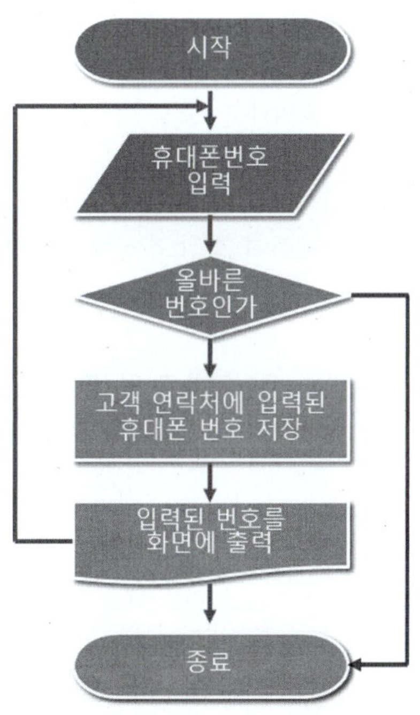

[그림 10-18] 흐름도의 예

(2) 흐름도의 종류

① 블록 흐름도 : 시스템의 목적을 달성하는 데 필요한 모든 기능적 관계를 블록으로 표현한 흐름도
② 시스템 흐름도 : 시스템에 있어서 처리 과정의 각 단계의 작업 내용 및 조건 등을 도식화 한 것
③ 프로세스 흐름도 : 입력→처리→출력 과정을 그림으로 표시한 흐름도
④ 프로그램 흐름도 : 논리적인 흐름에 따라 프로그래밍하기 위해 작성된 흐름도

[2] 프로세스 설계 처리 유형

(1) 매체변환(Conversion)

컴퓨터 저장 장치와 파일 매체 사이에 자료의 형식을 변환하는 것

(2) 정렬(Sort)

순서 없이 나열된 데이터를 일정한 기준에 따라 순차적으로 나열하는 것

(3) 병합(Merge)

2개 이상의 정렬된 파일을 하나의 파일로 통합하여 정리하는 것으로 합치기 전에 논리적인 순서로 정렬되어 있어야 한다.

(4) 조합(Collate)

파일 내의 자료와 대조 파일에 있는 자료와 같은 것들만 골라서 파일을 만드는 것

(5) 비교 또는 대조(Matching)

2개의 파일을 비교하여 서로 다른 점을 찾아내는 것

(6) 갱신(Update)

마스터 파일 내의 자료를 추가, 수정, 삭제하여 항상 최신의 정보를 갖도록 하는 것

(7) 추출(Extract)

특정 조건을 제시하여 그 조건을 만족하는 데이터를 파일 중에서 뽑아내는 것

(8) 분배(Distribution)

어떤 조건이 주어진 파일 중에서 그 조건에 만족하는 것과 그렇지 않은 것으로 분리 처리하는 것으로 분류된 레코드들은 각기 다른 파일에 기록.

[3] 프로세스 설계

타당성 조사 → 문제 분석 → 입출력 설계 → 흐름도 작성
→ 코딩(구현) → 입력 및 컴파일 → 실행 → 수정

[4] 변환에 대한 설계

(1) 단순 변환(Conversion)

기존 정보처리 시스템을 그대로 새로 도입하여 컴퓨터에 운용될 수 있도록 하는 것

(2) 시스템 변환(System Conversion)

신규로 설계한 정보처리 시스템과의 조화나 정보처리 시스템 전체의 장래 확장을 고려하여 기존의 정보처리 시스템의 재설계를 말한다.

10.3.6 시스템 평가와 문서화

[1] 시스템의 평가

(1) 시스템 평가 개요

기본 설계 단계에서 제시된 시스템 요건에 대한 실행 가능성의 평가를 목적으로, 개요 설계가 끝난 뒤에 만들어진 시스템이 목적한 바와 같이 만족하게 이루어지는가를 평가한다.

(2) 처리 시간 추정

간단한 수식에 값을 대입하는 방법(입력에 의한 계산 방법), 응용 프로그램을 이용하는 방법(컴퓨터에 의한 방법), 과거의 경험을 바탕으로 추정하는 방법(추정에 의한 방법) 등이 있다.

(3) 운용 계획 수립

시스템의 운용 스케줄, 운용 인원 및 비용의 견적 등을 하는 것으로, 효율적인 처리를 위해 어떤 체제, 적당한 부서, 부서별 처리 작업과 방법 등을 고려해야 한다.

[2] 성능 평가

(1) 기능 평가

시스템이 제시된 목표 또는 목적을 만족하는지 평가한다.

(2) 성능 평가

① CPU의 속도 및 기억 용량

② 파일의 편성과 액세스 방식

③ 파일 장치 속도 구성

④ 업무 프로그램의 구조와 사용언어

⑤ 업무 프로그램의 다중도 및 우선 순위

⑥ 입출력 장치의 처리 속도

(3) 신뢰성 평가

시스템 전체의 가동률 평가

① 평균가동시간(MTBF : Mean Time Between Failure) : 가동 중인 시간의 평균값

② 평균수리시간(MTTR : Mean Time to Repair) : 고장으로 인해 작업하지 못한 시간의 평균값

③ 신뢰도 : 전체 시간 중에서 가동 중인 시간의 비율(가용도)

$$\text{신뢰도} = \frac{\text{MTBF}}{\text{MTBF}+\text{MTTR}}$$

[3] 소프트웨어 비용 견적 방법

(1) 하향식 비용 산정 방법

① 전문가 감정에 의한 방법 : 경험과 지식이 있는 2인 이상의 전문가에게 비용 산정을 의뢰하여 산출하는 방법이다.

② 델파이(Delphi)식 : 전문가가 독자적으로 감정할 때 발생할 수 있는 편차를 줄이기 위해 단계별로 전문가들의 견해를 토대로 견적을 결정하는 방법이다.

(2) 상향식 비용 산정 방법

각 구성요소에 대한 산정을 독립적으로 실시한 후 이를 집계하는 방법

① 원시 코드 줄 수(LOC : Line Of Code) 기법 : 소프트웨어의 총 줄 수의 최소치, 최대치, 기대치를 산출하여 PERT 예측 공식에 의해 예측치를 정확히 계산한다.

② 개발 단계별 인원/월수(Man/Month) 기법 : 소프트웨어 개발 단계마다 필요한 인원수와 개발 기간을 다르게 책정하여 각 분야별로 인건비가 다르고 원시 코드 줄 수 기법보다 정확성이 높다.

(3) COCOMO(COnstructive COst MOdel)

Boehm에 의해 소개된 계층적 비용 산정 방법(수학적 방법)으로, 원시 프로그램의 줄(line) 수에 따라 비용을 산정하는 방법으로 시스템의 규모를 예측하고, 정해진 공식에 대입하여 소요 인원과 기간을 예측한다.

[4] 시스템의 문서화

(1) 문서화

소프트웨어 개발에 관련된 모든 행위를 문서로 만들어 두는 것

(2) 문서화의 목적

① 담당자가 교체되는 경우, 작업에 대한 내용을 쉽게 파악할 수 있다.

② 변경이나 유지보수가 용이하다.

③ 시스템의 개발 요령과 순서를 표준화하여 보다 효율적인 작업이 이루어지도록 한다.

④ 개발 팀에서 운용팀으로 인계 · 인수를 쉽게 할 수 있다.

⑤ 시스템 운용자가 용이하게 운용할 수 있다.

(3) 문서의 표준화

효율적인 의사소통을 위해 누구나 알아볼 수 있는 표준화된 형태로 문서를 작성하는 것

(4) 문서화의 효과

① 정보교환 용이

② 책임 범위 명확

③ 정보의 축적

④ 인수 · 인계 용이

⑤ 수정 용이

⑥ 기술 수준 향상

⑦ 시스템 운영, 관리, 평가 용이

⑧ 작업의 효율화

10.3.7 소프트웨어 공학과 IPT

[1] 소프트웨어 공학

(1) 소프트웨어 공학 개념

소프트웨어 공학은 소프트웨어 위기를 극복하기 위해 개발한 학문으로, 소프트웨어 제품의 품질을 향상시키고, 생산성과 작업 만족도 증대, 신뢰도 높은 소프트웨어의 생산 등을 목적으로 하는 학문을 말한다.

(2) 소프트웨어 위기

소프트웨어에 대한 수요 증가와 공급 간의 격차, 하드웨어 개발 속도에 비해 느린 개발 속도, 개발인력 부족, 사용자의 요구가 늘어나고 개발비용의 초과, 소프트웨어 개발기간의 지연과 이에 대한 비용 문제, 유지보수 비용 증대, 사용자의 불만족 등 소프트웨어 개발에서 발생하는 문제점을 소프트웨어 위기라 한다.

(3) 소프트웨어 공학의 등장

소프트웨어 위기의 문제점을 해결하고, 공학적인 방법을 통해 소프트웨어의 생산성을 높이고 신뢰성 향상을 위하여 등장하게 되었다.

공학적 접근법
폭포수 모형, 프로토타이핑, 진화적 프로토타입 모델, 4세대 모형

[2] 소프트웨어 개발 모형

(1) 소프트웨어 개발 수명 주기(Software Development Life Cycle)

소프트웨어 생명 주기라고도 하며, 소프트웨어의 개발, 유지보수, 폐기 처분을 총칭하는 소프트웨어의 일생이다.

(2) 선형 순차 모형

소프트웨어 개발을 시스템 수준에서 시작하여 분석, 설계, 코딩, 시험과 유지 보수의 전 과정을 수행하는 체계적이고 순차적인 접근법이다.

분석 → 설계 → 코딩 → 시험 → 유지 보수

(3) 전통적 수명 주기 모형(폭포수 모형) - 순차 모형

고전적 수명주기 패러다임(Classic Life-Cycle Paradigm)이라고도 하며, 개념 정립에서 구현까지 하향식 접근방법을 사용하여 높은 추상화 단계에서 시작하여 낮은 추상화 단계로 옮겨가고 있다. 소프트웨어 개발 단계를 여섯 단계로 구분하고, 각 단계가 끝날 때마다 과정의 끝을 알리고 그 다음 단계로 진행하여 개발을 계속하게 된다.

문제 분석 → 요구 사항 분석 → 설계 → 구현 → 시험 → 유지 보수

RAD(Rapid Application Development) 모형 - 순차 모형
매우 짧은 개발 주기를 강조하는 선형 순차 소프트웨어 개발 과정이다. 4세대 기법과 재사용을 이용하여 각 팀별 병행 개발을 위한 방법이다.

(4) 프로토타이핑 모형

프로토타이핑(Prototyping)은 개발자가 구축한 소프트웨어 모형을 사전에 미리 만드는 공정으로서, 개발자가 사용자의 요구사항을 미리 파악하기 위한 메커니즘 역할을 한다.

★ 문제점

① 실제 제품과 혼동할 수 있다(신뢰성이 낮다).

② 비효율적인 알고리즘이나 언어로 구현될 수 있다.

(5) 나선형 모델

고전적 수명주기와 프로토타이핑 모델의 장점과 위험 분석을 추가한 가장 현실적인 방법이다.

고객과의 의사소통 → 계획수립 → 위험성 분석 → 공학과 → 사용자 평가 → 유지 보수

(6) 4세대 기법

소프트웨어 개발자가 높은 수준에서 명세화 할 수 있는 공통적인 특징을 지닌 방법으로 4세대 언어(4GL : 자연어에 가까운 언어)를 사용한다.

요구사항 수립 → 설계 전략 → 4GL을 이용한 구현 → 시험 → 유지 보수

[3] 유지 보수

유지 보수는 오류 수정, 소프트웨어 환경의 전개에 따라 요구되는 적응, 그리고 기능 향상을 위해 고객이 요구사항에 의해 발생한 변경에 초점을 맞춘다.

소프트웨어 특성

- 기능성
- 신뢰성
- 사용의 편의성
- 효율성
- 유지 보수성
- 이식성

[4] 소프트웨어 개발 지원 도구

(1) IPT(Improved Programming Technique) 개요

보다 효율적이고 신뢰성 높은 프로그램을 개발하기 위해, 소프트웨어 생산성을 향상시키기 위해 사용되는 각종 기법의 총칭을 말한다.

(2) IPT의 종류

【표 10-10】 IPT의 종류

기술적 지원	관리적 지원
- Structured Design - Structured Programming - Top-Down Programming - PDL, HIPO, N-S Chart	- Chief Programmer Team - Walk-through, Inspection - Library

① Structured Design(구조적 설계) : 계층적 구조에 맞추어 프로그램의 상위단계부터 하위단계로

처리해 나가도록 설계하는 방법이다.

② Structured Programming(구조적 프로그래밍) : 순차 구조, 선택 구조, 반복 구조에 의해 규칙적이고 논리적인 블록 단위의 프로그래밍 기법(단일 입구와 단일 출구, 무조건 분기문 사용 배제)이다.

③ Top-Down Programming(하향식 프로그래밍) : 프로그램 코딩과 시험 등을 상위 모듈로부터 하위 모듈로 진행해 나가는 방법이다. 이 방법은 문제를 분해하여 세분화된 내용으로 관련 요소를 정의한다.

④ Program Description Language(PDL : 프로그램 기술 언어) : 일정한 규칙에 맞게 자유로운 문장 형태로 작성한 것으로, 의사언어(Pseudo Code)라고도 한다.

㉮ PDL의 특징 및 효과

- 특정한 문법과 언어의 제약이 없다.
- 프로그래밍 언어를 모르는 사람도 작성 가능하다.
- 프로그래밍을 위한 사고의 도구로 사용할 수 있다.
- 문서화의 목적, 시스템 재검토 목적으로 사용된다.

⑤ HIPO(Hierarchy plus Input Process Output) : 프로그램의 자료흐름과 논리흐름을 보여주는 일종의 자료흐름 중심 설계방법으로, 하향식 소프트웨어 개발을 위한 실제 프로그램 체계 및 제품의 기본 설계 문서화 도구이다.

㉮ 입력, 처리, 출력으로 구성되어 알아보기 쉽게 표현한다.

㉯ HIPO의 구성

- 사용자의 관점에서 본 시스템 또는 프로그램의 기능과 처리 내용을 나타내고, 도식목차/총괄도표/상세도표로 구성된다.

【표 10-11】 HIPO의 구성

종류	역할
도식목차 (Visual Table of Contents)	- HIPO에서 지정된 기능을 계층적으로 나타낸 도표 - 시스템의 구조와 각 기능의 관계를 도식화한 것으로 특정 기능을 쉽게 찾을 수 있음
총괄도표 (Overview Diagram)	- 시스템 또는 프로그램의 기능을 입력, 처리, 출력의 관계로 표현한 도표 - 사용자의 관점에서 본 시스템 또는 프로그램의 기능과 처리 내용을 나타냄
상세도표 (Detail Diagram)	- 총괄도표를 세부적이고 구체적으로 표현한 도표

㉰ HIPO의 특징

- 시스템 실행 과정인 입력, 처리, 출력을 계층적으로 기술하는 방법
- 시스템을 설계하거나 문서화하기 위한 도구
- 체계화된 문서 작성이 가능하며, 보기 쉽고 알기 쉽다.
- 하향식(Top-Down) 방식을 사용하여 나타낸다.
- 개발 과정에서 문서화를 부산물로 얻을 수 있다.

- 도표상에 기능 위주로 입력 내용, 처리 방법, 출력 내용이 제시되므로 시스템의 이해가 쉬움
- 기능과 자료의 의존 관계를 동시에 표현할 수 있다.
- 유지보수 및 변경이 용이
- 순서의 기술보다는 기능의 기술이 중심이 된다.

⑥ Nassi and Schneiderman Chart(나씨-슈나이더만 도표) : 구조적 프로그래밍 방법에 사용되는 논리 표현 기법의 도표로, 프로그램 모듈의 논리를 표현하는 직사각형으로 구성한다. 이 도표는 종래의 흐름도로 변환이 가능하며, 특히 조건이 복합되어 있는 곳의 처리를 시각적으로 명확하게 식별하는데 적합하다.

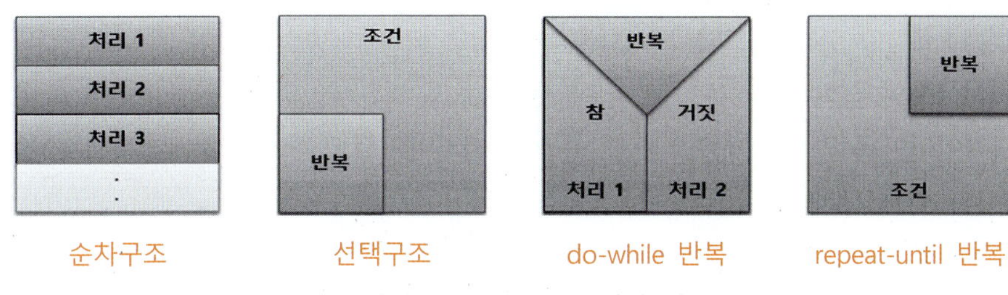

[그림 10-19] 나씨-슈나이더 도표에서 사용되는 기호

⑦ Chief Programmer Team(책임 프로그래머 팀) : 책임 프로그래머를 중심으로 개발 팀을 구성하는 방법이다.

⑧ Walk-Through(검토 회의) : 시스템 개발과정에서 산출된 시스템 명세서, 설계 결과, 프로그램 코드 등을 여러 전문가들이 모여 검토하는 방법으로, 오류를 조기에 발견하여 효과적인 프로그램을 개발하기 위한 방법이다.

⑨ Inspection(심사) : 발견된 오류를 문서화하여 다른 소프트웨어 개발 시 참고 자료로 활용한다.

⑩ 개발 지원 라이브러리 : 개발 환경을 정비함으로써 관리를 용이하게 하고, 그 결과로써 소프트웨어 품질과 생산성의 향상을 얻고자 하는 기법이다.

[5] 모듈

모듈(Module)이란 동일한 기능을 가진 명령어(논리 절차, 데이터 구조)들의 집합, 단위 프로그램을 의미한다.

(1) 모듈의 특성

① 코딩, 컴파일의 독립성

② 실행의 종속성

③ 다수가 공동으로 사용할 수 있다.

④ 매개 변수로 값을 전달하여 사용 가능

⑤ 호출하는 프로그램 → 주프로그램, 호출되는 프로그램 → 부프로그램

(2) 모듈의 평가 기준

응집도(Cohesion)는 높고, 결합도(Coupling)는 낮아야 좋은 소프트웨어로 평가된다.

① 응집도 : 모듈 내부가 얼마나 단단히 뭉쳐져 있는가를 나타내는 성숙도의 측정치이다. 응집도는 모듈 안의 구성 요소들이 어울리는 정도를 나타내며, 구성 요소들을 묶어주는 시멘트이다. [그림 10-20]은 Yourdon과 Constantine이 분류한 응집도이다.

	응집도
높음 ↑	기능적 응집도(Functional Cohesion)
	순차적 응집도(Sequential Cohesion)
	통신적 응집도(Communicational Cohesion)
	절차적 응집도(Procedural Cohesion)
	시간적 응집도(Temporal Cohesion)
	논리적 응집도(Logical Cohesion)
↓ 낮음	우연적 응집도(Coincidental Cohesion)

[그림 10-20] Yourdon과 Constantine이 분류한 응집도

- 기능적 응집도(또는 함수적 응집도) : 모듈 내의 모든 요소가 한 가지 기능을 수행하기 위해 구성될 때, 이들 요소는 기능적 응집도로 결속되어 있다고 한다.
- 순차적 응집도 : 실행되는 순서가 서로 밀접한 관계를 갖는 기능을 모아 하나의 모듈로 구성한 것이다. 모듈 내 한 구성요소의 출력이 다른 구성요소의 입력이 되는 경우이다.
- 통신적 응집도(또는 대화적 응집도) : 모듈이 여러 가지 기능을 수행하며 모듈 내 구성 요소들이 같은 입력 자료를 이용하거나 동일 출력 데이터를 만들어 내는 경우이다. 내의 구성 요소들이 각기 다른 작업을 수행할 때나, 각 작업이 같은 입력 또는 출력 자료를 사용할 경우 통신적 응집도를 갖는다.
- 절차적 응집도 : 모듈 내 구성 요소들이 연관성이 있고 특정 순서에 의해 수행되어야 하는 경우에 절차적 응집도를 가진다.
- 시간적 응집도 : 모듈 내 구성 요소들이 서로 다른 기능을 같은 시간대에 함께 실행하는 경우이다.
- 논리적 응집도 : 외부로부터 제어를 받아서 모듈 내의 각 기능 요소들이 동일한 범주에 속하는 기능을 수행하는 경우를 말한다. 즉, 입력 신호에 따라 처리 기능의 선택이 정해진다.
- 우연적 응집도 : 모듈 내부의 각 요소들이 서로 관계가 없는 것들이 모인 경우 응집도가 가장 낮다.

② 결합도 : 모듈 사이의 상호 연관성의 복잡도를 일컫는다. 모듈들 사이의 상호 교류가 많고 서로의 의존이 많을수록 모듈들 사이의 결합도는 높아지게 된다. 특히 인터페이스가 정확히 설정되어 있지 않거나 기능이 정확히 나누어져 있지 않을 때 불필요한 인터페이스가 나타나 모듈 사이의 의존도는 높아지고 결합도는 증가하게 된다. [그림 10-21]은 Yourdon과 Constantine이 분류한 결합도이다.

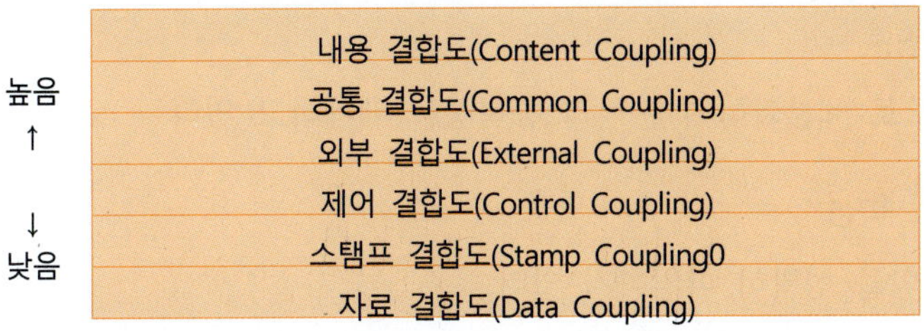

높음	내용 결합도(Content Coupling)
↑	공통 결합도(Common Coupling)
	외부 결합도(External Coupling)
	제어 결합도(Control Coupling)
↓	스탬프 결합도(Stamp Coupling0
낮음	자료 결합도(Data Coupling)

[그림 10-21] Yourdon과 Constantine이 분류한 결합도

- 내용 결합도 : 한 모듈이 다른 모듈의 내부 기능이나 그 내부 데이터를 참조하도록 설계되어 있는 경우이다.
- 공통 결합도 : 두 모듈이 하나의 기억장소에 공통의 데이터 영역을 설정하여 그 기억장소에 데이터를 전달하면 다른 모듈이 그 기억장소를 조회함으로써 정보를 전달하는 방식을 취하는 경우이다.
- 외부 결합도 : 입출력의 경우 모듈이 특수한 하드웨어 결합되어 있거나, 소프트웨어 이외의 다른 시스템 구성 요소와 결합되어 있는 경우이다.
- 제어 결합도 : 하나의 모듈이 다른 모듈 내부의 논리적 흐름을 제어하기 위해 제어 신호를 다른 모듈에 전달하는 경우이다.
- 스탬프 결합도 : 레코드 또는 배열과 같은 복잡한 자료구조를 모듈 인터페이스를 통해 주고 받는 경우이다.
- 자료 결합도 : 두 모듈 간에 매개변수로써 의사 소통을 할 경우에 발생하는 결합도로서 두 모듈 간에 호출, 피호출 관계가 있을 때 그 들 사이에 인터페이스가 제어 요소나 자료구조가 아닌 순수한 자료요소이면, 이 두 모듈은 자료 결합도를 가진다.

10.3.8 구조적 분석과 설계

[1] 구조적 방법론

(1) 구조적 시스템 분석

구조적 분석 기법은 “어떻게(How) 해결하겠는가?”와 “언제(When) 데이터가 발생하고 언제 처리해야 되는가?”에 두 가지 초점을 맞춰서 큰 모듈을 세분화하여 하나의 작은 모듈로 만들고, 이렇게 분할된 모듈들을 가지고 처리에 중점을 두어 시스템의 전반적인 흐름을 파악하도록 해준다.

- 소프트웨어 개발시에 소홀히 취급되었던 요구분석 및 설계 단계를 효과적으로 지원하기 위하여 제안된 기법으로 사용자의 요구사항을 명확히 파악하여 양질의 설계 결과를 산출할 수 있는 문서화 도구와 산출절차를 제시하고 있다.
- 구조적 프로그래밍, 구조적 설계, 구조적 분석, 자동화된 기술을 중심으로 한 시스템 분석용 도구인 자료 흐름도, 자료 사전, 소단위 명세서를 이용하여 정형화된 분석 절차에 따라 사용자의 요구사항을 파악하고 문서화하는 IPT 기법 중의 하나이다.
- 도형 중심의 분석용 도구와 분석 절차를 이용하여 사용자의 요구사항을 파악하고 문서화하는 체계

적인 분석기법이다.

- 시스템을 하향식으로 세분화하여 분석의 중복성을 배제하고 있다.

(2) 구조적 시스템의 특성

① 사용자의 요구사항을 정확히 파악하기 쉽다.

② 구조적 접근 방식(자료의 흐름 및 변환 과정)에 중점을 둔다.

③ 서브 시스템으로 분할하여 명세화 한다.

④ 구조가 보기 쉽고, 이해하기 쉬운 도표로써 제공한다.

⑤ 각 단계별 결과물이 생성되어 문서화 할 수 있다.

(3) 구조적 분석의 원리

① 추상화의 원칙

② 정형화의 원리

③ 분할의 원칙

④ 계층적 구조의 개념

(4) 구조적 분석 및 설계 기법의 문제점

① 사용자의 요구사항을 논리화하기가 용이하지 않다.

- 분석하고자 하는 시스템이 수행하여야 할 기능의 본질을 파악하기 쉽지 않다는 것이다. 무엇(What)을 수행하는가 보다는 실제로 어떻게(How) 수행되는 가를 보여주기 때문이다.

② 일반적인 자료처리 업무의 기본인 자료부분에 대한 고려가 미흡하다.

- 구조적 분석 기법은 처리 중심의 분석기법으로 분류될 수 있는데, 이는 자료와 처리의 집합으로 구성되는 시스템을 바라보는 시각이 처리측면에 우선되고 있다는 뜻이다.

③ 분석에서 설계로의 전환이 쉽지 않다.

- 분석과 설계 단계가 분석과 설계의 명확한 구분을 모호하게 만든다는 점과, 설계 단계에서 명확한 정의나 적용가능한 지침이 충분히 제시되지 않기 때문이다.
- 시스템의 사용자 인터페이스에 대한 명확한 설정이 이루어져야 하는 데 이에 대한 언급이 거의 없는 형편이다.

④ 전형적인 자료처리 업무의 개발에 적용하기에는 비교적 적합하지 못하다.

- 데이터베이스시스템을 전제로 하는 전형적인 단순자료처리 업무는 처리내용이 그다지 복잡하지 않을 뿐 아니라, 처리내용의 많은 부분을 데이터베이스관리시스템(DBMS)이나 기타 유틸리티 프로그램을 이용하여 간단히 해결할 수 있는 경우가 일반적이다.
- 따라서 단순자료처리업무의 개발에 구조적설계 기법 적용을 강요하는 것은 비효율적일 것이다. 그래서 이런 업무에 구조적설계 기법을 적용하려면 그 내용을 단순화시키고 부분적으로 보완해야 할 필요가 있다.

[2] 구조적 분석 도구

(1) DFD(Data Flow Diagram : 자료 흐름도)

시스템의 처리 과정을 자료의 흐름에 중점을 두는 분석용 도구로, 자료가 발생지에서 종착지까지 처리되고 저장되는 활동 사항을 도형을 이용하여 표시한다. 시스템 안의 프로세스, 자료 저장소 사이에 자료의 흐름을 나타내는 그래프로 자료 흐름과 기능을 모델화하는 데 적합하다.

자료 흐름과 기능을 자세히 표현하기 위해 전체적인 간략한 구성도로부터 계속 세분화하여 하위 단계를 정의하는 구조적 표현 기법을 사용한다.

자료 경로에 의해 서로 연결되는 처리의 네트워크 구조로 시스템을 나타내는 모형화 도구로, 소프트웨어 개발과정 중 상위설계 시 사용된다.

자료는 처리(프로세스)를 거쳐 변환될 때마다 새로운 이름이 부여되며, 처리는 입력 자료가 발생하면 기능을 수행한 후 출력 자료를 산출한다.

① 자료 흐름도의 특징

- 정보 흐름이 표현된다.
- 하향식 계층조직이다.
- 제어의 흐름보다 데이터의 흐름을 중요시한다.

② 자료 흐름도의 기호

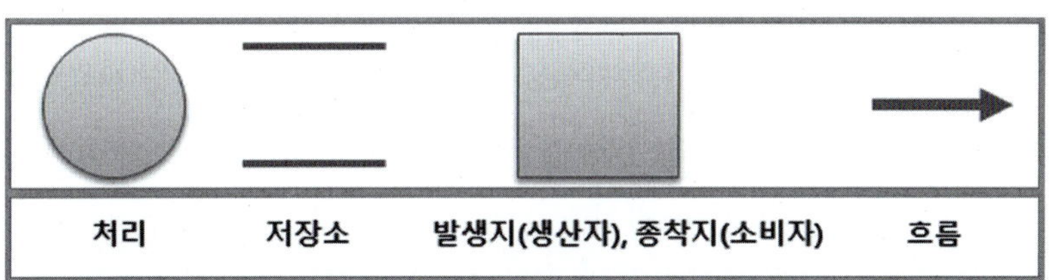

[그림 10-22] 자료 흐름도의 기호

- 처리(Process) : 들어오는 흐름을 나가는 흐름으로 변경시키는 것으로, 원으로 표현한다.
- 흐름(Flow) : 자료의 움직임을 모형화한 것으로, 자료의 이동방향을 나타내는 화살표로 작성한다. 각 흐름은 한 개의 자료만 수송하며, 저장소에 연결된 흐름은 저장소가 보유할 수 있는 자료만 수송한다.
- 저장소(Store) : 저장된 자료를 모형화한 것으로, 여러 개의 자료를 저장하고 있는 파일 또는 데이터베이스 의미로 사용한다. 저장소의 표시는 평행선으로 표시한다.
- 단말(Terminator) : 자료가 입력되는 발생지와 시스템에서 처리된 자료가 출력되는 종착지를 나타내며, 직사각형으로 표시한다.

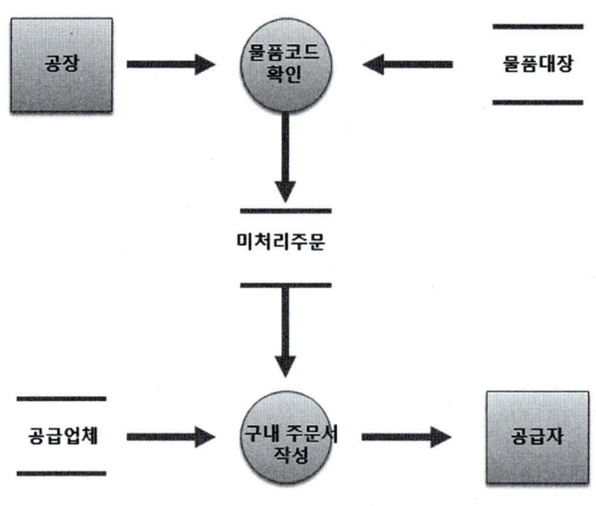

[그림 10-23] DFD의 예

(2) 자료 사전(Data Dictionary)

자료 흐름도에 표시된 자료 저장도의 내용을 미리 정의된 표기법을 사용하여 상세히 표기한 것이다. 시스템 내의 처리를 정의하고, 처리 사이의 인터페이스를 정의하는 데 사용한다. 메타 데이터(Meta Data) 또는 데이터의 데이터라고도 한다.

- 이름을 이용하여 정의를 쉽게 찾을 수 있어야 하며, 이름이 중복되어서는 안 된다.
- 갱신하기 쉬워야 하며, 정의하는 방식이 명확해야 한다.
- 중복된 정의가 없어야 한다.
- 자료 사전의 정의 대상은 자료 흐름을 구성하는 자료 항목, 자료 저장소를 구성하는 자료항목, 자료에 대한 의미, 자료 요소의 단위 및 값이다.

【표 10-12】 자료 사전 기호

기호	의미	기호	의미
=	자료 정의	( )	생략 가능
+	자료 연결	**	주석
{ }	반복 $\{\ \}_n$: n번 이상 반복 $\{\ \}^n$: 최대로 n번 반복 $\{\ \}^n_m$: m 이상 n 이하로 반복	|	여러 개 중 하나(or)
[ ]	선택		

예) 환자 퇴원 자료 = 환자번호 + 퇴원요인
환자번호 = * 병원에서 환자관리를 위해 부여한 환자 고유번호 *
퇴원요인 = {"완치" | "사망" | "이송"}
초기 환자 자료 = 환자번호 + (감염 정도)

예) 고객파일 = *구성은 주민등록번호에 따라 순차적임*
= {주민등록번호 + 고객명세 + 고객신용 + {입금상황}}

고객명세 = 고객성명 + 고객주소 + 거래 개시일

고객신용 = 신용상태 + 현재잔고

입금상황 = 입금일 + 입금액 + 입금방법

입금방법 = [현금 | 수표 | 신용카드]

(3) 소단위 명세서(Mini Specification)

자료 흐름도상의 최하위 처리 절차를 상세하게 기술하는데 사용되는 도구로 프로세스 명세서라고도 한다. 분석가의 문서이며, DFD를 지원하기 위하여 작성한다.

[3] 구조적 프로그래밍

(1) 구조적 프로그래밍의 특징

① 계층적 형식에 맞는 코딩

② 작성된 구조의 순서에 맞게 실행

③ 제한된 코딩 구조(순차, 선택, 반복구조)만을 사용

④ 사용자 의견 반영이 용이

(2) 구조적 방법론의 주장자

① Dijkstra 설계 방법

- GO TO문 배제, 저급한 제어 구조 배제, 구조 복잡화의 회피
- 단일 입구와 단일 출구 주장

② Jackson 설계 방법 : 기본, 순차, 선택, 반복의 4가지 구조를 사용

③ Yourdon 설계 방법

- 자료 흐름도 방법론 제안
- 순차, 선택, 반복 구조를 사용한 흐름 중심의 처리 주장

④ Warnier-Orr 설계 방법 : 선택, 반복 구조만으로 프로그램을 표현

(3) 구조적 프로그래밍의 목적

① 프로그램의 신뢰성 향상

② 프로그램의 해독성 향상

③ 프로그램의 복잡도 최소화

④ 유지 관리 최소화

⑤ 프로그램의 생산성 향상

⑥ 프로그래밍 기법의 효율성 정립

(4) 구조적 프로그래밍의 규칙

① 프로그램의 제어 흐름을 선형화

② 단일 입구와 단일 출구만 가지게 함

③ GOTO 문장은 사용하지 않음

④ 구조화 이론의 3가지 기본 논리구조-순차, 선택, 반복구조

10.3.9 객체 지향 분석과 설계

[1] 개념

(1) 모델과 모델링의 의미

논리적인 모델(Model)이란 우리가 다루고자 하는 문제(예 : 공학적 체계의 성능분석 및 예측을 위한 시뮬레이션)의 특성을 정형화한 수단(예 : 논리기호)을 이용해서 표현한 것을 말한다. 모델은 관련 당사자들(예 : 신형 자동차의 개발자, 프로젝트 관리자)이 실제 시스템의 특성을 상호 이해할 수 있도록 해 주는 수단이 되며, 기대되는 성능을 사전에 분석 및 예측할 수 있도록 해 주는 수단이 된다. 오늘날의 복잡화, 대형화된 시스템들을 효과적으로 개발, 유지, 관리하기 위해서는 명확히 정의된 모델의 개발이 필수적이다.

모델링(Modeling)이란 다루고자 하는 문제의 대상 영역인 실세계를 모델로 만드는 과정을 말한다. 모델링은 실제문제에 포함된 다양한 특성 중에서 필수적으로 고려되어야 할 요소만을 뽑아내는 단순화 내지는 추상화(Abstraction) 과정을 포함한다. 이는 인간이나 컴퓨터가 가지고 있는 문제해결 능력의 제한성으로 인한 불가피한 과정인 동시에 적은 비용으로 효과적인 해를 구하기 위한 의도적인 방법이기도 하다. 즉, 추상화의 결과 실세계에 함축된 의미들 중 일부는 모델에 반영되지 않을 수도 있으나 상대적으로 덜 중요한 특성들을 배제함으로써 문제의 이해와 해결을 쉽게 하기 위한 것이다.

(2) 객체지향 모델링의 특징

① 실세계를 객체들의 집합체로 본다.

② 각각의 객체는 자신에 대한 모든 특성을 내포-즉, 캡슐화-하고 있으며, 필요시에만 다른 객체와의 메시지 전달을 통해 주어진 작업을 수행한다.

- 타 객체에 대한 의존성·연관성을 줄임으로써 객체 자체의 독립성을 높이고, 부분적인 변동으로 인한 시스템 전체의 파급효과를 최소화시킨다.
- 객체의 특성에 대한 허용되지 않은 접근을 통제할 수 있는 방법을 제공하는 동시에 일반 사용자에게는 불필요한 세부내용을 보이지 않도록 해 준다(정보은닉).

③ 모든 객체들은 계층적 구조로 분할된 타입들 중 하나에 속하며 하위계층의 객체들은 상위계층의 객체(들)이 갖고 있는 특성을 상속(Inheritance) 받을 수 있다.

- 계층적 구조로의 분할은 복잡한 시스템의 개발 및 유지 시 적용되는 효과적인 원칙인 'Divide And Conquer'를 가능하게 한다.

- 객체 사이의 특성 상속은 동일한 특성을 반복해서 정의해야 하는 비효율을 없애 주고 변경처리 시 생길 수 있는 특성 간의 불일치를 방지해 준다.

④ 각각의 객체는 시스템 내에서의 위치나 특성 값의 변화에 관계없이 정체성(Identity)을 유지한다.

- 객체의 정체성 유지는 특성의 변경관리를 용이하게 해 주며 여러 가지 복합객체(Complex Object, 예 : 컴퓨터시스템, 자동차)에 공통적으로 쓰이는 부품(예 : 메모리 칩, 실린더)의 특성을 중복 없이 유지할 수 있다.

(3) 객체지향 시스템

객체지향 시스템에서는 객체지향 모델링을 바탕으로 한 응용업무의 개발 및 유지를 위해 만들어진 소프트웨어들을 총칭하며, 객체와 객체들이 모여 프로그램을 구성한다. 전체 시스템은 각각 자체 처리 능력이 있는 객체로 구성되며, 객체들 간의 상호 정보 교환에 의해 시스템이 작동한다. 객체지향 시스템의 유용성을 몇 가지의 소프트웨어 품질요건에 비추어 살펴보자.

① 신뢰성

- 객체의 캡슐화는 특정 객체의 내부 특성을 허용되지 않은 다른 객체가 임의로 변경할 수 없도록 보호해 준다.
- 시스템 전체 입장에서는 객체들 사이의 상호 의존성이 감소된 상태이므로 변화에 대해 안정적일 수 있다.

② 유지보수성

- 특정 객체의 특성(즉, 데이터 또는 함수) 변경으로 인한 관련 객체들의 특성 변경범위를 간단하게 파악할 수 있다.
- 특성 부분에 대한 변경이 없는 함수 몸체(Function Body, 즉 메소드)의 추가, 변경, 삭제 등은 다른 객체의 특성에 영향을 주지 않으므로 변경으로 인한 파급효과를 최소화할 수 있다.

③ 확장성

- 특수화, 일반화, 집체화(Aggregation) 등을 통해 기존 타입(또는 자료형)들로부터 새로운 타입을 정의하는 것이 용이하다.
- 새로운 알고리즘을 구현한 메소드(Method)의 추가가 자유롭다.

④ 재활용성

- 캡슐화된 객체는 별도로 분리되거나 다른 객체(들)과 연결해서 활용할 수 있는 단위가 된다.
- 새로운 클래스의 정의 시, 기존의 유사한 클래스에 포함된 특성(값) 및 함수들은 그대로 활용하고 새로운 특성만 추가로 정의한다.

⑤ 분할가능성 및 통합가능성

- 전체 시스템은 독립성이 보장된 캡슐화된 객체들로 구성된 점에서 분할이 용이하며, 통합 또한 용이하다.

[2] 객체지향 기초이론

(1) 객체(Object)

객체란 실세계에 있는 개체(Entity)를 표현하기 위한 하나의 형태로서 자신에 대한 구조적 특성과 행위적 특성을 내포하고 있는 것을 말한다.

① 실세계를 인간이 이해하기 쉽도록 표현한 개념적 모델에서는 객체는 독립적인 정보처리 단위가 된다.

② 개념적 모델을 컴퓨터 시스템에서 처리 가능하도록 표현한 논리적 모델에서는 객체는 자료와 처리절차(Procedure) 또는 함수를 함께 가지고 있는 특수한 정보표현 구조를 말한다.

(2) 속성(Attribute)

객체가 가지고 있는 특성으로, 객체의 현재 상태를 의미한다.

(3) 클래스(Class)

클래스는 본래 동일한 특성을 갖는 객체들의 집합체로 정의될 수 있으며 자료형(Type)은 동일한 특성을 갖는 객체들의 특성에 대한 사양(Specification)이라 할 수 있다.

【표 10-13】 클래스와 객체의 비교

클래스	객체
- 객체들을 생성해주는 템플렛 - 객체들의 특성을 기술해 놓은 기술어(Descriptor) - 개념적(Conceptual), 가상적(Imaginary) - 프로그램 텍스트 상에서만 볼 수 있음 - 디자인 단계에서의 관심부분	- 어떤 클래스의 인스턴스 - 객체마다 각각의 상태(객체 자신만의)를 가짐 - 물리적(Physical), 실제적(Real) - 실행시에만 존재 - 실행 단계의 관심부분

① 클래스는 일반적으로 프로그램의 실행시에 생성, 유지되는 것인 반면 자료형은 자료 구조의 정의시(즉 컴파일시)에 생성, 유지되는 것이라 할 수 있다.

② 객체지향 시스템에서 클래스는 2가지 역할, 즉 객체를 만드는 '공장'의 역할과 객체를 보관하는 '창고'의 역할을 갖는 특수한 객체로 보는 것이 바람직하다.

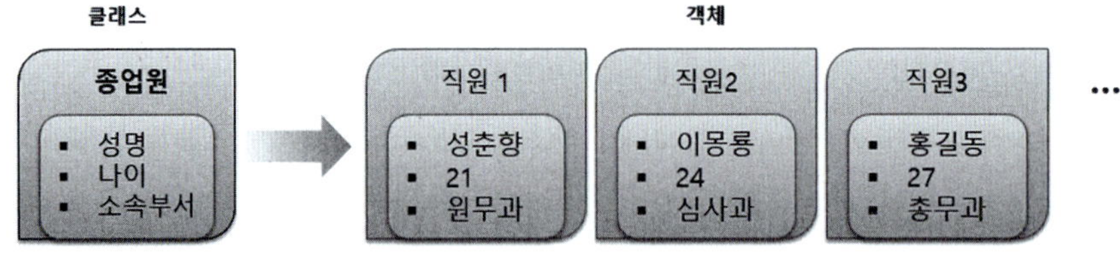

[그림 10-24] 클래스와 객체

(4) 메시지 전달(Message Passing)

메시지란 어떤 객체가 다른 객체에게 어떤 작업의 수행을 요청하기 위해 보내는 신호를 말한다. 객체지향 프로그램에서는 마치 데이터 통신에서처럼 정보를 메시지라는 덩어리로 서로 주고받으며, 이 메시지 교환이 객체들 사이에 정보교환을 위한 유일한 수단이다. 따라서 하나의 객체지향 프로그램은 메시지 교환을 하며 통신하는 여러 개의 객체들로 이루어진다고 정의할 수 있다.

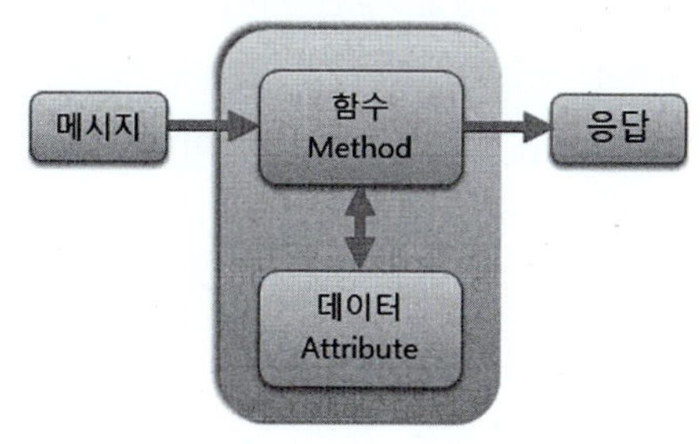

[그림 10-25] 메시지 전달

(5) 메소드(Method)

객체가 실행해야 할 구체적인 연산으로 객체지향 프로그램에서는 함수로 구현된다.

(6) 캡슐화(Encapsulation)

프로그래밍 언어 측면에서는 하나의 객체에 정의된 연산들이 인터페이스 부분과 구현 부분으로 나뉘어져 있음을 의미한다. 즉, 객체는 그 속에 정의되어 있는 연산들의 인터페이스 부분만을 외부에서 볼 수 있고 연산의 구현 부분과 데이터는 외부에서 볼 수 없는 일종의 블랙박스가 된다. 따라서 어떤 객체가 다른 객체의 속성이나 연산의 구현 부분에 접근하는 것은 메시지 전달에 의해서만 가능해진다. 바꾸어 말하면, 특정 객체의 데이터에 접근하는 것은 그 객체에 속한 연산을 통해서만 가능해진다.

- 캡슐화는 소프트웨어 공학 측면에서의 여러 가지 품질요건인 정보은닉, 신뢰성, 유지의 용이성, 그리고 재활용성 등을 향상시키게 되어 대규모의 소프트웨어의 개발 및 유지를 효과적으로 할 수 있게 해 주는 수단이 된다.

(7) 추상화(Abstraction)

불필요한 부분을 생략하고 객체의 속성 중 가장 중요한 부분에 중점을 두어 일반화시키는 개념으로 실세계에 대한 상황을 간략히 보여줄 수 있다.

① 기능 추상화 : 어떤 개체의 기능적 특성(예 : 스택처리 위한 New, Push, Pop, Top, Empty 등의 연산)에 대해 정의된 세부적이고도 기술적인 내용을 외부에서는 볼 수 없도록 (또는 볼 필요가 없도록) 한다.

② 자료 추상화 : 어떤 개체의 구조적 특성(예 : IS-A 관계, PART-OF 관계)에 대해 정의된 세부적이고도 기술적인 내용을 외부에서는 볼 수 없도록 하고, 정보은닉(Information Hiding)이라고도 한다.

③ 구조적 추상화 : 특수한 의미를 갖는 관계성들을 이용하여 보다 단순화된 또는 복잡한 특성을 갖는 새로운 개체(들)를 정의

- 특수화(Specialization) 또는 일반화(Generalization) : 상위 계층의 개체에 어떤 특성을 추가함으

로써 새로운 유사한 개체를 정의(특수화) 또는 하위 계층의 개체들에 있는 특성들 중 공통적인 특성만을 갖는 새로운 개체를 정의(일반화)

예) 연구원 ISA 직원

- 집체화 : 상이한 또는 공통점이 있는 특성을 가진 여러 개체들을 모아 새로운 개체로 정의

  예) [엔진, 샤시, 타이어] PartOf 자동차

- 유형화(classification) 또는 개체화(individuation) : 동일한 특성들을 가지면서 특성값만 다른 개체들 전체를 대표하는 새로운 개체를 정의(유형화), 또는 어떤 개체와 동일한 특성들을 갖는 새로운 개체를 정의하고 그 것에 고유한 특성값을 부여(개체화)

  예) [소나타, 그랜저, 아반떼] ClassOf 소형차

- 집단화(association) : 어떤 조건을 만족하는 개체들 전체를 새로운 개체로 정의

  예) [홍길동, 임꺽정, 일지매] MemberOf 의적협의회

④ 제어 추상화 : 자료처리에 필요한 제어의 정확한 메커니즘을 정의하지 않고, 원하는 효과를 정의하는데 이용됨

예) If문과 While문은 조건별 분기(Jump)처리에 필요한 기계코드가 추상화된 형태

(8) 상속(Inheritance)

특성들의 포함관계에 따라 만들어진 계층구조에서 상위계층에 있는 객체의 특성들 - 속성, 연산, 제약조건 등 - 을 그 보다 하위계층에 있는 객체가 사용할 수 있는 것을 말한다.

① 단일 상속 : 1개의 상위 클래스로부터 상속받는 것

② 다중 상속 : 여러 개의 상위 클래스로부터 상속받는 것

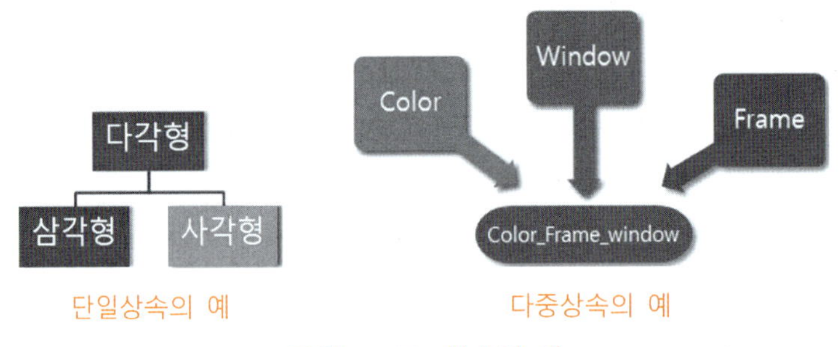

[그림 10-26] 상속의 예

- 추상화 기법 중 하나인 일반화 · 특수화의 구현형태로서 내포형 자료형의 다형성을 제공한다.
- '객체지향 시스템에서의 상속은 상속받을 속성이나 연산의 이름이 상충되는 경우가 생기는 것'이를 이름충돌(Name Conflict)이라하고, 캡슐화의 원칙에 위배된다는 등의 문제점이 있다.

③ 이름충돌은 단일상속에서는 클래스와 수퍼클래스 사이에서 그리고 다중상속에서는 수퍼클래스와 수퍼클래스 사이에서 생길 수 있다. 첫 번째 경우는 어떤 객체가 사용하고자 하는 속성이나 연산의 이름이 클래스에도 있고 수퍼클래스에도 있는 경우이다. 이런 형태의 이름충돌은 수퍼클래스

보다는 클래스의 특성을 선택함으로써 간단히 해결된다. 두 번째 경우는 어떤 객체가 사용하고자 하는 속성이나 연산의 이름이 2개 이상의 수퍼클래스에 중복되어 있는 경우이다. 이를 해결하는 방법은 시스템에 따라 달라진다.

④ 클래스 사이의 상속을 허락함으로써 인해 객체의 캡슐화가 유지될 수 없는 문제점이 있다. 즉, 캡슐화는 원칙적으로 특정 객체가 가지고 있어야 할 모든 속성과 연산들을 자체에 유지함으로써 독립성을 높이고자 하는 것인데 상속을 인정함으로써 IS-A 관계로 맺어진 객체들 사이에 상호 의존성이 증가된다는 것이다. 캡슐화를 유지하기 위한 최소한의 방법으로 흔히 채택되고 있는 것은 특정 객체의 속성은 그 객체 내에 있는 연산을 통해서만 읽거나 수정할 수 있도록 하는 것이다.

(9) 다형성(Polymorphism)

다형성이란 하나의 개체가 2개 이상의 자료형을 가질 수 있음을 의미한다. 즉, 하나의 개체가 상황에 따라 여러 개의 기능 내지는 역할을 수행할 수 있는 능력을 가진 것을 말한다.

① 동일한 메시지라도 메소드가 정의되어 있는 수신자에 따라 다른 기능을 수행하게 된다.

② 다형성은 복잡한 구조의 개체들로 구성된 시스템의 개발 및 운용 시, 이미 정의된 개체들을 재사용할 수 있게 함으로써 정보의 중복이나 불일치를 배제해 준다는 점에서 유리하다. 반면에, 다형성을 가진 개체는 그 개체를 사용할 때 시스템이나 사용자나 반드시 해당 자료형을 결정-이를 동적결합(Dynamic Binding) 또는 지연결합(Late Binding)해 주어야한다는 점 때문에 시스템의 실행시간이 지연된다는 단점을 갖는다.

아래 그림에서 볼 수 있듯이 Triangle, Rectangle, Circle 3개의 객체는 동일한 이름의 메소드 Area()를 가지고 있다. 그러나 메소드 Area()는 각 객체에 따라 다른 계산에 의해 면적을 계산한다.

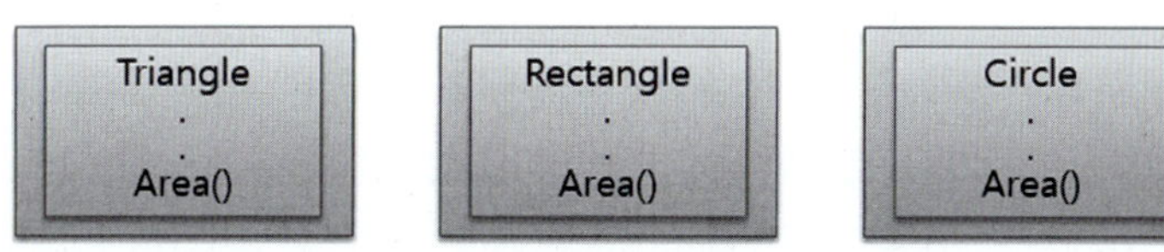

[그림 10-27] 다형성의 예

[3] 객체 지향 개발 단계

(1) 객체 지향 분석(OOA : Object Oriented Analysis)

문제를 정의하고, 객체 모델, 동적 모델, 기능 모델을 정의함으로써 실세계를 모델링 한다. 시스템의 무엇에서 언제, 무슨 일이 일어나는 가를 분석하는 것이다.

① 객체 모델링 : 정보 모델링이라고도 하며, 시스템에서 요구되는 객체를 찾아내어 객체들의 특성과 객체들 사이의 관계를 규명한다.

② 동적 모델링 : 객체 모델링에서 규명된 객체들의 행위와 상태를 시간의 흐름에 따라 변화시킨다(상태 다이어그램을 작성).

③ 기능 모델링 : 자료 흐름도를 이용하여 각 객체에서 수행되는 동작들을 기술한다.

(2) 객체 지향 설계(OOD : Object Oriented Design)

분석 단계에서 정의된 객체 모델들을 구현 가능하도록 상세 설계하는 과정이다.

(3) 객체 지향 프로그래밍(OOP : Object Oriented Programming)

객체지향 설계와 관련된 모델을 적당한 언어로 프로그래밍 한다.

객체 지향 프로그램의 특성

상속을 통한 재사용이 용이하고, 생산성을 향상시키며, 시스템의 확장성이 높고 정보 은닉이 자연스럽게 이루어진다. 대표적인 객체지향 프로그래밍 언어로 C++, Java가 있다.

[4] 객체지향 개발 방법론

(1) 부흐(Booch) 방법론

설계 단계에 중점을 두어 클래스 및 객체의 식별과 그것 들 사이의 관계를 강조하였다. DFD를 사용하여 객체를 분해하고, 객체들 사이의 인터페이스를 찾아 Ada 언어로 변환시키는 기법이다.

- 전체 시스템의 가시화와 실시간 처리에 유용하다.
- 설계를 위한 문서화 기법을 강조한다.
- 분석단계와 구현 세부사항에 취약하다.
- 클래스, 객체, 모듈, 프로세스 다이어그램으로 표기한다.

(2) 코드와 요돈(Coad/Yourdon) 방법론

E-R 다이어그램(개체 관계도)을 사용하여 개체의 활동들을 데이터 모델링하는 데 초점을 둔 기법이고, 분석사항을 하향식으로 하며 프로토타입을 개발하는 객체지향 설계 기법이다.

- 문제영역 요소, 인간과 상호 작용 요소, 테스크(Task) 관리 요소, 데이터관리 요소로 구성된다.

(3) 람바우(Rumbaugh) 방법론

모든 소프트웨어 구성요소들을 그래픽 표기법을 이용하여 객체를 모델링하는 기법이다. 분석절차는 객체 모델링, 동적 모델링, 기능 모델링 순서이다.

【표 10-14】 람바우 방법론의 분석절차

객체 모델링	실세계 문제 영역으로부터 시스템에 요구되는 객체를 찾아내어 객체들 간의 관계를 연관성, 집단화, 일반화 관계를 중심으로 정의하고 객체 다이어그램으로 나타내는 것
동적 모델링	시간의 흐름에 따라 변하는 객체들 사이의 제어 흐름, 상호 작용, 연산 순서 등의 동적인 행위를 상태 다이어그램으로 나타내는 것
기능 모델링	다수 프로세스들 간의 데이터 흐름을 중심으로 처리 과정을 데이터 흐름도로 나타내는 것

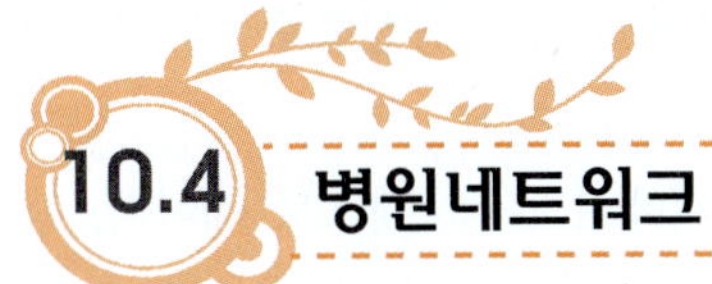

10.4 병원네트워크

10.4.1 정보통신

[1] 정보통신의 개념

(1) 정보통신의 발전 과정

① 정보통신은 컴퓨터를 이용하여 공유하는 통신 형태, 자원 등의 공유, 통신 회선의 효율적 이용 및 비용 절감의 통신 서비스를 목적으로 한 통신 체계이다.

② 정보통신의 발전 과정

【표 10-15】 정보통신의 발전 과정

년도	내용
1971년	세계 최초의 패킷 교환망인 ARPA 통신망 개발(인터넷의 근간이 됨)
1975년	상업용 패킷 교환망 TELENET, TYMNET 통신망 시스템 개발
1980년	디지털 기술에 의한 VAN, ISDN
1990년	위성통신을 이용한 데이터 통신 및 이동통신
1990년대	인터넷 보급과 WWW의 등장

(2) 정보통신의 정의

정보통신 기술(Information & Communication Technology)은 컴퓨터를 이용한 정보 처리 기술과 정보를 전달할 수 있는 통신 기술이 결합된 기술

① 데이터(Data) : 데이터는 현실 세계의 단순한 관찰이나 측정을 통하여 수집 및 생산되는 사실(Fact) 또는 측정치(Values)

② 정보(Information) : 정보는 데이터를 가공하거나 변환한 결과물이며, 유효한 해석 및 데이터의 상호관계 등 의사 결정을 할 수 있는 가치가 있는 데이터

(3) 정보 통신의 기능

① 연결성(Connectivity) : 정보 교환 당사자들을 연결하기 위한 불특정 다수의 단말장치를 수시로 연결하여 언제나 사용할 수 있어야 하며 이들 송신자와 수신자 사이의 정보 교환을 위한 통로의 확립이 요구된다.

② 정보 전달의 안전성(Robustness) : 에러 제어 방식 등을 사용하여 시스템의 신뢰성을 높여야 하며, 정보의 전달이 손실 없이 전송되도록 기 확보된 통로의 안전성을 기함은 물론, 경우에 따라서는 외부의 이상 상태로 시스템이 정지되는 것을 막기 위한 유지 연결의 이중화 및 우회로 설치 등을 해야 하며, 집중국의 분산 배치도 고려한다.

③ 운영의 지능성(Intelligence) : 거리와 시간의 차이를 극복할 수 있는 고속도 통신으로 실시간 제어 연결이 가능해야 하며, 망의 관리를 손쉽게 할 수 있어야 한다.

④ 서비스의 품질 보장 및 향상(Service Quality) : 서로 다른 단말장치에서 음성, 텍스트 데이터, 정지 화상, 동화상 등 다양한 서비스가 요구되는 광대역통신이 가능해야 하며, 이들을 수용할 수 있는 일정 수준 이상의 신호 품질을 유지할 수 있는 고품질의 통신이 요구하고, 다양한 서비스 개발을 하기 위한 서비스의 모듈화와 디지털 전송 기술이 필요하다.

⑤ 자원 활용의 효율성(Efficient Resource Management) : 정보통신망 자원(Resource)의 효율적인 운영을 위한 하드웨어 자원과 소프트웨어 자원의 공동 이용이 필요하다.

(4) 정보 형태에 따른 정보통신 서비스

【표 10-16】 정보 형태별 정보통신 서비스

정보 형태	내용	정보통신 서비스
데이터 통신	숫자나 문자를 디지털 형태로 전송하는 통신	전자우편 등
음성 통신	전화망을 이용하여 음성을 전달하는 통신	음성 메일, 음성 응답 서비스(ARS) 등
이미지 통신	정지 영상을 전달하는 통신	팩시밀리 등
영상 통신	동영상을 전달하는 통신	TV 방송, 영상 응답 시스템(VRS), 영상회의 등
멀티미디어 통신	복합된 여러 매체를 전달하는 통신	원격 회의, 원격 교육, 원격 진료 등

[2] 무선 네트워크 기술

(1) 유비쿼터스의 정의

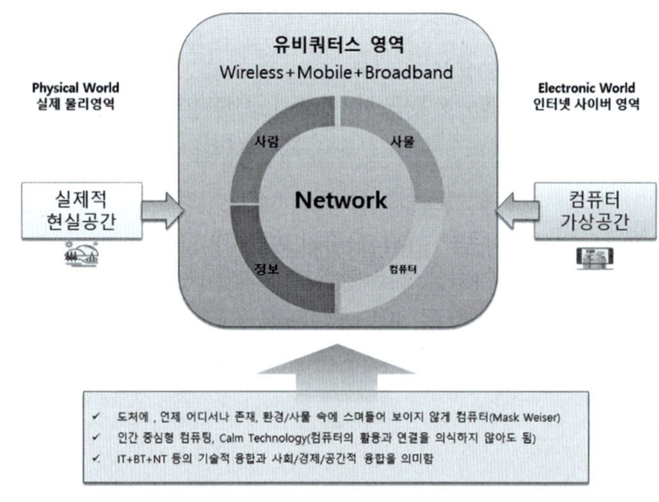

[그림 10-28] 유비쿼터스 개념도(출처 : http://www.u-gumi.or.kr)

유비쿼터스라는 말은 라틴어에서 유래한 것으로 '언제, 어디서나', '동시에 존재한다'는 뜻이며, 물이나 공기처럼 도처에 편재한 자연 상태를 의미한다. 자동차, 냉장고, 안경, 시계, 스테레오장비 등과 같이 어떤 기기나 사물에 컴퓨터를 넣어 커뮤니케이션이 가능하도록 해주는 정보기술(IT : Information Technology) 환경 또는 정보기술 패러다임을 뜻한다.

유비쿼터스 컴퓨팅(Ubiquitous Computing)은 수많은 지능형 컴퓨터가 유무선 네트워크에 연결되고, 공기나 물처럼 우리의 일상생활에 스며들어 그것들의 존재를 알아채지 못하며, 필요한 정보를 언제, 어디서나 즉시 제공받는 환경 및 세계를 말한다. 유비쿼터스의 기본 개념도는 [그림 10-28]과 같다.

(2) 병원에서 정보통신의 활용

현 우리나라에서는 유비쿼터스 환경을 이용한 U-헬스케어 사업의 일환으로 집안 곳곳에 심어진 각종 센서를 통해 거주자의 생체상태나 변화를 감지할 수 있는 계측장비와 센서가 장착되고 이를 통해 수집되는 각종 생체정보는 의료연구센터 내 중앙서버에 실시간으로 전송 돼 개인의 건강상태를 점검하는 데이터베이스로 활용한다. 이와 같은 실험연구가 성공할 경우 병원을 일정시간대에 방문해 고정된 기기로 검사를 받아야 하는 현행 진단체계의 근본적인 변화와 함께 주변 생활 곳곳에 각종 의료용 칩과 센서를 부착하여 언제, 어디서나 자연스럽게 의료서비스를 제공하는 유비쿼터스 헬스케어 시대를 앞당기는데 크게 기여할 것으로 예상된다.

의료 과정에서 우리가 흔히 알고 있는 MRI, X-Ray, CT 등 각종 검사 및 측정 기구에 의료기기들이 사용된다. 이러한 것들은 모두 정밀한 수치에 근거한 컴퓨터 프로그램들에 기반을 두고 있다.

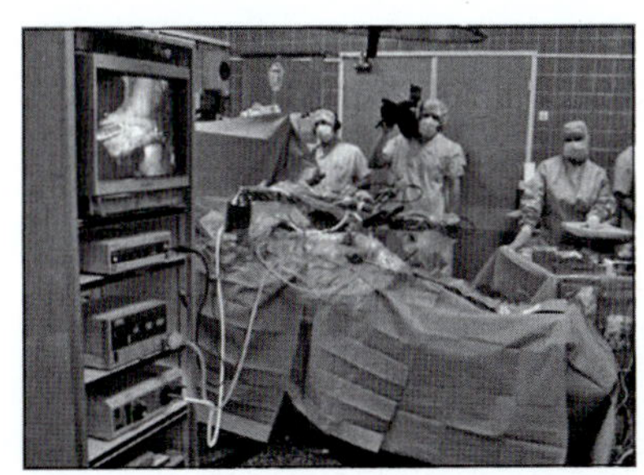
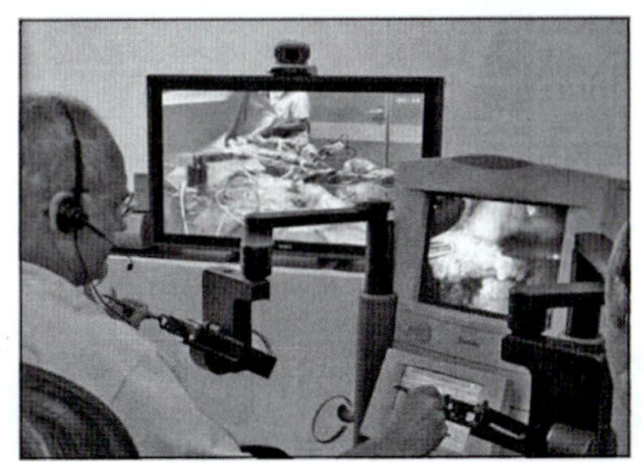

[그림 10-29] 원격 진료 시술

(3) WiBro 서비스

【표 10-17】 WiBro(Wireless Broadband) 서비스

개념	WiBro는 언제, 어디서나, 이동 중에도 높은 전송 속도로 무선 인터넷 접속이 가능한 서비스
추진 배경	유무선 전화 시장 및 초고속 인터넷 시장이 포화 상태를 보임에 따라 새로운 시장 창출을 통한 통신 시장의 차세대 성장 동력 발굴이 필요
추진 목표 및 전략	2005년 2월까지 사업자 선정 작업 완료, 2006년에는 상용 서비스 개시 예정
기대 효과	고속의 무선 인터넷을 저렴하게 이용할 수 있는 여건이 조성되어 소비자 편익 증진 및 다양한 응용 서비스 이용 기반 마련

WiBro 서비스는 시속 60km 속도로 달리는 지하철 안에서도 노트북 PDA 등으로 고속인터넷을 이용할 수 있는 신규 무선통신 서비스

(4) DMB 서비스

【표 10-18】 DMB(Digital Multimedia Broadcasting) 서비스

개념	DMB는 양질의 오디오 및 영상 서비스를 휴대 또는 차량 등을 이용하여 언제 어디서나 즐길 수 있는 이동 멀티미디어 방송 서비스
추진 배경	CD 수준의 음질과 데이터 서비스 제공이 가능하며, 최대 7인치 화면에서 우수한 이동 TV품질의 방송 서비스 제공이 가능
추진 목표 및 전략	2005년에 위성 DMB의 전국 서비스를 개시하고, 지상파 DMB는 채널 재배치가 완료되는 2006년도에 전국 서비스 제공
기대 효과	지상파 DMB의 국제 표준화 추진을 통해 세계 시장 진출 기반을 마련하고, 세계적인 경쟁력을 갖춘 수출 주력 산업으로 육성

(5) W-CDMA 서비스

【표 10-19】 W-CDMA 서비스

개념	W-CDMA는 2GHz 대역의 주파수를 이용하여 음성뿐만 아니라 영상 및 고속 데이터 서비스가 가능한 IMT 2000 서비스
추진 배경	2세대 CDMA를 통해 형성한 무선 통신 강국 이미지를 3세대까지 지속할 수 있도록 3세대 W-CDMA 서비스를 본격적으로 제공
추진 목표 및 전략	2003년 말 상용 서비스 이후, 통신 사업자 W-CDMA 투자 유도, 단말기 보조금 허용, 무제한 데이터 요금제 등의 지원을 통하여 서비스 활성화 토대 마련
기대 효과	2005년부터 유럽, 일본 등을 중심으로 본격 형성될 세계 W-CDMA 시장에 국내 업체들의 활발한 진출 예상

(6) 인터넷 전화 서비스

【표 10-20】 인터넷 전화(VOIP) 서비스

개념	인터넷 전화(VOIP)는 음성 신호를 패킷 데이터로 변환하여 인터넷으로 전화 서비스를 제공하는 서비스며, All-IP 기반의 BCN의 응용
추진 배경	초고속 인터넷 보급 확대 및 인터넷 품질 향상에 따라 저렴한 요금으로 전화 서비스를 이용할 수 있는 인터넷 전화 등장
추진 목표 및 전략	2004년 착신 번호 부여를 시작으로 2010년에는 BcN 기반의 기반 통신 서비스로 발전하도록 제도 정립
기대 효과	인터넷 전화 서비스로 세계(VOIP) 기술 및 표준을 주도하고, 화상 통화, 멀티미디어 및 결재 서비스 등 다양한 형태의 부가 서비스를 접목시켜 편리한 통신 환경 구축의 구심적 역할 예상

(7) IPv6의 개요

【표 10-21】 IPv6의 개요

개념	IPv6의 주소 공간은 128비트며, 32비트인 IPv4의 주소공간에 비해 많은 확대를 하고 있다. IPv4에 있는 헤더 길이 항목을 포함하지 않으며, 항상 헤더의 길이를 항상 40바이트로 고정되어 있으므로 헤더를 처리하는 소프트웨어의 최적화가 쉽다. 또한 유니캐스트(Unicast), 애니캐스트(Anycast), 멀티캐스트(Multicast)의 3가지 형태의 주소에 관한 규칙을 가지고 있다.
추진 배경	현재 사용하고 있는 IPv4은 2006년 이후부터 주소 부족 문제를 초래하여 이에 대한 근본적 해결책 마련 필요
추진 목표 및 전략	2004년 IPv6 시범망 확대 구축, 2005년부터 사용 서비스 개시, 2010년 이후 All-IPv6 기반의 서비스 제공
기대 효과	국내 인터넷 주소 고갈 문제를 근본적으로 해결하는 한편, BcN 및 홈 네트워크 등 신성장 동력 육성 전략의 성공적 추진에 기여

10.4.2 정보통신 시스템

[1] 정보통신 시스템의 정의

① 정보원(Information Source) : 전송해야 할 정보를 발생하는 근원으로 구체적으로는 인간이나 기계 등을 의미

② 송신기(Transmitter) : 송신기는 메시지를 송신신호의 형태로 전송로에 전달

③ 전송로(Channel) : 통신로는 정보 전송을 행하는 물리적인 수단을 제공

④ 수신기(Receiver) : 전송로로부터 전달된 수신신호를 추출하여 수신자가 알 수 있는 형태로 변환하는 과정

⑤ 수신자(Destination) : 수신자는 정보를 받아야 할 인간 또는 기계

⑥ 잡음원(Noise) : 시스템의 내외에서 자연적인 원인으로부터 일어나는 예측할 수 없는 전기신호를 의미

(1) 정보통신 시스템의 구성

정보통신 시스템은 정보 전송을 수행하기 위한 정보 전송 시스템과 정보의 가공, 처리, 저장 등을 수행하는 정보처리 시스템을 유기적으로 결합하여 어떤 목적이나 기능을 수행하는 시스템이다.

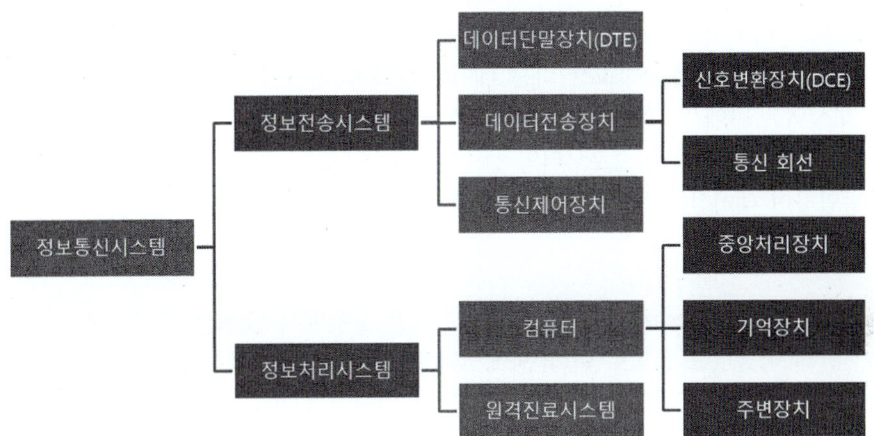

[그림 10-30] 정보통신 시스템의 구성요소

(2) 정보통신 시스템의 구성도

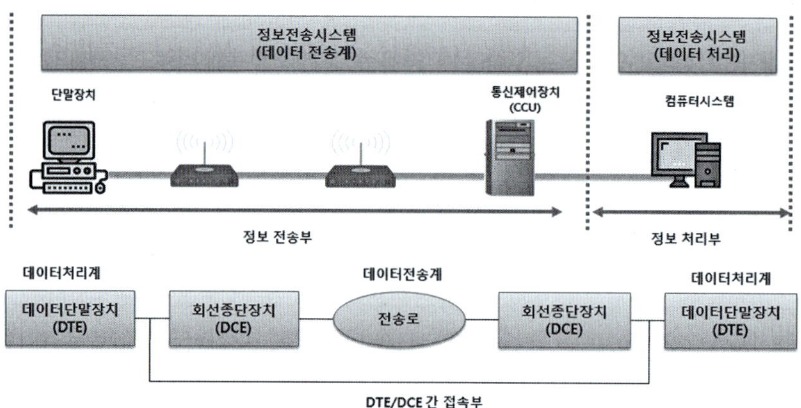

[그림 10-31] 정보통신 시스템의 구성도

[2] 정보전송 시스템

(1) 데이터 전송계

① 데이터 단말장치(Data Terminal Equipment) : 최근에는 하드웨어기술의 발달로 정보처리 능력을 가진 터미널 단말장치는 정보처리를 담당하는 컴퓨터 또는 단말장치를 의미하며 데이터 터미널장치(DTE : Data Terminal Equipment)이다.

② 데이터 전송 제어장치 : 전송하고자 하는 데이터 신호를 전송에 적합한 전기신호로 변환하기 위하여 통신 회선의 종단에 위치하여 단말장치로 부터의 발생된 2진 신호를 규정된 통신 회선의 신호로 변환하거나 반대로 통신 회선으로부터의 신호를 받아 입출력 기기를 동작시키는 형태로 변환시키는 장치를 종합하여 데이터 회선 종단장치(DCE : Data Circuit terminating Equipment)라 한다.

★ 모뎀(MODEM)

모뎀은 Modulator와 Demodulator의 합성어로, 단말 장치에서 발생한 디지털 신호를 통신 회선으로 전송하기 위해 아날로그 신호로 변화(변조, Modulation)하거나 통신 회선으로부터 수신한 아날로그 신호를 통신제어 장치나 컴퓨터로 전송하기 위해 디지털 신호로 변환(복조, Demodulation)한다.

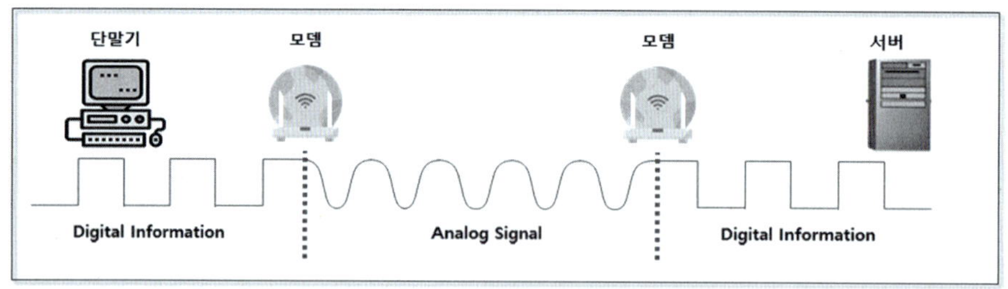

[그림 10-32] 모뎀을 이용한 신호 변환

★ 디지털 서비스 유닛(DSU)

디지털 서비스 유닛(DSU : Digital Service Unit)은 디지털망에서 사용하는 회선 종단 장치(DCE :

Data Circuit Equipment)로 아날로그망, 즉 전화망에서 사용하는 모뎀과 같은 역할을 하고, 디지털 회선을 통해 디지털 데이터나 신호를 멀리 안전하게 전송하기 위해 단극성(Unipolar)의 신호를 양극성(Bipolar) 신호로 변환하여 전송한다.

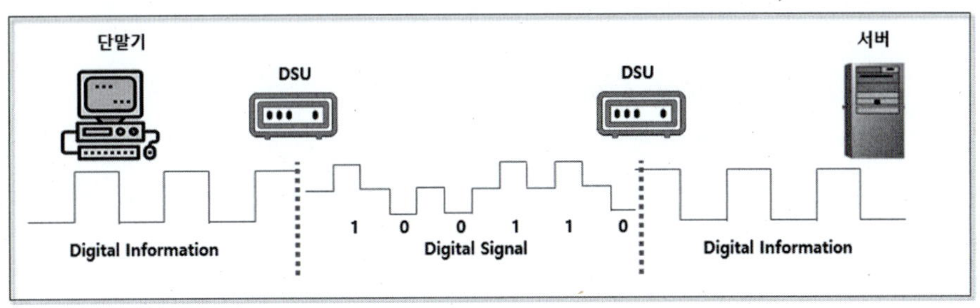

[그림 10-33] 디지털 서비스 유닛을 이용한 신호 변환

(2) 데이터 전송 회선

데이터 전송 회선(유선계 또는 통신 회선)은 데이터를 부호화한 신호를 수신측으로 전송할 때 전송되는 통로, 즉 데이터가 전달되는 선로를 데이터 전송 선로 또는 정보 전송매체가 유선계이다.

【표 10-22】 전송 선로의 종류 및 특징

전송선로	종류	정보 전송 수산	특징
유선 선로	꼬임선	전기(금속도체)	- 기후 조건(온도, 날씨 등)으로 인하여 감쇠 현상이 발생한다. - 지형에 따라 설치 시 장애가 있다. - 데이터의 전달은 가입자에 한정된다. - 전선이 끊어질 우려가 있다. - 근거리 통신에 적합하다.
	동축 케이블		
	광섬유 케이블	빛	
무선 선로	마이크로파 (위성, 지상)	전파	- 지형, 재해에 상관없이 전송할 수 있다. - 수신 범위가 넓어 데이터를 다수에게 전달할 수 있다. - 광대역 통신에 적합하다. - 주파수 대역에 대한 전파법 규제를 받는다. - 지형, 기후에 따라 전파 방법이 다르다.
	라디오파		

전송 선로의 장단점을 비교하면 아래의 표와 같고, 선로는 전송 속도(bps : bit per second)에 영향을 준다. 전송 속도를 다양한 방법으로 나타낼 수 있지만 여기서는 가장 흔히 사용되는 bps, 즉 초당 전송된 비트의 수로 나타낸다.

【표 10-23】 전송 선로별 장단점 비교

전송 선로	신뢰도	전송 속도(bps)	장단점	리피터(중계기)설치 거리
전화선	부족	1800~1900	보편적, 실용적임	2~10Km
동축선	양호	~50000	장거리 설치가 어려움	1~10Km
광섬유	매우 우수	~수백만	외부잡음이 거의 없고 응용 기술이 요구됨	10~100Km
마이크로파	양호	~50,000	리피터가 필요함	10~100Km
위성 통신	양호	~50,000	장치 가격이 비쌈	필요 없음

(3) 데이터 전송 회선

데이터 전송 회선(무선계 또는 무선 선로)는 물리적인 회선을 이용하는 것이 아니라 지구의 대기 등에서 전자기파를 이용하여 데이터를 전송하는 비유도체로 주파수의 범위와 방향성에 따라 마이크로파(Micro Wave)와 라디오파(Radio Wave)로 분류한다.

(4) 통신 제어 장치(Communication Control Unit)

통신제어장치는 정보 전송 시스템과 정보처리 시스템의 사이에 위치하여 양자를 결합하고 있는 장치, CCU의 위치에 따라 전방처리기(FEP : Front End Processor) 혹은 후방처리기(BEP : Back End Processor)라고 한다.

【표 10-24】 통신제어 장치의 기능

통신 제어 장치의 기능	통신 접속 기능	교환 접속 제어	물리적 교환과 논리적 교환 회선의 경로 설정과 해제 등을 담당한다.
		통신 방식 제어	송신권 확보와 통신 방식의 제어를 한다.
		다중 접속 제어	분기회선의 경우에 종국에 주소부여 기능이 있다.
		우회 중계 회선 설정	회선에서 오류 발생 시에 우회 경로 또는 중계 경로로 정보를 전송하는 역할을 한다.
	정보 전송 기능	동기 제어	송신측과 수신측과의 일치를 위하여 동기 방식을 제어한다.
		오류 제어	메시지 중첩이나 비트 오류 등의 오류를 검출하고 정정한다.
		흐름 제어	중계 장치에서 버퍼 초과 방지 및 흐름을 제어한다.
		응답 제어	수신된 정보에 대해서 응답을 하기 위하여 확인 메시지 전송 가능이 있다.
		우선권 제어	우선권이 있는 정보에 대하여 긴급으로 정보를 전송하는 기능이 있다.

(5) 인터페이스(Interface)

제조회사가 같거나 다른 단말장치 사이 혹은 DTE-DCE 간을 연결하여 이 장치들이 완전한 기능을 할 수 있도록 장치 간의 완전한 접속을 위한 표준이 있다면 연결을 보다 쉽게 할 수 있을 것이다.

① RS-232 인터페이스

인터페이스(Interface)는 데이터 단말 장치(DTE)와 데이터 통신 장치(DCE) 간의 접속 관계 표시다. 연결기(Connector, 커넥터)와 케이블(Cable)로 구성되며, 인터페이스의 종류는 연결기의 신호선 핀 배치에 따라 분류한다.

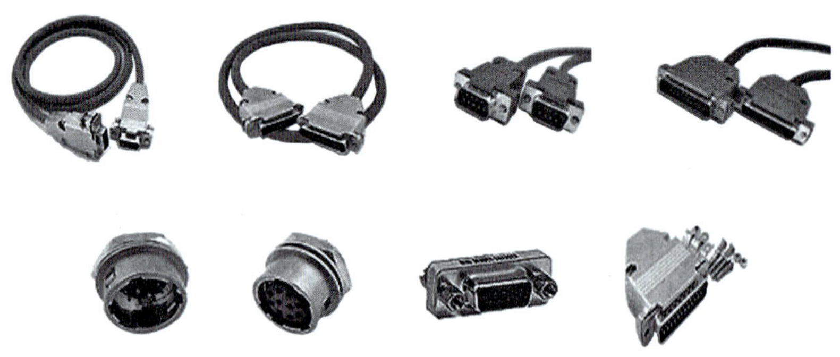

[그림 10-34] 다양한 RS-232 커넥터

② 다른 EIA 표준

RS-232C는 전선의 정전 용량(Capacitance) 또는 상대되는 두 개의 단말장치가 사용하는 신호의 기준점인 신호 접지(Signal Ground)가 틀리므로 거리가 멀면 신호를 받는 곳에서 신호가 왜곡될 수 있다. 이러한 RS-232C의 단점들을 인식하고 EIA에서는 새로운 표준을 제안했는데, 그것이 RS-449, RS-422A, RS-423A이다.

[3] 정보처리 시스템

(1) 데이터 처리계

정보처리 시스템은 정보처리를 필요로 하거나 원하는 실체 및 조직체에게 필요한 정보를 수집, 체계적으로 정리하여 정보를 추출하여 분배하는 시스템이다.

① 하드웨어

컴퓨터 하드웨어는 중앙처리 장치와 주변 장치로 구성, 중앙처리 장치는 기억 장치 연산 장치, 제어 장치 등으로 구성, 주변 장치는 입력 장치, 출력 장치 등으로 구성되어 있다.

② 소프트웨어

소프트웨어는 컴퓨터 하드웨어 전체의 동작을 지시하고 제어하는 모든 프로그램을 의미하고, 시스템 소프트웨어(System Software)와 응용 소프트웨어(Application Software)로 분류한다.

(2) 정보처리 방식

① 실시간처리 시스템(Real Time Processing System)

실시간처리 시스템은 즉각 환경에 영향을 줄 수 있도록 하기 위해 자료를 받아들이고, 자료를 처리하며, 아주 신속히 결과를 되돌려줌으로써 환경을 제어하는 시스템이다.

② 일괄처리 시스템(Batch Processing System)

일괄처리는 배치(Batch)처리라고도 하며, 일정 기간(시간) 동안 발생된 데이터를 한 지점에서 수집 및 데이터 처리 요구를 정리하여 하나의 묶음 단위로 처리하는 방식이며 컴퓨터의 이용 효율을 상승시키기 위한 방식이다.

③ 시분할 처리 시스템(TSS : Time Sharing System)

시분할은 컴퓨터의 이용시간(CPU 시간)을 일정한 간격으로 분할 및 공용하여 다수의 이용자가 동시에 마치 자기 전용의 컴퓨터인 것처럼 각각 별도의 프로그램을 할당하여 실행하는 방식이다.

④ 분산 처리 시스템

호스트 컴퓨터에 업무 처리가 집중되는 것을 막기 위해 개인용 컴퓨터 혹은 워크스테이션 등과 같은 컴퓨터들을 망으로 연결하여 호스트 컴퓨터 뿐만 아니라 작업이 발생한 개인용 컴퓨터 및 다른 컴퓨터에서도 업무 처리가 가능하도록 하는 시스템이다.

10.4.3 정보 전송 방식

[1] 정보 전송 시스템

(1) 정보 전송 시스템의 개념

① 정보 전송 기술 : 정보통신 시스템은 원거리에 떨어진 정보원과 정보 목적지 사이에 정보를 잘 전송하고 처리하기 위해 여러 구성요소를 상호 유기적으로 결합한 시스템이다.

② 정보 전송 방식과 기술의 분류

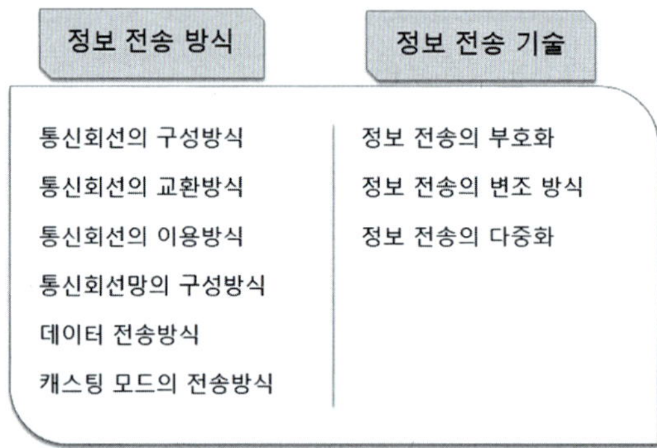

[그림 10-35] 정보 전송 방식과 기술의 분류

[2] 정보 전송 시스템 기본 요소

(1) 정보 전송의 기본 요소

① 아날로그와 아날로그 신호(Analog Signal)
아날로그 신호의 기본은 정현파(Sinusoid Wave)다. 여기서 주파수의 단위(Hz)와 주기(T)의 단위(sec, 초)와의 관계는 다음과 같다.

$$F = \frac{1}{T}[Hz]$$

1Hz=1sec,	1KHz=10^3Hz,
1THz=$10H^{12}z$	1MHz=10^6Hz,
1GHz=10^9Hz,	1PHz=$10H^{15}z$

㉮ 주기 : 아날로그 신호는 정보 통신에 있어서 중요한 진폭과 주파수, 위상이라는 특성 요소

㉯ 주파수 : 주파수란 일초 동안의 주기가 몇 번인지 또는 일초 동안의 진동 횟수, 단위는 헤르츠(Hz)

㉰ 대역폭 : 음성 통신은 수많은 종류의 주파수를 담고 있는 파형들로 구성

㉱ 스펙트럼 : 데이터 통신에서의 주파수 스펙트럼은 다양한 주파수가 섞여 있는 주어진 신호를 푸리에 분석했을 때 나온 구성요소들을 주파수에 따라 늘어놓은 것을 의미

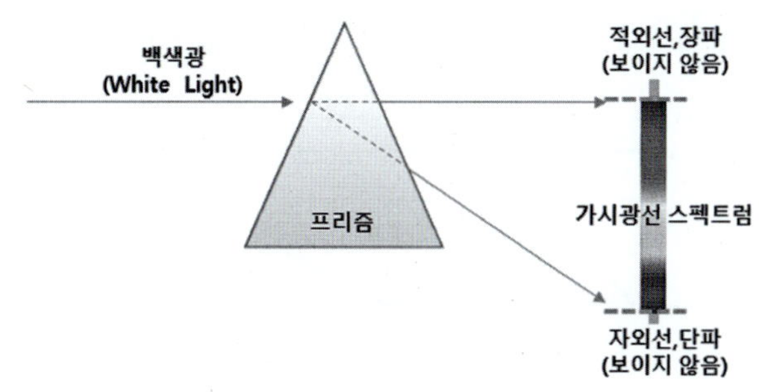

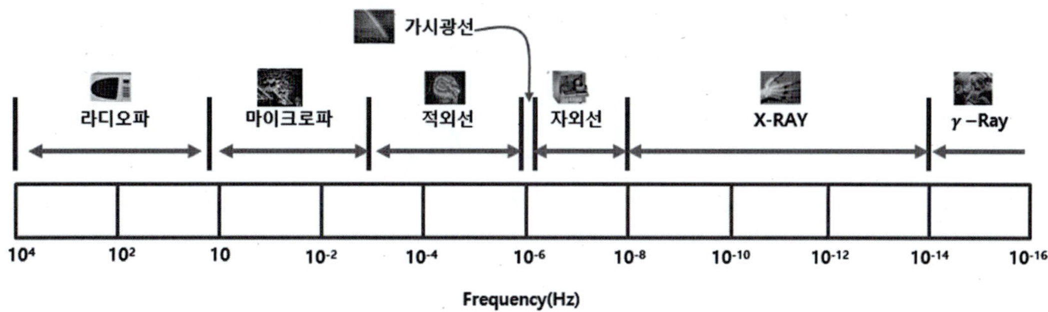

[그림 10-36] 스펙트럼(Spectrum)

- 전송 속도 : 데이터 신호 속도는 부호를 구성하고 있는 비트가 1초간에 얼마나 전송되는가를 나타내며 단위는 bps이고, 변조속도는 신호의 변조 과정에서 1초간에 몇 번의 변조가 일어났는가를 표시한다.
- 전송 효율 : 전송 효율은 통신선의 사용 효율을 말하며 아래 식처럼 전송된 총 비트 수에 대한 순수 정보 비트 수를 백분율(%)로 표시한다.

$$전송효율 = \frac{순수정보비트수}{전송된총비트수} \times 100(\%)$$

- 통신 용량(전송 용량) : 정보를 전송할 때 오류 없이 전송 채널을 통해 전송할 수 있는 최대 속도를 전송용량이라 하고, 단위는 데이터 신호 속도와 비슷하다.

(2) 정보 전송 품질

정보 전송 회선의 품질은 정보가 정확하게 전송되었는가의 여부에 따라 판단되며, 응용 목적에 따라 비트 에러율(Bit Error Rate), 블록 에러율(Block Error Rate)이나 점유 주파수 효율 등이 사용한다.

- 오류의 발생원인 : 통신 회선의 순간 절단 현상/통신 회선의 잡음, 감쇠, 혼선, 찌그러짐, 펄스성 잡음 및 에코 현상 등/장치의 기계적, 구조적 원인/전원의 중단 등 전기적 원인이 있다.

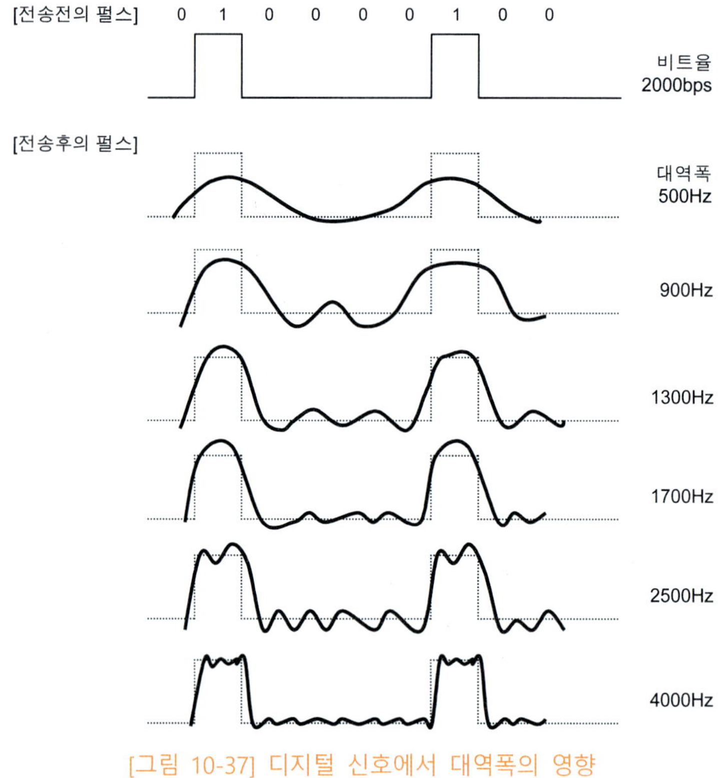

[그림 10-37] 디지털 신호에서 대역폭의 영향

[3] 정보 전송 방식

(1) 통신회선 이용 방식에 의한 분류

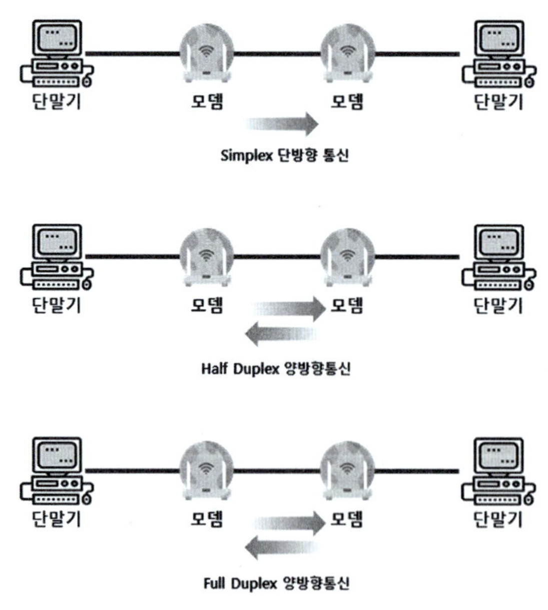

[그림 10-38] 통신 방식의 형태

① 단방향 통신방식(Simplex) : 이것은 정보의 흐름이 접속된 두 장치 간에 한쪽 방향으로만 전송될 때 사용되는 동작 모드로써 데이터 로딩 시스템이다.

② 반 이중 통신 방식(Half Duplex) : 반 이중 통신은 양방향 통신 대화 방식이나, 어느 한 시점에서는 한 방향으로만 데이터가 전송한다.

③ 전 이중 통신 방식(Full Duplex) : 전 이중 통신은 접속된 두 장치 간에 데이터가 양쪽 방향으로 동시에 흐를 수 있도록 송신과 수신을 위해 별도의 채널을 두는 것이다. 양방향 통신이 되기 때문에 회선 사용률도 가장 높은 방식이다.

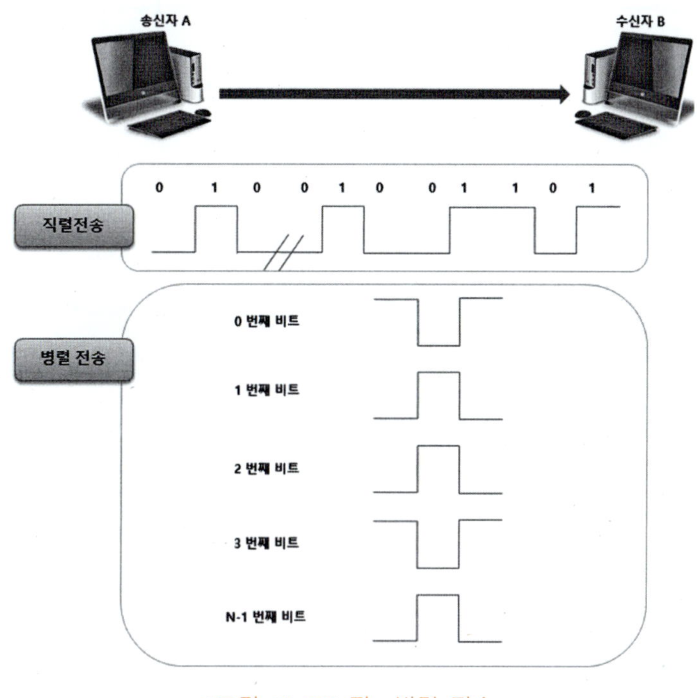

[그림 10-39] 직 · 병렬 전송

④ 직렬 전송 : 부호를 구성하는 비트 블록의 비트를 시간적으로 직렬로 1비트씩 순차적으로 전송하는 것으로서 원거리 전송시스템에 널리 이용한다.

⑤ 병렬 전송 : 병렬형 전송에서는 송신하고자 하는 비트 블록의 비트 하나하나에 대응되는 전송선이 있어서, 비트 블록을 동시에 전송한다.

(2) 동기 방식에 의한 분류

① 비 동기식 전송(Asynchronous Transmission)

비 동기식 전송은 송신측과 수신측 사이의 클럭(Clock)을 일치시키는 별다른 절차 없이, 고정된 크기의 비트 묶음을 기본단위로 하여, 임의의 전송 시점에서 전송하는 방식이다. 전송하고자 하는 문자와 문자를 구분하기 위해서 전송 데이터의 앞뒤에 스타트 비트(Start Bit)와 스톱 비트(Stop Bit)를 가지는 방식으로 동기는 바이트(Byte)단위로 이루어진다.

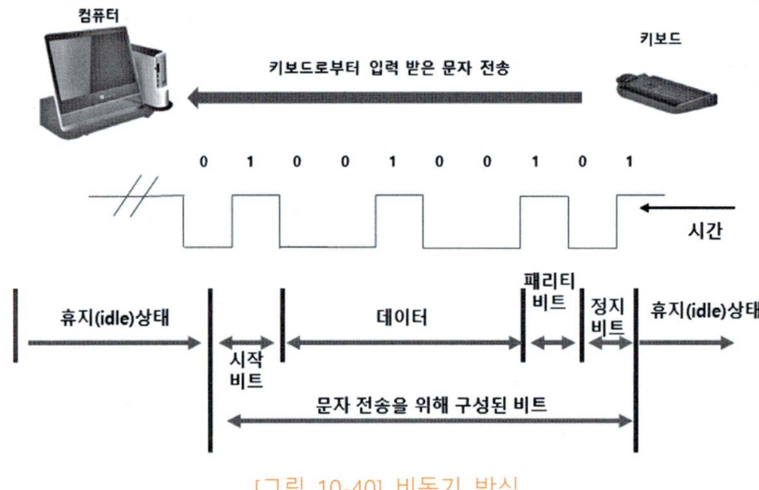

[그림 10-40] 비동기 방식

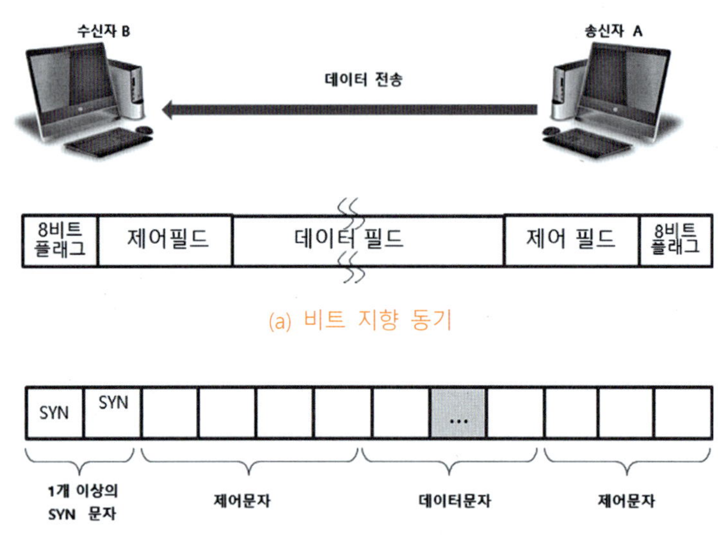

(a) 비트 지향 동기

(b) 문자 지향 동기

[그림 10-41] 비트 지향 동기 방식과 문자 지향 동기 방식

② 동기식 전송(Synchronous Transmission)

동기 전송은 데이터의 전송에 앞서 수신측이 데이터 비트의 수신 시간(Bit Sampling)을 얻도록 하는 방식이다.

(3) 통신망의 구성 방식에 의한 분류

통신망의 구성 방식에 의한 분류는 '네트워크 토폴로지'라고도 하며, 통신 회선망을 단말기들이 컴퓨터와 서로 유기적으로 결합한 형태로, 통신 네트워크의 구성이다.

① 트리(Tree)형은 연결 관계가 트리 형태이고, 데이터 분산 처리 시스템에 효율적이다.

② 버스(Bus)형은 하나의 통신 회선에 각 노드가 분기 접속된 형태이다.

③ 성(Star)형은 하나의 중앙 노드를 중심으로 단말 노드가 일 대 일로 형태로 중앙 노드의 오류 등 장애가 발생하면 전체 시스템에 영향을 미치는 단점이 있다.

④ 망(Mesh Loop)형은 통상적인 정보통신 네트워크에서 이용되며 통신 회선의 오류가 발생할 때 다른 통신 회선 경로를 이용하므로 분산된 자원을 공유하기 쉽다.

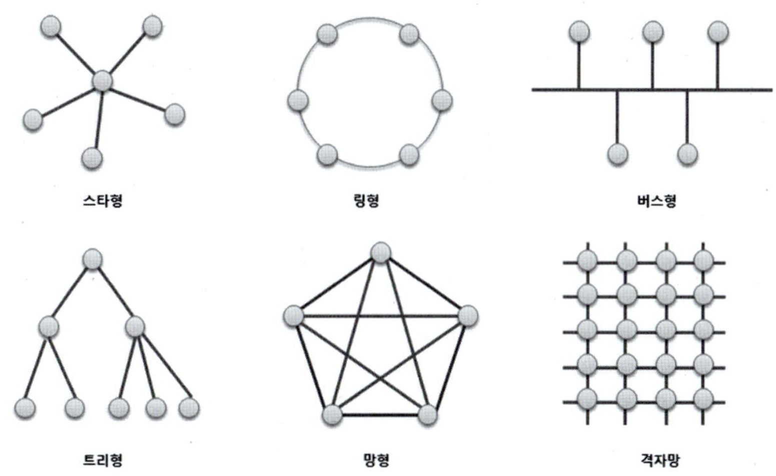

[그림 10-42] 통신 회선망(네트워크)의 종류 및 분류

10.4.4 정보 전송 제어

[1] 정보 전송 기술

(1) 정보 전송의 부호 기술

정보 전송의 부호화(Encoding)는 서로 떨어져 있는 송신자와 수신자가 정보 전송 시스템을 통해 데이터를 전송할 때 정보나 신호를 전송이 가능한 다른 신호로 변환하는 과정이 정보 전송의 부호 기술이다.

① 표준 BCD 부호

표준 BCD 부호는 BCD 부호를 확장한 것으로서 하나의 문자를 표시할 때 6개의 데이터 비트와 1개의 검사 비트(Check Bit)로 구성하며, 7트랙 부호(Seven Track Code)이다.

② 보도 부호(Baudot Code)

5비트로 구성되기 때문에 32개의 조합이 가능하지만, 입력되는 글자를 그대로 인식하는 LTRS와 입력되는 데이터를 그림으로 인식하는 FIGS의 이동 문자를 정의함으로써 표현 가능한 문자를 64개로 늘릴 수 있다.

③ 아스키 부호(ASCII Code)

ASCII(American Standard Code for Information Interchange) 코드는 7개의 데이터 비트와 1개의 패리티(Parity) 검사 비트로 구성되어 있다.

④ EBCDIC 부호

확장 이진화 십진 코드(EBCDIC : Extended Binary Coded Decimal Interchange code)는 8비트 정보 부호로서 IBM계열사 컴퓨터 부호로 이용한다.

(2) 정보 전송 신호의 변조 방식

【표 10-25】 정보 전송을 위한 4가지 방식

전송 형태	신호 방식	변조 방식
디지털 전송	디지털 정보의 디지털 신호 변환 방식	베이스밴드 방식
	아날로그 정보의 디지털 신호 변환 방식	펄스부호 변조 방식(PCM)
아날로그 전송	디지털 정보의 아날로그 신호 변환 방식(대역 전송 방식)	디지털 변조 방식
	아날로그 정보의 아날로그 신호 변환 방식	아날로그 변조 방식

① 디지털 정보의 디지털 신호 변환 방식(베이스 밴드 방식)

- 장거리 전송에는 적합하지 않고, 컴퓨터의 단말기의 통신, 근거리 통신에 사용한다.

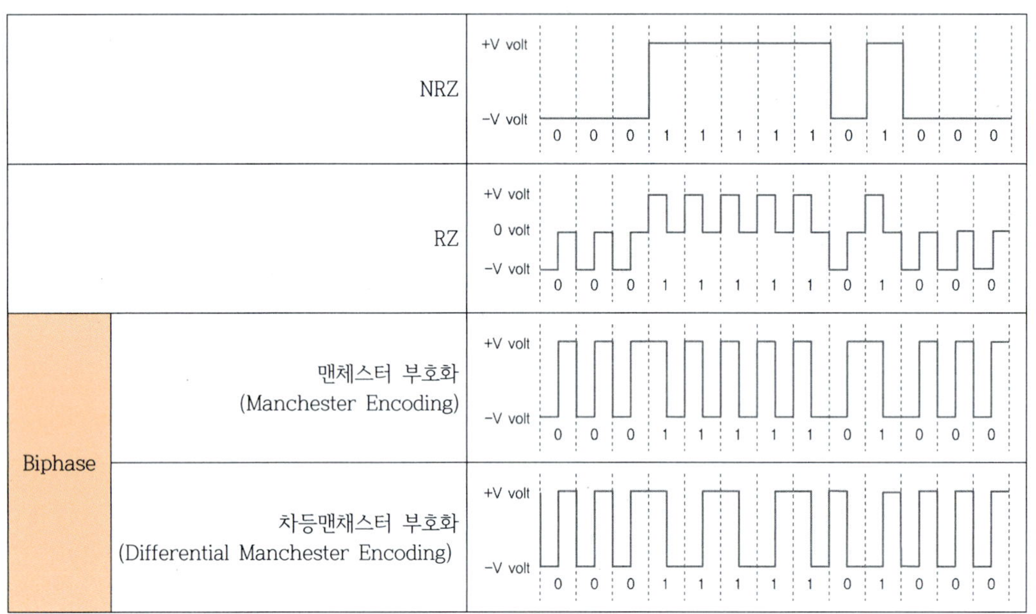

[그림 10-43] 베이스 밴드 신호 방식

② 아날로그 정보의 디지털 신호 변환 방식(펄스 부호 전송 방식)

- 펄스 부호 전송 방식(PCM : Pulse Code Modulation)은 아날로그 신호를 디지털 신호로 변환하여 전송
- 아날로그 정보를 표본화(Sampling), 양자화(Quantization), 부호화(Encoding)하는 과정을 통해 디지털 신호(펄스 부호)로 변환하여 전송하고, 이를 다시 받아 원래의 아날로그 정보로 복구한다.

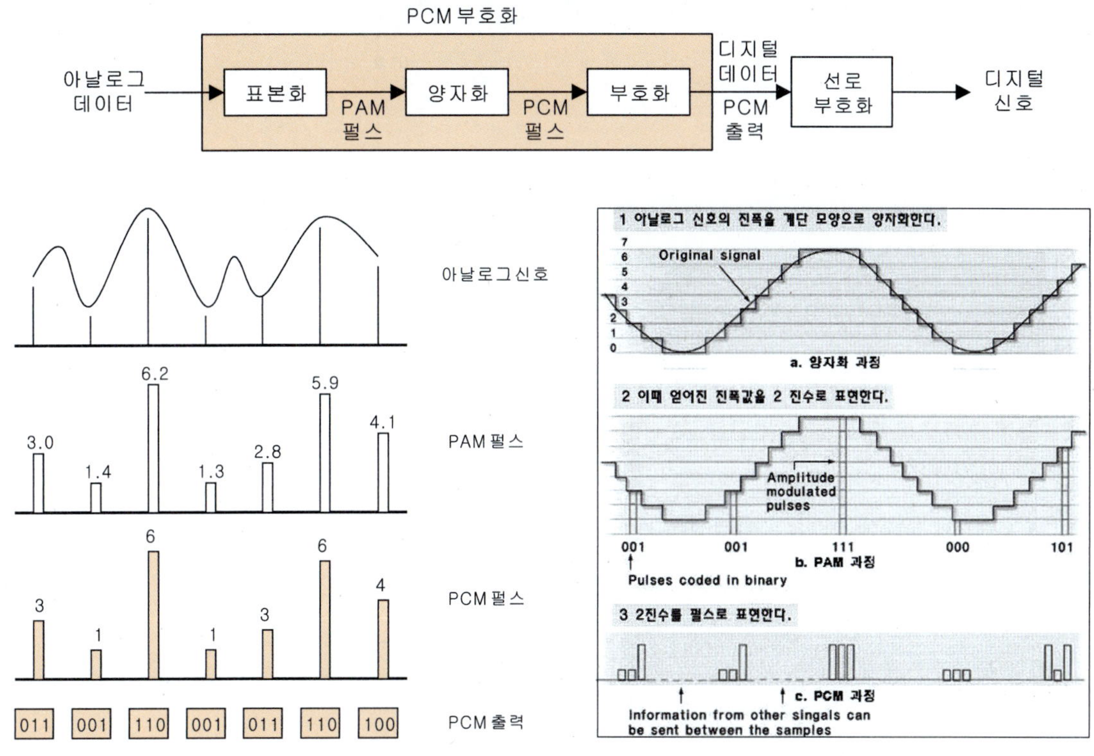

[그림 10-44] 아날로그 데이터의 디지털 전송 및 부호화 과정

③ 디지털 정보의 아날로그 신호 변환 방식(디지털 변조 방식, 대역 전송 방식)

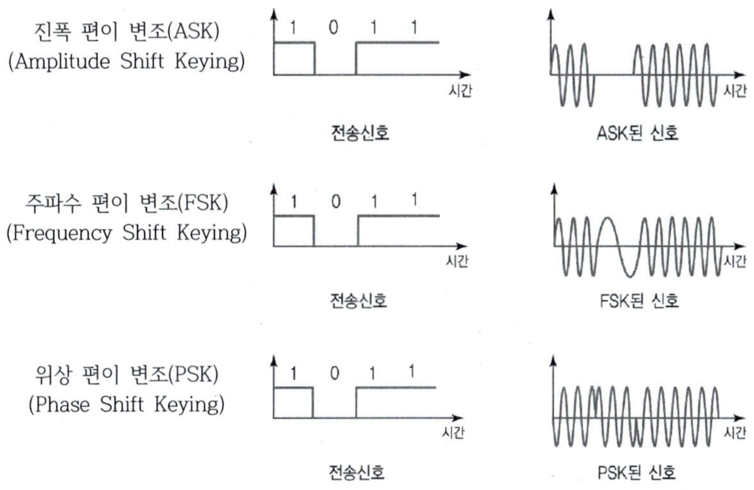

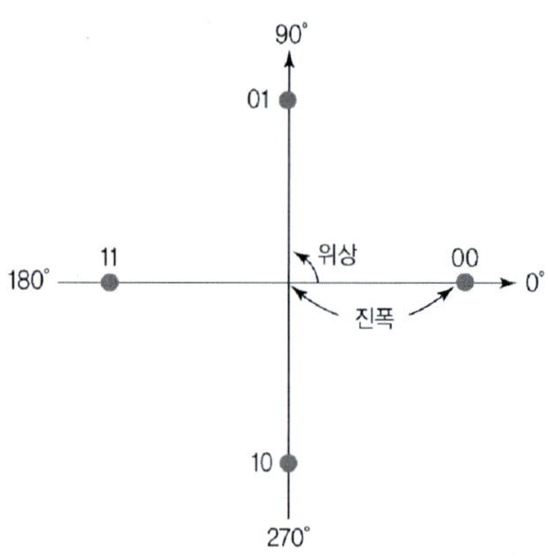

진폭 위상 편이 변조(QASK)
(Quadrature Amplitude Shift Keying)

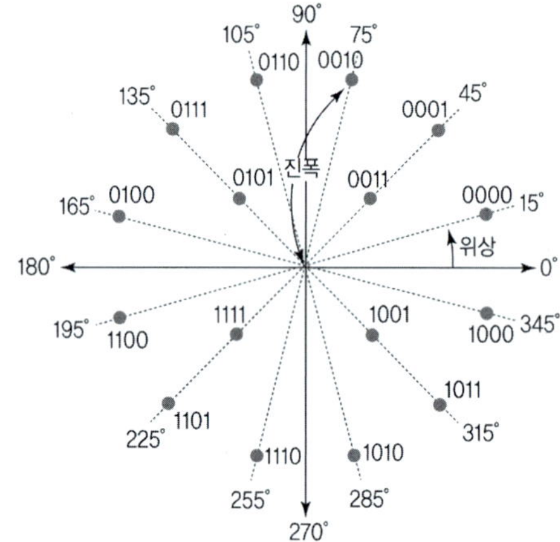

[그림 10-45] 디지털 데이터의 아날로그 신호 변조 방식

④ 아날로그 정보의 아날로그 신호 변환 방식(아날로그 변조 방식)

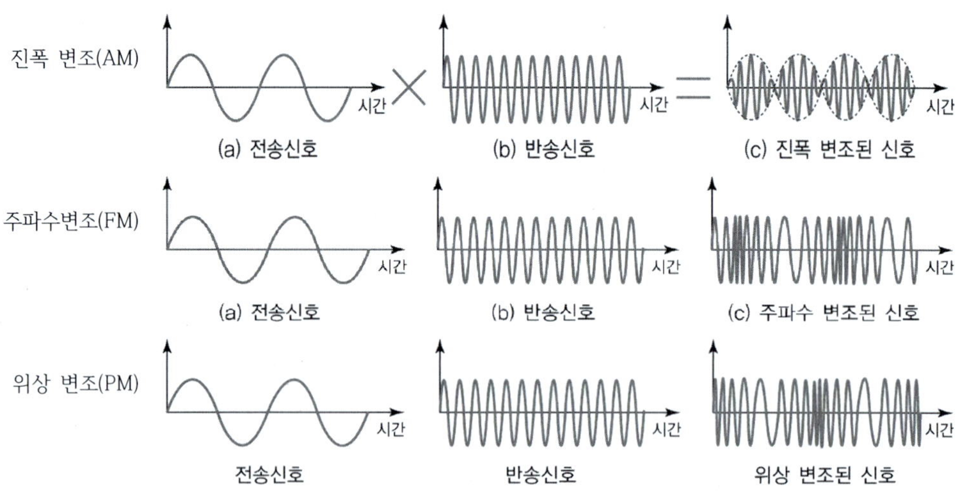

[그림 10-46] 아날로그 데이터의 아날로그 신호 변조 방식

(3) 정보 전송의 다중화

다중화(Multiplexing)이란 하나의 전송로에 여러 개의 데이터 신호를 중복시켜 하나의 고속 신호를 만들어 전송하는 방식으로, 전송로의 이용 효율이 높다.

① 주파수 분할 다중화(FDM : Frequency Division Multiplexing)
동일시간에 적은 주파수대역을 점하는 여러 신호들이 각기 다른 반송파를 실어(변조), 넓은 주파수대역을 가진 하나의 전송로를 따라서 동시에 전송되는 방식

② 시 분할 다중화(TDM : Time Division Multiplexing)
주파수 분할 다중화방식이 주파수를 각각 다르게 하여 여러 개의 통화로(채널)를 다중화 하는데 비해 시분할 다중화 방식은 1개의 전송로에 송출되는 음성신호를 각 통화별로 시간차를 두어 전송

③ 통계적 시 분할 다중화(STDM : Statistical TDM)
TDM에서는 전송될 데이터가 없는 경우 배정된 채널의 타임슬롯은 빈 채로 전송되며, 반면에 전송될 데이터 전송 속도가 타임슬롯보다 느려 속도 보정이 필요한 경우가 많다.

④ 코드 분할 방식(CDMA)
디지털화된 데이터를 몇 개의 프레임으로 구성하여 하나의 프레임을 코드에 대응시켜 전송하는 방식을 의미하며 정보의 압축과 에러의 복구에 용이하며 현재의 디지털 전송에 가장 많이 쓰인다.

[2] 전송 제어 방식

(1) 데이터 전송의 절차

통신하고자 하는 상대방과 통신 개시에 필요한 회선 접속의 확인, 상대방 확인, 올바른 정보 전송의 확인, 통신의 종료 방법 등 제어를 위한 일련의 규칙들을 일치시켜 컴퓨터와 네트워크 구성 시 데이터 전송을 원활하게 하기 위한 정보 흐름을 제어하는 기능이 요구되는데 이를 전송 제어(Transmission Control)라 한다.

- 회선 제어 : 많은 단말장치나 복수의 회선을 이루고 있는 정보통신 시스템에서는 각 단말장치들이 회선을 사용하기 위한 요구들이 많아지게 되고, 다발적으로 발생하기 때문에 회선의 배정 및 정보의 순서 등에 대해 제어가 필요하고, 정보 전송에서 물리적이거나 혹은 소프트웨어적인 경로를 데이터 링크(Data Link)라고 하며, 이를 설정하는 것이 회선 제어의 목적이다.
- 동기제어 : 동기신호는 전송되는 여러 비트 중에서 정보 비트를 식별할 수 있는 기능을 가지고 있어야 하는데, 그 기능을 동기제어라 하고 데이터의 처리 단위를 알려 주기 위한 것, 또는 전송 효율을 결정하는 중요한 기능이다.
- 에러 제어 : 정보 전송 중에 발생하는 여러 가지의 잡음, 간섭 등에 의해 부호가 변경되는 경우가 생기는데 이러한 비트나 블록의 에러를 검출, 정정하는 것으로, 비트 에러는 순환중복검사 등의 에러 검출 코드로 검출한다.
- 흐름 제어 : 송수신측 사이에 논리적인 링크(통신로)의 확립, 제어 정보의 형식 설정 및 데이터 전송의 실행을 행하기 위해 제어하는 방식이다.

- 데이터의 투과성(Transparency) : 전송 데이터 중에는 제어 문자와 똑같은 정보 문자가 전송될 경우가 발생하는데 수신측에서는 정보 문자를 제어 문자로 오인하여 제어 기능을 할 수도 있기 때문에 이를 방지하여 올바른 정보가 수신되도록 할 필요가 있다.

[3] 전송 에러 제어 방식

(1) 전송 잡음원

① 잡음 : 잡음이란 신호를 전송하는 과정에서 발생하는 원하지 않는 신호

② 잡음의 분류

- 열잡음(Thermal Noise) : 주위의 온도로 인해 발생하는 전자의 진동으로 인한 잡음
- 상호변조 잡음(Intermodulation Noise) : 주위의 다른 주파수로 인한 잡음
- 누화(Cross talk) : 주위의 케이블에 흐르는 다른 신호가 실리는 잡음
- 충격성 잡음(Impulsive Noise) : 번개, 통신 시스템의 물리적 불량 등으로 인한 잡음
- 반향(Echo) : 통신에서 동일한 신호가 시간적으로 늦어서 두 번 이상 수신될 때 늦게 도달한 신호
- 페이딩(Fading) : 전파의 강도가 시간적으로 변동하는 현상

(2) 감쇠와 감쇠 왜곡(Attenuation and Attenuation Distortion)

① 감쇠(Attenuation) : 전송 신호의 강도가 전송매체가 가지고 있는 저항, 임피던스 등의 영향으로 전송거리에 비례하여 약해지는 현상으로써 전송매체에서 발행하는 현상이다.

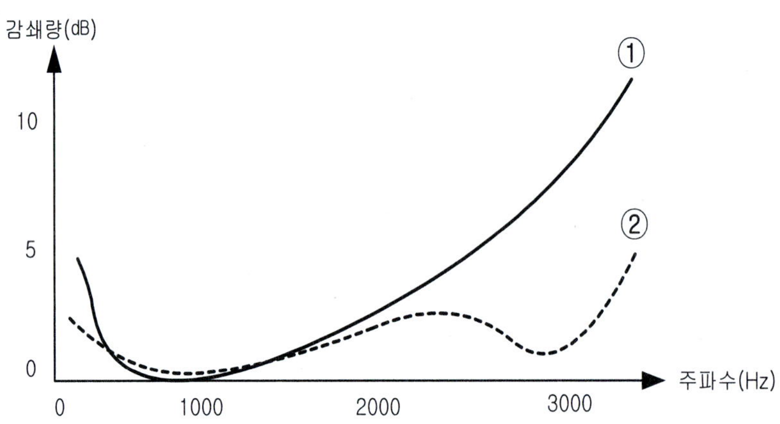

주파수에 따른 감쇠 왜곡 현상(① 감쇠 현상, ② 감쇠보상)

[그림 10-47] 주파수에 따른 감쇠

② 지연 왜곡(Delay Distortion) : 전송매체를 통하여 전달되는 신호의 속도가 주파수에 따라 차이가 나는 것이 지연 왜곡

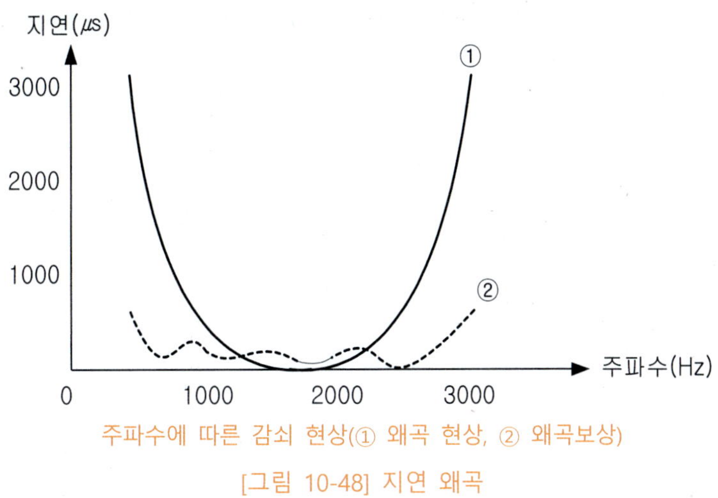

주파수에 따른 감쇠 현상(① 왜곡 현상, ② 왜곡보상)

[그림 10-48] 지연 왜곡

(3) 전송 에러 제어

전송 중에 발생되는 에러를 송신측과 수신측은 미리 정해진 약속에 의해 검출(Detection) 또는 정정(Correction)하는 방식을 에러 제어(Error Control) 방식

① 에러 제어 방식

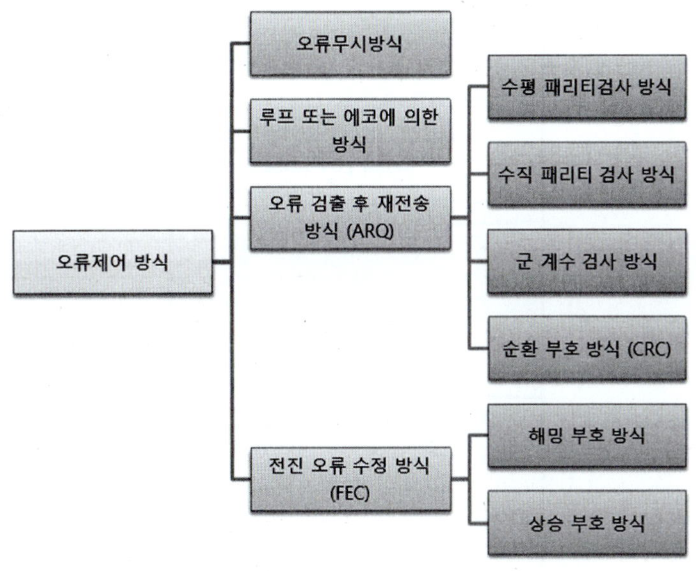

[그림 10-49] 에러 제어 방식

② 에러 검출 방식

- 패리티 검사(Parity Check) : 중복 검사의 하나로, 2진 코드에 있어서 '1'의 개수가 홀수 또는 짝수가 되도록 여분의 비트를 부과하여 이 2진 코드의 오류를 검출하는 오류 제어 방식의 하나이

며, 정보 외에 여분의 비트를 설치하여 어떤 비트군의 '1' 또는 '0'의 수가 항상 홀수 또는 짝수가 되도록 여분 비트에 '1' 또는 '0'을 설정하여 수신하고, 수신측에서는 그 비트군에 '1' 또는 '0'의 수를 카운트하여 짝수 또는 홀수인지를 체크하여 오류를 검출하는 방식이다. 따라서 2의 배수 개의 비트가 에러인 경우에는 검출할 수 없다. 에러를 검출한 경우에는 보통 송신측에 재송 요구를 한다. 패리티 방식에는 수직 패리티 검사 방식, 수평 패리티 검사 방식이 있다.

- 블록 합 검사(Block Sum Check) : 한 블록의 데이터를 전송할 때 그 블록의 맨 뒤에 오류 검사를 위해 덧붙이는 문자. 패리티, 검사 합, 또는 주기적 덧붙임 검사(CRC) 부호 등을 이용한다.
- 순환 부호 방식(Cycle Redundancy Code) : 연속적으로 전송되는 일련의 정보 비트의 마지막에 일정한 규칙에 따라 작성된 검사용 비트 열(Bit Sequence)을 부가하는 것으로 동기식 전송에 많이 사용되는 에러 검출방식
- 에러 검출 후 재전송(ARQ : Automatic Repeat Request) : 송신측에서 에러를 검출할 수 있도록 에러 제어를 위해 잉여 비트(Redundancy Bit)들을 전송하고자 하는 정보와 함께 전송하여 수신측이 잉여 비트의 규칙을 확인한 뒤 규칙에 위배된 경우 에러로 판단하여 재전송을 요구하는 방식(기본형 ARQ(Idle-RQ)/연속 ARQ(Go-back-N ARQ)/선택 ARQ(Selective Repeat)

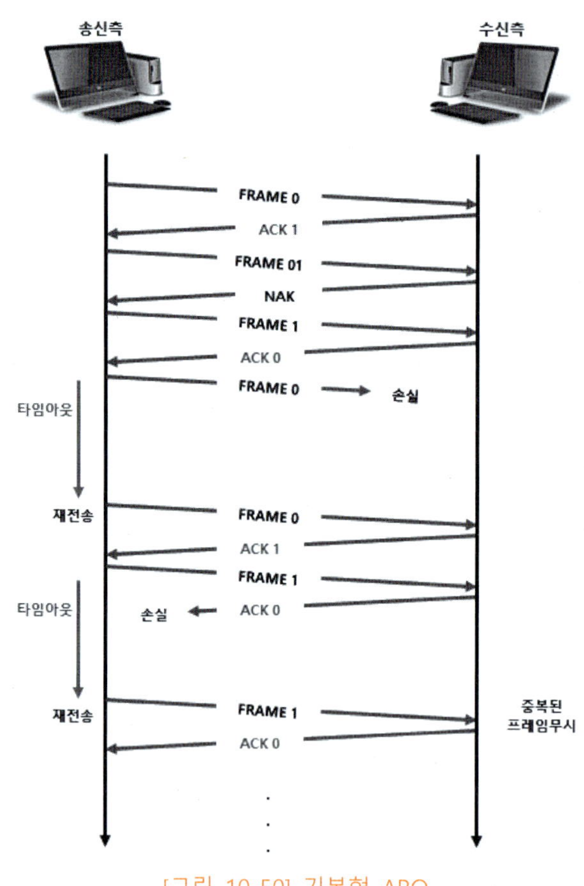

[그림 10-50] 기본형 ARQ

③ 에러 정정방식

- 해밍코드 : 부호를 정정하는 방법으로 가장 많이 이용되는 해밍코드는 구성이 매우 간단하고, 에러를 검출함과 동시에 그 에러를 정정할 수 있는 자기 정정부호이다.

10.4.5 통신 프로토콜과 표준화

[1] 통신 프로토콜과 표준화의 개념

(1) 통신 프로토콜의 개념

통신 프로토콜은 '통신을 원하는 두 개체 간에 무엇을, 어떻게, 언제, 통신할 것인지를 서로 약속한 규정이다.'라고 정의하고, 통신을 원하는 두 실체(Entity) 간에 무엇을(What), 언제(When), 어떻게(How), 통신할 것인가에 대해 서로 약속한 규정이다.

프로토콜은 두 실체 간의 데이터 교환을 관리하는 일련의 규약의 집합으로 정의되며, 구성 요소로는 구문(Syntax)과 의미(Semantic), 그리고 타이밍(Timing) 등 주요 내용이 되는 기본요소이다.

(2) 네트워크 구조의 기본 개념

- 노드(Node) : 호스트 컴퓨터, 전위처리장치, 원격처리장치, 단말처리장치, 단말 등 정보처리나 통신처리를 하는 장치를 모델화
- 링크(Link) : 통신 회선, 채널 등 전기신호를 운반하는 매체를 모델화
- 프로세서(Process) : 단말운용자나 호스트 컴퓨터의 응용 프로그램 등 정보처리나 통신을 하는 자체를 모델화
- 네트워크(Network) : 이(異)기종으로 구성되는 컴퓨터 네트워크를 서로 접속하거나 다른 제조회사의 제품으로 구성되는 이(異)기종 컴퓨터 네트워크의 구성을 목적으로 하는 네트워크 구조

[2] OSI 7계층 프로토콜

(1) OSI 7계층 모델 개요 및 목적

개방시스템간접속(OSI : Open Systems Interconnection) 참조모델의 목적은 시스템 상호 접속을 목적으로 하는 각종 규제의 개발 작업을 조정하고 각종 프로토콜의 표준을 개발하기 위한 공통 기반을 제공한다.

(2) OSI 7계층 데이터 전달 과정과 캡슐화

OSI 7계층 간의 데이터의 전달 과정은 [그림 10-51]과 같다. 송신측의 최상위 계층에서 발생된 데이터가 하위계층으로 차례로 전달한다. 송신측에 있는 최하위 계층의 데이터는 원래의 데이터에 여러 개의 헤더가 씌워진 형태이며, 이러한 과정을 캡슐화(Encapsulation)라고 한다.

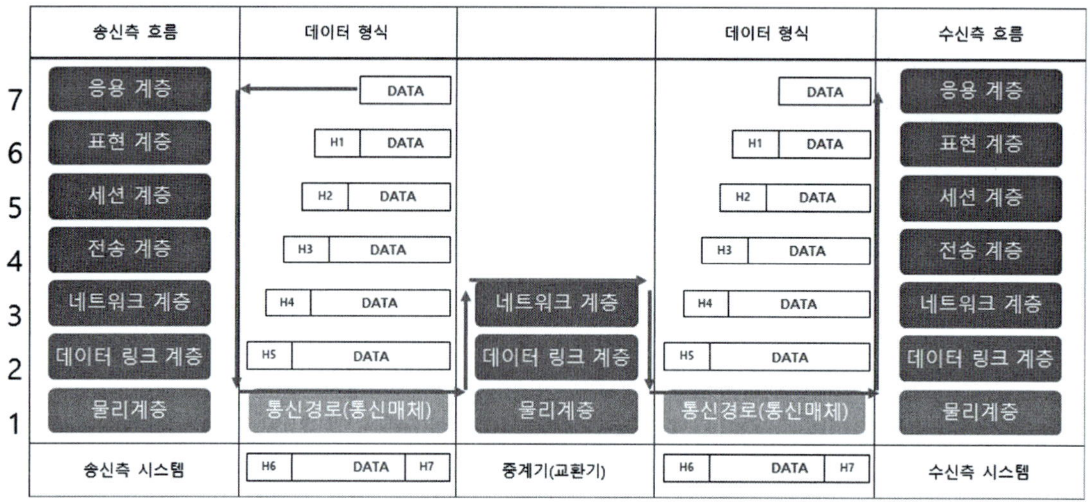

[그림 10-51] OSI 7계층에서의 데이터 전달과정

(3) OSI 7계층 프로토콜의 역할

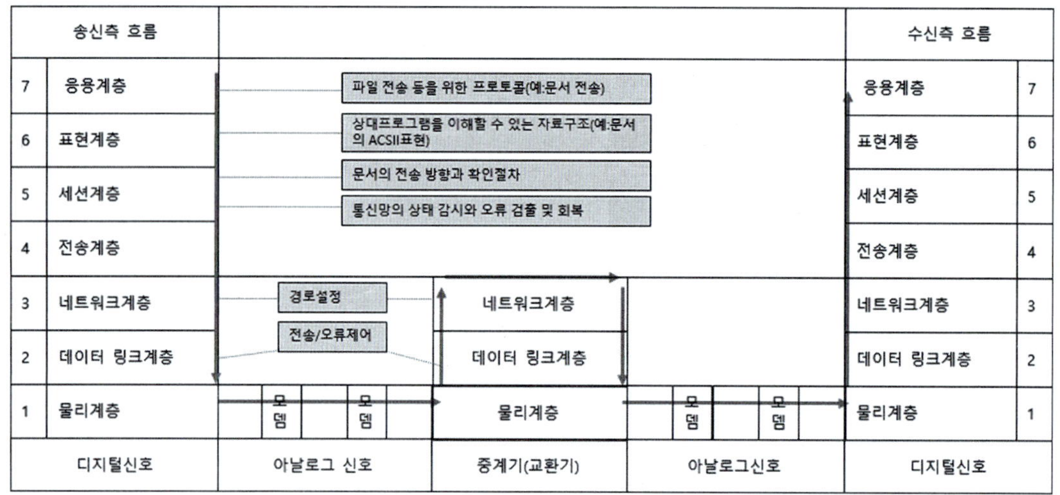

[그림 10-52] OSI 7계층에서의 통신 기능

① 물리계층(Physical Layer) : 상위 계층에서 내려온 비트들을 전송 매체를 통하여 어떤 전기적 신호로 전송할 것인가를 담당

② 데이터 링크 계층(Data Link Layer) 프로토콜 : 신호수준의 데이터 비트들이 물리계층을 통과하면 데이터블록을 형성하는데, 이 데이터 블록에 대한 전송을 담당

③ 네트워크 계층(Network Layer) 프로토콜 : 송신측과 수신측 사이에 보이지 않는 논리적인 링크를 구성되어 데이터를 패킷(Packet)단위로 분할하여 전송한 후 조립하고, 패킷 전송의 최적의 경로를 찾아주는 라우팅 기능 제공한다.

④ 전달 계층(Transport Layer) 프로토콜 : 사용자와 사용자, 컴퓨터와 컴퓨터 간에 연결을 확립하고 유지하고, 송수신 시스템 간의 논리적인 안정과 균일한 서비스 제공한다. 세션 계층에서 넘어온 데이터를 세그먼트(Segment) 단위로 분할하고 번호를 붙여서 오류 검출 코드를 추가하고 통신 흐름 제어를 제공한다.

⑤ 세션 계층(Session Layer) 프로토콜 : 세션을 확립하여 순차적인 대화의 흐름이 원활하게 이루어지도록 동기화 기능 제공하고, 데이터 전송 방향 결정한다.

⑥ 표현 계층(Presentation Layer) 프로토콜 : 데이터를 표현하는 방식을 다루는 계층으로 데이터의 안정성을 높이기 위해 데이터 압축이나, 데이터 암호화 기능과 상이한 데이터 표현을 서로 가능케 하는 표준인터페이스 제공한다.

⑦ 응용 계층(Application Layer) 프로토콜 : 사용자의 응용 프로그램이 네트워크 환경에 접근하는 창구역할을 하는 최상위 계층이다.

10.4.6 정보 통신망과 근거리 통신망

[1] 정보통신망

(1) 정보통신망의 개요

임의의 수단을 동원하여 정보를 한 곳에서 다른 곳으로 정확하게 전달하고자 하는 행위를 통신이라 한다. 정보교환이 이루어질 수 있도록 두 지점 간의 매체 역할을 하는 것이 통신망이다.

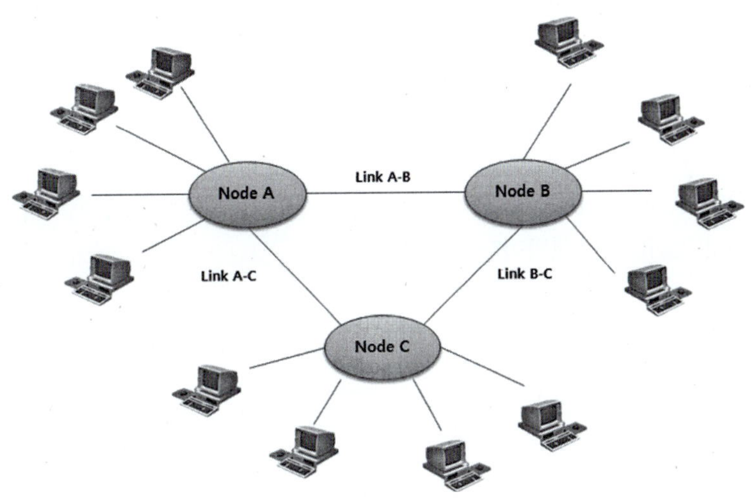

[그림 10-53] 통신망의 예

정보 통신망의 예는 그림과 같고, 노드 A와 C간의 정보 전송이 가능한 경로는 2가지이다. 첫 번째 경로는 링크 A-C이고, 두 번째 경로는 링크 A-B, 링크 B-C이다.

(2) 정보통신망의 특성

여러 기기들 간에 통신을 할 때 두 기기를 포인트-투-포인트(Point-to-Point) 방식으로 직접 연결하는 것은 비현실적이다. 만약 기기가 다수일 때 각 기기마다 연결 장비를 갖춰야 되는 경우 통신 링크로 상호 연결된 방식을 토폴로지(Topology)라하고, 일반적으로 통신망 기술에는 교환망(Switched Network)과 방송망(Broadcast Network)의 2가지 방식이 있다. 통신망은 데이터를 전송하는 구조화 기법에 따라 아래와 같이 분류한다.

① 교환 통신망(Switched Communication Network)

- 회선 교환망(Circuit Switched Network) : 통신할 때 마다 발신장치에서 접속정보를 보냄에 따라 통신단말 상호간에 회선이 구성되는 방식
- 패킷 교환망(Packet Switched Network) : 이 통신망은 터미널-터미널 또는 컴퓨터-컴퓨터 간의 통신에 사용되는 것으로, 정보를 일정 크기의 블록으로 나누고, 블록마다 수신자의 주소와 기타 제어 정보를 붙여서 보내는 방식
- 전용 회선망 : 이 망은 고정접속을 하는 것으로 각 기업체의 본사와 지사 또는 전용 통신망을 운용하고 있는 정보원 간의 신속한 통신을 하는데 적합한 통신망

② 방송 통신망(Broadcast Communication Network)

- 패킷 라디오(Packet radio Network) : 스테이션은 안테나를 통해 송수신이 가능하고, 모든 스테이션은 같은 채널이나 라디오 주파수를 공유
- 위성 네트워크(Satellite Network) : 스테이션은 안테나를 통해 송수신이 가능
- 로컬 네트워크(Local Network) : 좁은 지역에 제한된 통신망

[2] 근거리 통신망(LAN)

(1) 근거리 통신망의 정의

근거리 통신망(Local Area Network : 이하 LAN)이란 인접한 지리적 범위에서의 데이터 통신망을 말하는데, 통상 패킷(Packet) 통신망이다.

① LAN의 효과

- 정보자원의 공유(Resource Sharing)
- 정보의 실시간처리, 정보 자원의 일관성
- 정보 처리 시스템의 비용 절감
- 통합된 사무 자동화의 구축
- 다른 기종 간의 통신(Heterogeneous Computer Communication)
- N:N 접속 기능의 지원

② LAN의 응용분야

- 개인용 컴퓨터의 네트워크
- 사무 자동화(Office Automation)

- 공장 자동화(Factory Automation)
- 일반적인 데이터 처리용 통신망
- 음성과 데이터 통합 LAN
- 실험실 자동화(Laboratory Automation)

(2) 근거리 통신망의 분류

① 토폴로지에 의한 분류
- 스타(Star)형 토폴로지
- 링(Ring)형 토폴로지
- 버스(Bus)형 토폴로지
- 트리(Tree)형 토폴로지

② 전송매체에 의한 분류
- 트위스트 페어 와이어(Twisted Pair Wire) LAN
- 기저대역 동축케이블(Baseband Coaxial Cable) LAN
- 브로드밴드 동축케이블(Broadband Coaxial Cable) LAN
- 광섬유 LAN

③ 전송 방식에 의한 분류
- 기저대역 LAN
- 브로드밴드 LAN

④ 액세스 방법에 의한 분류
- CSMA/CD(Carrier Sense Multiple Access/Collision Detection) LAN
- 토큰 패싱 버스 LAN
- 토큰 패싱 링 LAN

(3) 근거리 통신망을 위한 통신장치

① 리피터

리피터(Repeater)는 네트워크 케이블을 통해 전송되는 신호가 약해지거나 잡음 등의 이유로 원래의 신호가 훼손되는 것을 막기 위해 전송 신호를 원래의 신호로 재생하여 다음 구간으로 재전송하는 장치이다. 단순한 증폭만을 하게 되면 신호사이에 끼어든 불필요한 잡음까지 증폭되기 때문에 리피터는 신호를 구분하여 재생하는 방법을 사용한다. LAN 구축 시 여러 대의 리피터를 사용하면 먼 거리까지 데이터를 전송할 수 있으나 리피터를 통과할 때 약간의 시간지연이 발생하기 때문에 무한정 설치하여 거리를 늘려 나가기는 어렵다.

② 허브

허브는 단순히 하나의 노드에서 수신산 신호를 정확히 재생하여 다른 쪽으로 보내는 장치로 요즘에 출시되는 허브는 리피터의 기능도 갖고 있다. 허브의 종류로는 더미허브, 스위치 허브, 스태커

블 허브가 있다.

③ 브리지

현재 가장 많이 사용되고 있는 대표적인 LAN은 IEEE의 표준방식의 하나로서 채택된 이더넷(Ethernet)이다. 이더넷은 CSMA/CD를 사용하는 버스 구조 방식의 LAN이다. 이더넷에서는 데이터를 전송하다가 충돌이 발생했을 경우 이를 감지할 수 있도록 하기 위해 LAN의 거리에 제한이 있다. 따라서 네트워크를 구성해야 하는 범위가 이더넷에서 제한한 거리보다 먼 경우에는 최대 거리를 초과하지 않는 범위에서 복수의 독립적인 LAN들을 구성해야 한다. 브리지(Bridge)는 이러한 경우 복수의 LAN들을 서로 연결해 주는 역할을 한다. 즉, 복수의 LAN을 연결하기 위한 장치로 데이터링크 계층에서 동작하는 통신장치가 브리지이다.

④ 라우터

일반적으로 라우터(Router)는 인터넷과 같이 각각의 컴퓨터들을 구별하기 위해 IP주소를 사용하는 네트워크에서 IP 네트워크들 간을 연결하거나 IP 네트워크와 인터넷을 연결하기 위해 사용하는 장치로 네트워크 계층에서 동작한다. 라우터를 이용하여 LAN을 구성하면 송수신 장치가 서로 다른 매체접근방식을 사용하더라도 동일한 네트워크 계층 프로토콜만을 사용한다면 네트워크의 구조가 서로 달라도 상호간에 데이터를 송수신할 수 있다.

⑤ 게이트웨이

게이트웨이(Gateway)는 서로 다른 통신 프로토콜을 사용하는 2개의 완전히 다른 네트워크 사이에서 상호 연결을 제공해 주는 통신장치이다. 이를 위해 자신의 네트워크에서 사용하는 프로토콜을 상대방의 네트워크에서 사용하는 프로토콜로 전환해 주는 역할을 수행하며 이때 전송되는 데이터의 형식도 변화시키는 장치이다. 게이트웨이는 라우터에 비해 전송속도가 느리며, 가격이 비싸고 설치가 어렵다는 단점이 있다. 그러나 이미 구축되어 있는 두 네트워크가 서로 다른 구조의 네트워크로 이루어져 있다면 게이트웨이를 설치함으로써 하나의 네트워크처럼 사용할 수 있다.

(4) LAN의 표준화

LAN의 표준화는 1980년 2월 IEEE에 802 위원회가 설립되어 LAN에 대한 표준화 작업이 진행되면서 시작되었다. 대표적인 표준안인 CSMA/CD 방식은 이더넷(Ethernet), 토큰버스 방식은 Data Point 사의 ARCNET, 토큰링 방식은 IBM 사의 토큰링 LAN을 기준으로 정해졌다. IEEE 802 위원회는 각각의 주제에 대해 연구하는 여러 작업 그룹으로 나뉘어 있다. LAN과 관련된 주요 작업 그룹을 살펴보면 다음과 같다.

IEEE 802.1에서는 LAN의 구조 및 LAN과 WAN의 인터네트워킹을 주제로 하는 Hight Level Interface 영역을, 802.2에서는 물리 계층의 접근제어를 담당하는 MAC 계층 및 MAC 계층과 네트워크 계층을 연결시키는 LLC 계층 영역을 연구하고 표준화 한다. 802.3에서는 CDMA/CD 방식의 네트워크, 802.4에서는 토큰버스 네트워크, 802.5에서는 토큰 링 네트워크, 802.11에서는 무선 LAN과 관련된 연구 및 표준 제정을 수행한다.

(5) 무선 LAN

무선 LAN(Wireless LAN)은 한정된 공간 내에서 유선 케이블 내신 적외선이나 전파를 사용하여 노드들을 연결한 LAN이다. 무선 LAN은 이동 중에도 통신을 할 수 있고 빠른 시간 내에 네트워크 구축이 가능하며 유선 LAN과 달리 노드들의 배치에 영향을 받지 않고, 복잡한 배선의 번거로움을 제거할 수 있다는 장점을 가진다. 그러나 유선 LAN에 비해 상대적으로 데이터 전송속도가 느리고, 통신 시 간섭이 발생할 수 있으며 전파가 전달되는 범위 안에서는 누구나 신호를 수신할 수 있기 때문에 유선보다 보안에 취약하다는 단점이 있다.

(6) 고속 LAN

고속 LAN은 기존의 LAN 프로토콜의 형태를 유지하면서 100Mbps 이상의 속도를 제공하는 LAN을 말하며, 고속 이더넷, 기가바이트 이더넷, FDDI 등이 있다. 1980년대에는 LAN을 구축할 때 10Mbps의 이더넷과 16Mbps의 토큰링이 가장 빠른 전송속도를 보였었다. 1990년대에 들어서면서 더욱 빠른 통신속도를 요구하게 되었고, 그 결과 최고속도 100Mbps인 고속 이더넷과 FDDI가 출현하였다. 그리고 1990년대 후반에는 기가 단위의 전송을 할 수 있는 기가바이트 이더넷이 출현하였다.

10.4.7 인터넷 서비스

[1] 인터넷의 개요

(1) 인터넷의 정의

전 세계의 수많은 컴퓨터들이 연결된 대규모의 컴퓨터 연결망으로 TCP/IP 프로토콜을 이용하여 정보를 전송한다. 인터넷에서 이용할 수 있는 서비스는 전자우편(E-Mail), 원격 컴퓨터 연결(Telnet), 파일 전송(FTP), 유즈넷 뉴스(Usenet News), 인터넷 정보 검색(Gopher), 인터넷 대화와 토론(IRC), 전자 게시판(BBS), 하이퍼텍스트 정보 열람(WWW : World Wide Web), 온라인 게임 등 다양하며 동화상이나 음성 데이터를 실시간으로 방송하는 서비스나 비디오 회의 등 새로운 서비스가 차례로 개발되어 이용 가능하다.

(2) 인터넷의 역사

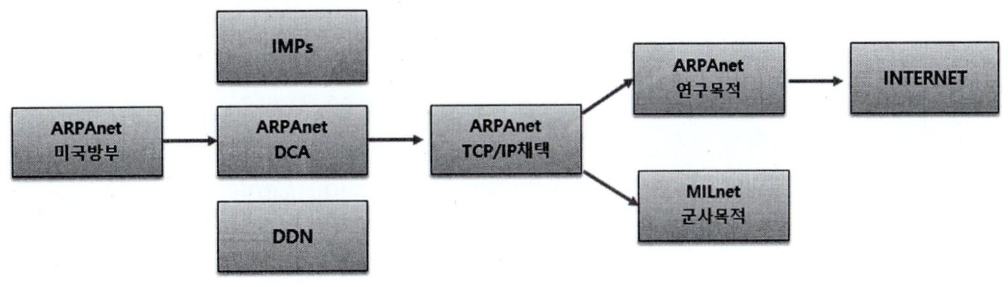

[그림 10-54] 인터넷의 역사

(3) 인터넷 데이터 전송 과정

인터넷의 기반이 되는 프로토콜은TCP/IP이다. TCP/IP는 가정과 대학 캠퍼스, 학교, 기업, 정부연구

기관 등이 서로 연결된 전 세계적인 규모의 인터넷을 구성하는 기반이다.

이 프로토콜은 4계층으로 이루어져 OSI 7계층과 비교하면 네트워크 접근 계층은 1, 2계층에, 인터넷 계층은 3계층에, 전송 계층은 4계층에, 응용계층은 5~7계층에 대응하고, 인터넷에서 데이터를 전송하는 과정은 [그림 10-55]와 같다.

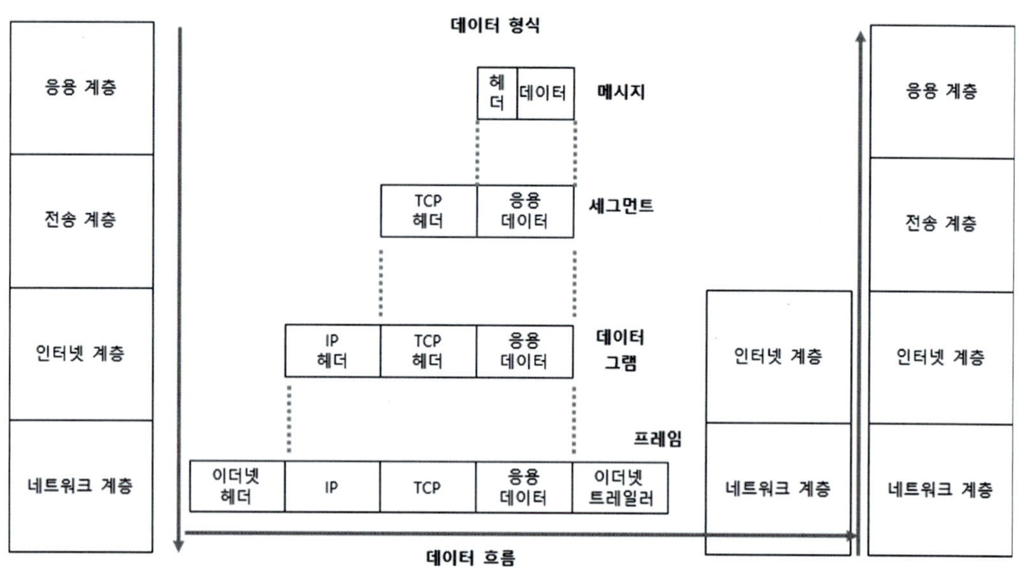

[그림 10-55] 인터넷에서 데이터 전송과정

송신측의 최상위 계층(응용 계층)에서 발생한 데이터는 하위 계층으로 차례로 전달된다. 이때 각 계층에서는 전달 받은 데이터에 헤더 정보를 추가해 한 단계 낮은 계층으로 전달한다.

(4) 인터넷 주소 체계

인터넷에 연결된 컴퓨터 고유의 숫자로 표현된 주소이다. IP 주소체계는 Network Address와 Host Address로 이루어진, 32bit Address 체계이며, 점으로 구분되어 8비트씩 표시되고, IP 주소체계는 A, B, C, D, E의 5개의 class로 구성되어 있다.

① 주소 결정 및 관리

전 세계 인터넷 주소 자원을 총괄, 관리하는 IANA(Internet AssignedNumbers Authority), 아/태 지역을 담당하는 APNIC(Asia PacificNetwork Information Center)가 있다, 그 아래에 각 국가별 NIC가 존재한다.

주소체계

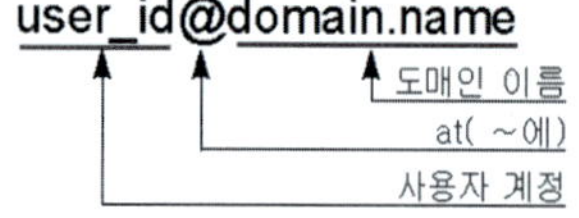

사용자 계정(User_Id) : 사용자 계정, 사용자 이름

도메인 이름(Domain.name) : 인터넷상의 컴퓨터를 서로 식별하기 위한 형식

② 도메인명(Domain Name)

- 도메인 네임 서비스(DNS : Domain Name System)는 인터넷 도메인명과 IP 주소를 대응시켜 주는 대규모의 분산 시스템
- 도메인명의 규칙 : 도메인명의 길이는 최대 256까지 가능하고, 도메인명은 숫자(0~9), 영문자(A~Z) 또는 영문자와 숫자의 조합으로 구성된다. ','(쉼표) 또는 '_'(언더바) 등을 사용할 수 없다. 단, '-'(하이픈)은 사용할 수 있다. 전 세계적으로 중복되지 않은 고유 주소를 사용해야 한다.

【표 10-26】 기관별 나라별 도메인명 예

미국 외 지역 최상위 도메인		미국 외 지역 기관별 서브 도메인	
약어	설명	약어	설명
kr	한국	ac	교육 연구 기관(Academic Institute) 예) 청암대학교 : www.scjc.ac.kr
jp	일본	re	연구 기관(Research Institute) 예) 청와대 : bluehouse.go.kr
ca	캐나다	co	기업체(Company)
au	오스트리아	go	정부 부처(Government)
uk	영 국	nm	망 운영 기관(Network Management)
hk	홍 콩	or	기타(Other Organization)

③ URL(Uniform Resource Locator) : URL은 인터넷에서 자원의 위치를 통일적으로 표현하기 위한 주소이고, 인터넷에서 정보의 위치를 알려주는 표준으로 인터넷상에 여기 저기 분산되어 있는 각종 정보 혹은 자원의 위치를 명시하는 일종의 인터넷 주소 표시 방식이다.

브라우저에서의 URL 사용

http	://	www.scjc.ac.kr
protocol	separator	domain name
URL		

④ IP 주소체계

IP 주소(IP Address) : 인터넷에 접속되는 모든 호스트 컴퓨터는 각각 고유한 IP(Internet Protocol) 주소를 가지고 있다. IP 주소는 통신망과 호스트 컴퓨터를 식별하는 네 부분의 숫자들로 구성된다.

IP 주소는 Internet Protocol Version 4(IPv4)로서 32Bits 체계이며, IPv4 주소체계에서 32Bits는 '네트워크 부분(Netid)'과 '호스트 부분(Hostid)'으로 구성된다.

- Netid : 해당 컴퓨터가 소속된 네트워크에 배정된 이름으로, 호스트가 포함되어 있는 네트워크 식별자(Network ID)로 사용된다.
- Hostid : 해당 컴퓨터 한 대에 배정된 이름으로, 특정 호스트를 식별하는 데 사용된다.

[그림 10-56]에서와 같이 네트워크 부분의 길이에 따라 A Class, B Class, C Class, D Class, E Class로 나뉘어지고, A Class, B Class, C Class는 네트워크 구성용으로 쓰이며, D Class는 IP 멀티캐스트용으로 Mbone 중계 등에 쓰이고, E Class는 실험용으로 사용된다.

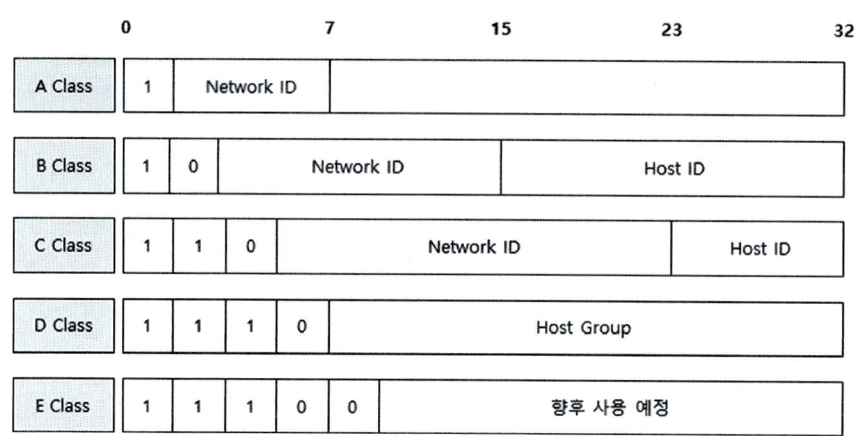

[그림 10-56] IP 주소 체계 및 종류

⑤ 클래스별 주소 범위

클래스별 등록 가능 호스트와 주소 범위와 클래스별로 등록 가능한 호스트 수는 실제로는 처음과 끝의 2개를 뺀 254개이고, [표 10-27]과 같다.

【표 10-27】 클래스별 호스와 주소 범위

클래스	등록 가능 호스트 수 계산	등록 가능 호스트수	주소범위
A	256×256×256-2개	1.677.214	0.0.0.0~127.25.255.255
B	256×256-2개	65,534	128.0.0.0~191.255.255.255
C	256-2개	254	192.0.0.0~223.255.255.255
D	-		224.0.0.0~239.255.255.255
E	-		224.0.0.0~247.255.255.255

⑥ 서브넷 마스크

서브넷(Subnet) A Class나 B Class의 경우 수백 만 개이므로 호스트를 단일 네트워크로 제한하지 않고 효율적으로 관리하기 위해 서브넷이 개발되었다. IP 주소의 구성이 네트워크 부분과 호스트 부분에서 네트워크, 서브넷, 호스트 부분으로 바뀌었다.

단일 네트워크 주소를 사용하는 기관 등에서 별도의 네트워크로 관리할 경우 서브넷을 사용하면 서로 다른 네트워크 주소를 가질 수 있다. 각 클래스별 서브넷은 [표 10-28]과 같다.

【표 10-28】 클래스별 서브넷 마스크

클래스	기본 서브넷 마스크
A	255.0.0.0
B	255.255.0.0
C	255.255.255.0

⑦ IPv4와 IPv6의 비교

현재의 IP 주소체계는 IPv4을 사용하고 있다. 이 주소 체계에서 255.255.255.255의 형식으로 3자리씩 4개를 이용하면, 약 43억 개 정도의 주소를 표현할 수 있습니다. 43억하면 상당히 많아 보이지만 전 세계에서 사용하기 때문에 IP 주소는 포화 상태이다. 그래서 새로운 주소 체계인 IPv6를 이용하고자 한다. IPv6는 주소수용과 멀티미디어 실시간 처리 및 보안 대처 능력에 분명한 기술력, 물리적 한계를 쉽게 해결할 수 있으며, IPv6는 유니케스트, 애니캐스트, 멀티케스트 3가지 형태로 된 주소에 규칙이 있고, [표 10-29]에 IPv4와 IPv6의 주소체계에 대해 비교했다.

【표 10-29】 IPv4와 IPv6의 비교

구분	IPv4	IPv6
주소길이	32Bit	128Bit
주소 개수	약 43억 개	약 3.4×10^{38} (거의 무한대)
품질 제어	품질 보장 곤란 (QoS 일부 지원)	등급별, 서비스 별로 패킷을 구분할 수 있어 품질 보장이 용이
보안 기능	IPsec 프로토콜 별도 설치	확장 기능에서 기본으로 제공
자동 네트워킹	곤란	있음(Auto Configuration)
이동성 지원	곤란(비효율적)	용이(효율적)

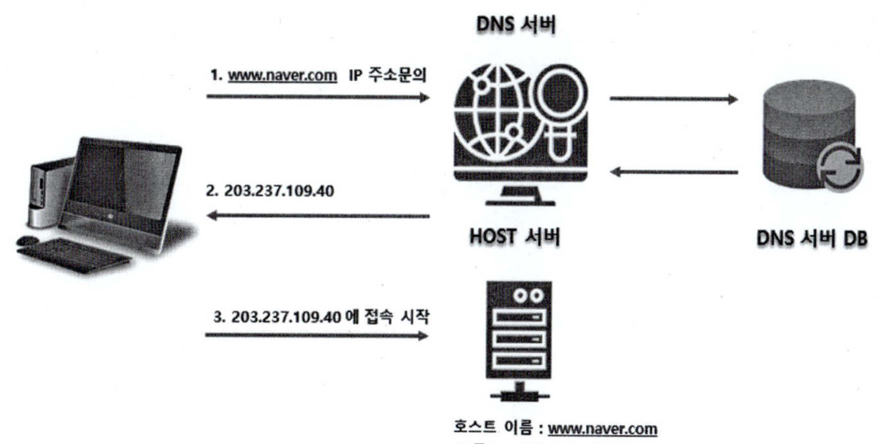

[그림 10-57] 도메인명의 IP주소로의 변환 과정의 한 예

(5) 용어정리

① NIC(Network Information Center) : 인터넷 주소를 관리하는 기관이다. 네트워크가 제공하는 서비스에 대한 각종 정보를 네트워크 사용자에게 제공하는 조직이다. 도메인명과 관련된 업무를 처리하며 각 나라별로 구분되어 있다. 한국은 KRNIC이며, 미국은 INTERNIC이다.

② 멀티캐스트(Multicast) : LAN이나 인터넷 등에 접속하고 있는 일부 사용자들 사이의 통신이다. 브로드캐스트와 달리 특정한 단말기에서만 데이터를 송신한다. 특히 인터넷에서 Mbone과 같은 음성이나 영상을 사용한 회의 시스템에 자주 이용된다.

③ 서브넷(Subnet) : 어떤 기관에 소속된 네트워크이지만, 따로 분리되어 있는 한 부분으로 인식될 수 있는 네트워크를 말한다.

④ 서브넷 마스크 : 마스크는 단순히 라우터가 참조해야 할 비트가 어느 것인지를 말해주는 일종의 필터이다. 2진수 마스크에서 한 번호의 '1'은 '그 번호 이하를 보라'는 것을 의미하고, '0'은 '그 이하는 볼 필요가 없다'는 것을 의미한다. 마스크를 사용하면 라우터가 32Bit 주소 전체를 처리해야 하는 부담을 줄여주며, 단순히 마스크에 의해 선택된 비트들만 보도록 해 준다.

⑤ HTTP(Hypertext Transfer Protocol) : 아래 그림은 도메인명의 IP주소로 변환 과정의 한 예이다. DNS서버는 네임서버(Name Server)라고도 부르며 도메인명을 입력 받아 그 도메인명에 해당되는 IP주소를 DNS정보 데이터베이스에서 검색하여 그 결과를 브라우저를 통하여 클라이언트에게 알려준다.

⑥ FTP(File Transmission Protocol : 파일을 효율적으로 주고 받기 위한 파일 전송 프로토콜

⑦ 텔넷(Telnet) : 원격지에서 컴퓨터를 이용한 가상 단말 기능을 구현하기 위한 프로토콜

⑧ SMTP(Simple Mail Transfer Protocol) : 전자우편 서비스(E-mail Service)를 위한 프로토콜

⑨ SNMP(Simple Network Management Protocol) : 인터넷에서 네트워크를 관리하기 위한 프로토콜, 네트워크의 관리 정보를 교환하는데 사용

⑩ TCP(Transmission Control Protocol) : 데이터의 흐름관리, 데이터의 정확성 검사, OSI 7계층의 전송계층

⑪ IP(Internet Protocol) : TCP에 의해 패킷으로 변환된 데이터를 네트워크를 통하여 다시 호스트로 오차 없이 전송하는 역할

⑫ UDP(User Datagram Protocol) : 프로세스 대 프로세스 데이터 전달과 오류 검출만을 제공

⑬ ARP(Address Resolution Protocol) : 네트워크에서 IP주소를 물리적 네트워크 주소에 대응시키기 위해서 사용

⑭ RARP(Reverse Address Resolution Protocol) : IP호스트가 자신의 물리네트워크 주소인 MAC는 알지만 IP주소를 모르는 경우에 서버로부터 IP주소를 요청하기 위해 사용

⑮ ICMP(Internet Control Message Protocol) : TCP/IP에서 IP 패킷을 처리할 때 발생되는 문제를 알려주는 프로토콜

⑯ Big data : 디지털 환경에서 생성되는 데이터로 그 규모가 방대하고, 생성 주기도 짧고, 형태도 수치 데이터뿐 아니라 문자와 영상 데이터를 포함하는 대규모 데이터를 말한다. 빅데이터 환경은

과거에 비해 데이터의 양이 폭증했다는 점과 함께 데이터의 종류도 다양해져 사람들의 행동은 물론 위치정보와 SNS를 통해 생각과 의견까지 분석하고 예측

⑰ EDI(Electronic Data Interchange) : 기업 간에 데이터를 효율적으로 교환하기 위해 지정한 데이터와 문서의 표준화 시스템

⑱ Block Chain : 블록(Block)에는 일정 시간 동안 확정된 거래 내역 담김. 온라인에서 거래 내용이 담긴 블록이 형성되는 것

참고문헌

- 석경휴, 의료정보통신개론, 기한재.
- 박종선, 의료정보통신, 현문사.
- 고창순, 대한의료정보학회 편, 보건의료정보학, 현문사.
- 김선일, 김덕원, 박광석, 차은종, 김남균, 이상훈(1998), 의료정보학, 여문각.
- 안문석(1999), 정보체계론, 학현사.
- 최진석, 정보사회의 이해, 기한재.
- Paul C. Coelho, The Internet : Increasing Information, Decreasing Certainty, JAMA 1998;1454.
- 윤봉자, 지제근, 의학문헌 작성과 정보검색, 서울대학교 출판부, 서울 pp 36-251.
- 신숙원, 이형자(1980), 도서관과 자료의 활용법, 한국도서관협회, pp25-59.
- 이상훈, 김선일 등(1995), "의료정보학", 여문각.
- 신영수 외(공역)(1997), "임상의료정보학 입문", 고려의학.
- 임정훈(2001), 가상교육, 사이버교육에 관한 개념적 고찰, 교육공학연구, 17권 제3호.
- 민원기, 서울중앙병원 임상병리과 정보관리 시스템- Down-sized computer를 이용한 일반화학검사실의 전산화-, 대한임상병리학회지 1993:13:27-34.
- 이도훈, 김진규, 오원일, 민원기, 김상인, Delta 및 Panic value check를 이용한 임상화학검사결과의 평가, 대한임상병리학회지 1988;8:237-50.
- 곽연식, 박현애, 조훈(2001), 보건의료정보 표준화의 국제동향 및 국내활동, 대한의료정보학회지 6(3):97-107.
- 한국보건산업진흥원(2000), 진료정보 공동활용을 위한 정보화 전략계획 수립 연구.
- 유수영, 김보영, 한승빈 외(2001), 의료기관 정보 공유를 위한 HL7 메시지 서버 프로토타입 설계 및 평가, 대한의료정보학회지, 7(3);1-8.
- 한국의료정보교육협회, 의료전산일반, 서원미디어.
- 한국의료정보교육협회, 보건의료정보학, 현문사.
- 한국의료정보교육협회, 의료정보관리사, 청구문화사.
- 김남현(1944), 연세의료원 처방전달시스템 개발방향 : 연세의학1(1),79-88.
- 김남현(1995), 병원 전산망 및 의료정보 : 대한의사협회지, 38(9), 1119-1128.
- 남상희(1996), "디지탈 X선 촬영장치", 전자공학회지 제 23권 3호, 26-36.
- 곽철은(1996), "핵의학 영상진단장치", 전자공학회지 제 23권 3호, 62-74.
- 이태수(1996), "전자내시경", 전자공학회지 제 23권 3호, 75-82.
- 최형식, 의학영상저장전송시스템과 원격의료영상전송시스템, 대한의사협회지 1996;38;1091-1097.
- 이호웅 외, 정보통신 개론, 기한재.
- 차동완, 정보통신세계(개념으로 풀어본), 영지문화사.
- 양대일, 이승재, "정보보안 개론과 실습", 한빛미디어, 2003년.
- 이만영 외, "전자상거래 보안기술", 생능출판사, 1999년.
- 류언무 외, "시스템 분석 및 설계", 기한재.
- 김신홍, 이광제, 안종득, "실무중심의 시스템 분석 및 설계", 21세기사, 2001년.

- 윤청, "패러다임 전환을 통한 성공적인 소프트웨어 개발 방법론: 개발, 시험, 유지보수 및 품질 중심으로", 1998년.
- 봉종현, "구조적 분석/설계기법의 개선에 대한 연구", 한국국방연구원, 1989년.
- 기우용 외, "컴퓨터 구조와 원리", 기한재.
- 오길록, 이광현, 조충호, "시스템 프로그래밍(개정판), 홍릉과학출판사, 1992년.
- 박종상 외, "운영체제", 기한재.
- 서장원, "운영체제론", 기한재.
- Raman Khanna, "Distributed Computing : Implementation and Management Strategies", Prentice-Hall, 1994년.
- Silverschatz and Galvin, "Operating System Concepts : 4th edition", Addison-Wesley, 1994년.
- 한국보건산업진흥원, "Health Level Seven과 개발도구".
- 한국전자정보통신산업진흥회, 보건의료정보 "국가 · 국제 표준 적용 현황 조사 및 분석", 2014년.
- 최양서, 서동일, "해커 및 해킹 기법 수준 분류".
- 전진옥, "우리나라 전자의무기록 도입현황 및 발전과제".

의료정보개론

지 은 이	정유선 · 이동희 · 송기현 · 박지애
펴 낸 이	김형근
펴 낸 곳	도서출판 기한재
주 소	경기도 파주시 회동길 56 (파주출판도시)
전 화	031)955-0900~2
팩 스	031)955-0100
등 록	1990년 3월 15일 제2-968호
발 행	2019년 8월 30일 1판 1쇄
정 가	25,000원

Published by Kihanjae Co.
ISBN 978-89-7018-796-9
http://www.kihanjae.com
E-mail : kihanjae@hanmail.net